Biofunktionalität der Lebensmittelinhaltsstoffe

Dirk Haller
Tilman Grune
Gerald Rimbach
(Hrsg.)

Biofunktionalität der Lebensmittelinhaltsstoffe

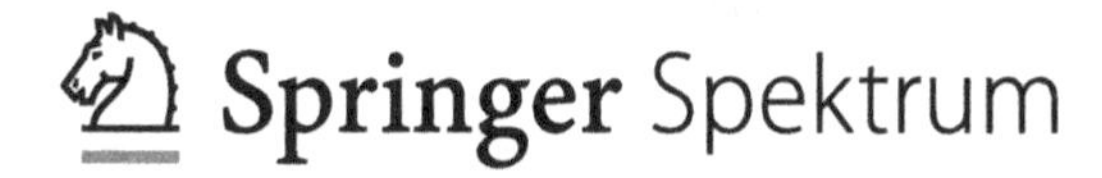

Herausgeber
Prof. Dr. Dirk Haller
Lehrstuhl für Biofunktionalität der Lebensmittel
Wissenschaftszentrum Weihenstephan
ZIEL – Zentralinstitut für Ernährungs- und Lebensmittelforschung
Technische Universität München
Gregor-Mendel-Straße 2
85350 Freising
dirk.haller@tum.de

Prof. Dr. Gerald Rimbach
Institut für Humanernährung und Lebensmittelkunde
Christian-Albrechts-Universität zu Kiel
Hermann-Rodewald-Straße 6
24098 Kiel
rimbach@foodsci.uni-kiel.de

Prof. Dr. Tilman Grune
Institut für Ernährungswissenschaften
Lehrstuhl für Ernährungstoxikologie
Dornburger Straße 24
07743 Jena
tilman.grune@uni-jena.de

ISSN 0937-7433
ISBN 978-3-642-29373-3
ISBN 978-3-642-29374-0 (eBook)
DOI 10.1007/978-3-642-29374-0

Die Deutsche Nationalbibliothek verzeichnet diese Publikation in der Deutschen Nationalbibliografie; detaillierte bibliografische Daten sind im Internet über http://dnb.d-nb.de abrufbar.

Springer Spektrum

Planung und Lektorat: Merlet Behncke-Braunbeck, Dr. Meike Barth, Judith Danziger
Redaktion: Dr. Birgit Jarosch
Index: Dr. Bärbel Häcker
Zeichnungen: Fleck • Zimmermann, Berlin
Einbandentwurf: WMXDesign GmbH, Heidelberg

Gedruckt auf säurefreiem und chlorfrei gebleichtem Papier

Springer Spektrum ist eine Marke von Springer DE. Springer DE ist Teil der Fachverlagsgruppe Springer Science+Business Media.
www.springer-spektrum.de

Vorwort

Das Wissenschaftsgebiet der Biofunktionalität der Lebensmittel beschäftigt sich mit der Identifizierung und Charakterisierung funktioneller Lebensmittel(inhaltsstoffe) und ihrer Wirkung auf molekulare, zelluläre, biochemische und physiologische Prozesse im Kontext von Gesundheit und Prävention von Erkrankungen.

Das vorliegende Lehrbuch gibt eine Übersicht zur Biofunktionalität von Lebensmittelinhaltsstoffen. Es vertieft die Vorlesungen zur Biofunktionalität der Lebensmittel von Prof. Dirk Haller (Technische Universität München), Prof. Tilman Grune (Friedrich-Schiller-Universität Jena) und Prof. Gerald Rimbach (Christian-Albrechts-Universität Kiel) und richtet sich vor allem an Studierende der Ernährungs- und Lebensmittelwissenschaften, Lebensmittelchemie sowie Ernährungsmedizin.

Die Gliederung des Lehrbuchs orientiert sich an den Vorlesungsthemen: In Teil I werden die biologischen Grundlagen für die Wirkung von Lebensmittelinhaltsstoffen wie Nutrigenetik, Nutrigenomik sowie Pharmakokinetik und -dynamik vorgestellt. Im Anschluss daran erfolgt eine Einordnung der wichtigsten funktionellen Lebensmittelinhaltsstoffe nach den Zielfunktionen bzw. Zielorganen. Hier werden die biologischen Grundlagen für die Wirkung der Lebensmittelinhaltsstoffe dargestellt. Es wird der Einfluss funktioneller Lebensmittel auf die intestinale Mikrobiotika, Immunfunktion und Knochengesundheit beschrieben. Zudem wird die Bedeutung funktioneller Lebensmittel in der Krebs- und Chemoprävention sowie der Prävention neurodegenerativer und kardiovaskulärer Erkrankungen, der Adipositas und des Typ-2-Diabetes erläutert. Es werden Mechanismen der Regulation der Nahrungsaufnahme und von Hunger und Sättigung erklärt. Den Herausgebern ist bewusst, dass in Teil II nicht alle Wirkungen von funktionellen Lebensmittelinhaltsstoffen beschrieben werden können, und haben die derzeit bedeutendsten Zielfunktionen ausgewählt. Ähnliches gilt für Teil III, in dem für ausgesuchte funktionelle Lebensmittelinhaltsstoffe, die als wertgebende Bestandteile funktioneller Lebensmittel dienen, Fakten und Daten in Form von Steckbriefen aufgeführt sind. Abschließend werden Sicherheitsaspekte funktioneller Lebensmittel (Teil IV) sowie die Bedeutung sogenannter lebensmittelbasierter Präventionsstrategien (Teil V) erläutert.

Tabellen, Abbildungen und Strukturformeln verdeutlichen an erforderlicher Stelle komplexe Zusammenhänge der Biofunktionalität von Lebensmittelinhaltsstoffen.

Am Ende jedes Kapitels befinden sich zu jedem Thema Literaturhinweise, die den Studierenden zur Vertiefung der einzelnen Themen dienen.

Prof. Dirk Haller, Prof. Tilman Grune, Prof. Gerald Rimbach
Oktober 2012

Inhaltsverzeichnis

II Grundlagen der Wirkmechanismen funktioneller Lebensmittelinhaltsstoffe

IV Sicherheitsaspekte funktioneller Lebensmittel

V Lebensmittelbasierte Prävention

Herausgeber

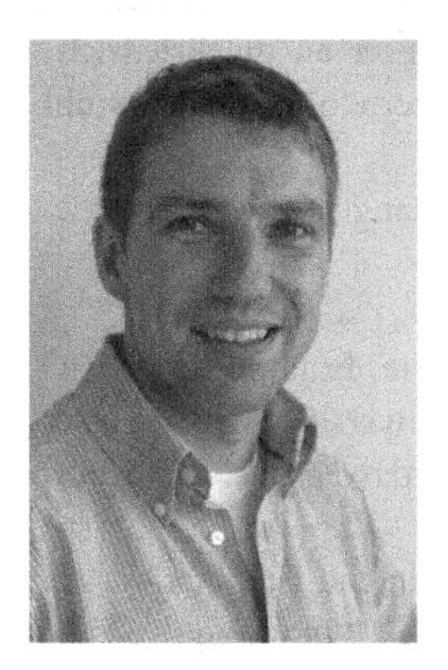

Prof. Dr. Dirk Haller

Prof. Haller (*1968) leitet den Lehrstuhl für Biofunktionalität der Lebensmittel an der Technischen Universität München (TUM). Er forscht auf dem Gebiet der Ernährungswissenschaft, Mikrobiologie und Immunologie mit dem Ziel, die biomedizinischen Grundlagen zur Wirkung von Nahrungsfaktoren und Bakterien im Darm auf chronische Krankheiten mit entzündlicher Genese (Morbus Crohn und Colitis ulcerosa) besser zu verstehen.

Nach seinem Doppelstudium an der Universität Hohenheim (Ernährungswissenschaft und Lebensmitteltechnologie), promovierte er (1999) im Fachbereich Mikrobiologie und Ernährungswissenschaft. Nach Forschungsaufenthalten in der Schweiz und den USA wechselte er als »Emmy Noether«-Nachwuchsstipendiat der Deutschen Forschungsgemeinschaft (DFG) an die TUM. Nach Rufangeboten aus Kanada (University of Alberta) und der Schweiz (ETH Zürich), übernahm er 2008 den Lehrstuhl Biofunktionalität der Lebensmittel am Campus Weihenstephan. Mittlerweile koordiniert Prof. Haller das internationale Schwerpunktprogramm der DFG zum Thema »Intestinale Mikrobiota« und leitet das Graduiertenkolleg im Fachbereich Ernährungswissenschaft.

Link zur Webseite: www.wzw.tum.de/bflm

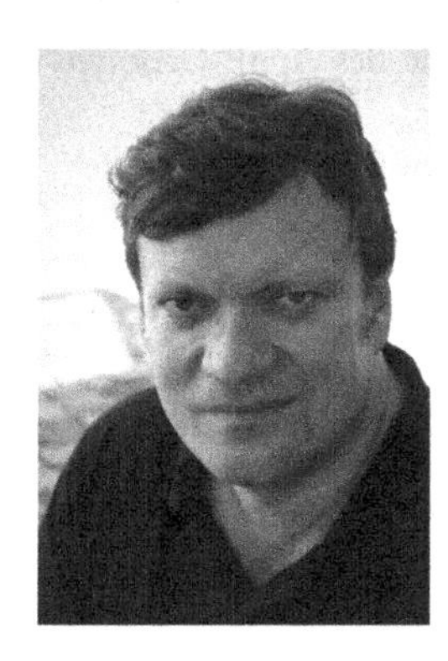

Prof. Dr. Tilman Grune

Prof. Grune (*1962) ist Direktor des Institutes für Ernährungswissenschaften der Friedrich-Schiller-Universität Jena und leitet den Lehrstuhl für Ernährungstoxikologie. Seine Forschungsschwerpunkte liegen auf dem Gebiet der zellulären Wirkungen von Mikronährstoffen, der intrazellulären Proteolyse und der Proteinschädigung. Hier konzentriert er sich vor allem auf Untersuchungen zum oxidativen Stress und der zellulären Alterung.

Nach seinem Studium für medizinische Biochemie in Moskau, promovierte er an der Charité Berlin am Institut für Biochemie. Nach Forschungstätigkeiten am Institut für Molekulare Pharmakologie in Berlin und am Albany Medical Collage in Albany, NY, USA, leitete er eine Forschungsgruppe Radikalstoffwechsel an der Berliner Charité. 2003 wechselte er als Laborleiter an das Institut für umweltmedizinische Forschung nach Düsseldorf. Im Jahr 2006 übernahm er den Lehrstuhl Biofunktionalität der Lebensmittel an der Universität Hohenheim und 2010 wechselte er an die Friedrich-Schiller-Universität Jena und übernahm den Lehrstuhl für Ernährungstoxikologie.

Link zur Webseite: www.tilmangrune.de

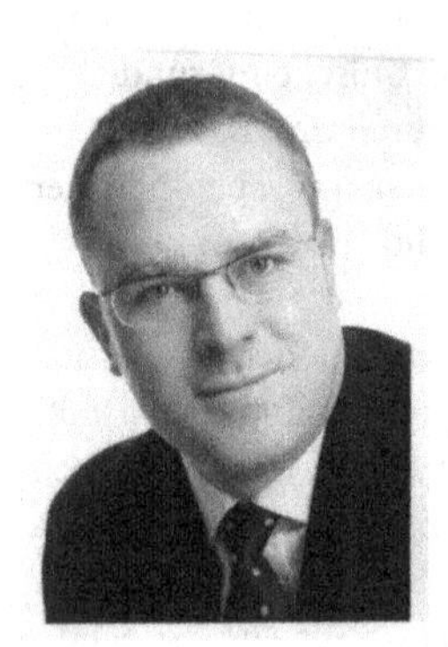

Prof. Dr. Gerald Rimbach

Prof. Rimbach (*1964) studierte Ernährungswissenschaften an der Justus-Liebig-Universität Gießen, wo er auch promovierte und sich für das Fachgebiet Ernährungsphysiologie habilitierte.

Er arbeitete im Anschluss an die Habilitation am Department of Molecular and Cell Biology an der University of California, Berkeley, USA (gefördert durch die Deutsche Forschungsgemeinschaft) sowie als Lecturer für Molekulare Ernährung an der University of Reading (Großbritannien).

2003 wurde er zum Professor für Lebensmittelwissenschaften (Food Science) und Direktor des Instituts für Humanernährung und Lebensmittelkunde der Christian-Albrechts-Universität zu Kiel berufen. Er erhielt weitere Rufangebote an die Universitäten Tucson, Arizona (Biochemie der Ernährung), Gießen (Tierernährung) und Halle-Wittenberg (Ernährungsphysiologie).

Schwerpunkte seiner Forschung sind die gesundheitliche Bewertung sekundärer Pflanzenstoffe unter Anwendung zell- und molekularbiologischer Arbeitstechniken sowie die Rolle des ApoE-Genotyps im Kontext des gesunden Alterns.

Link zur Webseite: http://www.foodsci.uni-kiel.de

Autorenverzeichnis

Prof. Dr. Heiner Boeing
Deutsches Institut für Ernährungsforschung Potsdam-Rehbrücke
Abteilung Epidemiologie
Arthur-Scheunert-Allee 114–116
14558 Nuthetal

Prof. Dr. Hans Bröll
Rheuma-Zentrum Wien-Oberlaa
Kurbadstraße 10
A-1100 Wien

Prof. Dr. Hannelore Daniel
Lehrstuhl für Ernährungsphysiologie
Wissenschaftszentrum Weihenstephan
ZIEL – Zentralinstitut für Ernährungs- und Lebensmittelforschung
Technische Universität München
Gregor-Mendel-Straße 2
85350 Freising

Prof. Dr. Karl-Heinz Engel
Technische Universität München
Lehrstuhl für Allgemeine Lebensmitteltechnologie
Maximus-von-Imhof-Forum 2
85350 Freising-Weihenstephan

Prof. Dr. Michael Glei
Friedrich-Schiller-Universität Jena
Institut für Ernährungswissenschaften
Lehrstuhl für Ernährungstoxikologie
Dornburger Straße 24
07743 Jena

Prof. Dr. Tilman Grune
Friedrich-Schiller-Universität Jena
Institut für Ernährungswissenschaften
Lehrstuhl für Ernährungstoxikologie
Dornburger Str. 24
07743 Jena

Prof. Dr. Dirk Haller
Lehrstuhl für Biofunktionalität der Lebensmittel
Wissenschaftszentrum Weihenstephan
ZIEL – Zentralinstitut für Ernährungs- und Lebensmittelforschung
Technische Universität München
Gregor-Mendel-Straße 2
85350 Freising

Prof. Dr. Hans Hauner
Else Kröner-Fresenius-Zentrum für Ernährungsmedizin
Technische Universität München
Gregor-Mendel-Straße 2
85350 Freising-Weihenstephan

Dr. Gabriele Hörmannsperger
Lehrstuhl für Biofunktionalität der Lebensmittel
Wissenschaftszentrum Weihenstephan
ZIEL – Zentralinstitut für Ernährungs- und Lebensmittelforschung
Technische Universität München
Gregor-Mendel-Straße 2
85350 Freising

Dr. Ulla Klein
Lehrstuhl für Ernährungsphysiologie
Wissenschaftszentrum Weihenstephan
ZIEL – Zentralinstitut für Ernährungs- und Lebensmittelforschung
Technische Universität München
Gregor-Mendel-Straße 2
85350 Freising

Prof. Dr. Martin Klingenspor
Lehrstuhl für Molekulare Ernährungsmedizin
Wissenschaftszentrum Weihenstephan
ZIEL – Zentralinstitut für Ernährungs- und Lebensmittelforschung
Technische Universität München
Gregor-Mendel-Straße 2
85350 Freising

MSc Ökotrophologin Inga Kuhlmann
Christian-Albrechts-Universität zu Kiel
Institut für Humanernährung und Lebensmittelkunde
Hermann-Rodewald-Straße 6
24098 Kiel

Prof. Dr. Gerald Rimbach
Christian-Albrechts-Universität zu Kiel
Institut für Humanernährung und Lebensmittelkunde
Hermann-Rodewald-Straße 6
24098 Kiel

Dr. Katrin Stein
Friedrich-Schiller-Universität Jena
Institut für Ernährungswissenschaften
Lehrstuhl für Ernährungstoxikologie
Dornburger Str. 24
07743 Jena

Einführung

Dirk Haller, Tilman Grune, Gerald Rimbach

Die Hauptkomponenten von Lebensmitteln [illegible]

[illegible]

Die Hauptkomponenten [illegible] wie Proteine, Kohlenhydrate [illegible]

[illegible]

[illegible]

[illegible]

Die Biofunktionalität von Lebensmitteln als universitäres Fachgebiet untersucht Prinzipien der biomedizinischen Wirksamkeit von Lebensmittelinhaltsstoffen im Kontext der Gesunderhaltung und Prävention von Krankheiten. Die Wirksamkeit bioaktiver Lebensmittelinhaltsstoffe bezieht sich auf physiologische, biochemische und molekulare Prozesse im Menschen und zielt auf die Stabilisierung oder Verbesserung von Organ- und Körperfunktionen. Jährlich werden Tausende Publikationen in wissenschaftlichen Journalen veröffentlicht, die sich mit der Wirkung von Lebensmittelinhaltsstoffen beschäftigen. Dies verdeutlicht die Aktualität des Forschungsgebietes, zeigt jedoch auch den noch immer vorhandenen immensen Forschungsbedarf.

Die Häufigkeit chronischer Krankheiten wie Diabetes, kardiovaskuläre Erkrankungen, neurodegenerative Krankheiten, Allergien und Autoimmunerkrankungen und Darmentzündungen nimmt in industrialisierten Ländern dramatisch zu. Die Interaktion von Umweltfaktoren mit einem genetisch vorbelasteten Organismus ist wichtiger Bestandteil der Ätiologie dieser chronischen Krankheiten. Veränderungen im Stoffwechselgeschehen und Immunsystem sind wichtige Risikofaktoren in der Pathogenese dieser Erkrankungen. Ernährung stellt als Teil eines Lebensstils einen wesentlichen Umweltfaktor dar, der den Organismus in allen Lebensphasen beeinflusst und an der Gesunderhaltung bzw. Krankheitsprävention maßgeblich beteiligt ist. Die Biofunktionalität von bestimmten Lebensmittelinhaltsstoffen ist daher immer im Kontext einer komplexen Lebensmittelmatrix und einer individuellen Ernährung zu betrachten (■ Abb. 1.1).

Funktionelle Lebensmittel (*functional food*) sind Lebensmittel, die einen nachweisbar positiven Effekt auf die menschliche Gesundheit haben, der über die normalen Effekte der Lebensmittel hinausgeht. Dabei verbessern diese Lebensmittel spezifische Körperfunktionen oder wirken in der Krankheitsprävention. Der Nachweis der Wirksamkeit und die Prüfung der wissenschaftlichen Evidenz ist ein wesentlicher Teil dieser neuen Regelung und wird durch die European Food Safety Authority (EFSA) vorgenommen.

Bereits in den 1980er-Jahren versuchte die japanische Regierung der zunehmenden Überalterung der Bevölkerung und den damit einhergehenden steigenden Gesundheitskosten durch die Entwicklung und den Vertrieb von Lebensmitteln mit Gesundheitsnutzen entgegenzuwirken. Japan gilt daher als das Ursprungsland funktioneller Lebensmittel.

Seit 1991 sind in Japan angereicherte Lebensmittel unter der Bezeichnung FOSHU (*Food for Specific Health Use*) auf dem Markt. Für diese Produkte darf, nach Genehmigung durch das zuständige Ministerium, mit Aussagen zur Gesundheitsförderung oder Prävention von Krankheiten geworben werden. Um das offizielle FOSHU-Label tragen zu dürfen, muss das Lebensmittel gesundheitsfördernde Bestandteile enthalten, deren Wirkung wissenschaftlich belegt ist. Außerdem muss es sich um ein Lebensmittel handeln und als solches Teil der normalen Ernährung sein. Der funktionelle Bestandteil muss zudem natürlichen Ursprungs sein.

Eine Kennzeichnung funktioneller Lebensmittel, vergleichbar mit dem FOSHU-Label in Japan, gibt es in den USA und in Europa nicht. Jedoch existieren in diesen Ländern vergleichbare Zulassungsverfahren für die Verwendung von gesundheitsbezogenen Angaben, sogenannte Health Claims. In den USA werden Health Claims durch die FDA (Food and Drug Administration) zugelassen und durch das Gesetz zur Nahrungsmittelkennzeichnung (Nutrition Labelling and Health Education Act, NLEA), welches 1993 in Kraft getreten ist, geregelt.

Während der letzten beiden Jahrzehnte ist man auch in Europa bestrebt, sich zunehmend vom klassischen Ernährungskonzept – der Vermeidung von Defiziten durch ausgewogene, bedarfsgerechte Ernährung – zu verabschieden und dieses durch eine individuelle, auf den Gesundheitsstatus des Einzelnen abgestimmte, Ernährung zu ersetzen. Lebensmittel sollen nicht

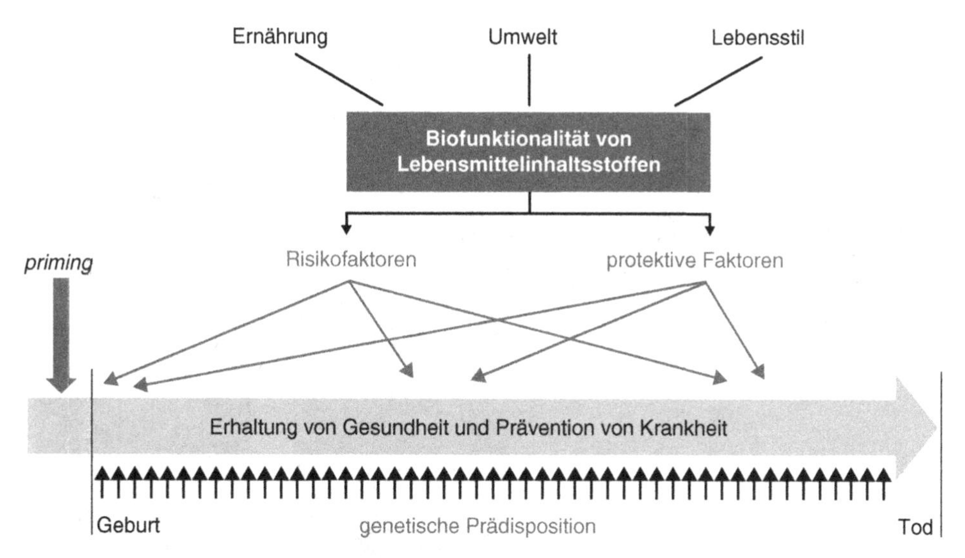

Abb. 1.1 Biofunktionalität von Lebensmittelinhaltsstoffen.

nur zur Deckung des Energiebedarfs und des Bedarfs an Mikro- und Makronährstoffen dienen, sondern Gesundheit und Wohlbefinden steigern und das Krankheitsrisiko vermindern.

Um die Anforderungen an einen Health Claim in der Europäischen Union zu harmonisieren, wurde 1995 ein Programm mit dem Namen Functional Food Science in Europe (FUFOSE) ins Leben gerufen. Es wurde vom International Life Sciences Institute (ILSI) koordiniert und hatte zum Ziel, ein solides wissenschaftliches Konzept für die Entwicklung und Etablierung funktioneller Lebensmittel zu entwerfen. Nach FUFOSE kann ein Lebensmittel als funktionell angesehen werden, wenn es über ernährungsphysiologische Effekte hinaus eine oder mehrere nachweisbare positive Wirkungen hat, sodass ein verbesserter Gesundheitsstatus oder gesteigertes Wohlbefinden und/oder eine Reduktion von Krankheitsrisiken erreicht wird. Zudem muss es sich um ein übliches Lebensmittel handeln, Bestandteil der normalen Ernährung sein und seine Wirkung beim Verzehr üblicher Mengen entfalten. In Bezug auf den Einfluss von Nahrungsmitteln auf Gesundheit, Wohlbefinden und Krankheitsrisiko unterscheidet FUFOSE zwischen Typ-A-Claims (»Verbesserte Körperfunktion«) und Typ-B-Claims (»Reduktion des Krankheitsrisikos«). Für den wissenschaftlichen Nachweis der funktionellen Wirkung müssen aussagekräftige Marker gefunden werden. Beispielsweise ist nachzuweisen, dass der funktionelle Bestandteil aufgenommen wird bzw. den Wirkort erreicht (Marker zur Validierung der Exposition), dass die gewünschte Funktion bzw. Wirkung signifikant verbessert ist (Marker zur Validierung der Zielfunktion) und im Falle von Aussagen, die sich mit der Senkung eines Krankheitsrisikos befassen, muss ein Zusammenhang der Wirkung mit der Risikoreduktion dargestellt werden (Marker für den intermediaten Endpunkt). Die Erkenntnisse aus dem FUFOSE-Projekt dienten als Grundlage für ein weiteres gemeinschaftliches Programm der Europäischen Union namens Process for Assessment of Scientific Support for Claims on Foods (PASSCLAIM), das 2001 startete und im Jahr 2005 mit der Veröffentlichung allgemeiner Kriterien für den wissenschaftlichen Nachweis gesundheitsbezogener Angaben endete. Die Absicherung der Angaben soll sich primär auf Humanstudien mit hohem Evidenzgrad wie randomisierte, kontrollierte Interventionsstudien stützen.

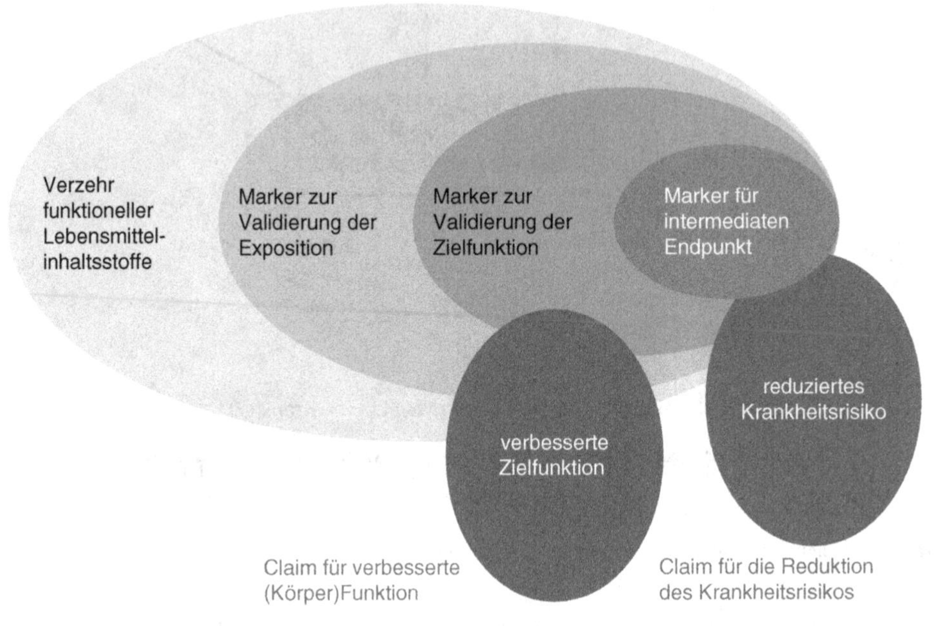

Abb. 1.2 Schematische Darstellung zur Validierung gesundheitsbezogener Aussagen (Health Claims). (Modifiziert nach Aggett et al. 2005.)

Es sei an dieser Stelle noch einmal darauf hingewiesen, dass die Wirkung von Lebensmittelinhaltsstoffen im Verbund mit der komplexen Nahrung erfolgt. Daher sind Fragen zum Nachweis der Wirkung oft sehr komplex und nicht einfach zu beantworten. Zusätzlich ist es denkbar, dass sich die Wirkungen von Lebensmittelinhaltsstoffen in komplexen Gemischen gegenseitig verstärken oder abschwächen. Diese Wechselwirkungen machen die Suche nach einer effektiven, wirksamen Dosis oft sehr schwierig. Hier unterscheidet sich die Ernährungswissenschaft wesentlich von den bekannten Anwendungen von Pharmaka in der Medizin. Während man dort eine oft streng und engmaschig kontrollierte Gruppe von Patienten mit einer sehr genau definierten Dosis von Wirkstoffen behandeln kann, ist das bei der Verwendung von Nahrungsmitteln oft nicht der Fall. Hinzu kommen Komponenten wie Lebensführung, Geschmackspräferenzen, Essgewohnheiten und einiges mehr. Damit muss sich die Biofunktionalität der Lebensmittel als junges akademisches Fach zusätzlichen Problemen stellen und in der Zukunft ergänzende methodische Werkzeuge entwickeln. Zusätzlich kompliziert wird das Aufgabenspektrum durch die Tatsache, dass es für viele der verwendeten essenziellen Lebensmittelinhaltsstoffe Zufuhrgrenzen geben muss, da es andernfalls zu einer Unter- bzw. Überversorgung kommen kann. Es sei darauf hingewiesen, dass funktionelle Lebensmittel nur dann einen sinnvollen Platz in der Ernährung breiter Bevölkerungsgruppen einnehmen können, wenn sich sowohl das Ernährungsverhalten als auch der Lebensstil mit all seinen Komponenten an den Vorgaben einer gesunden Ernährung orientieren.

Literatur

Aggett PJ et al. (2005) PASSCLAIM: consensus criteria. *Eur J Nutr* 44:5–30

Einführung in genetische und pharmakologische Grundlagen

Nutrigenetik: Genetische Varianz und Effekte der Ernährung

Hannelore Daniel, Ulla Klein

Menschen sind eine genetisch sehr homogene Spezies; ihre DNA ist zu 99,9 % identisch und die verbleibendenden kleinen Unterschiede variieren weniger zwischen ethnischen Gruppen als innerhalb dieser. Etwa 90 % der genetischen Varianten (ca. zehn Millionen) entstehen durch **SNPs *(single nucleotide polymorphisms)*,** »erfolgreiche« Punktmutationen, die sich im Genpool einer Population erhalten haben. Zwei Drittel aller SNPs basieren auf dem Austausch von Cytosin durch Thymin, da Cytosin im Wirbeltiergenom häufig methyliert wird. Durch spontan auftretende Desaminierung wird aus 5-Methylcytosin dann Thymin. Die SNPs können in codierenden Regionen vorkommen und dort zu einem Aminosäureaustausch in der Proteinstruktur führen (◘ Abb. 2.1a) oder in Promotorregionen und anderen regulierenden Domänen und damit die Genexpression beeinflussen. Für eine Vielzahl von Genen lässt sich heute schon eine Beziehung zwischen bestimmten SNPs und ihrer Bedeutung im Kontext des Ernährungsstatus oder ernährungs(mit)bedingten Erkrankungen herstellen, aber nur in seltenen Fällen ist die kausale Verknüpfung geklärt (◘ Abb. 2.1b). Die **Nutrigenetik** steht als neue Forschungsrichtung für das Studium dieser Interaktion zwischen Genotyp und Ernährung und erforscht die Zusammenhänge zwischen genetischer Varianz und ihrer Auswirkung auf ernährungsbedingte Prozesse. Im Gegensatz dazu untersucht die **Nutrigenomik** (Kapitel 3) die Einflüsse der Ernährung auf die Gene, den mRNA-, Protein- und Metabolitspiegel sowie ihre Interaktionen, die dann den Phänotyp bedingen.

2.1 Genotypisierungen

Zur Bestimmung des Genotyps eines Menschen werden meist Zellen der Mundschleimhaut oder Blutzellen verwendet, da sie einfach zu gewinnen sind. Identifizieren lassen sich SNPs mithilfe einer Vielzahl von Methoden, von denen sich einige auch für einen hohen Durchsatz, eine HT-(*high throughput*-)Sequenzierung, eignen. Mittlerweile stehen für Genotypisierungen auch kommerziell erhältliche Chip-(Array-)Formate zur Verfügung, mit denen sich bis zu zehn Millionen SNPs gleichzeitig identifizieren lassen. Zunehmend werden diese Methoden jedoch durch leistungsfähigere Sequenzierungstechniken und -geräte des sogenannten *next generation sequencing* abgelöst. Diese basieren meist auf der Pyrosequenzierung, eine Technik, bei der während der DNA-Synthese das durch Einbau eines Nucleotids freiwerdende Pyrophosphat in ATP gespalten und dieses über eine Luziferase-Reaktion zu einem detektierbaren Lichtsignal führt. Es ist davon auszugehen, dass in wenigen Jahren die vollständige Sequenzierung eines menschlichen Genoms Routine und entsprechend preiswert sein wird. Mit der Vorlage des ersten sequenzierten Genoms eines Menschen im Jahre 2001 im Rahmen des Humangenomprojekts brach eine neue Epoche biomedizinischer Forschung an. Mit dem folgenden 1000-Genome-Projekt, das nun von 1000 Menschen aus unterschiedlichen Ethnien und geografischen Regionen die vollständige genetische Information durch Sequenzierung erfassen wird, können >95 % aller SNPs in codierenden Regionen mit einer Frequenz >1 % in den Populationen abgebildet werden. Darüber hinaus erhält man auch alle Haplotypen. Bei einem Haplotyp handelt es sich um Varianten einer Nucleotidsequenz, die sich auf ein und demselben Chromosom im Genom eines Individuums befinden. Haplotypen können innerhalb einer Population variieren aber auch populationsspezifisch sein. Das internationale HapMap-Projekt katalogisiert diese genetischen Varianten.

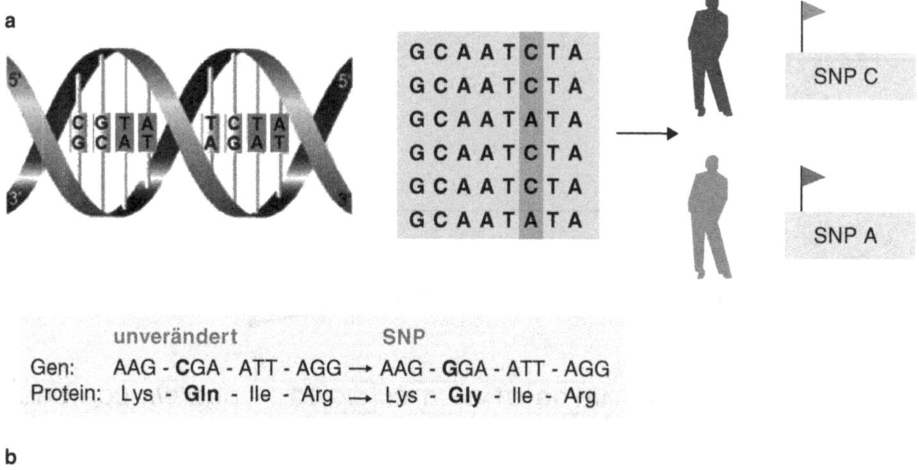

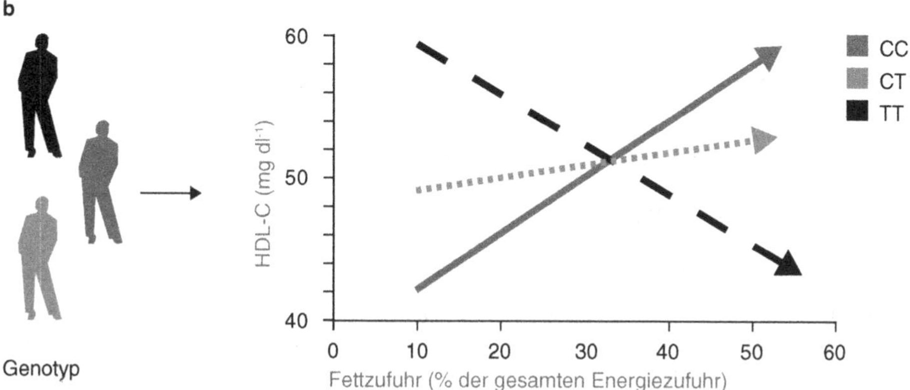

Abb. 2.1 SNP (*single nucleotide polymorphism*). **a** Durch Veränderung eines einzelnen Nucleotids in der DNA-Sequenz werden Aminosäuren im Protein ausgetauscht. Individuen mit unterschiedlichen SNPs tragen dann Proteinvarianten mit verschiedenen funktionellen Eigenschaften. **b** SNPs in der hepatischen Lipase führen bei verschiedenen Genotypen (CC, CT und TT) in Abhängigkeit von der alimentären Fettzufuhr zu einem unterschiedlichen Gehalt an HDL-Cholesterol (HDL-C) im Serum.

2.2 Selektionsprozesse für »ernährungsrelevante Gene«

Die Erklärung für die genetische Heterogenität in der menschlichen Population ist in den Gesetzmäßigkeiten der Evolution zu suchen. Sicherlich zählten die Fähigkeit zur Nutzbarmachung der Nahrungsenergie in Form von unterschiedlichsten Lebensmittelrohstoffen sowie die Resistenz gegenüber Infektionserregern jedweder Art zu den wichtigsten Selektionskriterien, die das Genom in seiner jeweiligen Lebensumwelt geprägt haben. Hierzu liefert die Genetik interessante Einblicke, wie nachfolgende Beispiele zeigen.

Lactase Als Neugeborene besitzen alle Menschen die Fähigkeit, dank des Enzyms Lactase-Phlorizin-Hydrolase (LPH; Genname *LCT*) die in der Muttermilch vorhandene Lactose als alleinige Kohlenhydratquelle zu verwerten. Die LPH ist eine Glucosidase, die mit einem Membrananker an der Oberfläche der Dünndarmepithelzellen exprimiert wird. Die Fähigkeit, größere Mengen an Lactose aus Milch- und Milchprodukten zu verwerten, bleibt nach dem

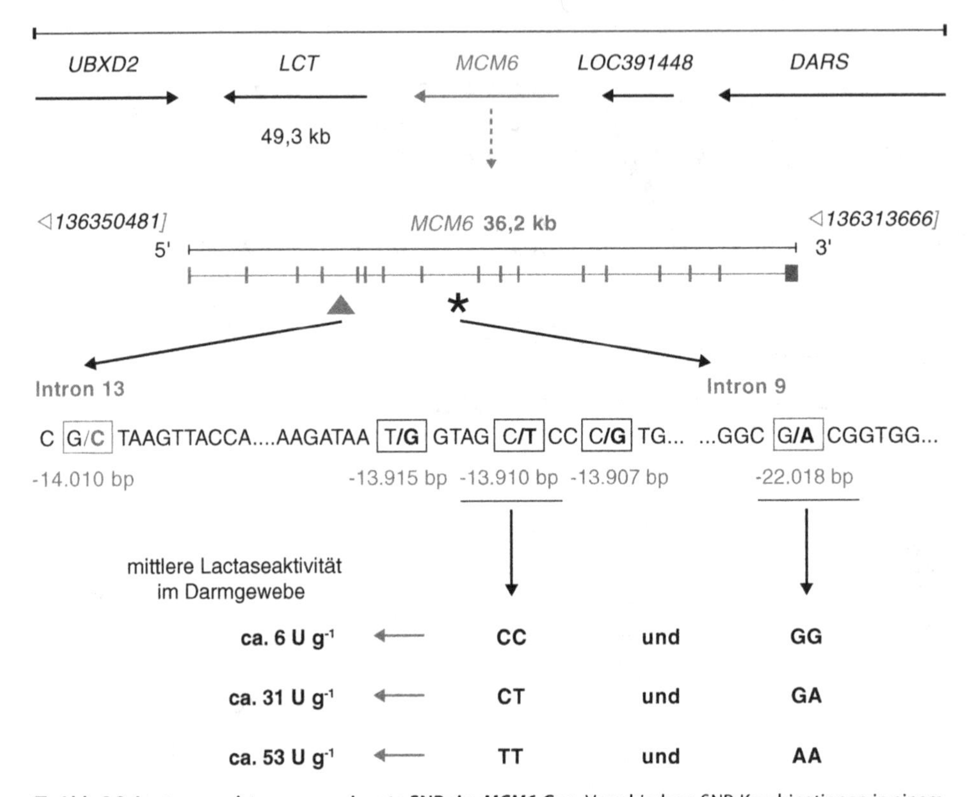

Abb. 2.2 Lactasepersistenz – prominente SNPs im *MCM6*-Gen. Verschiedene SNP-Kombinationen in einem Locus, der in der Nähe des Lactasegens lokalisiert ist, führen zu unterschiedlichen mittleren Enzymaktivitäten im Darmgewebe. (Modifiziert nach Tishkoff et al. 2007.)

Entwöhnen aber nicht bei allen Menschen erhalten. Die resultierende Lactoseintoleranz des Erwachsenen ist eine charakteristische Lebensmittelunverträglichkeit, die mit Durchfällen, Krämpfen und Blähungen einhergehen kann. Sie zeigt eine ausgeprägte geografische Verteilung: Fast alle Länder der südlichen Hemisphäre und Ostasiens, nicht aber kleinere Regionen in Zentralafrika, zeigen eine hohe Prävalenz. Die Lactoseverträglichkeit wird von einem Genotyp bestimmt, der die Expression der LPH auch nach dem Entwöhnen persistieren lässt. Zwar bleibt die katalytische Aktivität der LPH stets unter der von Maltase oder Saccharase, doch können relevante Lactosemengen recht gut gespalten werden. Diese Fähigkeit zur Verwertung der Lactose aus Kuhmilch bot Menschen in Zeiten unzureichender Nährstoffversorgung wahrscheinlich einen signifikanten Selektionsvorteil, da sie eine neue Nährstoff- und Energiequelle zu verwerten vermochten, und setzte sich dadurch »genetisch« durch. Studien legen nahe, dass im nördlichen Europa die Domestizierung von Rindern und das Auftreten der Lactasepersistenz im Neolithikum, d. h. vor etwa 5000 Jahren, im Sinne einer Coevolution gemeinsam erfolgten. In DNA-Material aus Knochen von europäischen Jägern und Sammlern ließen sich die charakteristischen europäischen Genpolymorphismen dagegen kaum auffinden. Die Lactasepersistenz breitete sich von Norden nach Süden aus und dieser Nord-Süd-Gradient lässt sich in Europa noch immer dokumentieren (Tishkoff et al. 2007).

Die Analyse der Lactasepersistenz hat überraschenderweise keine SNPs im *LCT*-Gen, welches das Enzym Lactase codiert, oder im *LCT*-Promotor ergeben. Vielmehr fand man in einem

Locus des *MCM6*-Gens (*minichromosome maintenance gene 6*) in Intron 13 und Intron 9, in der Nähe des *LCT*-Gens gelegen, jeweils Polymorphismen, die im Sinne von *cis*-regulierenden Elementen die Expression der Lactase zu steuern scheinen (◘ Abb. 2.2). Vor allem dem Polymorphismus LCT-13910C>T kommt offenbar eine prominente Bedeutung zu. Die identifizierten genetischen Varianten sind zu über 90 % mit dem Auftreten der Lactasepersistenz assoziiert und für die europäische und amerikanische Form der Lactoseverträglichkeit verantwortlich. Unabhängig davon haben sich in Enklaven in Zentralafrika, d. h. vor allem bei Stämmen, die auch Rinder halten, andere Mutationen ergeben, die die dortige Form der Lactasepersistenz bedingen. Allerdings scheint sich das, was in prähistorischen und sicherlich auch historischen Epochen einen deutlichen Überlebensvorteil bot, in der Moderne mit einem Überangebot an Lebensmitteln – so auch an Milch- und Milchprodukten – zum »evolutionären Bumerang« zu entwickeln. In europäischen Populationen lässt sich der Locus für Lactasepersistenz (vor allem LCT-13910C>T) mit einem erhöhtem BMI (Body-Mass-Index) in Verbindung bringen und kann ein bis zu 35 % erhöhtes Risiko für eine Körpergewichtszunahme bedeuten (Tishkoff et al. 2007).

Amylase Neben SNPs verursachen auch sogenannte CNVs (*copy number variants*; Stranger et al. 2007) eine genetische Variation, sie wurden bisher jedoch nur selten in genetischen Studien berücksichtigt. Wenn codierende Gene in mehrfachen Kopien im Genom vorliegen, kann nach Transkription und Translation entsprechend mehr Protein gebildet werden. Für die Speichelamylase (Gen *AMY1*) z. B. sind zwei bis maximal 16 diploide Kopien im Humangenom nachgewiesen worden. Die Zahl der Genkopien korreliert mit der Menge bzw. Aktivität der Amylase in den Speichelproben. So lassen sich in Ethnien, bei denen über primäre Nahrungsmittel (vor allem Wurzeln) viel Stärke konsumiert wird, höhere Kopienzahlen für das *AMY1*-Gen feststellen. Amylase leitet im Mund die Stärkeverdauung durch die Hydrolyse α-1,4-glykosidischer Bindungen in Amylose und Amylopektin ein. Ein erhöhter Gehalt dieses Enzyms im Speichel scheint aus mehreren Gründen einen evolutiven Vorteil zu bedeuten: Amylase setzt die Viskosität des stärkehaltigen Speisebreis herunter, sodass er leichter geschluckt werden kann; der orale Stärkeabbau verbessert die Energieversorgung bei Durchfallerkrankungen und schließlich kann die Amylase, da sie die Magenpassage übersteht, die Verwertung stärkehaltiger Kohlenhydratquellen insgesamt steigern (Perry et al. 2007).

Apolipopotein E In der Familie der Apolipoproteine als Proteinkomponenten der Lipoproteine des Blutes, die für den Transport von Triacylglyceriden, Phospolipiden und Cholesterol zwischen den Organen zuständig sind, kommt dem Apolipoprotein E (ApoE) eine ganz besondere Rolle zu. ApoE ist der Ligand des LDL-Rezeptors und damit an der Eliminierung von LDL-Partikeln aus dem Plasma zur Versorgung der Zellen mit Cholesterol beteiligt. Es reguliert damit maßgeblich den Lipid- und Cholesterolstoffwechsel. Primäre Orte der ApoE-Bildung sind die Leber und das Gehirn. Das ApoE-Gen ist mit drei dominanten allelischen Varianten, die als ApoE2, ApoE3 und ApoE4 klassifiziert werden, polymorph. Die Isoformen unterscheiden sich aufgrund des Polymorphismus nur in jeweils einer Aminosäure (◘ Abb. 2.3). ApoE2 weist an Position 112 und 158, die vor und hinter der Rezeptorbildungsdomäne liegen, jeweils einen Cysteinrest auf, ApoE3 jedoch an Position 158 ein Arginin und ApoE4 an beiden Positionen jeweils ein Arginin. Die häufigste Form – und damit die »normale« Variante – ist ApoE3 mit einer Häufigkeit von ca. 75 % in der europäischen Population. Bei den ApoE-Varianten wurden – anders als bei fast allen sonstigen Proteinprodukten von bekannten SPNs – auch die Auswirkungen auf die Proteinstruktur und -funktion detailliert charakterisiert. Um zu untersuchen, wie die Aminosäuresubstitutionen die Proteinstruktur

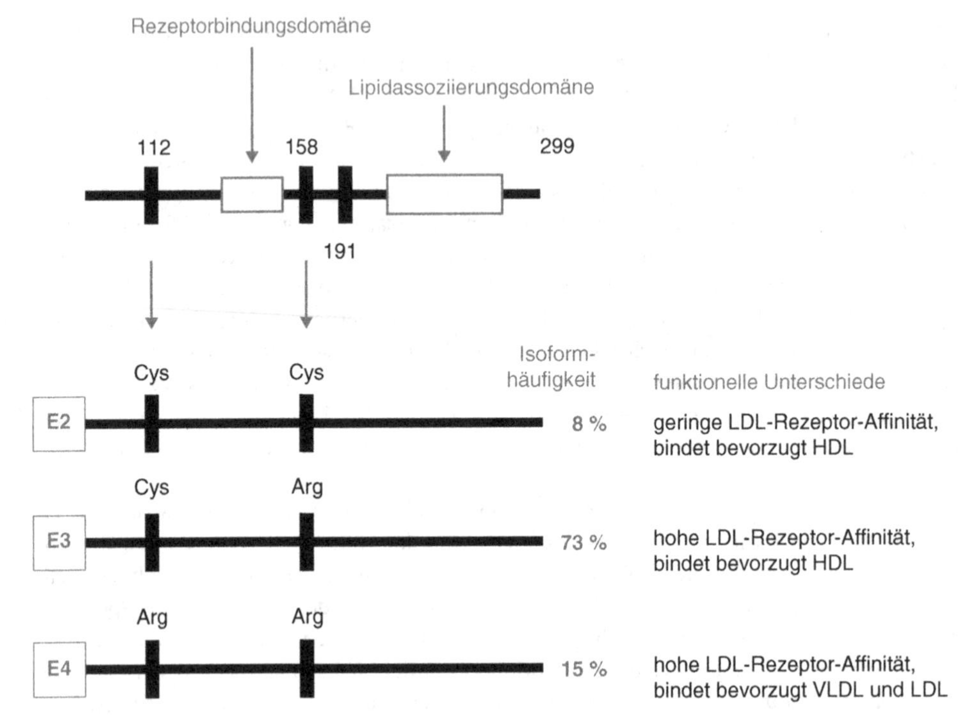

Abb. 2.3 Genetische Varianz des ApoE-Gens. Aminosäuresubstitutionen vor und hinter der LDL-Rezeptor-Bindungsdomäne an Position 112 und 158 führen zu Proteinvarianten mit unterschiedlichen Affinitäten für die Lipoproteine LDL, HDL oder VLDL. (Modifiziert nach Rebeck et al. 2002.)

und Proteinfunktionen verändern, wurden alle ApoE-Proteinvarianten kristallisiert und in ihrer 3-D-Struktur untersucht (Chou et al. 2006). Die verschiedenen Isoformen besitzen vor allem unterschiedliche Bindungsaffinitäten für den LDL-Rezeptor. ApoE2 ist daher ursächlich mit der genetischen Form der Typ-III-Hyperlipoproteinämie und einem veränderten Risiko für Arteriosklerose assoziiert. Die Variante ApoE4 mit einer Häufigkeit von ca. 15 % zeigt in epidemiologischen Studien nicht nur eine Assoziation mit Arteriosklerose, sondern auch mit dem Risiko an Alzheimer zu erkranken. Von Menschen, die auf beiden Allelen die ApoE4-Variante tragen, werden über 90 % im Alter von 80 Jahren an Alzheimer erkrankt sein. Dies mag darin begründet sein, dass die normale ApoE3-Variante, nicht aber die ApoE4-Variante neuroprotektiv wirkt, weil hier die Bildung von Proteinfibrillen im Gehirn, die zur Neurodegeneration und Verlust kognitiver Funktionen beitragen, vermindert ist. Dieses Beispiel verdeutlicht, dass Proteine bi- oder multifunktionell sein können und ein gegebener SNP unterschiedliche Auswirkungen haben kann. Ernährungseffekte auf der Grundlage von SNPs, wie sie z. B. für das ApoE-Gen bereits umfänglich untersucht worden sind (Angelopoulos und Lowndes 2008), können sich sekundär somit auch auf die Genese neurodegenerativer Erkrankungen wie der Alzheimer-Erkrankung auswirken.

2.3 Genomweite Assoziationsstudien

Ein wichtiges Instrument der biomedizinischen und epidemiologischen Forschung sind heute genomweite Assoziationsstudien (GWAS). So findet sich ein breites Spektrum von GWAS zu

Tab. 2.1 Genetische Determinanten ernährungs(mit)bedingter Erkrankungen

Gen (Protein)	Funktion im Zellstoffwechsel	SNP-assoziierte ernährungs(mit)bedingte Erkrankungen
PPAR (Peroxisomen-Proliferator-aktivierte Rezeptoren)	Transkriptionsfaktor (diverse Formen) in Leber, Muskel und Fettgewebe	Insulinresistenz, metabolisches Syndrom (Jeninga et al. 2009)
ACE (Angiotensin-konvertierendes Enzym)	Enzym in der Regulation von Blutdruck und Elektrolythaushalt	Herz-Kreislauf-Beschwerden, Krebs, Diabetes, Insulinresistenz, Nierenerkrankungen (Rudnicki und Mayer 2009)
MTHFR (Methylentetrahydrofolat-Reduktase)	Enzym des Folsäurehaushalts, essenziell für DNA-Reparaturen und Methioninsynthese aus Homocystein	Homocystinämie, Arteriosklerose, Herz-Kreislauf-Erkrankungen, Neuralrohrdefekte, diverse Tumorarten (Miyaki 2010)
GSTM1 (Glutathion-S-Transferase M1)	Enzym zur Detoxifizierung von Fremdstoffen (Pestizide, Insektizide, Medikamente, Tabakrauch)	diverse Krebsarten (Ginsberg et al. 2009)
VDR (Vitamin-D-Rezeptor)	Membranprotein zur Aufnahme von Vitamin D	Diabetes, koronare Herzerkrankungen, Nierensteine, Osteoarthritis, Hyperparathyreoidismus, Tumore, Infektionskrankheiten (Tuberkulose, Hepatitis B) (McClung und Karl 2010)
ApoE (Apolipoprotein E)	Proteinkomponente der Serum-Lipoproteine, Ligand des LDL-Rezeptors	Hyperlipoproteinämie, Arteriosklerose, Alzheimer-Erkrankung (Angelopoulos und Lowndes 2008)
IL-6 (Interleukin-6)	Cytokin, Botenstoff bei Entzündungsprozessen – durch TNF-α beeinflusst	Hypertonie, chronisch-entzündliche Prozesse, Nierenentzündungen, Magengeschwüre und Magenkrebs (Sugimoto et al. 2010)
TNF-α (Tumornekrosefaktor)	Cytokin, steuert über IL-1 und IL-6 Entzündungsreaktionen	chronisch-entzündliche Prozesse, Diabetes (Sugimoto et al. 2010)
GNB3 (*guanine nucleotide binding protein, beta polypeptide 3*)	G-Protein, an der Signalübertragung zwischen Rezeptor und Effektor beteiligt	Adipositas, Diabetes, Hypertonie, Arteriosklerose (Siffert 2005)

den genetischen Determinanten ernährungs(mit)bedingter Erkrankungen. Schwerpunkt ist, jene Genvarianten (SNPs, Haplotypen) zu identifizieren, die im Zusammenhang mit der Ernährungsweise besondere Risiken für Adipositas, Hypertonie, Diabetes, Arteriosklerose oder Tumorerkrankungen mit sich bringen (Tab. 2.1).

Insbesondere lebensstilgetriebenen Prozessen bzw. Erkrankungen wie Adipositas und Typ-2-Diabetes (*non-insulin-dependent diabetes mellitus*, NIDDM) galt in den letzten Jahren große Aufmerksamkeit (Krebs 2009). Für die **Adipositas** sind eine Reihe von Kandidatengenen mit SNPs identifiziert worden, darunter Melanocortin-4-Rezeptor und FTO (*fat mass and obesity associated*). Einzeln haben diese Gene, bedingt durch ihre genetische Varianz, allerdings meist nur einen geringen Effekt auf die Entwicklung des Körpergewichts.

Für den **Typ-2-Diabetes** sind etwa 40 Kandidatengene identifiziert, die auf der Grundlage ihrer bekannten oder angenommenen biologischen Funktion einen engen Bezug zu den β-Zellen des Pankreas und damit dem Ort der Insulinsekretion aufweisen. Jedes einzelne dieser Kandidatengene bedeutet in der Genese des Diabetes allerdings nur eine Risikoerhöhung um wenige Prozent. Eine Addition der Varianten dieser Gene in einem Individuum (d. h., ein Individuum trägt mehrere der Risikogenvarianten) kann allerdings recht verlässlich, z. B. durch Bestimmung des Nüchternblutzuckerspiegels und damit eines Parameters, der einen prädiabetischen Zustand charakterisiert, in Bezug gesetzt werden. Eine deutlichere Assoziation zum Erkrankungsrisiko besitzt das Gen *TCF7L2*, das als einzelnes Gen im TT-Genotyp eine Erhöhung von 35 % im Vergleich zum normalen CC-Genotyp bedingt. *TCF7L2* codiert ein Protein im wnt-Signalweg und scheint in der β-Zelle eine prominente Rolle zu spielen (Tong et al. 2009).

Für ernährungs(mit)bedingte Erkrankungen wie **Dickdarmcarcinome** sind Risikogene vor allem im Fremdstoffmetabolismus und der Detoxifizierung (u. a. Glutathion-S-Transferasen, N-Acetyltransferasen) gefunden worden, die mit dem Carcinomrisiko und der Ernährungsweise wie dem Konsum von Obst und Gemüse sowie von Vitaminen wie z. B. Folsäure in Verbindung gebracht werden können. Im Folsäurehaushalt ist die gut untersuchte Methylenhydrofolat-Reduktase (MTHFR) ein entscheidendes Enzym für die Remethylierung von Homocystein zu Methionin. Bei ca. 10 % der Bevölkerung findet sich ein prominenter C677T-(Ala-Val-) Polymorphismus im *MTHFR*-Gen und scheint das Risiko für eine Reihe von Erkrankungen zu erhöhen, darunter diverse Carcinome, kardiovaskuläre Erkrankungen und Demenz (Miyaki 2010). Insbesondere eine geringe alimentäre Zufuhr von Folat oder eine an Methylgruppen arme Kost erhöht das Krankheitsrisiko bei vorhandenem Risiko-SNP stark. Die Risikovariante *C677T* codiert ein Enzym, das gegenüber der CC-Variante eine erhöhte Thermolabilität, geringere Aktivität und veränderte Regulation durch andere Faktoren (u. a. S-Adenosylmethionin) zeigt. Auch für andere Vitamine oder den Mineralstoffwechsel kann eine genetische Varianz in Zusammenhang mit unterschiedlichem Versorgungszustand und Krankheitsrisiken gebracht werden. So führt nur bei etwa 30 % der Bevölkerung ein hoher alimentärer Salzkonsum zu einer **Hypertonie**. Mehrere Gene und Varianten, so auch ein SNP in der Promotorregion des Angiotensin-II-Gens, wurden identifiziert und es ließ sich eine Verbindung mit dieser unterschiedlichen Salzsensitivität herstellen (Rudnicki und Mayer 2009).

2.4 Von Kohorten und GWAS zum Individuum

Die Befunde aus den GWAS bereiten den Weg zu einer individualisierten Ernährung (Kapitel 3). So sind viele der in der ◘ Tab. 2.1 genannten Kandidatengene bereits Bestandteile des Portfolios kommerzieller Anbieter von Genotypisierungen und einer darauf aufbauenden Ernährungsberatung als neue Form »genetischer Dienstleistungen«. Dabei wird mithilfe einer Ernährungserhebung (Fragebogen) der Ernährungsstil erfasst und außerdem meist auch die DNA aus einem Abstrich der Mundschleimhaut, der an den Anbieter geschickt wird, isoliert, um die Genvarianten in unterschiedlich vielen Zielgenen zu analysieren. Auf der Grundlage der Befunde aus den GWAS wird daraus ein scheinbar individuelles Risikoprofil erstellt und entsprechende Empfehlungen zum Lebensstil und zur Ernährungsweise bis hin zu einer Empfehlung für den Verzehr besonderer Lebensmittel gegeben. Mittlerweile wird ein ähnliches Verfahren auch für die individualisierte Supplementzufuhr, d. h. die Zufuhr von Vitamingemischen auf der Grundlage der Genotypisierung, angeboten. Das Problem dieser Ansätze besteht darin, dass sich statistische Risiken, die aus großen Kohorten und retrospektiv abgeleitet worden sind, nicht *a priori* auf das Individuum übertragen lassen. Darüber hinaus gibt es bisher keine einzige prospektive Studie, die die Wirksamkeit entsprechender Ernährungsempfehlungen (sofern überhaupt umgesetzt) auf der Grundlage von vorselektierten Kohorten gleichartigen genetischen Risikoprofils belegt hätte. Untersuchungen zur Bestätigung dieser neuen methodischen Ansätze erfordern große Probandengruppen zur statistischen Absicherung der Befunde und benötigen adäquate Biomarker sowie lange Beobachtungszeiträume und sind daher entsprechend aufwendig und teuer. Sie bieten aber auch die Chance für die Ernährungsforschung, sich in der »genetischen Epoche« mit ihrer Expertise zu präsentieren. Eine besondere Herausforderung ist der ethische Umgang mit der genetischen Information aus kommerziellen oder auch akademisch gewonnenen Genotypisierungen. Am Beispiel des ApoE-Gens mit seiner Alzheimer-Risikovariante ApoE4 wird dies besonders deutlich. Möchte man wissen, dass man dieses schicksalhafte Risikogen für eine Erkrankung trägt, für die es bisher keine Therapie gibt?

2.5 Genetik und Biofunktionalität von Lebensmitteln

Der Nachweis einer spezifischen Wirksamkeit von funktionellen Lebensmitteln (mit oder ohne gesundheitliche Auslobungen) auf spezifische Körperfunktionen wird dadurch erschwert, dass die Auswirkungen meist nur in kleinen Kohorten untersucht werden. Die Effektgrößen sind damit häufig von der Streuung der Daten überlagert und die Streuung kann – nebst anderen Faktoren – auch aus der genetischen Heterogenität der Kohorte entspringen. Aber nicht nur die Wirksamkeit eines Produkts sondern auch unerwünschte Nebenwirkungen können aus einer genetischen Prädisposition erwachsen. Bei bekannten Gendefekten bzw. bekannten Zusammenhängen zwischen genetischer Disposition und Wirksamkeit eines funktionellen Inhaltsstoffes muss dies im Rahmen der Bewertung der Unbedenklichkeit berücksichtigt werden. So wurde auch bei den phytosterolesterhaltigen Produkten zur Senkung des LDL-Cholesterols im Rahmen der Zulassung eine Überprüfung gefordert, wie heterozygote Träger von Mutationen bzw. SNPs in den *ABCG5/G8*-Genen auf die Zufuhr von Phytosterolen aus den Produkten reagieren. Die *ABCG8/G5*-Gene codieren einen ATP-abhängiges Transportprotein in der Bürstensaummembran von Darmepithelzellen, das den Rücktransport von β-Sitosterol und anderen Sterolen aus der Darmzelle in das Darmlumen vermittelt, sodass diese nur in kleinen Mengen im Blut erscheinen. Homozygote Träger von Mutationen in den Genen zeigen dagegen das klinische Erscheinungsbild der Phytosterolämie mit einer stark erhöhten Resorptionsrate für Phytosterole und deren unerwünschte Wirkungen, u. a. in der Ausbildung von Xanthomen. Da sich aber nur für sehr wenige Erkrankungen und vor allem nur bei monogenetischen Defekten wie der Phytosterolämie ein wissenschaftlich plausibler Zusammenhang zwischen der erhöhten Zufuhr eines Nahrungsinhaltsstoffes und ihren Konsequenzen – basierend auf der Genetik – herstellen lässt, bleibt die genetische Varianz bei der Untersuchung der Wirksamkeit funktioneller Inhaltsstoffe bzw. Lebensmittel bisher meist unberücksichtigt. Die enormen Fortschritte in der Genotypisierung und der genetischen Epidemiologie werden aber auch die Beurteilung der Wirksamkeit funktioneller Lebensmittel beeinflussen. So wird es zukünftig leicht möglich sein, retrospektiv zu prüfen, ob Probanden aufgrund ihrer Genetik als *responder* oder *non-responder* zu klassifizieren sind. Werden die Studien dann mit genetisch vorselektionierten *respondern* durchgeführt, ist der Wirksamkeitsnachweis eines Produkts wahrscheinlicher, effektiver und kostengünstiger zu führen. Damit sind wir auf dem Gebiet der personalisierten funktionellen Lebensmittel angekommen.

Literatur

Angelopoulos TJ, Lowndes J (2008) ApoE genotype: impact on health, fitness and nutrition. *World Rev Nutr Diet* 98:77–93

Chou CY et al. (2006) Structural and functional variations in human apolipoprotein E3 and E4. *J Biol Chem* 281:13333–13344

Ginsberg G et al. (2009) Genetic Polymorphism in Glutathione Transferases (GST): Population distribution of GSTM1, T1, and P1 conjugating activity. *J Toxicol Environ Health B Crit Rev* 12:389–439

Jeninga EH et al. (2009) Functional implications of genetic variation in human PPARgamma. *Trends Endocrinol Metab* 20:380–387

Krebs JR (2009) The gourmet ape: evolution and human food preferences. *Am J Clin Nutr* 90:707S–711S

McClung JP, Karl JP (2010) Vitamin D and stress fracture: the contribution of vitamin D receptor gene polymorphisms. *Nutr Rev* 68:365–369

Miyaki K (2010) Genetic polymorphisms in homocysteine metabolism and response to folate intake: a comprehensive strategy to elucidate useful genetic information. *J Epidemiol* 20:266–270

Perry GH et al. (2007) Diet and the evolution of human amylase gene copy number variation. *Nat Genet* 39:1256–1260

Rebeck GW et al. (2002) Apolipoprotein E and Alzheimer's disease: the protective effects of ApoE2 and E3. *J Alzheimers Dis* 4:145–154

Rudnicki M, Mayer G (2009) Significance of genetic polymorphisms of the renin-angiotensin-aldosterone system in cardiovascular and renal disease. *Pharmacogenomics* 10:463–476

Siffert W (2005) G protein polymorphisms in hypertension, atherosclerosis, and diabetes. *Annu Rev Med* 56:17–28

Stranger BE et al. (2007) Relative impact of nucleotide and copy number variation on gene expression phenotypes. *Science* 315:848–853

Sugimoto M et al. (2010) Influence of interleukin polymorphisms on development of gastric cancer and peptic ulcer. *World J Gastroenterol* 16:1188–1200

Tishkoff SA et al. (2007) Convergent adaptation of human lactase persistence in Africa and Europe. *Nat Genet* 39:31–40

Tong Y et al. (2009) Association between *TCF7L2* gene polymorphisms and susceptibility to type 2 diabetes mellitus: a large Human Genome Epidemiology (HuGE) review and meta-analysis. *BMC Med Genet* 10:15

Nutrigenomik: Neue methodische Ansätze in der experimentellen Ernährungsforschung

Hannelore Daniel, Ulla Klein

Ernährung als Teil eines Lebensstils stellt den wichtigsten Umweltfaktor dar, der über das gesamte Leben die Physiologie eines Organismus beeinflusst, seine Homöostase reguliert und somit auch seinen Gesundheitszustand maßgeblich mit bestimmt. Bei einer Mahlzeit entfalten Hunderte von Inhaltsstoffen gleichzeitig ihre Wirkung, in dynamischem Wechsel und spezifisch für einzelne Organe. Der Organismus muss sich daher beständig an verändernde Bedingungen anpassen. Daran sind alle molekularen Stationen im biologischen Informationsfluss beteiligt: Genexpression, Proteinsynthese und deren gezielte Funktionskontrolle für die koordinierten Flüsse der Metaboliten im Interorganstoffwechsel. Auf diese Weise wird letztlich der Phänotyp eines Organismus auf der Grundlage eines gegebenen Genoms determiniert (◘ Abb. 3.1). Die Komplexität dieser Interaktionen von Nahrungsfaktoren in einem Säugerorganismus als Ganzes zu verstehen, stellt eine besondere Herausforderung für die moderne Ernährungsforschung dar.

Traditionelle deterministische Forschungsansätze über die gezielte Analyse einzelner biochemischer Reaktionen und Reaktionspartner haben die Grundlage dafür gelegt, die prinzipiellen Abläufe und die Regulation einzelner Stoffwechselwege und Signalketten in der Zelle zu verstehen. Will man aber den speziellen Einfluss von Nahrungskomponenten auf Stoffwechselreaktionen untersuchen, so besteht häufig das Problem, relativ geringe Einzeleffekte in einem hoch komplexen System abzubilden, was sich mit den bisher üblichen Analyseverfahren als außerordentlich anspruchsvoll erwies. Hier eröffnen sich mit dem Ansatz der **Nutrigenomik** neue Möglichkeiten. Nutrigenomikanwendungen umfassen alle molekularen Ebenen von der Kontrolle der Genexpression bis zum Stoffwechsel des gesamten Organismus in seiner phänotypischen Ausprägung (◘ Abb. 3.1). Die **Transkriptomik** analysiert die mRNA-Spiegel für ausgewählte Gene oder in ihrer Gesamtheit, die **Proteomik** untersucht das Komplement des Transkriptoms in der Gesamtheit aller Proteine in einer Zelle oder einem Organ und die **Metabolomik** erfasst und quantifiziert schließlich die unterschiedlichen Kategorien von Metaboliten in Stoffwechselketten und/oder in Körperflüssigkeiten. Diese Ansätze des ***profiling*** werden auch genutzt, um Veränderungen in diesen biologischen Entitäten mit Ernährungsweise und der Historie einer Krankheitsentwicklung in Beziehung zu setzen (Kussmann et al. 2008). Lassen sich charakteristische **Biomarker** belegbar mit bestimmten Krankheitsszenarien in Verbindung bringen, so gilt umgekehrt ihr Auftreten als Anzeichen eines Krankheitsrisikos, erlaubt also eine statistische Vorhersagbarkeit. Dazu werden nicht Ursache und Wirkung kausal verknüpft, sondern nur Assoziationen bzw. Korrelationen zwischen dem Auftreten eines Markers mit einem Zustand statistisch gesichert; die physiologische Funktion eines Biomarkers bleibt dabei zunächst meist unbekannt. Biomarker sollen aber auch der Darstellung von Genotyp-Phänotyp-Beziehungen dienen und als Kriterien für die Ableitung individueller Empfehlungen für eine gesundheitsfördernde Ernährung, der **personalisierten Ernährung**, dienen.

Die **vergleichende Nutrigenomik** nutzt als Wissensbasis zur Interpretation der Daten und Befunde am Menschen entsprechende Untersuchungen von Modellorganismen und biologischen Systemen wachsender Komplexität, angefangen bei Bakterien über Hefen, Fadenwürmer, Fliegen bis hin zur Maus. Auch wenn die direkte Vergleichbarkeit begrenzt sein mag, grundsätzliche Stoffwechselregulationen und homöostatische Kontrollmechanismen sind auch in diesen Modellorganismen verwirklicht. Gleichzeitig entstammt das meiste Wissen über die Funktion der Gene im Humangenom den Kenntnissen, die man über die Funktion der entsprechenden orthologen Gene in Modellorganismen gewonnen hat. Die **Systembiologie** (*systems biology*) betrachtet biologische Systeme in ihrer Gesamtheit und nutzt Befunde und Erkenntnisse aus allen biologischen Systemen und über alle biologische Entitäten (DNA, RNA, Proteine, Metabolite). Ziel der Systembiologie ist es, die biologischen Prozesse und ihre

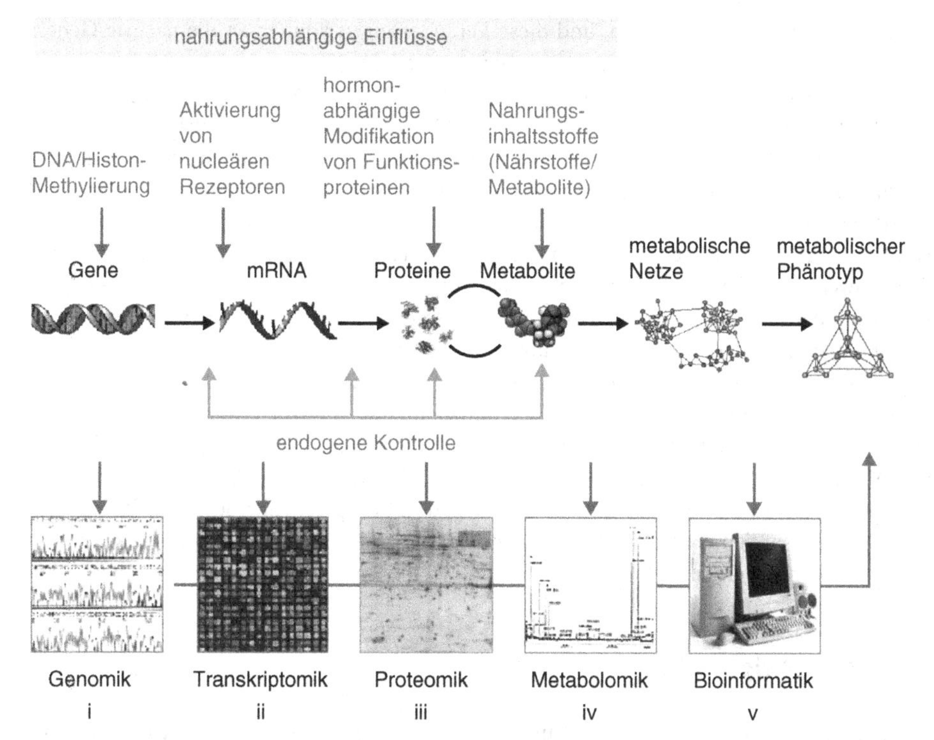

Abb. 3.1 Nutrigenomik – Analyse des Einflusses der Ernährung auf Genom, Transkriptom, Proteom und Metabolom. Neben der endogenen Kontrolle des Stoffwechsels wirken epigenetische Faktoren (z. B. der Ernährungszustand) und modifizieren die DNA oder Histone. Nahrungskomponenten aktivieren nucleäre Rezeptoren wie PPAR, RXR/RAR, LXR und modifizieren damit das Expressionsniveau von Proteinen oder sie bewirken hormonelle Reaktionen, die die Funktionsproteine modifizieren können. Diese Proteine oder ihre Abbauprodukte führen zu einem bestimmten Muster an Metaboliten. In der Vernetzung der Stoffwechselwege prägt sich der metabolische Phänotyp aus. Zur Analyse der einzelnen Ebenen werden verschiedene Techniken eingesetzt: (i) Genomik: Zur DNA-Sequenzierung werden chipbasierte SNP/Haplotyp-Analysen eingesetzt und die Methylierung der DNA untersucht. (ii) Das Transkriptom wird entweder mit gezielter mRNA-Analyse (meist mittels qPCR) oder mit globaler Transkriptomanalyse mithilfe der Chiptechnologie bestimmt. (iii) Bei der Proteomik wird der Proteinspiegel gezielt (meist antikörperbasiert) mittels SELDI (*surface-enhanced laser desorption/ionization*) oder global (durch 2D-PAGE oder Chromatographie) analysiert und die Proteine mittels Massenspektrometrie identifiziert. (iv) Zur Bestimmung des Metaboloms werden die Metabolite über Gaschromatographie oder Flüssigchromatographie getrennt und die einzelnen Komponenten mithilfe einer Massenspektrometrie analysiert. (v) Zur Erstellung von Modellen metabolischer Netze setzt man Verfahren der Bioinformatik (Promotoranalysen, Netzwerkanalysen) ein.

Interdependenzen mathematisch und kybernetisch zu beschreiben, sie zu modellieren und darauf aufbauend Vorhersagen über die Reaktionen eines biologischen Systems zu treffen, wenn bestimmte Parameter verändert werden.

3.1 Genetik und Epigenetik

Gene werden nicht unverändert vererbt. Neben den klassischen genetischen Mutationen vermögen auch Einflüsse aus der Umwelt und damit die persönliche Lebensgeschichte der Vorfahren die Gene zu modifizieren, und diese Veränderungen können an die nächste Generation vererbt werden. Diese sogenannten epigenetischen Veränderungen betreffen nicht den Gencode selbst, sondern seine Zugänglichkeit, die z. B. durch Methylierung der DNA oder Modifikation der Histone beeinflusst wird. Bei Mäusen konnte man beobachten, dass eine Suppression der Genexpression durch Methylierung von Promotoren, die in der F1-Generation durch Proteinmangel in der Nahrung erzeugt worden war, an die F2-Generation vererbt wurde (Burdge et al. 2007). Epigenetische Mechanismen waren in der Evolution wohl ursprünglich von Vorteil, da sie den Nachkommen die schnelle und adäquate Anpassung an die herrschenden Umweltbedingungen erleichterten. In der heutigen, sich schon innerhalb einer Generation stark verändernden Umwelt greifen diese Mechanismen nicht mehr und scheinen eher zu einer Fehlanpassung mit erhöhtem Erkrankungsrisiko beizutragen. So kann die Entstehung von Typ-2-Diabetes und anderer ernährungsbedingter chronischer Erkrankungen durch die Ernährung *in utero* und postnatal maßgeblich mitbeeinflusst zu werden (Mathers 2005). Für die Studien zur epigenetischen Modifikation vor allem durch eine DNA-Methylierung steht heute eine Vielzahl von Methoden zur Verfügung, die auch in Ernährungsstudien verstärkt eingesetzt werden. Es kann kein Zweifel daran bestehen, dass die Epigenetik und verwandte Prozesse des *imprinting* zu den bedeutendsten Gebieten der experimentellen Ernährungsforschung der Zukunft gehören werden.

3.2 Transkriptomik

Die Transkriptomik erfasst über das Muster aller mRNA-Spezies in einer Probe die molekularen Antworten veränderter Genexpression, z. B. nach Aufnahme eines bestimmten Nährstoffes oder unter dem Einfluss einer diätetischen Maßnahme. Die Technik ermöglicht einen Überblick über das gesamte Genom, also über Hunderte bis Tausende von Genen gleichzeitig und parallel in verschiedenen Geweben. Voraussetzung dafür sind moderne *high densitiy oligonucleotide*-Microarrays, mit denen sich alle zu einem Zeitpunkt in einer Zelle oder einem Organ vorliegenden mRNA-Spezies erfassen lassen (◘ Abb. 3.2). Wegen der geringen zu erwartenden Effekte, die häufig von Nährstoffen ausgehen, muss diese Methode allerdings sehr empfindlich und besonders zuverlässig sein, um aussagekräftige Ergebnisse zu liefern.

Die Gewinnung von Organproben zur Transkriptomanalyse ist bei Studien am Menschen besonders schwierig. So kann man RNA zwar bei einer Operation aus Resektionsmaterial oder auch von gesunden Menschen durch Biopsie aus Fettgewebe oder Muskelgewebe gewinnen, diese invasive Probenentnahme ist aber nicht immer ethisch vertretbar. Zudem kann alleine schon die mit einer Biopsie einhergehende Stressantwort des Gewebes das Transkriptom der Probe deutlich verändern. Als weniger invasive Alternative bietet sich die Entnahme von Blutzellen, den PBMC (*peripheral blood mononuclear cells*) an. Sie erreichen unterschiedliche Körperkompartimente, müssen auf verschiedene Störungen der Homöostase reagieren und besitzen somit den Charakter von Reporterzellen. Obwohl interindividuelle Unterschiede im Transkriptom der PBMC stark ausgeprägt sind, sind die intraindividuellen Schwankungen sehr gering, wodurch sie sich besonders für das Studium von individuellen nahrungsinduzierten Effekten oder auch von krankheitsspezifischen Veränderungen eignen. Insgesamt begrenzen aber Art der Gewinnung von Probenmaterial wie auch dessen Qualität und Quantität sowie die gegenwärtig noch hohen Kosten die Möglichkeiten der Transkriptomik, den Einfluss von Nahrungsfaktoren in Humanstudien zu untersuchen.

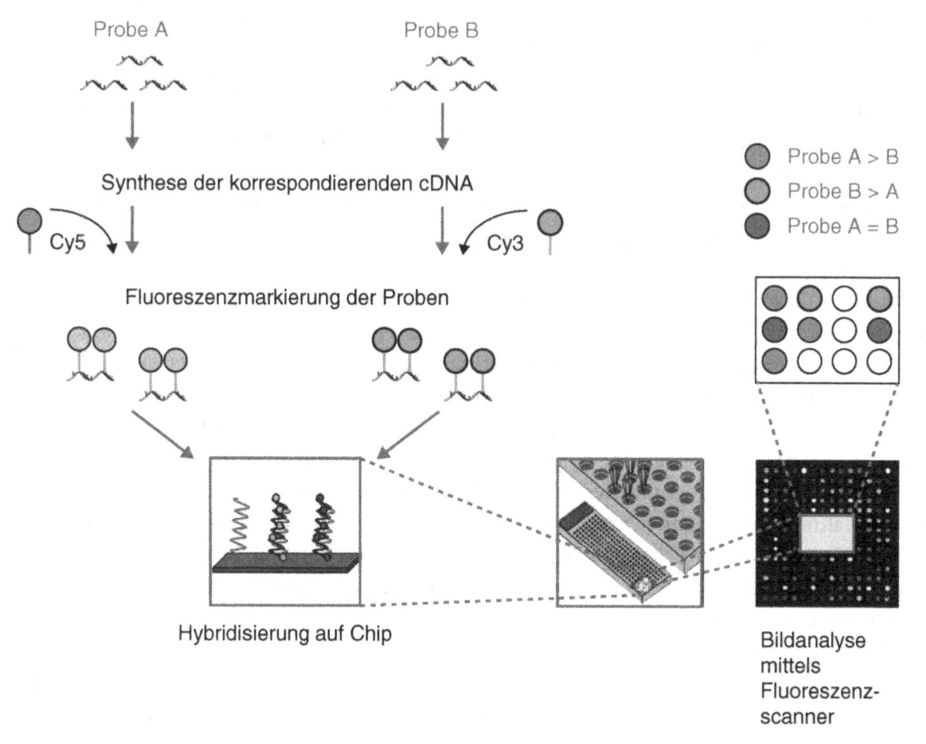

Abb. 3.2 Grundlagen der Transkriptomanalyse mittels cDNA-Arrays (Microchips). Die isolierte mRNA wird in fluoreszenzmarkierte cDNA umgeschrieben und mit vielen einzelsträngigen DNA-Sonden bekannter Sequenzen hybridisiert, die in einem Raster als Matrix auf einem Chip angebracht sind. Im Fluoreszenzscanner werden die Sequenzen anhand ihrer Fluoreszenz und ihrer Positionen identifiziert. Auf diese Weise können mehrere Tausend Sequenzen gleichzeitig überprüft werden. Bei Verwendung verschiedener Fluoreszenzmarker wie Cy3 und Cy5 lassen sich zudem mehrere Proben parallel analysieren.

3.3 Proteomik

Der menschliche Stoffwechsel kann als das Konzert einer sehr großen Anzahl von Proteinen betrachtet werden, die als Enzyme, Rezeptoren, Signalmoleküle, Transport- oder Strukturproteine fungieren. Ihr Expressionsmuster in einer Zelle ist situationsabhängig und ist sowohl zell- als auch organspezifisch. Proteine sind die Träger des Stoffwechsels und insofern unmittelbar am Stoffwechselgeschehen wie auch seiner Regulation beteiligt. Liefert das Transkriptom das Muster der zugrunde liegenden Genaktivierung (und RNA-Degradierung), so zeigt das Proteom die momentan tatsächlich existierenden und aktiven Funktionsträger an. Da Veränderungen im RNA-Spiegel nicht *a priori* zu korrespondierende Veränderungen des jeweiligen Proteinspiegels führen, ist die Proteomik zur Analyse veränderter Proteinkonzentrationen und zur Abbildung der tatsächlichen Veränderungen im Stoffwechselgeschehen besser geeignet. Auch wenn es das Bemühen der Proteomik ist, den gesamten Bestand zellulärer Proteine zu erfassen, sind ihr im Gegensatz zur Transkriptomik enge technische Grenzen hinsichtlich der Quantifizierung und des Zugangs zu solchen Proteinen gesetzt, die nur in kleinster Menge in einer Probe vorkommen.

Proteomik verlangt einfach zugängliche Proben in ausreichender Menge, die über den metabolischen Zustand des Organismus Aufschluss geben können. Dazu bieten sich bei Humanstudien verschiedene Körperflüssigkeiten an, allen voran das Blutplasma oder Serum, das leicht und in ausreichender Menge von einem Menschen zu erhalten ist. Blut ist an vielen lebenserhaltenden Funktionen beteiligt, denn es transportiert Nährstoffe und Metabolite sowie Signalmoleküle zwischen den Organen, es dient also als Verteiler von Stoffen und Information. Die Zusammensetzung des Blutes spiegelt insofern auch die einzelnen Organzustände und die darin ablaufenden physiologischen Prozesse wider. Proteomanalysen von Blutplasma werden u. a. auch für die klinische Diagnose von Krankheiten, insbesondere bei Krebs, eingesetzt (Poschmann et al. 2009).

Problematisch ist allerdings, dass die Proteine im Blut in sehr unterschiedlicher Konzentration vorliegen, z. B. Albumin mit etwa 45 $\mu g\ ml^{-1}$, das α-Fetoprotein dagegen mit nur 0,005 $\mu g\ ml^{-1}$. Nur 20 unterschiedliche Proteine machen 99 % des Proteingehaltes im Serum aus. Diese 20 Proteine müssen zunächst aus einer Probe entfernt werden, um die eigentlich interessanten Proteine, die aber nur in kleinen Mengen vorkommen, identifizieren zu können (Rist und Daniel 2008). Art und Menge der einzelnen Proteine im Serum sind zudem abhängig von der Methode der Blutentnahme, der weiteren Aufbereitung der Proben und ihrer Lagerung; diese Verfahren müssen zur besseren Vergleichbarkeit der Ergebnisse streng standardisiert werden. Dies ist einer der Schwerpunkte des Human Plasma Proteome Projektes (HPPP). Im Blutplasma wurden inzwischen 2446 einzelne Genprodukte und 4900 Proteineinheiten identifiziert, wenn man alle Isoformen mitzählt, und nach Art und Ursprung katalogisiert (Rist und Daniel 2008). So lassen sich etwa 360 Plasmaproteine der Leber oder 345 dem Kreislaufsystem zuordnen und über 110 stehen als Cytokine, Adhäsionsmoleküle oder Chemokine in enger Beziehung zu Entzündungsprozessen. Überraschend ist die große Zahl an Proteinen intrazellulären oder nucleären Ursprungs im Plasma. Sie sind entweder Indikatoren für eine normale Erneuerung von Gewebe oder aber ein Anzeichen seiner (organspezifischen) Zerstörung. Die Molekülmasse von Plasmapeptiden ist für die klassischen Proteomanalysen zu gering (sie beträgt <10.000 oder 15.000 Da), sodass spezielle Vorfraktionierungen über Ultrafiltrationstechniken erforderlich sind. Auf diese Weise lassen sich im sogenannten Peptidom etwa 5000 verschiedene Peptide unterscheiden (Richter et al. 1999). Sie sind von besonderem Interesse, weil sich unter ihnen viele regulierende extrazelluläre Botenstoffe befinden wie Hormone, Wachstumsfaktoren, Adipokine usw.

Für die Proteomik sind neben Blutplasma auch die zirkulierenden Blutzellen (PBMC) geeignet, doch auch andere Körperflüssigkeiten wie Urin, Speichel, Tränen, Samenflüssigkeit, Gelenkflüssigkeit oder Gehirnliquor werden genutzt, um Proteinbiomarker für die klinische Diagnostik zu identifizieren. Das Proteom, das man sehr einfach ohne invasive Methoden aus dem Urin gewinnen kann, gibt hauptsächlich Auskunft über die Ausscheidungsfunktion der Niere und ihre möglichen Fehlfunktionen bei Erkrankungen. Proteine im Urin stammen entweder aus dem glomerulären Filtrat des Blutes oder der Sekretion des Nierentubulus. Zahlreiche klinisch bedeutsame Proteine sind zudem in den sogenannte Exosomen enthalten (Gonzales et al. 2009). Als Exosomen werden Vesikel bezeichnet, die vermutlich von zellulären multivesikulären Körperchen (*multivesicular bodies*) abstammen und durch Exocytose über die apikale Membran der tubulären Zellen der Niere in den Urin abgegeben werden.

Methoden der Proteomanalyse Die gleichzeitige Analyse einer enormen Anzahl unterschiedlicher Proteine stellt hohe Anforderungen an Auflösung und Empfindlichkeit der eingesetzten Methode. Es gibt drei prinzipielle Untersuchungsstrategien. Die bekannteste Methode ist die

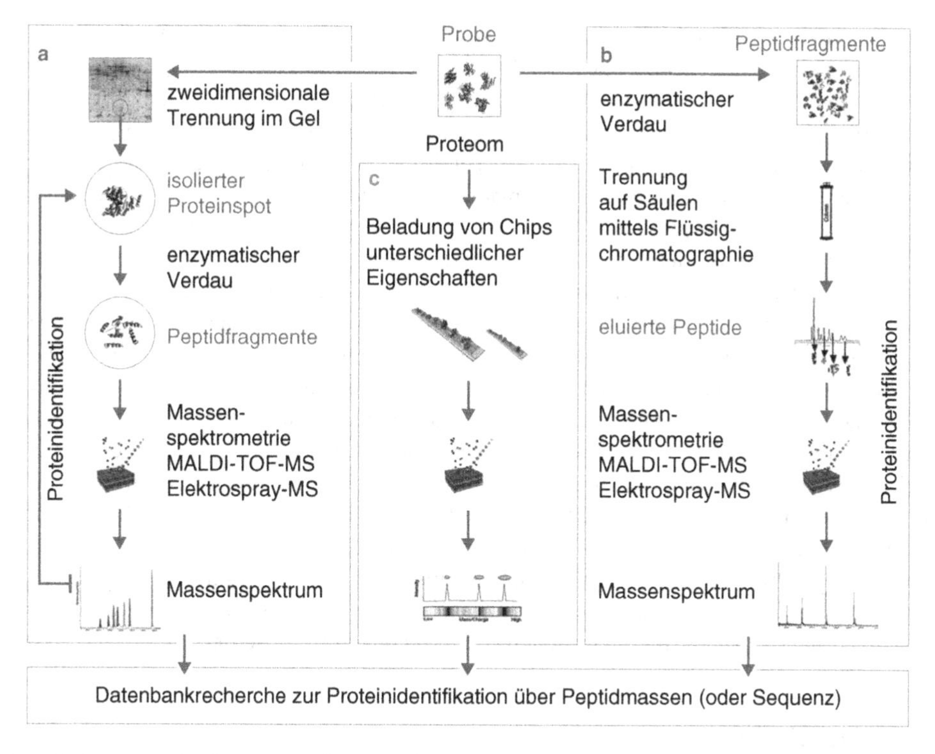

Abb. 3.3 Unterschiedliche methodische Ansätze für die Proteomanalyse. (**a**) Bei dem klassischen Verfahren werden die Proteine einer Probe mit 2-D-Polyacrylamid-Gelelektrophorese aufgetrennt und angefärbt. Proteinspots, die signifikante Mengenänderungen zwischen den zu vergleichenden Proben zeigen, werden isoliert und enzymatisch gespalten. Die resultierenden Peptidfragmente werden über Massenspektrometrie (MALDI-TOF-MS, Elektrospray-MS) analysiert. (**b**) Bei der *shotgun*-Methode (Schrotschussmethode) werden die Proteine einer Probe zunächst enzymatisch gespalten und die resultierenden Peptide dann chromatographisch aufgetrennt, bevor sie mit Massenspektrometrie analysiert und mit bioinformatischen und statistischen Methoden interpretiert werden. (**c**) Bei einer festphasenbasierte Anreicherung werden die Proteine einer Probe nach ihren verschiedenen physikochemischen Eigenschaften durch Bindung an Chips mit unterschiedlichen Oberflächen getrennt und anschließend massenspektroskopisch analysiert.

klassische 2-D-Polyacrylamid-Gelelektrophorese (2D-PAGE), in der die Proteine in einem Gel in der ersten Dimension nach ihrer Ladung durch isoelektrische Fokussierung (IEF) und in der zweiten Dimension über ihre Größe mittels SDS-Gelelektrophorese aufgetrennt werden (Abb. 3.3a). Nach Anfärben der Proteine im Gel werden die Proteine der Spots, deren Proteindichte sich bei den zu vergleichenden Proben signifikant unterscheidet, isoliert, einer tryptischen Spaltung unterzogen und die Peptidbruchstücke mittels Massenspektrometrie analysiert. Dies erfolgt üblicherweise durch MALDI-TOF-Massenspektrometrie (*matrix-assisted laser desorption/ionization time-of-flight mass spectrometry*). Aus dem resultierenden Massenspektrogramm (*peptide mass fingerprint*) werden über Algorithmen in Proteindatenbanken (z. B. des Humangenoms) die Peptidmassenfragmente einer Art virtueller Spaltung aller Proteine mittels Trypsin unterzogen und mit den tatsächlich gefundenen Peptidfragmentmassen verglichen. Bei hinreichender Übereinstimmung wird das Protein mit seiner hoffentlich bekannten Funktion identifiziert.

Als modernere Technik der Proteomanalyse kommt die ***shotgun*-Methode** (Schrotschussmethode) zum Einsatz (▪ Abb. 3.3b). Bei dieser gelfreien Technik werden zunächst alle Proteine in der Probe mit Trypsin zu Peptiden gespalten und diese dann über Flüssigchromatographie aufgetrennt. Anschließend werden die einzelnen Fraktionen einer Elektrosprayionisierung (ESI) oder MALDI-basierenden Massenspektrometrie zur Massen/Ladungsbestimmung unterzogen. Über anspruchsvolle bioinformatische und statistische Methoden werden dann die Massenspektren interpretiert, d. h. mit den Sequenzdaten aus Proteindatenbanken verglichen und daraus auf die Identität der Proteine geschlossen.

Eine **festphasenbasierte Anreicherung** der Proteine ist SELDI-TOF (*surface-enhanced laser desorption/ionization time-of-flight*; ▪ Abb. 3.3c). Abhängig von ihren physikochemischen Eigenschaften lagern sich die Proteine selektiv an entsprechend gestaltete Oberflächen auf Microchips. Diese adsorbieren die Proteine u. a. nach chromatographischen Bindungsfähigkeiten über Anionen- oder Kationenaustauscher, nach ihrer Hydrophobizität bzw. Hydrophilie oder nach anderen immobilisierenden Eigenschaften. Anschließend erfolgt wieder eine massenspektrometrische Analyse (MALDI-TOF). Man erhält eine Aufzeichnung von relativer Signalintensität gegen das Verhältnis von Masse zu Ladung (m/z) der Proteine. Dieses Muster kann mit denen anderer Proben verglichen und in Cluster-Analysen ausgewertet werden. Einfachere und gezieltere Proteomanalysen könnten in Zukunft durch Microarrays mit immobilisierten Antikörpern möglich werden, die jeweils spezifisch einzelne Proteine binden. Damit könnten im Prinzip alle vorhandenen Proteine identifiziert und quantifiziert werden.

3.4 Metabolomik

Die Metabolomik versucht unabhängig von Funktion und Bedeutung, die maximal mögliche Zahl von Molekülen niedriger Molekülmasse aus unterschiedlichen Klassen zu identifizieren und zu quantifizieren. Das Metabolom ist in seiner Größe bisher unbekannt. Man vermutet ca. 10.000 endogen gebildete Substanzen und zusätzlich 100- bis 1000-mal mehr exogene Stoffe, die über die Nahrung zugeführt werden. Gegenüber ca. 23.000 Genen des Humagenoms oder geschätzen 100.000 Proteinen des Humanproteoms ist das Metabolom vermutlich noch um eine Zehnerpotenz umfangreicher. Zudem sind die Metabolite viel heterogener als mRNA oder Proteine. Sie entstammen unterschiedlichsten chemischen Klassen (organische Säuren, Lipide, Kohlenhydrate) und sind somit mit nur einem Analyseverfahren schwer zu erfassen und zu quantifizieren.

Bei der Metabolomanalyse ist es noch wichtiger, die Art der Probe, ihre Probenentnahme und Vorbehandlung genau zu spezifizieren und zu standardisieren, da all diese Parameter das Ergebnis beeinflussen. Neben Gewebeextrakten bieten sich für Humanstudien wieder Körperflüssigkeiten wie Speichel, Blut, Urin, Tränenflüssigkeit oder Faeceswasser an – mit jeweils unterschiedlichen Vor- und Nachteilen. Normaler Mundspeichel enthält viele Stoffe in hoher Konzentration, daneben aber auch abgestoßene Schleimhautzellen sowie Bakterien und deren Stoffwechselprodukte. Blut als Haupttransportweg hat einen besonders hohen Gehalt an unterschiedlichen Metaboliten, aber das Profil ändert sich ständig und rasch, wobei die endogenen Effekte aus Biosynthese und metabolischem Recycling größer sein können als die exogenen Effekte aus der aufgenommenen Nahrung. Blut eignet sich demnach eher für die Analyse von Langzeiteffekten endogener Metabolite. Urin ist leicht zu sammeln und ebenfalls reich an Metaboliten, nicht nur Stoffwechselendprodukten sondern auch Nahrungsinhaltsstoffen, die nicht vom Menschen selbst, sondern seiner Darmflora gebildet werden. Urinproben zeigen in der Metabolomanalyse einen reproduzierbaren »metabolischen Fingerabdruck« des Individuums.

Methoden der Metabolomanalyse Zur Erstellung eines Metabolitprofils steht eine Vielzahl analytischer Methoden zur Verfügung. Zu den wichtigen technologischen Plattformen zählt die Massenspektrometrie (MS) für den Analytennachweis im Anschluss an eine Flüssigchromatographie als LC-MS oder nach einer Gaschromatographie als GC-MS (■ Abb. 3.4). Vielfach wird auch die weniger empfindliche, jedoch schnellere und einfachere Kernspinresonanzspektroskopie (*high-resolution* ^{1}*H nuclear magnetic resonance spectroscopy*, ^{1}H-NMR) eingesetzt. Man unterscheidet gezielte (*targeted*) Analysen für bestimmte bzw. in Struktur und Masse bekannte Metabolite und ungerichtete (*non-targeted*) Analysen, die, nur über ihre Signalstärke, auch unbekannte Substanzen in der Probe erfassen. Jede Technik hat ihre Vor- und Nachteile. Aus NMR oder MS erhält man Spektren, die für jede Körperflüssigkeit typisch sind. Einzelne Stoffe werden durch Peaks repräsentiert, deren Amplitude der Stoffmenge entspricht und deren Position aus der Struktur des jeweiligen Stoffes resultiert. Zur Auswertung und zum Vergleich von Spektren sind spezielle Programme und Datenbanken notwendig. Häufig werden bei der Metabolomanalyse statistische Verfahren einer multivariaten Analyse, der PCA (*principal component analysis*) angewendet und so die Metabolitprofile bzw. MS-Spektren oder auch NMR-Spektren auf die wichtigsten Bestandteile, die die Unterschiede determinieren, reduziert. Man stellt dabei u. a. das NMR-Spektrum als einen bestimmten Punkt in einem multidimensionalen Raum dar. Je nach Gesamtähnlichkeit über alle Komponenten werden ähnliche Spektren enge Punktwolken bilden, unähnliche werden dagegen proportional zu ihrem Unterschied voneinander entfernt liegen (■ Abb. 3.4) (Gibney et al. 2008). Auf diese Weise lassen sich Spektren von Stoffwechselzuständen in unterschiedlichen Situationen über ihre typische »Signatur« gut vergleichen, allerdings meist ohne Kenntnis der zugrunde liegenden Stoffe oder physiologischen Zusammenhänge. Solche metabolomischen Signaturen eignen sich z. B. zur Darstellung von phänotypischen Unterschieden zwischen Frauen und Männern, jungen und alten Menschen, schlanken und obesen Probanden oder zwischen Kranken und Gesunden wie Diabetikern und Nicht-Diabetikern. Aber auch Ernährungsweisen lassen sich in Metabolomanalysen von Urinproben durch PCA sehr gut abbilden.

3.5 Beispiele zum Einsatz von Nutrigenomiktechniken in der Ernährungsforschung

Die Methoden der Nutrigenomik werden bisher noch in sehr unterschiedlichem Umfang in Interventionsstudien am Menschen eingesetzt, wie einer aktuellen Bestandsaufnahme zu entnehmen ist (Wittwer et al. 2011). Untersuchungen unter Einsatz der Transkriptomik widmen sich dem Einfluss verschiedener Ernährungsweisen oder den Effekten einzelner Nahrungsstoffe wie Fettsäuren, Folsäure, Olivenöl, Vitamin E oder bestimmter Supplemente. Dabei wurden entweder gesunde Personen betrachtet, Risikopatienten für Prostata- oder Brustkrebs, oder Patienten, die an Übergewicht, Diabetes oder dem metabolischen Syndrom litten. Proteomiksstudien sind weniger zahlreich und werden oft nur an kleinen Stichproben durchgeführt – sie haben noch den Charakter von Pilotstudien. Sie zielen meist auf das Verständnis der physiologischen Antwort auf einzelne Nahrungskomponenten bei gesunden Personen oder suchen neue Biomarker für spezifische pathologische Stoffwechselzustände. Erst in jüngster Zeit werden in Studien, die Effekte von verschiedenen Ernährungsweisen oder von bestimmten Nahrungs-

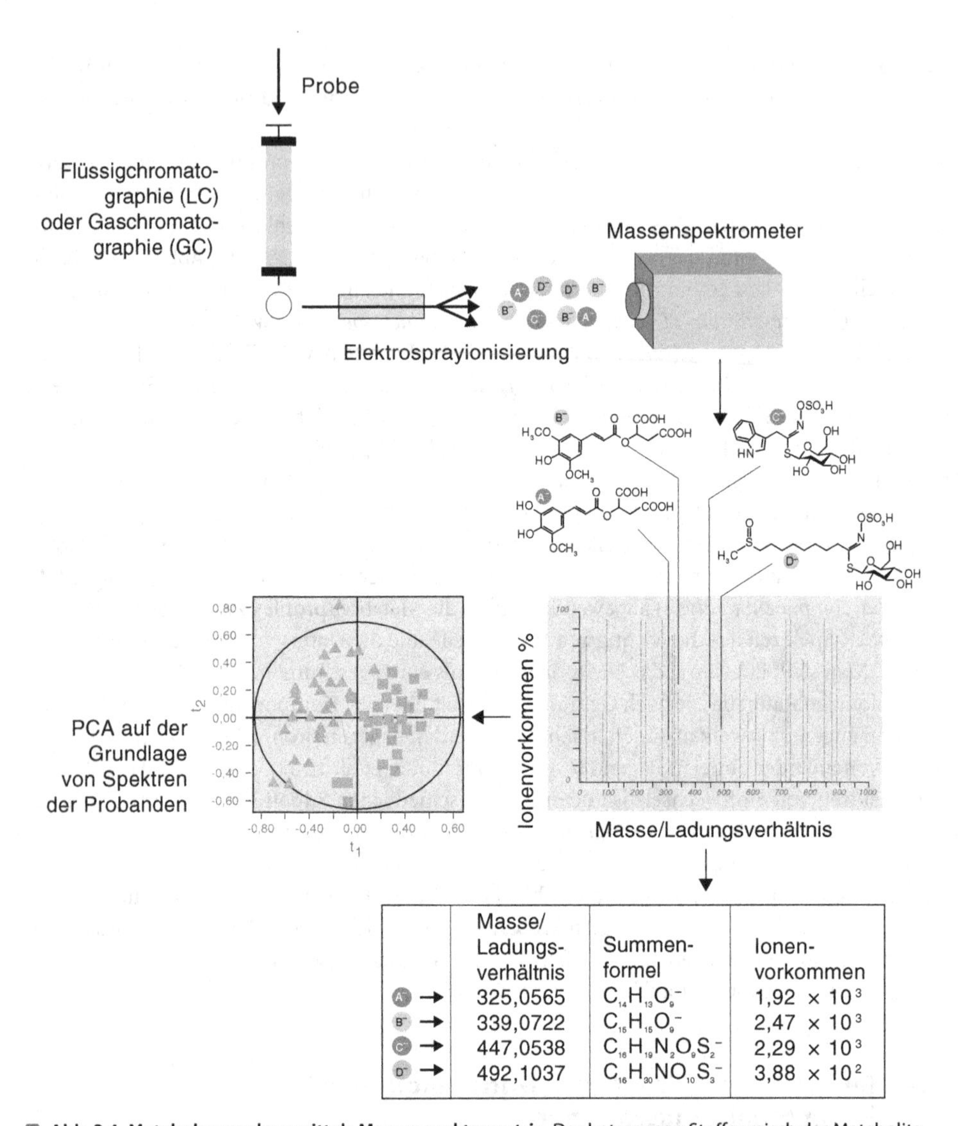

	Masse/ Ladungsverhältnis	Summenformel	Ionenvorkommen
A⁻ →	325,0565	$C_{14}H_{13}O_9^-$	$1{,}92 \times 10^3$
B⁻ →	339,0722	$C_{15}H_{15}O_9^-$	$2{,}47 \times 10^3$
C⁻ →	447,0538	$C_{16}H_{19}N_2O_9S_2^-$	$2{,}29 \times 10^3$
D⁻ →	492,1037	$C_{16}H_{30}NO_{10}S_3^-$	$3{,}88 \times 10^2$

Abb. 3.4 Metabolomanalyse mittels Massenspektrometrie. Das heterogene Stoffgemisch der Metabolite wird zunächst beispielsweise mit Flüssigchromatographie (LC) getrennt und nach Elektrosprayionisierung massenspektrometrisch analysiert, um die Komponenten nach ihrem Masse-Ladungsverhältnis und der daraus resultierenden chemischen Summenformel soweit möglich zu identifizieren. Die Darstellung eines Metaboloms als Signatur vieler Metaboliten kann über eine PCA erfolgen. Dazu werden die Spektren auf die wichtigsten Bestandteile reduziert und als ein bestimmter Punkt in einem multidimensionalen Raum abgebildet; zur anschaulicheren Darstellung werden nur die Größen t_1 und t_2 gegeneinander aufgetragen, die die Lage dieses Punktes am stärksten beeinflussen. Ähnliche Spektren von Gesunden (Dreiecke) oder von Kranken (Quadrate) bilden darin enge Punktwolken, unähnliche werden dagegen proportional zu ihrem Unterschied voneinander entfernt liegen.

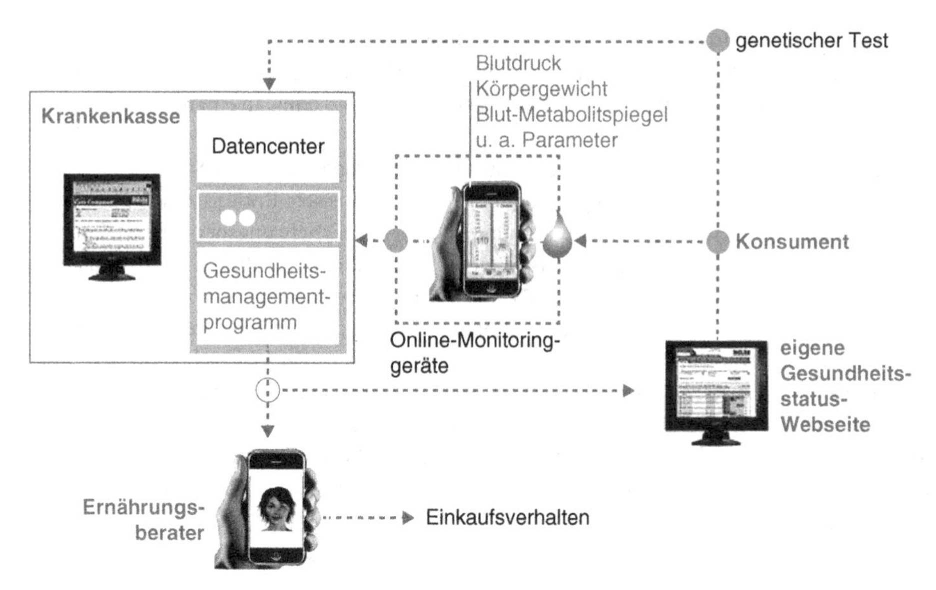

Abb. 3.5 Zukunftsvision von personalisierten Ernährungs- und Gesundheitsdienstleistungen (Einzelheiten siehe Text).

mitteln wie Tee, Schokolade oder Kakao, Vitamine oder solche ausgewählter Nutraceuticals, also gesundheitsfördernder Supplemente, untersuchen, Metabolomprofile von Plasma oder Urin erstellt. Die gefundenen Korrelationen zwischen Metaboliten, Ernährungsweisen und Gesundheitszustand sind aber insgesamt noch wenig aussagekräftig.

3.6 Nutrigenomik und Nutrigenetik als Grundlagen der personalisierten Ernährung

Abschließend soll hier eine Vision der Autoren zur personalisierten Ernährung vorgestellt werden (Abb. 3.5). Mittelpunkt dieser Zukunftsvision ist der metabolische Phänotyp eines Menschen als das Produkt der Wechselwirkung seines spezifischen Genoms (einschließlich seiner spezifischen Anfälligkeiten) mit seiner Ernährungsumwelt (Ernährungsstil, Nährstoff- und Energiezufuhr usw.). Die genetische Heterogenität durch SNPs oder Haplotypen in stoffwechselrelevanten Genen erfasst die Nutrigenetik (Kapitel 2). Methoden der Nutrigenomik, d. h. Transkriptom-, Proteom- und Metabolomanalysen, erheben die biologischen Daten, liefern Signaturen und Biomarker, die insgesamt der Beurteilung des Gesundheits- bzw. Krankheitszustandes dienen. Auf den erhobenen Daten aufbauend werden individualisierte Ernährungsempfehlungen formuliert sowie der Erfolg der diätetischen Maßnahme oder Lebensstilintervention durch kontinuierliche Analysen der Signaturen bzw. Marker verfolgt.

Eingebettet in diese Art des Gesundheitsmonitorings ist die kontinuierliche Erfassung verschiedener vitaler Körperfunktionen wie Blutdruck, Gewicht, Blutglucose-, Cholesterol- oder Hormonspiegel. Man kann sich leicht vorstellen, dass eine Vielzahl der zum Teil heute schon verfügbaren Geräte wie Smartphones und andere Arten der drahtlosen Kommunikation diese Erfassung auch online ermöglichen. Vielfältige Geräte für diese Art der Telemetrie sind in der

Entwicklung und die Vision eines Laborchips als integriertem Bestandteil eines mobilen Gerätes für die umfassende Analyse zahlreicher biologischer Parameter aus jeweils einem Bluttropfen aus der Fingerkuppe steht im Raum. Alle Messwerte werden dann an einen Serviceprovider übermittelt und in Datenbanken eingespeist.

Künstliche neuronale Netze generieren auf der Grundlage der Daten Stoffwechselszenarien und nehmen Risikoabschätzungen vor, die in individualisierte Ernährungsempfehlungen münden. Diese werden über virtuelle (Avatare) oder reale Ernährungsberater mit Empfehlungen zum Verzehr bestimmter Lebensmittel – inklusive einer Online-Einkaufshilfe oder Rezepten für die Zubereitung in der heimischen Küche – übermittelt, nicht ohne persönliche Vorlieben und Gewohnheiten zu berücksichtigen. Inwieweit sich solche Gesundheitsdienstleistungen durchsetzen können, wird die Zukunft zeigen. Mit großer Wahrscheinlichkeit findet sich dafür eine große Akzeptanz bei den sogenannten *early-adopters*. Dies zeigen die Angebote von diversen e-Health-Providern im Internet (z. B. Google-Health oder Do-It-Yourself-Genomics). Ob und inwieweit ein solches umfassendes Gesundheitsmonitoring eines Tages einer Krankenkasse als Instrument dient, Beiträge festzulegen, oder gar verpflichtend wird, um gesundheitsförderliche Maßnahmen durchzusetzen, bleibt der Phantasie des Lesers überlassen.

Literatur

Burdge GC et al. (2007) Epigenetic regulation of transcription: a mechanism for inducing variations in phenotype (fetal programming) by differences in nutrition during early life? *Br J Nutr* 97:1036–1046

Gibney MJ et al. (2008) Metabolomics and the Personalized Metabolic Signature. In: Kok F, Bouwman L, Desiere F (Hrsg) Personalized Nutrition: Principles and Applications 3. CRC Press, Boca Raton, S 23–32

Gonzales PA et al. (2009) Large-scale proteomics and phosphoproteomics of urinary exosomes. *J Am Soc Nephrol* 20:363–379

Kussmann M et al. (2008) Profiling techniques in nutrition and health research. *Curr Opin Biotechnol* 19:83–99

Mathers JC (2005) Nutrition and epigentics – how the genome learns from experience. *Nutrition bulletin* 30:6–12

Poschmann G et al. (2009) Identification of proteomic differences between squamous cell carcinoma of the lung and bronchial epithelium. *Mol Cell Proteomics* 8:1105–1116

Richter R et al. (1999) Composition of the peptide fraction in human blood plasma: database of circulating human peptides. *J Chromatogr B Biomed Sci Appl* 726:25–35

Rist M, Daniel H (2008) Exploring the Proteom for Markers of Health. In: Kok F, Bouwman L, Desiere F (Hrsg) Personalized Nutrition: Principles and Applications 2. CRC Press, Boca Raton, S 13–22

Wittwer J et al. (2011) Nutrigenomics in human intervention studies: current status, lessons learned and future perspectives. *Mol Nutr Food Res* 55:341–358

Pharmakokinetik und Pharmakodynamik von Lebensmittelinhaltsstoffen

Tilman Grune und Katrin Stein

Unser heutiges Wissen um die Kinetik und Dynamik von Lebensmittelinhaltsstoffen im menschlichen Körper basiert im Wesentlichen auf den Erkenntnissen der Toxikologie (Lehre von den Giften) und der Pharmakologie (Lehre von den Arzneistoffen). Lebensmittelinhaltsstoffe unterliegen hinsichtlich ihrer Aufnahme, Verteilung und Ausscheidung denselben Gesetzmäßigkeiten wie Toxine oder Pharmaka. Eine Ausnahme bilden zahlreiche nutritive Lebensmittelinhaltsstoffe wie die Hauptnährstoffgruppen Kohlenhydrate, Fette und Proteine. Sie gehen direkt in den Grundstoffwechsel ein und es gibt spezielle Mechanismen für die Aufnahme, Speicherung und den Transport wie auch für den Abbau und die Eliminierung. Nichtnutritive Nahrungskomponenten, die im Stoffwechsel benötigt werden, werden wie nahezu alle Fremdstoffe behandelt, obwohl auch für sie oft besondere Transport- und Speichermechanismen vorhanden sind, die die Versorgung mit diesen essenziellen Nahrungsmittelkomponenten sicherstellen.

Lebensmittel können also nutritive Nährstoffe, nicht-nutritive essenzielle Komponenten, Komponenten ohne besondere Wirkung und auch toxische Stoffe enthalten. Bedeutend für die Wirkung eines Lebensmittelinhaltsstoffes im Menschen ist vor allem seine Konzentration, d. h. seine Dosierung in der Nahrung. Ein und derselbe Stoff kann abhängig von der Konzentration, in der er vorliegt, und natürlich auch von dem aktuellen Status des Organismus verschiedenartige Effekte hervorrufen.

Das nachfolgende Kapitel gibt einen Überblick über Mechanismen, die für die Bereitstellung eines Lebensmittelinhaltsstoffes am Wirkort sorgen bzw. diese limitieren.

4.1 Pharmakokinetik

Die Pharmakokinetik befasst sich mit der Aufnahme, Verteilung und Ausscheidung von Stoffen durch den Organismus. Der Ablauf der beteiligten Prozesse hängt von den physikochemischen Eigenschaften des Stoffes ab, aber auch vom Organismus selbst. Zur Beschreibung der wichtigen Teilprozesse der Pharmakokinetik eignet sich das sogenannte LADME-Schema (■ Abb. 4.1). Dieses besteht aus den Prozessen **L**iberation (Stofffreisetzung aus der Lebensmittelmatrix), **A**bsorption (Aufnahme des Stoffes z. B. im Darm), **D**istribution (Verteilung eines Stoffes mit dem Blut in die Gewebe), **M**etabolismus (Veränderung der chemischen Struktur des Stoffes) und zuletzt der **E**xkretion (Ausscheidung des Stoffes, entweder unverändert oder als Metabolit).

Nicht alle verzehrten Lebensmittelinhaltsstoffe, die sich im Darmlumen befinden, werden auch wirklich vom Körper resorbiert, d. h. in die Zellen der Darmwand aufgenommen. Die Aufnahme ist vor allem bei Lebensmittelinhaltsstoffen durch ihre Verpackung in eine komplexe Matrix erschwert. So müssen z. B. pflanzliche Lebensmittelinhaltsstoffe erst aus der Zellwand herausgelöst werden, bevor sie resorbiert werden können. Da jedoch Teile der pflanzlichen Zellwand unverdaulich sind, können Freisetzung und Resorption beeinträchtigt sein. Ähnliche Effekte macht man sich in der Pharmakologie zunutze, indem man mithilfe einer gezielten Auswahl der Arzneimittelmatrix verschiedene Freisetzungsgeschwindigkeiten eines Wirkstoffes erzielt. Da die Verdaulichkeit der Lebensmittelmatrix und somit die Freisetzung der Wirkstoffe vom Zustand der Matrix abhängen, ist es oft entscheidend, ob prozessierte (z. B. gekochte) oder rohe Lebensmittel verzehrt werden. Interessant ist, dass Nahrungsmittelsupplemente, wie sie in funktionellen Lebensmitteln eingesetzt werden, oftmals eine höhere Resorptionseffizienz besitzen, da sie nicht oder auf andere Weise in die Lebensmittelmatrix eingebunden sind.

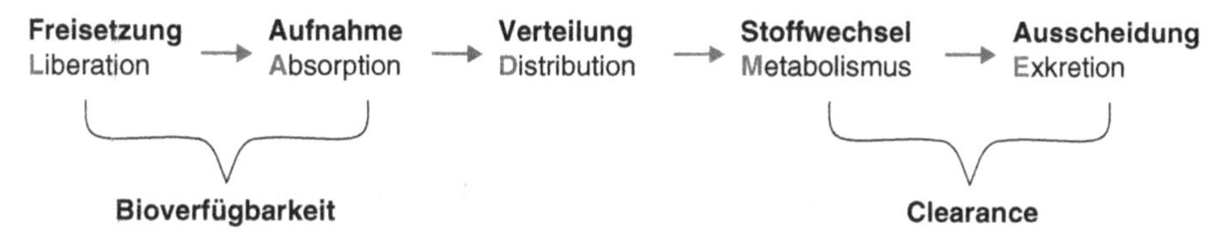

Abb. 4.1 LADME-Schema. Das Schema beschreibt den Zusammenhang zwischen Aufnahme, Verteilung und Eliminierung von Fremdstoffen im Organismus.

Neben der Verpackung in der Lebensmittelmatrix beeinträchtigen auch andere Prozesse wie die Bildung von schwer resorbierbaren Komplexen (z. B. zweiwertigen Ionen und Oxalsäure) oder die Zerstörung von Lebensmittelinhaltsstoffen durch die Magensäure die Resorptionseffizienz. Andere Wechselwirkungen, z. B. die Umwandlung von Fe^{3+} zu Fe^{2+} durch Vitamin C, können die Effizienz aber auch erhöhen. Nach der Freisetzung des Inhaltsstoffes aus der Matrix kann die Absorption erfolgen. Entscheidend für die Aufnahme von Stoffen sind letztlich intestinale Transportsysteme mit ihren – je nach Stoffgruppe – sehr unterschiedliche Mechanismen. Lipidlösliche Stoffe werden oft passiv aufgenommen, da sie die Zellwand durchqueren können.

Die Kombination aus Freisetzung und Absorption wird häufig als Bioverfügbarkeit bezeichnet. Diese beschreibt die Aufnahme des Stoffes, wobei das Ausmaß und die Geschwindigkeit der Aufnahme berücksichtigt werden. Die Bioverfügbarkeit wird im Allgemeinen in Bruchteilen von 1 oder in Prozent angegeben. Der Wert der Bioverfügbarkeit liegt zwischen 0 (gar nicht aufgenommen) und 1 (oder 100 %; alles aufgenommen). Anders als bei der Aufnahme von Lebensmittelinhaltsstoffen gibt es in der Pharmakologie die besondere Situation, dass intravenös (i. v.) injizierte Stoffe immer eine Bioverfügbarkeit von 100 % besitzen, da das gesamte Injektionsvolumen in den Körper eintritt. Gelegentlich wird die Bioverfügbarkeit eines Stoffes aber auch anders definiert. Grundlage dieser Definition ist, dass ein Stoff dem Körper erst dann zu Verfügung steht, wenn der sogenannte First-Pass-Effekt der Leber überwunden ist. Das heißt, nur Stoffe, die über die Vena portae in die Leber gelangen und die Vena hepatica erreichen, sind wirklich bioverfügbar.

Nach der Aufnahme während der Darmpassage werden die Lebensmittelinhaltsstoffe hauptsächlich über zwei Transportwege verteilt (Abb. 4.2): Wasserlösliche Stoffe werden über die V. portae zur Leber transportiert; lipidlösliche Stoffe sind häufig in Chylomikronen verpackt und gelangen über die Lymphe direkt in den Körperkreislauf, wodurch sie interessanterweise dem First-Pass-Effekt der Leber entgehen. Bereits im Darm erfolgt also eine selektive Verteilung von Stoffen entsprechend ihren physikochemischen Eigenschaften.

Nach der Leberpassage bzw. dem direkten Eintritt in den Körperkreislauf verteilt sich der aufgenommene Stoff im Gesamtorganismus. Ein wichtiger Parameter, der die Verteilung eines Stoffes beschreibt, ist das Verteilungsvolumen. Es gibt an, in welchem Volumen sich ein Stoff im Organismus verteilt, und wird aus der Stoffmenge (der bioverfügbaren Stoffmenge des Nahrungsmittels) und seiner Konzentration im Plasma berechnet. Voraussetzung für ein aussagekräftiges Ergebnis ist allerdings, dass sich der untersuchte Stoff gleichmäßig in allen Flüssigkeitskompartimenten, also auch im Plasma, verteilt. Meist trifft diese Annahme jedoch nicht zu und die Messung der Plasmakonzentration ergibt ein sogenanntes scheinbares Verteilungsvolumen (Abb. 4.3). Die ungleiche Verteilung von Stoffen resultiert aus der Bindung der Stoffe an Proteine oder der Anreicherung in bestimmten Zelltypen. So können Lebensmittelinhaltsstoffe letztendlich ein sehr heterogenes Verteilungsmuster aufweisen und nicht immer ist die Plasmakonzentration geeignet, das Vorhandensein eines Stoffes abzu-

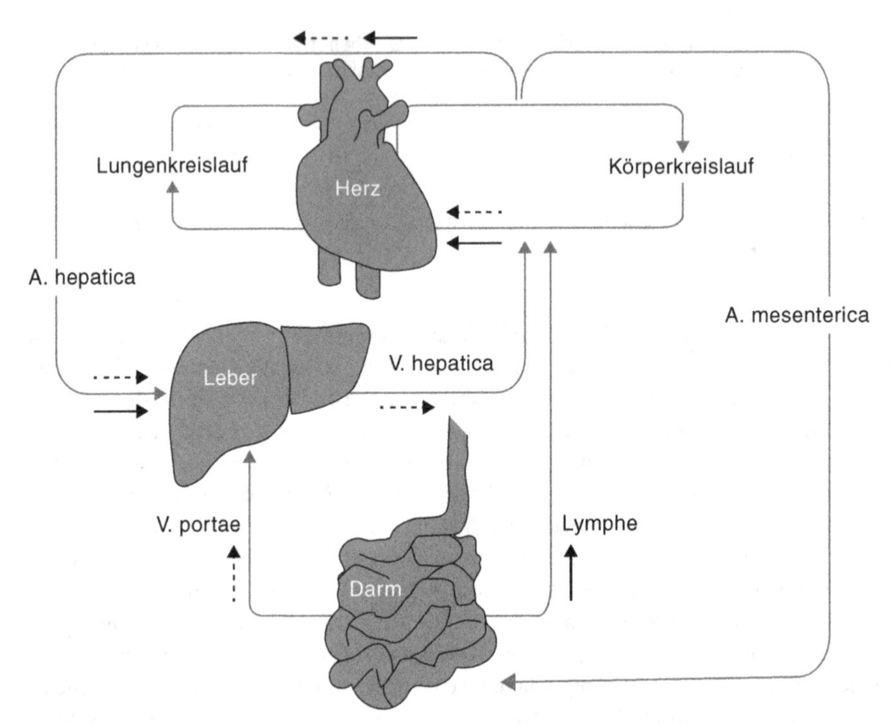

Abb. 4.2 Verteilung von Stoffen im Organismus nach intestinaler Aufnahme. Stoffe können über die V. portae in die Leber transportiert werden. Dort findet der hauptsächliche Metabolismus statt. Einige Metabolite und die nicht-metabolisierten Stoffe werden dann über die V. hepatica in den Körperkreislauf geleitet. Dorthin gelangen auch die Stoffe, die über die Lymphe unter Umgehung der Leber vom Darm abtransportiert werden. Über den Körperkreislauf und die A. hepatica können alle Stoffe wiederholt in die Leber gelangen.

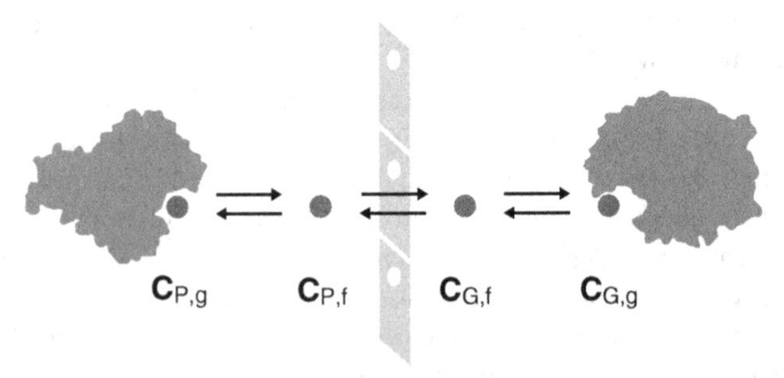

Abb. 4.3 Verteilungs- und Bindungsverhalten von Fremdstoffen. Einige Fremdstoffe werden im Extrazellularraum an Proteine gebunden und liegen so entweder proteingebunden ($C_{P,g}$) oder ungebunden ($C_{P,f}$) vor. Ähnliches ist im Gewebe bzw. Intrazellularraum möglich, sodass es einen gebundenen ($C_{G,g}$) und einen freien ($C_{G,f}$) Pool des Fremdstoffes gibt. Der Fremdstoff wird normalerweise nur in freier Form verteilt. Somit bestimmt nur die Konzentration des freien Fremdstoffes ($C_{P,f}$, $C_{G,f}$) die Verteilung. Die gebundenen Anteile des Fremdstoffes (im Wesentlichen bestimmt durch Affinitätskonstanten und Bindungsvalenzen) beeinflussen zwar im Wesentlichen die Gewebekonzentration, gehen aber trotzdem nur indirekt in das Verteilungsgleichgewicht ein.

schätzen. Auch sollte man berücksichtigen, dass vor allem Lebensmittelinhaltsstoffe, die erst aus der Matrix freigesetzt und absorbiert werden müssen, nicht sofort gleichmäßig verteilt sind; diese Prozesse können einige Zeit beanspruchen. Außerdem beginnt gleichzeitig mit

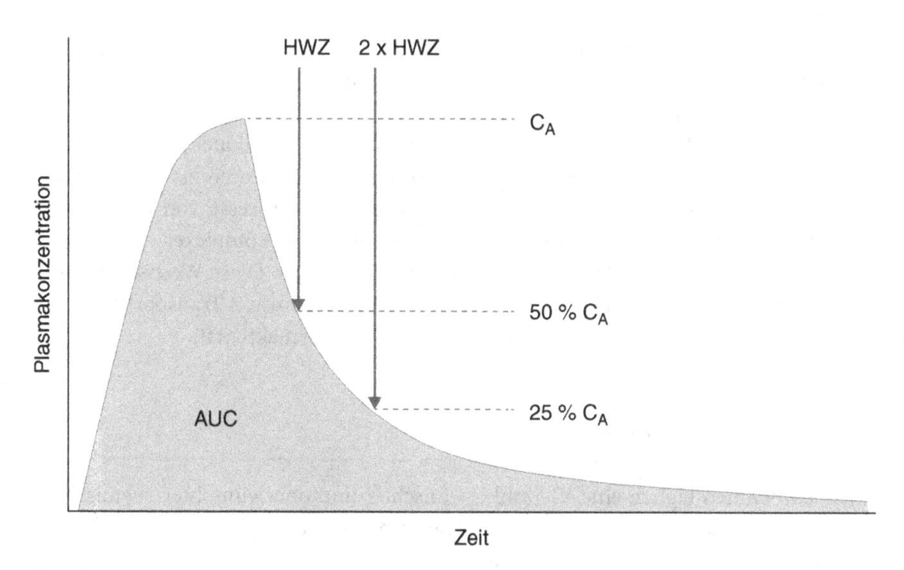

Abb. 4.4 Fläche unter der Kurve (AUC) und Halbwertszeit. Die AUC ergibt sich aus der grafischen Auftragung der Konzentration eines Fremdstoffes im Blutplasma über die Zeit. Nach Erreichen des Konzentrationsmaximums (C_A) nimmt die Fremdstoffkonzentration über die Zeit ab. Die Zeit, die vergeht, bis die Konzentration um 50 % abgenommen hat, gibt jeweils eine Halbwertszeit (HWZ) an. Die Bestimmung der Halbwertszeit in der Fläche unter der Kurve setzt voraus, dass kein neuer Stoff mehr resorbiert wird.

dem Erscheinen des Stoffes in Plasma und Gewebe seine Ausscheidung und Metabolisierung, sodass sich das (scheinbare) Verteilungsvolumen oft nur schwer bestimmen lässt. Mit einfachen Methoden gelingt dieses nur, wenn ein Gleichgewicht von Absorption und Eliminierung besteht. Die Eliminierung eines Stoffes kann entweder direkt über die bekannten Ausscheidungsorgane Niere, Galle, aber auch Lunge und Haut erfolgen, d. h., der Stoff wird im Organismus chemisch nicht verändert und mit derselben chemischen Struktur ausgeschieden wie er aufgenommen wurde. Viele Fremdstoffe werden jedoch durch die Enzymsysteme des Fremdstoffmetabolismus verstoffwechselt. Hier wird der Lebensmittelinhaltsstoff chemisch modifiziert, um entweder in der metabolisierten Form ausgeschieden oder im Intermediärstoffwechsel verbraucht zu werden.

Untersucht man die Konzentration eines Stoffes im Blutplasma in Abhängigkeit von der Zeit und trägt die erhaltenen Messwerte in einem Konzentrations-Zeit-Diagramm auf, erhält man die »Fläche unter der Kurve« (*area under the curve*, AUC; Abb. 4.4). Diese spiegelt die Kinetik für die Aufnahme und die Eliminierung eines Stoffes wider und liefert wichtige Hinweise für das Verhalten eines Stoffes im Organismus und seine Bioverfügbarkeit. Ist der Stoff vollständig aufgenommen, hängt die AUC nur von seiner Eliminierung ab. Ein Parameter, mit dem die Eliminierungskinetik auch angegeben werden kann, ist die Halbwertszeit eines Stoffes. Auch sie ist in Wirklichkeit eine »Plasmahalbwertszeit« und repräsentiert bei einigen Stoffen nicht alle Kompartimente des Organismus – oft ist das »Verschwinden« eines Stoffes aus dem Plasma nicht mit der Eliminierung der Substanz aus dem Gesamtorganismus gleichzusetzen. Die Halbwertszeit ist daher die Zeit, in der sich die Plasmakonzentration eines untersuchten Stoffes halbiert. Bei Stoffen mit großer AUC und langer Halbwertszeit ist besonders bei wiederholter Exposition zu beachten, dass die Stoffmenge einer vorherigen Exposition noch nicht vollständig eliminiert worden sein muss und der Stoff daher im Körper akkumulieren kann.

Dies gilt natürlich auch für Lebensmittelinhaltsstoffe, da viele Nahrungsmittel regelmäßig mehrmals täglich verzehrt werden. Solche wiederkehrenden Expositionen können chronisch oder saisonal-chronisch erfolgen.

Alle Prozesse des LADME-Schemas unterliegen einer großen individuellen Variabilität. Sowohl die ererbten, genetischen Unterschiede und epigenetische Faktoren als auch der jeweilige Ernährungszustand bzw. die Stoffwechsellage können die Prozesse von Aufnahme, Verteilung und Eliminierung beeinflussen. Da Nahrungsmittel sehr komplexer chemischer Natur sind, interagieren Lebensmittelinhaltsstoffe häufig miteinander. Diese Wechselwirkungen können rein chemische Reaktionen sein, aber auch die Konkurrenz um Transportsysteme, die Regulation von Enzymmengen oder die Beeinflussung der Enzymaktivität.

4.2 Fremdstoffmetabolismus

Alle Organismen nehmen täglich eine Vielzahl erwünschter und unerwünschter chemischer Verbindungen mit der Nahrung auf, von denen viele nicht für das Funktionieren der Stoffwechselprozesse, zur Energiegewinnung, für das Wachstum oder für andere Funktionen benötigt werden. Um ihre Anreicherung zu verhindern, müssen diese Stoffe aus dem Organismus entfernt werden. Dabei handelt es sich um einen aktiven Prozess, der entweder die chemisch unveränderte direkte Eliminierung der aufgenommenen Stoffe meist über die renalen oder biliären Ausscheidungswege beinhaltet oder deren Metabolisierung. Die renale und biliäre Ausscheidung stellen die Haupteliminierungswege vor allem für hydrophile Substanzen dar, während flüchtige Substanzen auch über die Lunge und Atemluft beseitigt werden können. Auch die Ausscheidung über die Haut und, in der Stillzeit, die Ausscheidung fettlöslicher Stoffe über die Muttermilch sind relevant.

Eine große Anzahl der zugeführten Stoffe ist jedoch nicht wasserlöslich und kann somit nicht direkt eliminiert werden, wodurch eine Metabolisierung notwendig wird. Weiterhin bietet der Metabolismus von Fremdstoffen die Möglichkeit, auszuscheidende Stoffe mithilfe der jeweiligen Transportsysteme zu erkennen. Berücksichtigt man die große Vielfalt an chemischen Stoffen in der Nahrung sowie die Tatsache, dass viele dieser Stoffe, evolutionär und vor dem Hintergrund einer möglichen Adaptation betrachtet, erst vor relativ kurzer Zeit in die Nahrungskette gelangt sind, wird verständlich, dass ein zu 100 % effektiver Fremdstoffmetabolismus nur schwer zu erreichen ist. Neben der effektiven und gerichteten Ausscheidung unerwünschter Lebensmittelinhaltsstoffe hat der Metabolismus von Fremdstoffen auch zum Ziel, die oft negativen biologischen Wirkungen dieser Stoffe rasch zu neutralisieren.

Um diese Funktionen optimal zu erfüllen, hat sich im Laufe der Evolution ein in drei Phasen unterteilter Fremdstoffmetabolismus herausgebildet. In Phase I findet die sogenannte Funktionalisierung statt. Hierbei wird ein (oft lipophiler) Stoff durch Oxidations- und/oder Reduktionsreaktionen des Fremdstoffmoleküls mit einer funktionellen Gruppe versehen oder eine solche Gruppe freigelegt. Diese Gruppe erhöht die Wasserlöslichkeit des Fremdstoffes. Vor allem ist sie jedoch der Angriffspunkt für die in Phase II stattfindende Konjugationsreaktion, bei der an diese funktionelle Gruppe eine stark hydrophile, endogene Verbindung gebunden wird, die die Wasserlöslichkeit des Produkts deutlich erhöht. Außerdem stellt der endogene Charakter dieses Konstruktes sicher, dass es von Transportsystemen, die diese Metabolite in Phase III aus der Zelle schleusen, erkannt wird (◻ Abb. 4.5).

Phase-I-Reaktionen sind häufig Redoxreaktionen, die vor allem von Cytochrom P_{450}, aber auch flavinabhängigen Monooxygenasen, Aldehyd- und Alkohol-Dehydrogenasen sowie

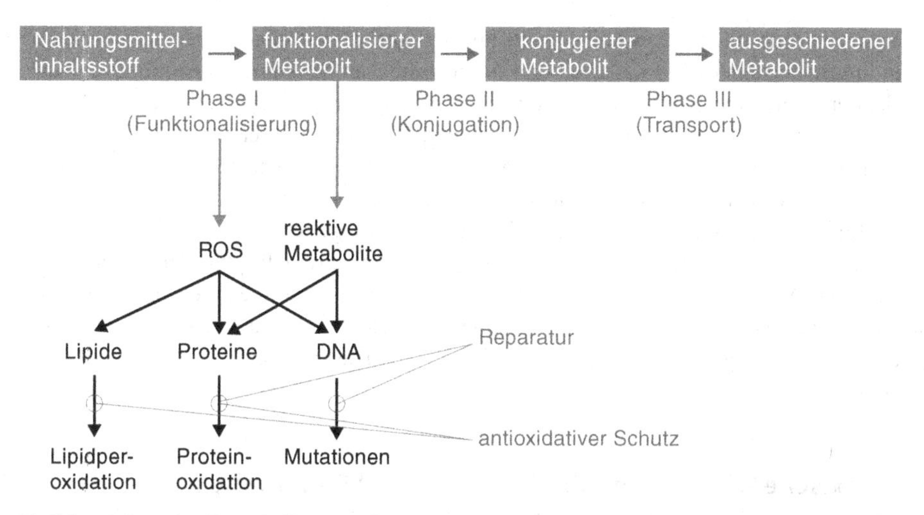

Abb. 4.5 Fremdstoffmetabolismus und seine Konsequenzen. Fremdstoffe (auch Nahrungsmittelinhaltsstoffe) werden in drei Phasen entgiftet. Dabei können vor allem im Verlauf der enzymatischen Reaktionen in Phase I bei der Bildung funktionalisierter Metabolite Zwischen- oder auch Endprodukte entstehen, die über Oxidationsreaktionen oder Adduktbildung toxische Reaktionen auslösen. Antioxidative Schutzsysteme und Reparaturkaskaden wirken diesen schädigenden Reaktionen entgegen.

Monoaminoxidasen und Cyclooxygenasen vermittelt werden. Viele der Phase-I-Enzyme sind sowohl am endogenen Metabolismus als auch am Fremdstoffmetabolismus beteiligt und liegen in zahlreichen Isoformen vor, die häufig zelltyp- oder gewebespezifisch exprimiert werden. Obwohl alle Isoformen eines Enzyms grundsätzlich den gleichen Reaktionstyp katalysieren, unterscheidet sich ihr Substratspektrum oft. Viele Isoformen von Phase-I-Enzymen haben jedoch ein relativ breites Substratspektrum, sodass ein und dasselbe Substrat von unterschiedlichen Isoformen eines Enzyms umgesetzt werden kann. Das relativ breite Substratspektrum stellt sicher, dass der Organismus viele Fremdstoffe bereits beim allerersten Kontakt zu metabolisieren vermag.

Eine Besonderheit des Fremdstoffmetabolismus ist die Möglichkeit der Adaptation bei wiederholter Aufnahme, wodurch beteiligte Enzyme induziert werden und bei chronischer Exposition eine schnellere Eliminierung der Stoffe gewährleisten. Dieses Phänomen ist nicht auf Phase-I-Enzyme beschränkt, sondern ist auch bei Phase-II-Enzymen und Phase-III-Transportsystemen zu beobachten. Auf diese Weise kann die Akkumulation von Fremdstoffen bei chronischer Exposition verhindert werden. Bei einer langfristigen Medikation ist es aus diesem Grund jedoch häufig notwendig, die verabreichten Arzneimittel mit der Zeit höher zu dosieren. Die Isoformen der fremdstoffmetabolisierenden Enzyme, Variationen ihrer Induzierbarkeit und eine Vielzahl von Polymorphismen erzeugen eine breite Palette von Abbaumustern, die in verschiedenen Organismen und Lebenssituationen zum Tragen kommen. Damit ist der Fremdstoffmetabolismus sehr individuell geprägt.

Durch die Funktionalisierung in Phase I wird der Fremdstoff häufig etwas hydrophiler, wodurch sich oftmals die biologische Wirkung verstärkt. Die entstandenen Intermediärprodukte sind manchmal sogar toxischer als der Ausgangsstoff. So entstehen bei einer Reihe von Cytochrom-P_{450}-Reaktionen hochreaktive Epoxide. Derartige reaktive Produkte müssen rasch entfernt werden. Dies geschieht durch die Konjugationsreaktionen in Phase II wie Glucuronidierung und Glutathionylierung, aber auch Sulfatierung, Methylierung, Acetylierung und

Aminoacetylierung spielen eine Rolle. Da in Phase II gut wasserlösliche, aber nicht-reaktive Verbindungen entstehen, sind Kapazität und Geschwindigkeit der Phase-II-Reaktion von entscheidender Bedeutung. Letztendlich hängt die Toxizität einiger Stoffe vom Verhältnis der Phase-I- und der Phase-II-Reaktionen ab. Die konjugierten Gruppen der Phase-II-Reaktionen werden häufig spezifisch durch sogenannte ABC-(*ATP-binding cassette-*)Transporter erkannt und in Phase III des Fremdstoffmetabolismus aus der Zelle ausgeschieden.

Alle Enzymgruppen des Fremdstoffmetabolismus unterliegen einem Biofeedback, können also induziert oder auch aktiviert werden. Das hat Auswirkungen auf die pharmakokinetischen Parameter wie AUC und Halbwertszeit. Auch beim Metabolismus können die Stoffe also, ähnlich wie bei der Resorption im Darm, miteinander interagieren oder auch konkurrieren. Man geht beispielsweise davon aus, dass Pharmaka Enzyme induzieren können, die z. B. auch Vitamine schneller metabolisieren.

4.3 Toxische Wirkung von Fremdstoffen und ihr Metabolismus

Neben den oben erwähnten reaktiven Zwischenprodukten in Phase I des Fremdstoffmetabolismus kann es zur Bildung weiterer schädigender Nebenprodukte kommen. Hierzu gehört eine Vielzahl von Oxidantien und Radikalen, die grundsätzlich bei allen Redoxreaktionen entstehen können (◘ Abb. 4.5). Im Fremdstoffmetabolismus entstehen sie oft als Folge einer von einem Enzym nur unvollständig katalysierten Reaktion, meist von Cytochrom P_{450}. Interessanterweise bildet die Monoaminoxidase im normalen Stoffwechselzyklus das reaktive Wasserstoffperoxid. Zusammen mit den reaktiven Intermediärprodukten wie Epoxiden werden so Verbindungen erzeugt, die potenziell mit organischen Makromolekülen wie Lipiden, Proteinen und DNA reagieren.

Die vermehrte Bildung von Oxidantien führt zu einem Phänomen, das als oxidativer Stress bezeichnet wird. Oxidativer Stress herrscht immer dann, wenn die antioxidative Abwehr nicht ausreicht, um die gebildeten Oxidantien zu beseitigen, welche ihrerseits biologische Strukturen und Makromoleküle schädigen.

Zu den im Fremdstoffmetabolismus gebildeten Oxidantien gehört neben dem bereits erwähnten Wasserstoffperoxid auch das Superoxidanionradikal. Beide primären Produkte durchlaufen eine Fülle weiterer Reaktionen, die andere reaktive Oxidantien wie das hochreaktive Hydroxylradikal hervorbringen können. Eine zentrale katalytische Funktion bei der Umwandlung reaktiver Sauerstoffverbindungen in andere Verbindungen spielen Metalle, vor allem Eisen und Kupfer.

Sauerstoffverbindungen sind in der Lage, mit anderen oxidierenden und radikalischen Produkten in Wechselwirkung zu treten. Stickoxide nehmen hier eine zentrale Rolle ein. Das als Gewebehormon bekannte Stickstoffmonoxid (NO) ist ein inertes Radikal, das sehr rasch mit Superoxid reagiert und hochreaktive Produkte hervorbringt. Eine Vielzahl der entstehenden Produkte können Makromoleküle der Zellen schädigen oder zerstören. Bei Reaktionen z. B. mit Membranlipiden entstehen sekundär toxische Stoffe, die wiederum entgiftet werden müssen.

Ein bei der Oxidation von Lipiden in Membranen oder in Ölen ablaufender Prozess ist die Lipidperoxidation, eine chemische Kettenreaktion. Erstes Angriffsziel der Oxidantien in der Lipidphase sind mehrfach ungesättigte Fettsäuren, die bei der Lipidperoxidation schnell verbraucht werden. Nachfolgend werden aber auch einfach ungesättigte und gesättigte Fettsäuren sowie Cholesterol oxidiert. Stoffe, die diese Reaktion stoppen oder verlangsamen, bezeichnet man als Antioxidantien. Da es sich um die lipophile Phase handelt, wirken hier vor allem fettlösliche Antioxidantien wie Vitamin E und Coenzym Q. Diese fettlöslichen Antioxidantien stehen in enger Wechselwirkung mit wasserlöslichen Antioxidantien wie Vitamin C, endogenem Glutathion und Harnsäure. Ein Gemisch von Antioxidantien, die miteinander in Wechselwirkung treten, ist daher in der Lage, Oxidationsreaktionen zu unterdrücken. Die Palette der antioxidativ wirkenden Substanzen ist damit aber bei Weitem noch nicht erschöpft. Stoffgruppen und Substanzen wie Carotinoide, Polyphenole und Liponsäure gehören ebenfalls dazu.

Trotz der Vielzahl von chemisch aktiven Antioxidantien wird der wahrscheinlich größte Teil von reaktiven Oxidantien von enzymatischen Systemen wie den Superoxid-Dismutasen, den Katalasen und dem Glutathionsystem abgefangen. Dennoch werden auch im normalen, unbelasteten Stoffwechsel Makromoleküle oxidiert und toxische Zwischenprodukte gebildet. Viele dieser toxischen Zwischenprodukte werden aktiv abgebaut, wie vor allem für aldehydische Produkte der Lipidperoxidation gezeigt werden konnte. Oxidierte Makromoleküle können entweder wie oxidierte DNA repariert oder wie die meisten oxidativ modifizierten Proteine abgebaut werden. Die grundlegenden Mechanismen für einige dieser Prozesse, vielleicht mit Ausnahme der DNA-Reparatur, sind zurzeit nicht ausreichend untersucht.

Es sei hier noch darauf hingewiesen, dass eine bestimmte Konzentration an oxidierenden Radikalen bzw. anderen Oxidantien für die normale Funktion des Stoffwechsels notwendig ist. Durch sie wird die Expression einiger Schutzenzyme und Stressresistenzproteine reguliert. Eine vollständige Suppression von Radikalen und Oxidantien durch pharmakologische Dosierungen von Antioxidantien ist daher nicht wünschenswert.

Eine besondere Bedeutung wird der Oxidation von DNA-Molekülen durch Radikale und Oxidantien zugesprochen. Hier kommt es neben der »einfachen« Oxidation auch zur Bildung von *bulky DNA adducts*, die durch eine Reaktion von aktivierten Fremdstoffen (z. B. Epoxiden) mit der DNA entstehen können. Aufgrund ihrer Größe stören diese Produkte die normalen Prozesse der Replikation oder Transkription. Allgemein sind einige Hundert unterschiedliche Oxidations- und Modifikationsprodukte der DNA bekannt. Außerdem besteht die Möglichkeit, dass Einzel- bzw. Doppelstrangbrüche in die DNA eingefügt werden. Erkennt die Zelle diese DNA-Veränderungen nicht und bleibt eine Reparatur aus, können sie sich in Form von Mutationen manifestieren. Häufen sich mehrere Mutationen in einer Zelle an und entkommt diese Zelle den immunologischen Kontrollmechanismen, bildet sie (als teilungsfähige Zelle) den Ursprung eines proliferierenden Zellklons. Dieser kann sich in einem mehrstufigen Prozess in einen Tumor verwandeln. Die Entstehung eines Tumors ist daher ein vielschichtiges Geschehen und meist nicht auf ein einziges DNA-schädigendes Ereignis zurückzuführen.

4.4 Methoden zur Einschätzung des Gefährdungspotenzials von Fremdstoffen

Da Fremdstoffe eine Vielzahl von Wirkungen zeigen können, die ihrerseits von vielen Faktoren abhängen, lässt sich das Risikopotenzial eines Fremdstoffes oft nicht mit einem einzigen Test abschätzen. Häufig wird eine Reihe von biochemischen Untersuchungen an Zellen, Organen und verschiedenen Modellorganismen durchgeführt. Seit 1981 existieren die verbindlichen Regeln der Guten Laborpraxis (GLP) zur Testung von Fremdstoffen, die dazu dienen, europaweit die Qualität der Prüfungen zu sichern. Die GLP-Grundsätze verlangen für die toxikologische Prüfung den Einsatz eines breiten analytischen Spektrums, das die Erfassung von physikochemischen Eigenschaften des Stoffes selbst wie Stabilität, Homogenität, Reinheit usw.

beinhaltet. Die analytischen Untersuchungen unterliegen einer ständigen Qualitätskontrolle durch Ringversuche. Neben chemischen Untersuchungen ist eine Reihe von biologischen Tests durchzuführen. Diese umfassen sowohl *in vivo*- als auch *in vitro*-Teststrecken, wobei vor allem die *in vivo*-Tests an Wirbeltieren einer strengen Kontrolle durch das Tierschutzgesetz unterliegen, um vor allem die Anzahl der verwendeten Tiere und auch ihr Leiden im Versuch auf ein Minimum zu beschränken bzw. im besten Fall ganz zu verhindern. So sind Tierversuche nur erlaubt, wenn:

- Stoffe auf ihre gesundheitsschädliche Wirkung zu testen sind,
- Stoffe untersucht werden sollen, die zur Behandlung von Erkrankungen dienen,
- Umweltbelastungen vermieden werden sollen,
- die Untersuchungen in der Grundlagenforschung dem Erkenntnisgewinn dienen.

Vor den Tierversuchen stehen bei der Risikobewertung von Substanzen allerdings zuerst toxikologische *in vitro*-Tests. Bestehen die Substanzen diese Tests nicht, wird die Toxizität nicht weiter untersucht und die Substanz für ungeeignet erklärt. *In vitro*-Methoden dienen dazu, mögliche Wirkmechanismen von neuartigen Substanzen aufzuklären und damit ihre potenzielle Wirkung bestmöglich vorherzusagen. Solche Untersuchungen werden häufig an Zellkulturen durchgeführt. Viele genotoxische Substanzen lassen sich bereits an Zellkultursystemen identifizieren. Allerdings können sich Substanzen, die sich in der Zellkultur als nicht-genotoxisch erwiesen haben, im Organismus dennoch als krebserregend herausstellen.

Für die Risikobewertung von Fremdstoffen nutzen Pharmakologie und Toxikologie neueste Erkenntnisse aus der Molekular- und Zellbiologie, Biochemie, Mikrobiologie, Immunologie und anderen Wissenschaften. Trotz der Entwicklung von vielfältigen Testsystemen ist es in der Risikobewertung von Fremdstoffen zurzeit aber noch nicht möglich, vollständig auf Tierversuche zu verzichten.

4.5 Risikobewertung von Fremdstoffen

Wie lassen sich die in den toxikologischen Untersuchungen gewonnenen Ergebnisse in relevante und nutzbare Expositionswerte für einzelne Substanzen umwandeln? Im Allgemeinen geschieht das durch Expertenkommissionen, die nach Zusammenfassung des gegenwärtigen Kenntnisstands einen Grenzwert für die Verwendung eines Stoffes angeben. Dieser wird dann vom Gesetzgeber berücksichtigt und umgesetzt. In Deutschland hat hier das Institut für Risikobewertung (BfR) und in Europa die EFSA (European Food Safety Authority) eine zentrale Rolle. Einer der wichtigen Werte, die für einen Stoff angegeben werden, ist der ED_{50}. Darunter versteht man die Dosis, die nach einer Exposition mit einer Einzeldosis bei 50 % der Versuchstiere eine Wirkung hervorruft. Der LOEL (*lowest observed effect level*, ◘ Abb. 4.6) ist dagegen die geringste Dosis oder Konzentration eines Stoffes, bei der ein Effekt zu beobachten ist, und ist damit geringer als der ED_{50}. Der NOEL (*no observed effect level*) liegt nochmal darunter und ist die Dosis, die im Vergleich zur Kontrolle keinerlei Effekt zeigt. Bezieht man sich nur auf bekannte schädigende, negative Effekte, bestimmt man den NOAEL (*no adverse effect level*). Gibt es ausreichend Daten zu diesen Werten, wird von der WHO unter Berücksichtigung von Sicherheitsfaktoren zur Risikoreduktion der ADI-Wert (*acceptable daily intake*) ermittelt. Der ADI bezeichnet die Menge eines Stoffes, die bei lebenslanger täglicher Aufnahme zu keinen gesundheitlichen Beeinträchtigungen führt. Er leitet sich vom NOAEL-Wert ab, wobei

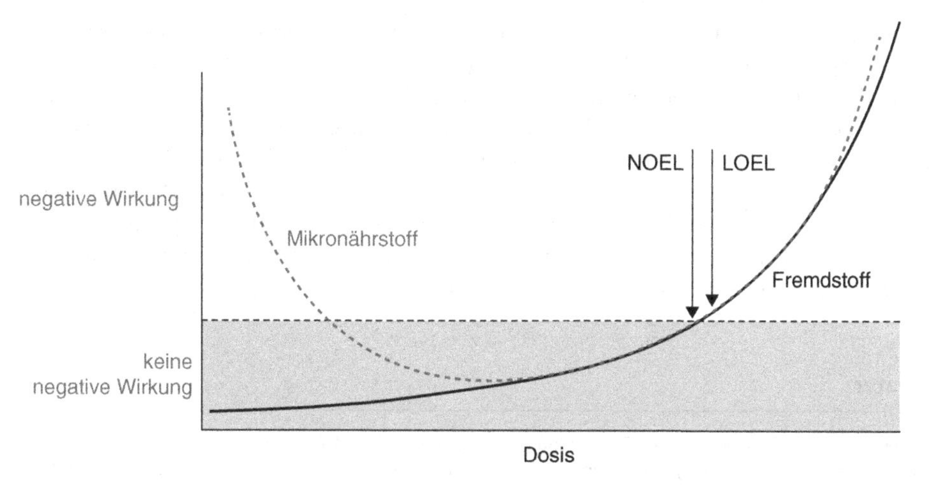

Abb. 4.6 Dosis-Wirkungs-Beziehungen für Nahrungsmittelinhaltsstoffe. Fremdstoffe (durchgezogene Linie) haben in Konzentrationen oberhalb der Schwellendosis (LOEL) eine negative Wirkung; geringere Dosierungen haben dagegen keine (messbaren) negativen Effekte. Der NOEL ist die Konzentration eines Stoffes, bei der keine Wirkungen mehr messbar sind. Mikronährstoffe (gestrichelte Linie) verhalten sich im Hochdosisbereich ähnlich wie Fremdstoffe, allerdings kommt es im Niedrigdosisbereich (unterhalb von NOEL oder NOAEL) zu Mangelerscheinungen und damit zu negativen Effekten. LOEL, *lowest observed effect level*; NOEL, *no observed effect level*; NOAEL, *no adverse effect level*.

dieser mit dem Sicherheitsfaktor von 0,01 multipliziert wird. Dieser Faktor berücksichtigt mögliche Empfindlichkeitsunterschiede zwischen Versuchstier und Mensch (Faktor 0,1) sowie potenzielle interindividuelle Variationen beim Menschen (ebenfalls Faktor 0,1). Erscheint die Datenlage eher unsicher, können weitere Sicherheitsfaktoren (oft nochmals der Faktor 0,1) eingeführt werden. Aus dem so errechneten ADI-Wert und dem durchschnittlichen Verbrauch eines Lebensmittels in der Bevölkerung oder in einer Bevölkerungsgruppe ergibt sich dann die erlaubte Menge eines Stoffes im Nahrungsmittel, der PL (*permissible level*).

Da die WHO ADI-Werte nur für ausreichend untersuchte Stoffe herausgibt, gibt es weitere nationale Richtlinien. In Deutschland existieren DTA-Werte (DTA für duldbare tägliche Aufnahme). Beide, ADI und DTA, gelten für eine chronische Aufnahme des Stoffes. Bei der Produktion und der Verteilung von Lebensmitteln kann es zur Anreicherung von unerwünschten Stoffen kommen, die als Kontaminanten bezeichnet werden. Dieses lässt sich häufig nicht vollständig verhindern. Wenn keine eindeutigen toxikologischen Bewertungen möglich sind, werden entsprechende vertretbare Aufnahmemengen als PTDI (*provisional tolerable daily intake*) oder PTWI (*provisional tolerable weekly intake*) angegeben. Sie werden ebenfalls von der WHO bestimmt und beziehen sich ebenfalls auf eine chronische Exposition. Da nicht alle Stoffe nur chronisch aufgenommen werden, wurde von der WHO die akute Referenzdosis (*acute reference dose*) eingeführt, die die Menge einer gesundheitlich tolerierten Einmalexposition definiert.

Der Gesetzgeber berücksichtigt die Ergebnisse der Risikobewertung in Richtlinien und Gesetzen, deren Einhaltung von den Untersuchungsämtern überwacht wird. Die Ableitung solcher Grenzwerte ist für nicht-nutritive, unerwünschte Lebensmittelinhaltsstoffe relativ unkompliziert, da hier nur Risiken einer Intoxikation zu vermeiden sind. Komplizierter ist die Anwendung der sehr restriktiven Sicherheitsbestimmungen für nicht-nutritive, aber essenzielle Komponenten von Lebensmitteln. Das gilt vor allem für einige Vitamine und Spurenelemente. Für diese Substanzen sind sowohl Überdosierungen als auch Mangelzustände bekannt und auszuschließen. Da es heute technisch möglich ist, diese Mikronährstoffe nahezu beliebig in der Nahrung anzureichern oder ihre Menge zu reduzieren, sind spezifische Untersuchungen zu den optimalen Dosierungen in funktionellen Lebensmitteln notwendig. Diese müssen eine mögliche Überversorgung der Bevölkerung, aber auch Mangelrisiken durch spezielle Ernährungsformen und Essgewohnheiten berücksichtigen. Gängige Praxis ist bisher jedoch, das Risiko der Überdosierung überzubewerten, ohne eine mögliche suboptimale Versorgung von Bevölkerungsteilen in Betracht zu ziehen (◻ Abb. 4.6). Die Situation wird auch dadurch erschwert, dass keine eindeutigen Daten vorliegen, die das Risiko einer Fehlversorgung mit diesen Mikronährstoffen einschätzen helfen könnten.

Literatur

Bowman BA, Russel RM (2006) Present knowledge in Nutrition. ILSI Press, Washington

Classen HG et al. (2001) Toxikologisch-hygienische Beurteilung von Lebensmittelinhaltsstoffen und Zusatzstoffen. Behr's, Hamburg

Halliwell B, Gutteridge JMC (2007) Free Radicals in Biology and Medicine. Oxford University Press, Oxford

Marquart H, Schäfer S (2004) Lehrbuch der Toxikologie. Wissenschaftliche Verlagsgesellschaft, Stuttgart

Grundlagen der Wirkmechanismen funktioneller Lebensmittelinhaltsstoffe

Immunfunktion und Entzündungsprävention

Dirk Haller, Gabriele Hörmannsperger

Das komplexe Immunsystem der Säugetiere schützt den Organismus effizient vor Infektionen durch die in der Umwelt ubiquitär vorhandenen Erreger. Mikroorganismen, Parasiten und Viren werden vom Immunsystem als fremd erkannt. Im Laufe der Evolution haben sich eine Vielzahl von spezifischen Erkennungs-, Signal- und Effektorstrukturen herausgebildet, die auf der Basis einer lokalen unspezifischen Entzündungsreaktion zu einer auf den jeweiligen »Fremdorganismus« angepassten Immunabwehr führen. Bereits geringste Fehlfunktionen im Netzwerk dieser Immunmechanismen können zu einer defekten Abwehr von Infektionserregern oder aber einer übermäßigen Entzündungsreaktion mit jeweils schädlichen Folgen für den Organismus führen.

5.1 Grundlagen der Immunfunktion

5.1.1 Innates und adaptives Immunsystem

Das Immunsystem der Säugetiere wird funktionell in zwei Hauptkomponenten unterteilt: das **innate** (angeborene) und das **adaptive** (erworbene) **Immunsystem**. Das evolutionsbiologisch ältere, innate Immunsystem ist für die ersten, unmittelbar nach der Infektion zentralen Abwehrreaktionen – die Eliminierung oder mindestens Eindämmung der Infektionserreger durch die Initialisierung einer Entzündungsreaktion – zuständig. Das innate Immunsystem wird als unspezifisches Immunsystem bezeichnet, da seine löslichen und zellulären Komponenten hochkonservierte Fremdstrukturen erkennen und bekämpfen. Die Aktivierung dieser unspezifischen innaten Erkennungs- und Effektormechanismen sind allerdings auch die notwendige Grundlage für die Entwicklung der adaptiven Immunantwort, einer zeitlich verzögerten, aber hochspezifischen Abwehr des jeweiligen Infektionserregers. Die Komponenten des adaptiven Immunsystems sind in der Lage, spezifische, für den jeweiligen Infektionserreger charakteristische Strukturen, sogenannte **Antigene**, zu erkennen. Neben der zielgerichteten Eliminierung des Infektionserregers führt die Aktivierung des adaptiven Immunsystems auch zum Aufbau eines immunologischen Gedächtnisses, das bei einer Reinfektion mit demselben Erreger eine schnellere spezifische Abwehrreaktion ermöglicht (◘ Abb. 5.1).

Alle Immunzellen stammen von pluripotenten hämatopoetischen Stammzellen im Knochenmark ab, die sich zu allgemeinen lymphoiden oder myeloiden Vorläuferzellen entwickeln können. Myeloide Vorläuferzellen differenzieren zu zellulären Komponenten der innaten Immunantwort: dendritische Zellen (DC) (teilweise auch aus lymphoiden Vorläuferzellen), Monocyten (MC), Granulocyten und Mastzellvorläufer. Aus den lymphoiden Vorläuferzellen im Knochenmark entstehen die natürlichen Killerzellen (NK-Zellen) sowie die zellulären Komponenten des adaptiven Immunsystems, die **Lymphocyten** (T-Zellen und B-Zellen; Murphy et al. 2007).

5.1.2 Die innate Immunantwort

Eine wichtige Komponente der innaten Immunabwehr sind Barriere- und Abwehrmechanismen an den epithelialen Körperoberflächen, die das Eindringen infektiösen Materials in den Organismus verhindern. Die Epithelzellschicht grenzt das darunterliegende Gewebe durch eine enge Verbindung der einzelnen Zellen untereinander mechanisch stark von der Umwelt ab. An den Schleimhautoberflächen wird diese physikalische **Barriere** durch die Sekretion von

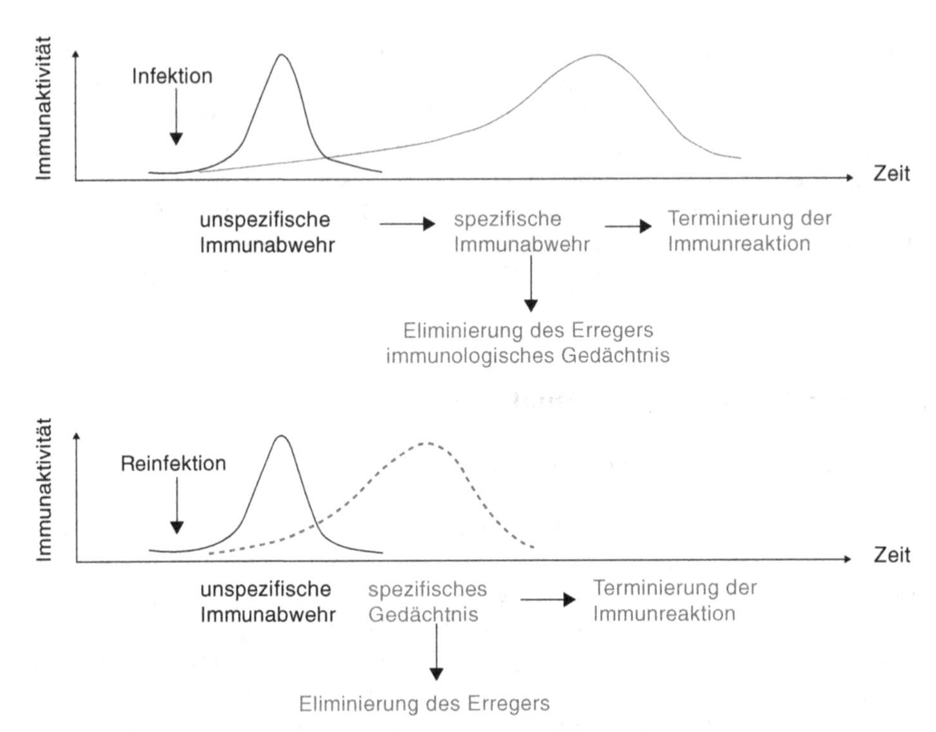

Abb. 5.1 Zeitlicher Ablauf der Immunabwehr bei einer Infektion. Bei einer Infektion kommt es zu einer sofortigen Aktivierung der innaten Immunantwort, was zu einer ersten unspezifischen Abwehr des Erregers sowie der Induktion des spezifischen, adaptiven Immunsystems führt. Die hocheffektive spezifische Abwehr des Erregers führt neben der Eliminierung des Erregers zu dem Aufbau eines immunologischen Gedächtnisses, sodass die Immunantwort bei einer Reinfektion mit demselben Erreger rasch und spezifisch einsetzen kann.

hochviskosem Mucus verstärkt und die Adhärenz sowie das Eindringen von Infektionserregern außerdem über die Sekretion von antimikrobiellen Proteinen und Enzymen verhindert (Kolls et al. 2008).

Wird die epitheliale Barriere durchbrochen, z. B. durch Verletzungen oder Pathogene, dann kommt es zu einer sofortigen entzündlichen Aktivierung von Gewebe- und Immunzellen (Abb. 5.2). Die eingedrungenen Mikroorganismen treffen unmittelbar auf gewebeständige, innate Immunzellen, deren antimikrobielle Aktivität in den meisten Fällen bereits zu einer Eliminierung der Erreger führt, ohne dass eine systemische Entzündungsreaktion erfolgt. Bei diesen gewebeständigen Immunzellen, auch Wächterzellen genannt, handelt es sich z. B. um Mastzellen und Makrophagen, die sich aus in das Gewebe eingewanderten Mastzellvorläufern und Monocyten bilden. Wie auch alle anderen, an der innaten Immunantwort beteiligten Zellen, erkennen gewebeständige Immunzellen die eingedrungen Erreger über **Mustererkennungsrezeptoren** (*pattern recognition receptors*, PRRs), die an allgemeine mikrobenassoziierte molekulare Muster (MAMPs) binden. Bei den MAMPs handelt es sich um charakteristische Fremdstrukturen wie Zellwandbestandteile (LPS, Lipopolysaccharide gramnegativer Bakterien; PGPS, Peptidoglykanpolysaccharide, Lipoproteine), nichtmethylierte DNA (Bakterien) oder doppelsträngige RNA (Viren). Diese Strukturen werden von unterschiedlichen PRRs wie den Scavenger-Rezeptoren, dem Makrophagen-Mannoserezeptor (MMR) und vor allem

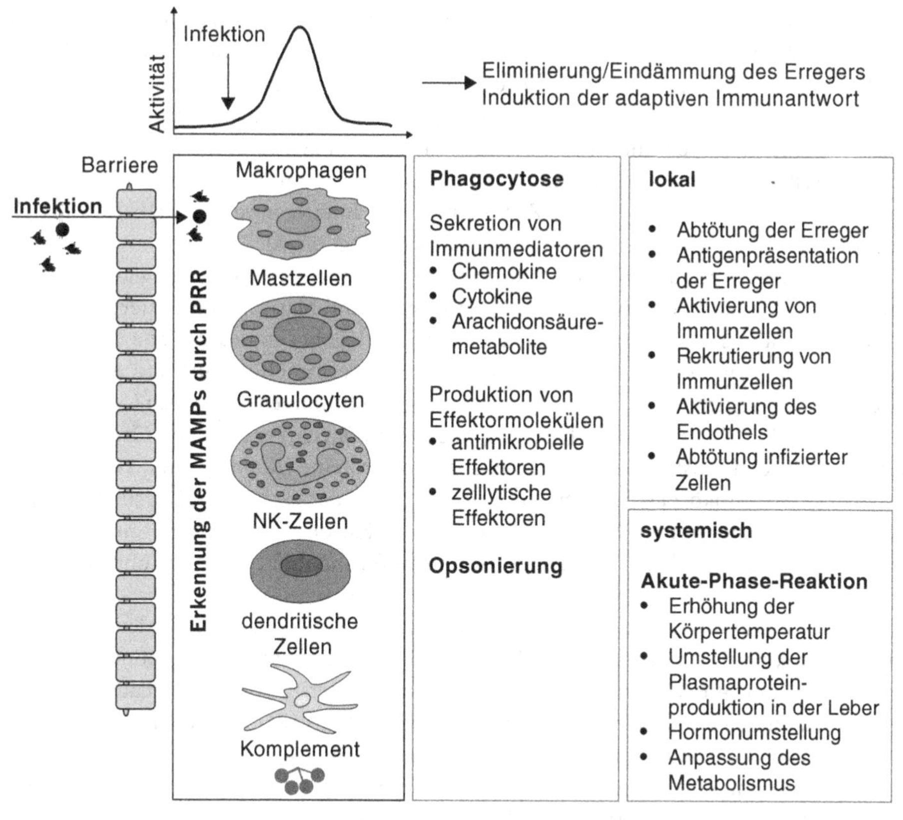

Abb. 5.2 Die innate Immunantwort. Epitheliale Oberflächen stellen die erste Abwehrlinie eines Organismus dar. Das Eindringen eines Erregers in die Epithelzellen oder das subepitheliale Gewebe führt zur sofortigen Induktion innater Abwehrmechanismen durch gewebeständige Immunzellen. Neben der direkten antimikrobiellen Wirkung dieser Immunzellen führt ihre Aktivierung zur Aktivierung und Rekrutierung zahlreicher weiterer innater Effektorkomponenten. Auch die Induktion der Akute-Phase-Reaktion mit weitreichenden systemischen Effekten trägt zur Eindämmung und Eliminierung des Erregers bei.

den Toll-like-Rezeptoren (TLR) erkannt (Medzhitov 2001). Manche dieser PRRs, zum Beispiel TLR-3/TLR-9 und NOD1/NOD2 (*nuleotide-binding oligomerization domain*) (Strober et al. 2006), sind intrazellulär lokalisiert und signalisieren somit die Präsenz von MAMPs in der Zelle (Barton und Kagan 2009).

Die Erkennung eines Erregers durch PRRs gewebeständiger Makrophagen löst als sofortigen Abwehrmechanismus die Aufnahme (Phagocytose) und intrazelluläre Lyse des Erregers über Säure, lytische Proteine sowie reaktive Stickstoff- und Sauerstoffmoleküle (NO, O_2^-, H_2O_2) im Phagolysosom aus (Fang 2004). Gleichzeitig werden durch die Aktivierung der gewebeständigen Immunzellen durch MAMPs entzündliche Mechanismen aktiviert, darunter die Rekrutierung und Aktivierung zusätzlicher innater und adaptiver Effektorzellen durch die Sekretion von Cytokinen und Chemokinen. Die Aktivierung von Makrophagen durch bestimmte MAMPs führt zum Beispiel über die Sekretion chemotaktischer Mediatoren wie IL-8/CXCL8 zur raschen Rekrutierung von im Blut zirkulierenden Neutrophilen, einer weiteren professionellen phagocytierenden Immunzellart, in das infizierte Gewebe. Aktivierte Makrophagen sekretieren weitere Cytokine (z. B. IL-12) und Chemokine (z. B. MCP-1/CCL2), die zu der Rekrutierung und Aktivierung von im Blut zirkulierenden Lymphocyten wie T- und B-Zellen und natürlichen Killer-(NK-)Zellen beitragen (Schwarz und Wells 2002). NK-Zellen spielen eine wichtige Rolle bei der Eliminierung intrazellulärer Pathogene (v. a. Viren), da sie infizierte Zellen erkennen und über die Sekretion von Granzymen und Perforinen lysieren. Infizierte Zellen werden durch intrazelluläre Pathogene mittels intrazellulärer PRRs aktiviert und reagieren mit der Produktion NK-Zell-aktivierender Interferone α und β (IFN-α/β) sowie der Präsentation von MAMPs an der Zelloberfläche (Orange 2008).

Die Sekretion von Tumornekrosefaktor (TNF), Lipidmediatoren (Prostaglandine, Leukotriene) und Histamin durch aktivierte Makrophagen und Mastzellen induziert außerdem zahlreiche Veränderungen in den lokalen Blutgefäßen (Pober und Sessa 2007). Es findet zum einen eine Erweiterung der Blutgefäße sowie eine Permeabilisierung und Aktivierung der Endothelzellschicht statt, um die Einwanderung von Immuneffektorzellen (Neutrophile, Monocyten, NK-Zellen, später auch Eosinophile, Lymphocyten) entlang von Chemokingradienten, sowie den Einstrom antimikrobieller Plasmaproteine (Komplement, Akute-Phase-Proteine, später Antikörper) zu erleichtern. Zusätzlich zu der verstärkten Durchblutung des betroffenen Gewebes werden Mikrokapillaren in der Nähe des Infektionsortes durch geronnene Eiweißmoleküle stillgelegt, um eine systemische Ausbreitung des Infektionserregers zu verhindern.

Die Erkennung von Erregern durch PRRs induziert in Makrophagen außerdem die Sekretion der Cytokine IL-1, IL-6 und TNF, die eine systemische Entzündungsreaktion, die sogenannte **Akute-Phase-Reaktion** auslösen. Diese Reaktion unterstützt die Immunabwehr durch die Modulation von Funktionen des zentralen Nervensystems (ZNS) und der Leber, der Induktion der Leukopoese im Knochenmark sowie Stoffwechselveränderungen. Endogene Pyrogene wie IL-1 und TNF führen zum Beispiel zur Erhöhung der Körpertemperatur (Fieber), was hauptsächlich die Aktivierung adaptiver Immunzellen unterstützt. Die dafür notwendige Energie wird durch die Aktivierung kataboler Stoffwechselmechanismen im Muskel-und Fettgewebe zur Verfügung gestellt. Die drei Akute-Phase-Cytokine modulieren außerdem die Plasmaproteinproduktion der Hepatocyten und induzieren eine starke Sekretion der antimikrobiellen Proteine C-reaktives Protein (CRP), Surfactant-Protein A/D und mannosebindendes Lektin (MbL). Alle diese Akute-Phase-Proteine erkennen und binden an die MAMPs der Erreger (Opsonierung), was zu einer verbesserten Erkennung der Erreger durch phagocytierende Zellen oder Komplementfaktoren führt. Die Komplementfaktoren wiederum spielen nicht nur eine wichtige Rolle in der Opsonierung von Erregern, sondern tragen auch durch die Rekrutierung phagocytierender Zellen sowie durch direkte antimikrobielle Effekte zur innaten Abwehr bei (Kemper und Atkinson 2007).

Folge dieser lokalen und systemischen Effektormechanismen und der damit verbundenen **Gewebezerstörung** sind die vier Kardinalsymptome einer Entzündung: **Rötung, Schwellung, Hitze** und **Schmerz**. Die gewebeschädigenden Auswirkungen der Entzündungsmechanismen werden vorübergehend in Kauf genommen, um eine effektive Abwehr des Infektionserregers zu gewährleisten. Die Entzündungsreaktion wird allerdings über zahlreiche Mechanismen reguliert und nach der Eliminierung der Entzündungsursache (Noxe) sofort terminiert, sodass über die Induktion von **Reparaturmechanismen** eine schnelle Heilung des geschädigten Gewebes stattfinden kann (Serhan et al. 2008). Gerät die Entzündungsreaktion allerdings außer Kontrolle oder kann der Erreger nicht beseitigt werden, wird das Gewebe durch die chronische Entzündung dauerhaft geschädigt und es kann zu Funktionsverlusten kommen.

5.1.3 Übergang zur adaptiven Immunantwort

Innate Abwehrmechanismen sind durch unspezifische, aber hocheffektive und schnelle Effektorsysteme wie die Markierung (Opsonierung), Lyse und Phagocytose von Erregern in der Lage, eine Infektion zu begrenzen, ohne dass eine adaptive Immunreaktion notwendig wird. Lassen sich die eingedrungenen Mikroorganismen jedoch nicht durch die unspezifische Abwehr ausschalten und bildet sich ein lokaler Infektionsherd, dann ist das adaptive Immunsystem für die Eliminierung der Infektionserreger unbedingt notwendig. Bis zum Einsetzen der adaptiven Immunantwort muss der Infektionsherd allerdings weiter durch die innaten Abwehrmechanismen eingedämmt werden.

Die ersten Schritte zur Induktion der adaptiven Immunantwort laufen zeitgleich mit der innaten Immunanwort, unmittelbar nach der Infektion, ab. Spezialisierte phagocytierende Zellen im Gewebe, vor allem unreife dendritische Zellen, nehmen die über PRRs erkannten Erreger auf, lysieren diese und präsentieren erregerspezifische Oligopeptide (Antigene) über speziell dafür ausgebildete Glykoproteinstrukturen, die **Haupthistokompatibilitäts-Proteinkomplexe** (*major histocompatibility complex*, MHC) MHC-Klasse-I bzw. MHC-Klasse-II auf ihrer Oberfläche. Antigene von intrazellulären Erregern, hauptsächlich Viren, werden dabei vom MHC-Klasse-I-Komplex präsentiert, Antigene von extrazellulären Erregern dagegen vom MHC-Klasse-II-Komplex. Die Antigenpräsentation durch diese professionellen **APCs** (antigenpräsentierende Zellen) stellt die zentrale Schnittstelle zwischen der innaten und der adaptiven Immunantwort dar, da die reifen professionellen APCs über die Lymphgefäße zu den lokalen Lymphknoten wandern und dort **antigenspezifische Lymphocyten** aktivieren (Randolph et al. 2005) (◘ Abb. 5.3).

Im Gegensatz zu MHC-Klasse-II-Molekülen, die nur von professionellen APCs exprimiert werden, produzieren alle kernhaltigen Zellen des Körpers ständig MHC-Klasse-I-Moleküle. Diese präsentieren normalerweise körpereigene Antigene, bei einer Infektion aber Antigene des intrazellulären Erregers. Sowohl das Fehlen von MHC-Klasse-I-Molekülen auf der Oberfläche von kernhaltigen Körperzellen als auch die Präsentation von Fremdantigenen durch MHC-Klasse-I-Moleküle führt, vermittelt durch NK-Zellen (im ersten Fall) oder cytotoxische T-Zellen (im zweiten Fall) zur Eliminierung der abnormen oder infizierten Zelle.

Für die Aktivierung der Lymphocyten in den Lymphknoten ist allerdings neben der Antigenpräsentation auch die Expression costimulatorischer Moleküle (CD80/CD86) sowie die Sekretion aktivierender Cytokine durch die antigenpräsentierenden Zellen notwendig. Die Expression dieser notwendigen Aktivatoren wird durch die Aktivierung von innaten PRRs der professionellen APCs induziert und durch lokale Entzündungsmediatoren der innaten Immunantwort beeinflusst. TNF spielt auch hier wieder eine wichtige Rolle, da dieses Cytokin unter anderem die Migration der reifen dendritischen Zelle zu den Lymphknoten induziert.

5.2 Das lymphatische System

5.2.1 Reifung der Lymphocyten in den primären Immunorganen

Aus anatomischer Sicht setzt sich das Immunsystem aus primären und sekundären Immunorganen, schleimhautassoziiertem Lymphgewebe (MALT) und Transportkompartimenten (Blutgefäße, Lymphgefäße) zusammen. In den primären Lymphorganen, dem Knochenmark und dem Thymus, findet die Reifung der Lymphocyten, Thymus-(T-)Zellen und Knochenmark-(B-)Zellen, zu fremdantigenspezifischen Immunzellen statt. Die **Spezifität** eines Lymphocyten

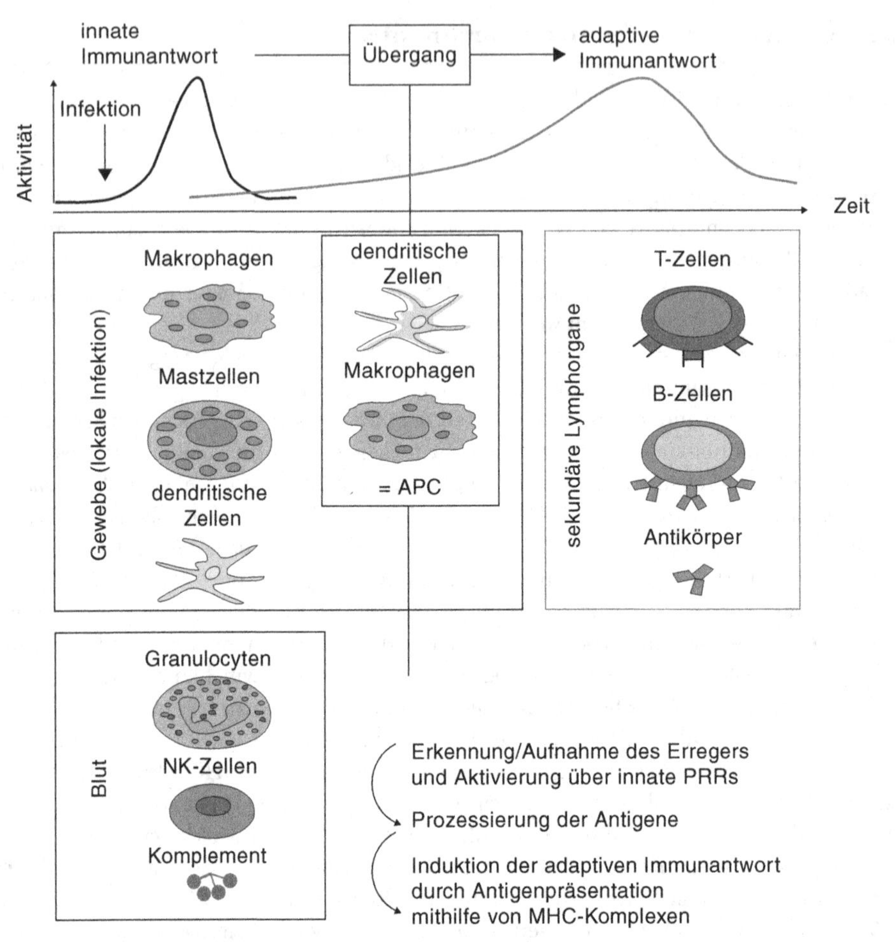

Abb. 5.3 Abhängigkeit der Induktion der adaptiven Immunantwort von innaten Mechanismen. Eine lokale Infektion führt zunächst über die Erkennung des Erregers mithilfe von innaten Rezeptoren gewebeständiger Immunzellen zu einer sofortigen lokalen Abwehrreaktion sowie zur Induktion des Einstroms weiterer innater Immunzellen und Effektormoleküle (Komplement) in das betroffene Gewebe. Gleichzeitig finden die ersten Schritte zur Induktion der adaptiven Immunabwehr statt. Gewebeständige antigenpräsentierende Zellen (APC) erkennen den Erreger anhand von innaten Rezeptoren, nehmen diesen auf und präsentieren anschließend mithilfe ihrer MHC-Moleküle erregerspezifische Antigene. Diese reifen APC wandern zu den lokalen Lymphknoten und induzieren dort die Proliferation antigenspezifischer Lymphocyten. Die aktivierten Lymphocyten sowie Effektormoleküle (Antikörper) führen anschließend im entzündeten Gewebe zur Eliminierung des Infektionserregers und der Terminierung der Entzündung.

für jeweils ein einziges Fremdantigen wird dabei durch die variablen Ketten der B- oder T-Zellrezeptoren vermittelt, deren enorme Vielfalt durch eine sehr hohe Anzahl an somatischen Rekombinationsmöglichkeiten von verschiedenen, den jeweiligen Rezeptor codierenden Gensegmenten, zustande kommt. Die **Variabilität** dieser Lymphocytenrezeptoren wird außerdem durch den zufälligen Einbau von Nucleotiden zwischen die rekombinierten Gensegmente erhöht. Die kombinatorische Diversität trifft für B- und T-Zellrezeptoren gleichermaßen zu und führt zu einem Repertoire von 10^{12} bis 10^{16} verschiedenen Antigenspezifitäten. Die T- und B-Zellrezeptoren unterscheiden sich allerdings stark in der Art der Antigenerkennung.

Während B-Zellrezeptoren zwei identische Antigenbindungsstellen aufweisen und ihr Antigen direkt anhand der dreidimensionalen Struktur erkennen, weist der T-Zellrezeptor nur eine Antigenbindungsstelle auf und erkennt ausschließlich im MHC-Komplex eingebautes, linearisiertes Antigen. Die Reifung der Lymphocyten in den primären Immunorganen umfasst aber nicht nur die Generierung einer enormen Rezeptordiversität, sondern auch eine strikte **Selektion** spezifischer Lymphocyten. Die positive Selektion durch das Thymusepithel stellt z. B. sicher, dass nur funktionelle, MHC-kompatible T-Zellen ein Überlebenssignal erhalten und klonal expandieren. Die negative Selektion im Thymus führt dagegen durch die Induktion von Apoptose in solchen T-Lymphocyten, die MHC-präsentiertes »Selbstantigen« erkennen, zur Eliminierung aller selbstreaktiven T-Zellen und stellt den zentralen Schutzmechanismus zur Verhinderung von Autoimmunitätsreaktionen dar (Jameson et al. 1995).

Die im Thymus und Knochenmark selektierten T- und B-Lymphocyten zirkulieren anschließend als naive, adaptive Immunzellen zwischen dem Blut und den sekundären Lymphorganen (Lymphknoten, Milz und MALT). Die Aktivierung der T- und B-Zellen durch Fremdantigen erfolgt hauptsächlich in den sekundären Lymphorganen (Murphy et al. 2007).

5.2.2 Aktivierung antigenspezifischer Lymphocyten in den sekundären Immunorganen

Der erste Kontakt der naiven Lymphocyten mit ihrem spezifischen Antigen erfolgt meist in den hochorganisierten sekundären Lymphorganen, die als Antigenfilter und Sammelorgan für Lymphocyten dienen. Der Antigenkontakt hat die Aktivierung, Proliferation und Ausdifferenzierung der Lymphocyten zu spezifischen Immuneffektorzellen zur Folge.

Der Übertritt naiver Lymphocyten vom Blut in die Lymphknoten oder die Peyerschen Plaques des darmassoziierten Immunsystems (*gut-associated lympoid tissue*, GALT) erfolgt über hochendotheliale Venolen (HEVs). Dieser Schritt wird auch als Diapedese bezeichnet. Der Austritt von naiven wie auch von antigenaktivierten Lymphocyten findet dagegen über die efferenten Lymphgefäße statt, die in den Ductus thoracicus, ein Sammelrohr für Gewebeflüssigkeit (Lymphe) beinahe des ganzen Körpers münden. Der Übertritt in die Blutbahn erfolgt über den Ductus thoracicus in den linken Venenwinkel in der Nähe des Herzens.

Anders als die Lymphocyten erreichen Antigene die Lymphknoten über afferente Lymphgefäße, die die Lymphflüssigkeit des umliegenden Gewebes zu den Lymphknoten transportieren. Die Antigene können dabei frei vorliegen, meist sind sie jedoch an professionelle antigenpräsentierende Zellen (reife DCs) gebunden. Die in den Peyerschen Plaques vorhandenen Antigene stammen dagegen aus dem Darmlumen, aus dem sie durch spezialisierte Darmepithelzellen, die M-(*microfold*-)Zellen, aufgenommen werden. Im Gegensatz zu den anderen Immunorganen erfolgt der Ein- und Austritt von Lymphocyten und Antigenen in die Milz ausschließlich über die Blutbahn. Die in den sekundären Lymphorganen nach dem Zusammentreffen mit ihrem Antigen aktivierten Lymphocyten erreichen letztendlich über die Blutbahn ihr jeweiliges Zielgewebe, in das sie einwandern und wo sie ihre Effektorfunktionen ausüben.

Biofunktionalität 1: Der Einfluss von Vitamin D3 auf das adaptive Immunsystem

Die Aktivierung naiver T-Zellen durch antigenpräsentierende Zellen ist von der Vitamin-D3-Konzentration in der Umgebung der T-Zelle abhängig. Die Stimulation der T-Zellrezeptoren führt zunächst zu einer verstärkten Expression des Vitamin-D-Rezeptors in den initial aktivierten T-Zellen. In der Anwesenheit von Vitamin D3 wird daraufhin die Expression von

Phospholipase C γ-1 (PLC γ-1), einem zentralen Protein für die vollständige Aktivierung von T-Zellen, induziert (von Essen et al. 2010).

Der Effektorzelltyp, zu dem sich ein naiver Lymphocyt nach Antigenkontakt in diesen sekundären Lymphorganen entwickelt, wird durch die Art der Interaktion zwischen Antigen und Lymphocyten bestimmt (Friedl et al. 2005). Bei den T-Lymphocyten ist zunächst der Subtyp der naiven T-Zelle ausschlaggebend, der anhand der Expression der Oberflächenrezeptoren $CD8^+$ und $CD4^+$ festgelegt ist. Diese beiden Subtypen von T-Lymphocyten interagieren ausschließlich mit antigenpräsentierenden Zellen, die das Antigen über den jeweils passenden MHC-Subtyp (MHC-Klasse-I und $CD8^+$ oder MHC-Klasse-II und $CD4^+$) präsentieren.

Die Antigenpräsentation über MHC-Klasse-II-Moleküle induziert die Aktivierung und Proliferation von $CD4^+$-T-Zellen, die sich zu verschiedenen Effektorzelltypen – T-Helferzellen Typ 1 und 2 (TH1/TH2), TH17 und regulatorischen T-Zellen (T_{reg}) – entwickeln können. Die Intensität der Interaktion zwischen Antigen und T-Zellrezeptor und vor allem das Ausmaß und die Art der im Gewebe erfolgten Aktivierung der APCs spielt bei der Induktion des $CD4^+$-Effektorzelltyps eine entscheidende Rolle. Der Aktivierungsstatus der APCs wiederum ist abhängig von der Art und Herkunft des Antigens sowie dem lokalen Milieu des Gewebes, in dem die Antigenaufnahme und die anschließende Reifung der APCs erfolgt. Dieses Milieu wird durch die Anwesenheit und Expressionsstärke zahlreicher Immunmediatoren geprägt und hat aktivierende (IFN-γ, IFN-α, Histamin, IL-4) oder regulatorische (IL-10, TGF-β) Auswirkungen auf die APCs. Die lokalen Bedingungen bestimmen somit die Expression von aktivierenden oder regulatorischen Immunmediatoren sowie die Expression von costimulatorischen Molekülen (CD80, CD86) auf der Oberfläche von APCs und beeinflussen dadurch die Entwicklung des T-Effektorzelltyps in den sekundären Lymphorganen. Wird die antigenpräsentierende Zelle durch das lokale Milieu zum Beispiel zur Sekretion von IL-12 angeregt, so induziert dieses Cytokin die Differenzierung von $CD4^+$-T-Zellen zu TH1-Zellen. Die Sekretion von IL-4 durch APCs führt zu der Entwicklung von TH2-Zellen und die sequenzielle bzw. synergistische Sekretion von IL-1, IL-6, TGF-β und IL-23 zu der Entwicklung von TH17-Zellen. Die Aktivierung einer spezifischen T-Zellantwort unterdrückt in der Folge die Entstehung der anderen Effektorlymphocyten. Die Sekretion von TGF-β, IL-10 und Retinsäure induziert die Differenzierung der naiven $CD4^+$-T-Zelle zu regulatorischen T-Zellen (◘ Abb. 5.4).

Die Effektorfunktionen von TH1- und TH2-Zellen sind für die Differenzierung von $CD8^+$-T-Zellen und B-Lymphocyten zu voll aktivierten Effektorzellen notwendig, wohingegen regulatorische T-Zellen eine entscheidende Rolle bei Entwicklung immunologischer Toleranz spielen.

$CD8^+$-T-Lymphocyten werden über eine Antigenpräsentation durch MHC-Klasse-I-Moleküle aktiviert und entwickeln sich entweder zu cytotoxischen T-Zellen (T_{cyt}-Zellen) oder regulatorischen $CD8^+$-T-Zellen. Die Differenzierung von naiven $CD8^+$-Zellen zu T_{cyt}-Zellen ist aber von der Präsenz eines TH1-Zell-geprägten, costimulatorischen Milieus abhängig.

Auch für die volle Aktivierung von B-Lymphocyten sind T-Helferzellen, in diesem Fall TH2-Zellen, notwendig. Der Kontakt eines naiven B-Lymphocyten mit seinem spezifischen Antigen über den B-Zellrezeptor führt zur Aktivierung und Proliferation der B-Zelle sowie zur Prozessierung und Präsentation des Antigens durch MHC-Klasse-II-Moleküle der B-Zelle. Für die Entwicklung der B-Zelle zu einer antikörpersekretierenden Plasmazelle ist neben der direkten Stimulation durch das Antigen auch die Interaktion mit einer TH2-Zelle über den MHC-Klasse-II-Antigen/TCR-Komplex notwendig (◘ Abb. 5.4) (Shapiro-Shelef und Calame

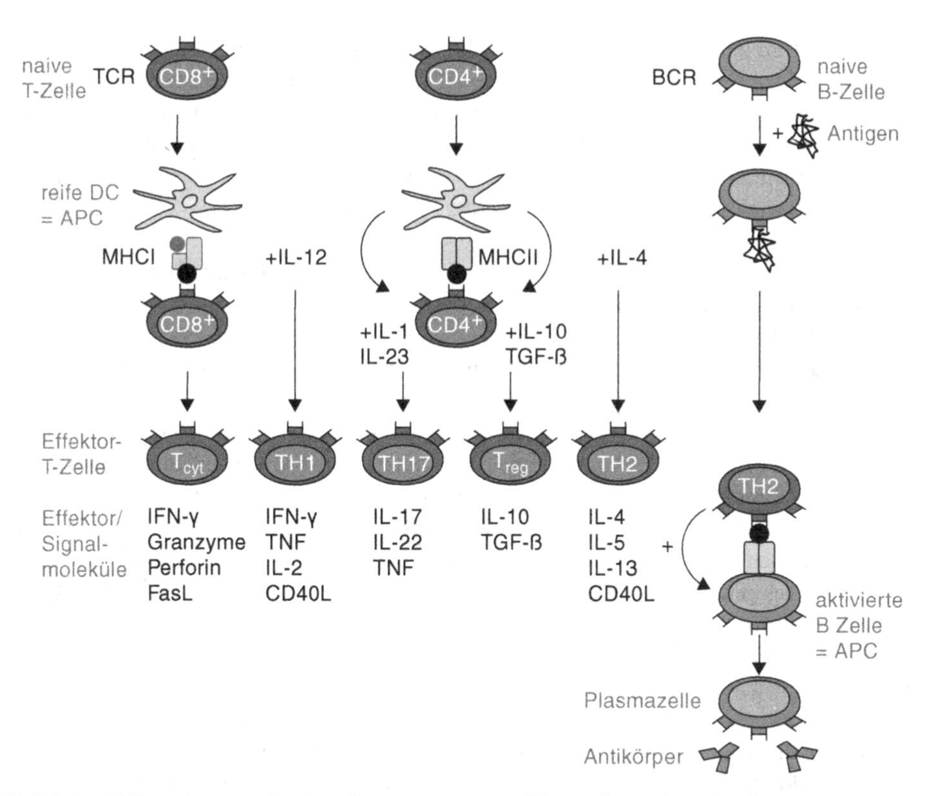

Abb. 5.4 Differenzierung naiver Lymphocyten zu Immuneffektorzellen in den sekundären Lymphorganen. Gereifte antigenpräsentierende Zellen (APC) wandern in den Lymphknoten ein. Je nach Aktivierungsstatus der APC (Cytokinmuster, costimulatorische Aktivität) entwickeln sich nach dem Kontakt mit einem antigenspezifischen T-Lymphocyten aus naiven $CD4^+$-T-Zellen TH1-, TH2-, TH17- oder regulatorische T-Zellen. Für die Entstehung von cytotoxischen T-Zellen aus naiven $CD8^+$-T-Zellen ist neben der Antigenpräsentation auch die aktivierende Stimulation durch TH1-Zellen notwendig. Antigenaktivierte B-Lymphocyten benötigen für die Entwicklung zu antikörpersekretierenden Plasmazellen die Stimulation durch antigenspezifische TH2-Zellen.

2005). Die T-Zellhilfe induziert die weitere Affinitätsreifung des spezifischen B-Zellrezeptors durch Aktivierung der somatischen Hypermutation. Der Isotypwechsel zu Immunglobulin (Ig) G, IgE und IgA ist ein weiterer Schritt in der B-Zellreifung und beeinflusst maßgeblich die Effektorfunktion der B-Zellantwort.

5.2.3 Effektorfunktionen der Lymphocyten

Die lymphoiden Effektorzelltypen werden entlang von Chemokingradienten aus dem Blut in entzündlich aktivierte Gewebe rekrutiert. Wenn sie dort erneut auf ihr spezifisches Antigen treffen, werden ihre zelltypspezifischen Effektormechanismen aktiviert und letztendlich die Entzündungsursache eliminiert. Die erneute Antigenpräsentation durch MHC-Klasse-I-Moleküle auf infizierten Zellen induziert in T_{cyt}-Zellen die Produktion von apoptoseinduzierenden oder lytischen Effektormolekülen wie FasL, Granzymen und Perforin. T_{cyt}-Zellen sind somit hocheffektiv in der Abwehr intrazellulärer Pathogene (Barry und Bleackley 2002). Die Aktivität von TH1-Zellen führt dagegen zu einer zielgerichteten Verstärkung innater Abwehrmechanismen gegen extrazelluläre Pathogene. Die Interaktion von TH1-Zellen mit antigenpräsentierenden Makrophagen (MHCII) verstärkt die Lyse der phagocytierten Erreger im Phagolysosom. Die Induktion von T_{cyt}-, TH1- und TH17-Antworten spielt somit eine große Rolle in der Abwehr von viralen und bakteriellen Infektionen. TH2-Zellen induzieren dagegen die Aktivität von Eosinophilen und Basophilen und sind entscheidend für die Abwehr parasitärer Infektionen. Über die Induktion antikörpersekretierender Plasmazellen spielen TH2-Zellen außerdem eine wichtige Rolle für die humorale Immunantwort.

Die Produktion hochspezifischer Antikörper ist die wichtigste Effektorfunktion der ausdifferenzierten B-Zellen. Die Effektorfunktion dieser Antikörper wird durch den Isotyp der konstanten Region des Antikörpers (IgM, IgD, IgG, IgA, IgE) bestimmt. Während IgM und IgD hauptsächlich von naiven B-Lymphocyten exprimiert werden, sekretieren Plasmazellen hochaffines IgG, IgA und IgE. IgG ist das häufigste Immunglobulin im Plasma und dient vor allem der Opsonierung von Erregern zur besseren und gezielten Erkennung durch Effektorkomponenten des innaten Immunsystems. Die Bindung von IgG an den Infektionserreger induziert zum Beispiel die zielgerichtete Lyse des Infektionserregers über die Aktivierung der Komplementkaskade oder verstärkte Phagocytose durch Makrophagen. Die Bindung von IgG an infizierte Zellen führt zu einer verbesserten Erkennung und Lyse durch NK-Zellen. Dimeres IgA wird dagegen auf Schleimhautoberflächen wie im Darm sekretiert und trägt dort zur Neutralisierung von Mikroorganismen bei (Fagarasan und Honjo 2003). IgE bindet über den Fc-Teil an Mastzellen und induziert bei Antigenbindung die sofortige Freisetzung zahlreicher Entzündungsmediatoren (Degranulation).

Im Gegensatz zu den bisher beschriebenen Effektormechanismen, die alle der Abwehr von Erregern dienen, haben regulatorische T-Zellen eine entscheidende Rolle bei der Entzündungsprävention und Immunregulation (◘ Abb. 5.5). Neben den nativen, im Thymus gebildeten regulatorischen T-Zellen ($CD4^+$, $CD25^+$) sind die in der Peripherie induzierten, antigenspezifischen T-Zellen wie T_{reg}, TH3 und T_{R1} entscheidend für die Aufrechterhaltung der Toleranz gegenüber Autoantigenen und ungefährlichen Fremdantigenen (Bluestone und Abbas 2003). Die regulatorischen T-Zellen verhindern somit die Induktion von unnötigen, gewebeschädigenden Entzündungsreaktionen. Regulatorische T-Zellen sind in der Lage, die Proliferation und Aktivierung der anderen T-Effektorzellpopulationen entweder direkt oder über die regulatorische Beeinflussung von APCs zu verhindern (*bystander suppression*). Des Weiteren spielen regulatorische T-Zellen eine wichtige Rolle bei der Terminierung von Entzündungsreaktionen nach Eliminierung des Infektionserregers (Belkaid 2007). Die hochpotenten Effektormoleküle regulatorischer T-Zellen sind dabei zellgebundenes oder sekretiertes TGF-β sowie sekretiertes IL-10 (Murphy et al. 2007).

5.3 Die entzündliche Aktivierung im Kontext zellulärer Stressmechanismen

Die entzündliche Aktivierung von Immun- oder Gewebezellen erfolgt bei Infektionen zunächst durch MAMPs der Erreger, was zu einer Ausschüttung von Immunmediatoren und der Rekrutierung/Aktivierung weiterer Zellen durch diese Immunmediatoren führt. Sowohl die Aktivierung von PRRs wie auch die Aktivierung von zahlreichen Cytokinrezeptoren (TNF-R, IL1-R) führt zur Aktivierung des zentralen entzündungsfördernden **Transkriptionsfaktors NFκB** (Ghosh und Hayden 2008). Die Aktivierung dieses Transkriptionsfaktors induziert abhängig von dem aktivierten Zelltyp die Transkription und Expression einer Vielzahl an Im-

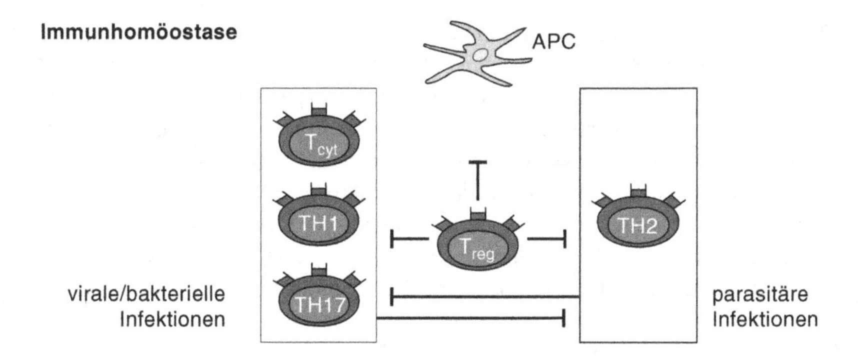

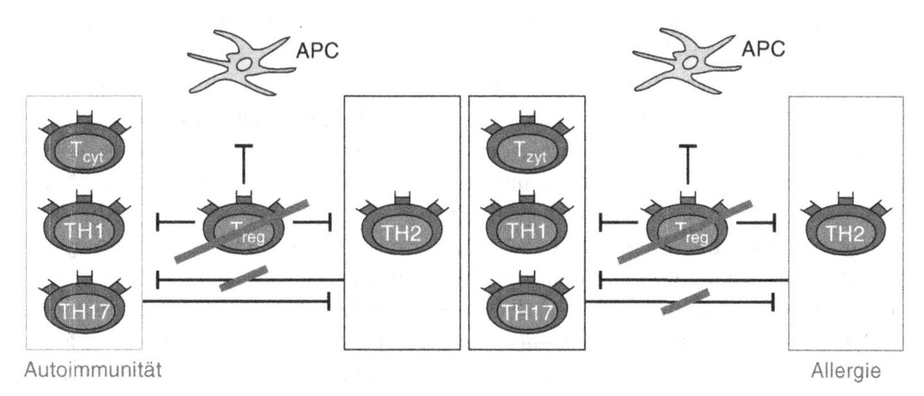

Abb. 5.5 Regulationsmechanismen der adaptiven Immunantwort. Die Art der induzierten Immunantwort ist von der Art und Lokalisation des Erregers abhängig. Virale und bakterielle Infektionen induzieren T_{cyt}-, TH1- und TH17-Antworten, deren Effektormechanismen zu einer effektiven Abwehr des verantwortlichen Erregers führen. TH2-Antworten entwickeln sich im Gegensatz dazu hauptsächlich bei parasitären Infektionen. Die Induktion einer dieser T-Zellantworten führt durch positives Feedback zu einer weiteren Aktivierung und Proliferation dieses T-Zellsubtyps und unterdrückt die Aktivierung der anderen Effektorzellpopulationen. Neben diesem Gleichgewicht aus TH1/T_{cyt}/TH17- und TH2-Antworten werden die Aktivierung, Proliferation und somit die Aktivität der anderen T-Effektorzellen bei einer Aktivierung von regulatorischen T-Zellen stark unterdrückt. Diese regulatorische Immunsuppression kann entweder direkt oder über die Modulation der Aktivität von APCs erfolgen. Bei einer Dysregulation dieser Mechanismen kommt es zu den zentralen Immunpathologien der Autoimmunität und Allergie.

munmediatoren und Effektormolekülen (MHC, costimulatorische Moleküle, antimikrobielle Proteine, Antikörper). Die Aktivierung von NFκB wirkt außerdem antiapoptotisch und proliferationsfördernd und wird über die Induktion negativer Feedbackmechanismen gegenreguliert.

In entzündlich aktivierten Zellen zeigt sich nachweislich auch ein verstärkter zellulärer (oxidativer, mitochondrialer und ER-) Stress (Shkoda et al. 2007; Rath et al. 2011). Die stark gesteigerte Produktion von sekretierten Immunmediatoren und Effektormolekülen in entzündlich aktivierten Zellen führt zur Akkumulation fehlgefalteter bzw. aggregierter Proteine im ER (endoplasmatisches Retikulum), dem für die Faltung sekretorischer Proteine verantwortlichen Zellkompartiment. Wenn die Kapazitätsgrenze des ER überschritten wird und sich im ER ungefaltete Proteine ansammeln, dann wird durch die Rekrutierung des Faltungshelferproteins Grp78/BIP zu den ungefalteten Proteinen eine UPR (*unfolded protein response*) ausgelöst. Die Induktion der UPR aktiviert transmembranverankerte Signalgeber (ATF6, IRE-1, PERK) und führt zu einer verstärkten Expression von Faltungshelferproteinen, der teilweisen Inhibition der Translationsmaschinerie sowie der Induktion von ER-abhängigen proteolytischen Systemen. All diese Mechanismen dienen im Verlauf einer aktivierten UPR der Erhöhung der Faltungskapazität sowie der Reduktion aggregierter Proteine im ER und halten somit über Adaptationsmechanismen die Funktionsfähigkeit dieses Zellkompartiments aufrecht. Wenn die »Stressbelastung« des ERs allerdings zu hoch wird und die protektiven UPR-Mechanismen den **Organellenstress** nicht mehr reduzieren können, kommt es durch die dauerhafte Aktivierung der UPR zum programmierten Zelltod (Tabas und Ron 2011).

Entzündlich aktivierte Zellen haben auch einen stark erhöhten Energiebedarf und die Mitochondrien der Zelle müssen diesen gesteigerten Energiebedarf decken. Die erhöhte Belastung führt zu mitochondrialem Stress und der Induktion mitochondrialer Stressantworten (mtUPR). Auch die mtUPR dient der Adaptation der Mitochondrien an die erhöhte Belastung, sodass der Energiebedarf der Zelle weiterhin gedeckt werden kann. Die gesteigerte Energieproduktion durch die Mitochondrien geht mit einem erhöhten Sauerstoffbedarf der Zelle einher, sodass als Nebeneffekt vermehrt zellschädigende reaktive Sauerstoffspezies (ROS) gebildet werden, die wiederum oxidativen Stress in der Zelle hervorrufen. Organellenstress ist Teil der Pathogenese metabolischer als auch immunvermittelter Krankheiten (Rath und Haller 2011).

Die intrazellulären Signalwege der entzündlichen Aktivierung überlappen an den verschiedensten Stellen mit denen der ER-UPR und der mtUPR. Entzündliche Aktivierung und Organellenstress bedingen und beeinflussen sich somit gegenseitig, sodass die endgültige Effektorfunktion entzündlich aktivierter Zellen das Resultat der Interaktionen dieses komplexen Netzwerks darstellt (■ Abb. 5.6). Dysregulationen in einem Pfad dieses Netzwerks können zu gestörter Zellfunktionalität führen und negative Auswirkungen auf die Regulation von Immunantworten haben. Die dauerhafte Aktivierung von NFκB sowie stark erhöhter Organellenstress sind z. B. mit zahlreichen chronischen Entzündungen wie CED, Asthma, Arthritis und Artherosklerose assoziiert (Renz et al. 2011).

Biofunktionalität 2: NFκB als zentrale Schaltstelle der zellulären entzündlichen Aktivierung

Die Aktivierung des zentralen entzündungsfördernden Transkriptionsfaktors NFκB ist in Zellkulturstudien durch zahlreiche Lebensmittelinhaltsstoffe modulierbar. Sowohl langkettige, mehrfach ungesättigte Fettsäuren als auch antioxidative Vitamine, Flavonoide, Präbiotika und Probiotika können in spezifischen Zielzellen durch verschiedene Mechanismen nachweislich zu einer Inhibierung der NFκB-Aktivierung führen. Die Übertragbarkeit dieser antientzündlichen Effekte auf den Organismus ist allerdings meist schwierig, da die in den Zellkulturstudien verwendeten Konzentrationen/Mengen dieser Lebensmittelinhaltsstoffe *in vivo* kaum zu erreichen sind.

5.4 Metabolismus und Immunfunktion

Die Induktion und Aufrechterhaltung einer Entzündung ist mit einem enormen **Energieaufwand** für den Organismus verbunden. Die Produktion großer Mengen an Immunmediatoren,

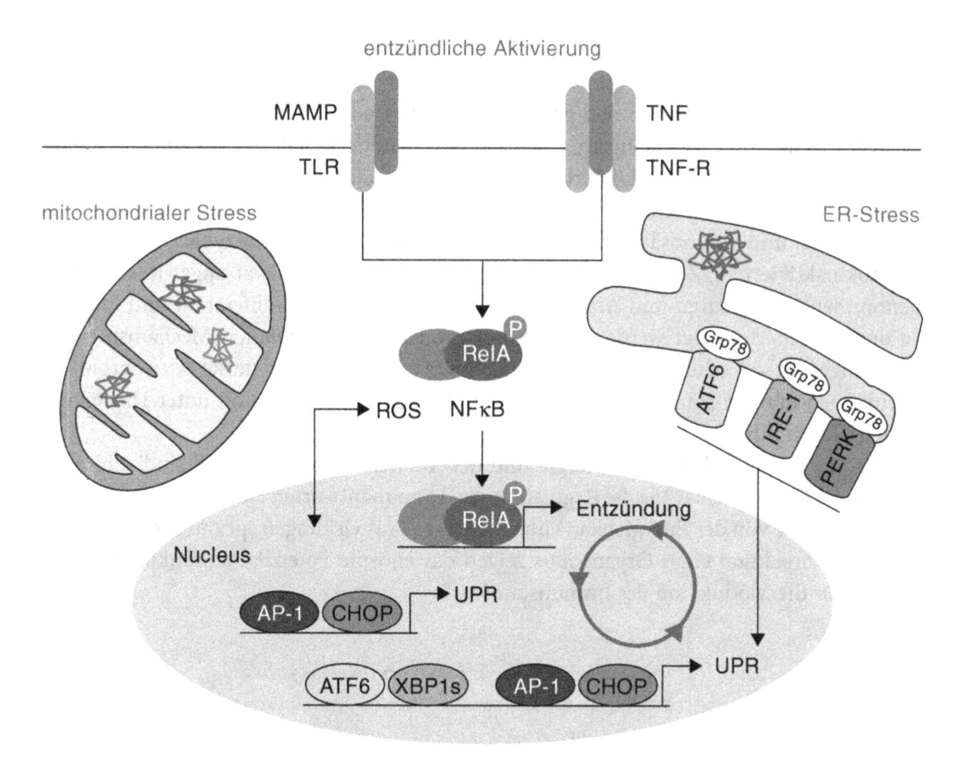

Abb. 5.6 Interaktion von entzündlicher Aktivierung und Organellenstressmechanismen in der Zelle. Die Aktivierung von Zellen durch MAMPs oder Immunmediatoren wie TNF führt zu der Aktivierung des zentralen entzündungsfördernden Transkriptionsfaktors NFκB. Dieser induziert nach der nucleären Translokation die Expression einer Vielzahl entzündungsassoziierter Proteine. Organellenstress wird durch erhöhten Energiebedarf und verstärkte Produktion sekretierter Proteine, wie es unter entzündlicher Aktivierung der Fall ist, ausgelöst. Der Organellenstress induziert UPR-Mechanismen, die zu einer Adaptation der Organellen an die erhöhte Belastung führen. Die Signaltransduktionskaskaden der zellulären Stressmechanismen und der entzündlichen Aktivierung sind miteinander verknüpft, sodass die Überlebensfähigkeit und Funktionalität der Zelle von der regulierten Interaktion dieser Mechanismen abhängt.

sowie die Proliferation von Immunzellen und die Erhöhung der Körpertemperatur erfordern viel Energie. Es ist daher leicht einzusehen, dass der Ernährungsstatus des Organismus eine entscheidende Rolle für die Immunabwehr spielt. Eine unzureichende Versorgung mit den Makronährstoffen Protein, Fett und Kohlenhydraten oder essenziellen Mikronährstoffen wie Vitaminen, Mineralien und Spurenelementen führt zu einer Beeinträchtigung der Immunfunktionen und einer erhöhten Infektionsanfälligkeit (Kau et al. 2011). Aus diesem Grund sind besonders Protein/Energiemangelernährung, einseitige Ernährung, Absorptionsdefekte im Darm oder erhöhte Nährstoffverluste Risikofaktoren für die Entwicklung lebensbedrohlicher Infektionen. Diese Risikofaktoren betreffen vor allem unterernährte Menschen in Dritte-Welt-Ländern sowie generell ältere Menschen oder Personen mit Störungen des Gastrointestinaltraktes.

Zusätzlich zu der Tatsache, dass der Ernährungsstatus des Organismus einen enormen Einfluss auf Immunfunktionen hat, beeinflusst die Immunabwehr das metabolische Gleichgewicht stark. Um eine ausreichende Energieversorgung für die Immunabwehr sicherzustellen, führt die Induktion einer Entzündungsreaktion bereits in der frühen Phase zu einer Umstellung des Stoffwechsels auf **katabole Mechanismen**. Durch die Akute-Phase-Reaktion werden vermehrt Fettsäuren und Aminosäuren aus Fettgewebe und Skelettmuskulatur freigesetzt, die als Bausteine für Immunzellen und Immunmediatoren dienen. Gleichzeitig wird der Umsatz in der Gluconeogenese erhöht, um den gesteigerten Bedarf an Glucose für die Energiegewinnung (ATP) zu decken. Der gesteigerte Glucosebedarf resultiert nicht nur aus einem erhöhten Energieverbrauch entzündlich aktivierter Zellen *per se*, sondern auch aus Veränderungen des Zellstoffwechsels. Während zum Beispiel ruhende T-Zellen neben Pyruvat aus der Glykolyse auch Fettsäuren und Aminosäuren zur Energiegewinnung in den Citratzyklus einschleusen, sind cytokinaktivierte T-Zellen auf die Energiegewinnung aus Pyruvat angewiesen, da die aufgenommenen Fettsäuren und Aminosäuren für die induzierte Proliferation und Effektorfunktion der Zelle benötigt werden. Folge der Induktion von katabolen Mechanismen bei Entzündungen ist ein schneller Substanz- und Gewichtsverlust. Sehr starke oder chronische Entzündungen können somit zur totalen Erschöpfung aller Reserven mit unter Umständen tödlichen Folgen führen.

Neben der Bereitstellung von Energie und der Verwendung als Baustoff sind zahlreiche Nährstoffe auch unmittelbar für die Regulation von Immunantworten entscheidend (Biofunktionalität 3). Diese von der Energiebilanz unabhängigen Auswirkungen spezifischer Nährstoffe auf die Immunreaktion eines Organismus zeigen das enorme Potenzial biofunktioneller Lebensmittel für die Modulation des Immunstatus auf.

Biofunktionalität 3: Immunregulatorische Effekte von Aminosäuren

Myeloide Suppressorzellen reduzieren über eine von der Arginase vermittelte Konvertierung von Arginin zu Harnstoff die Verfügbarkeit der limitierten Aminosäure. In der Folge wird über die Hemmung translatorischer Mechanismen die T-Zellaktivität inhibiert. Auch TH2-Cytokine oder antiinflammatorische Immunmediatoren können eine erhöhte Expression und Aktivität der antientzündlichen Arginase induzieren. TH1-Cytokine induzieren dagegen die Expression von iNOS in phagocytierenden Zellen, ein Enzym, das Arginin in antimikrobiell wirkendes Stickstoffmonoxid umsetzt (Bansal und Ochoa 2003).

Auch die essenzielle Aminosäure Tryptophan spielt eine wichtige Rolle bei der Immunregulation, da aktivierte T-Zellen Tryptophan für ihre Proliferation benötigen. Die verstärkte Expression des tryptophanabbauenden Enzyms Indolamin-2,3-dioxygenase (IDO) in APCs führt über die Reduktion der Verfügbarkeit von Tryptophan zur T-Zellinhibition. Zusätzlich können einige Abbauprodukte von Tryptophan eine T-Zellapoptose induzieren (Puccetti und Grohmann 2007).

5.5 Chronische Entzündungen

5.5.1 Dysregulierte Entzündungsmechanismen als zentraler Faktor chronischer Erkrankungen

Die Induktion von Entzündungsmechanismen dient durch die Aktivierung und Rekrutierung innater wie auch adaptiver Effektorzellen dem Schutz des Organismus vor Infektionserregern und entarteten Zellen und ist somit eine lebensnotwendige Funktion. Da die Aktivierung der Immunantwort mit der Schädigung bzw. Zerstörung von Gewebe verknüpft ist, müssen Entzündungsreaktionen strikt reguliert ablaufen, um dauerhafte Schädigungen und Funktions-

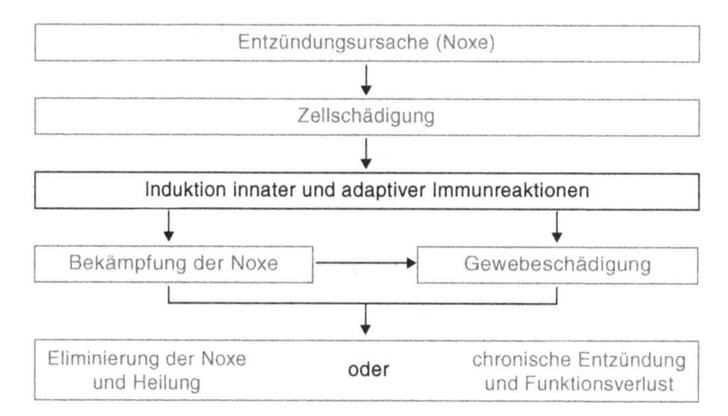

Abb. 5.7 Entzündung als zweischneidiges Schwert. Die Induktion einer Entzündung dient der Eliminierung der Entzündungsursache. Wenn die Entzündungsursache aber nicht beseitigt werden kann oder dysregulierte Entzündungsmechanismen vorliegen, entstehen chronische Entzündungen, die zum Funktionsverlust des betroffenen Gewebes führen können.

verluste von Organen zu verhindern (Abb. 5.7). Die **Regulation der Immunreaktion** findet dabei auf zahlreichen Ebenen statt. Die Terminierung der Immunreaktion und Aktivierung von Reparaturmechanismen sind wesentliche Prozesse der Immunhomöostase.

Ein entscheidender Faktor der Regulation ist die **Reaktionslosigkeit** gegenüber körpereigenen Strukturen sowie die **Toleranz** des Immunsystems gegenüber ubiquitär vorhandenen, ungefährlichen Mikroorganismen und Fremdantigenen. Der Verlust dieser Fähigkeit führt zur Entwicklung sehr unterschiedlicher chronischer Entzündungskrankheiten wie chronisch entzündlichen Darmerkrankungen (CED), Allergien, Asthma und Autoimmunerkrankungen (Abb. 5.8). Chronische Entzündungen entstehen generell immer dann, wenn die Entzündungsursache durch die akute Entzündungsreaktion nicht beseitigt werden kann. Auch metabolische Störungen wie Diabetes und Adipositas sind mit einer subklinischen chronischen Entzündung assoziiert (Donath und Shoelson 2011). Die Entwicklung und der Verlauf chronischer Entzündungen werden dabei durch ein komplexes Zusammenspiel zahlreicher Faktoren wie Umwelt, genetische Suszeptibilität, Stoffwechsellage, Alter und Geschlecht beeinflusst.

5.5.2 Adipositas als Auslöser einer subklinischen chronischen Entzündung

Die negativen Auswirkungen von Unterernährung auf die Immunabwehr eines Organismus sind seit Langem bekannt. Seit Kurzem weiß man jedoch auch, dass durch Überernährung hervorgerufene metabolische Störungen wie Adipositas mit einer chronischen, subklinischen Entzündung assoziiert sind (Mathis und Shoelson 2011). Adipocyten im Fettgewebe fettleibiger Personen sind vermutlich durch eine Überladung mit Lipiden entzündlich aktiviert und produzieren zahlreiche Immunmediatoren wie IL-6, TNF und MCP-1, wodurch verstärkt Monocyten/Makrophagen in das Fettgewebe rekrutiert werden. Diese aktivierten Immuneffektorzellen produzieren ebenfalls entzündungsfördernde Immunmediatoren wie TNF. Neben den klassischen Immunmediatoren bilden Adipocyten auch Adipocytokine wie Adiponectin, Leptin und Resistin, die neben ihrer regulierenden Funktion auf den Stoffwechsel und die Nah-

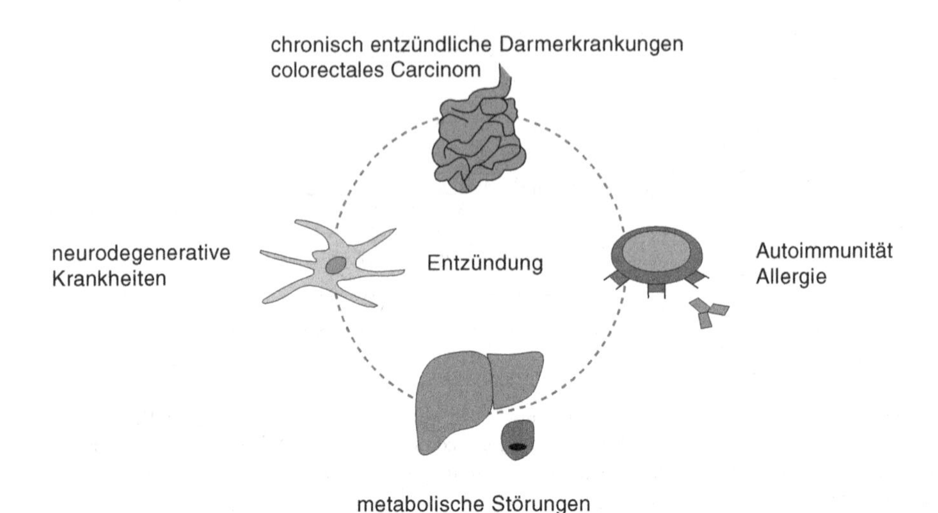

Abb. 5.8 Dysregulierte Entzündung ist ein zentraler Faktor zivilisatorischer Erkrankungen. Dysregulierte Immunfunktionen sind die Ursache zahlreicher chronischer Erkrankungen, die die Funktionsfähigkeit lebenswichtiger Organe stark einschränken können und den Metabolismus beeinflussen. Gleichzeitig beeinflussen auch metabolische Störungen wie Adipositas und der Typ-2-Diabetes das Immunsystem und sind mit chronischen Entzündungsprozessen assoziiert.

rungsaufnahme auch einen starken Einfluss auf adaptive Immunreaktionen ausüben (Tilg und Moschen 2006). Adiponectin wirkt entzündungshemmend, indem es die T-Zellproliferation, sowie die Cytokinproduktion durch TH1- und TH2-Zellen hemmt. Die Plasmakonzentration dieses regulierenden Adipocytokins nimmt aber bei zunehmender Fettleibigkeit ab. Im Gegensatz zu Adiponectin induziert Leptin die T-Zellproliferation und fördert TH1-Immunantworten (La und Matarese 2004). Die durch Adipositas hervorgerufene subklinische Entzündung ist vermutlich an der Entwicklung eines Typ-2-Diabetes beteiligt. In diesem Kontext ist bereits bekannt, dass TNF zu einer autokrinen Insulinresistenz in Adipocyten führt. Man weiß auch, dass Fettleibigkeit ER-Stress auslöst, der wiederum zu Insulinresistenz in Muskel- und Leberzellen führt (Oczan et al. 2004). Die der subklinischen Entzündung zugrunde liegenden Mechanismen sind bisher noch nicht genau bekannt, es gibt jedoch Hinweise darauf, dass es durch den metabolischen Stress bei Adipositas zu einer Reduktion der Darmbarriere und somit zu einer vermehrten Penetration entzündungsfördernder MAMPs und Antigene aus dem Darmlumen in tiefere Gewebeschichten des Organismus kommt (Cani et al. 2009). Der erhöhte Plasma-Endotoxinspiegel bei Adipositas könnte neben der reduzierten Effizienz der Darmbarriere aber auch auf einer verstärkten Einschleusung von LPS durch die Aufnahme LPS-beladener Chylomikronen beruhen.

Die Reduktion chronischer Entzündungsprozesse bei immunvermittelten als auch stoffwechselassoziierten Erkrankungen, könnte ein Ziel biofunktioneller Lebensmittel sein. Funktionelle Inhaltsstoffe dieser Lebensmittel müssten dabei entweder bei der Stärkung der Darmbarriere oder der Reduktion entzündlicher Mechanismen ansetzen. Da sich die intestinale Mikrobiota bei Adipositas nachweislich von der Mikrobiota normalgewichtiger Menschen unterscheidet, könnte auch die Modulation der intestinalen Mikrobiota ein mögliches Ziel biofunktioneller Lebensmittel sein (Cani et al. 2009).

5.5.3 Metabolische Störungen und Entzündungsreaktionen in der Pathogenese der Arteriosklerose

Bei der Arteriosklerose, umgangssprachlich auch oft als »Gefäßverkalkung« bezeichnet, handelt es sich um eine Systemerkrankung der Arterien und eine der häufigsten Wohlstandserkrankungen (Rocha und Libby 2009). Hyperlipidämie sowie Hypercholesterinämie stellen entscheidende Risikofaktoren dar. Auch bei der Arteriosklerose spielen entzündliche Prozesse eine entscheidende Rolle für den Verlauf der Krankheit. In einem ersten Schritt erfolgt eine Einlagerung von LDL (*low density lipoprotein*) in die Intima der Blutgefäße und die Oxidation von LDL zu oxLDL. oxLDL wird über PRRs gewebeständiger Makrophagen erkannt und induziert eine entzündliche Reaktion. Die Makrophagen nehmen große Mengen an LDL auf und entwickeln sich so zu den für arteriosklerotische Plaques typischen Schaumzellen. Gleichzeitig werden durch die entzündliche Aktivierung der Makrophagen zahlreiche Cytokine und Chemokine freigesetzt, die zu einer Aktivierung der Endothelzellen sowie zur Aktivierung und Rekrutierung weiterer Immunzellen aus dem Blut führen. Dendritische Zellen nehmen oxLDL wie auch andere, in den arteriosklerotischen Plaques vorhandene, immunogene Proteine auf, prozessieren sie und induzieren die Differenzierung antigenspezifischer T-Zellen zu TH1-Zellen. Auch diese antigenspezifischen TH1-Zellen werden in die entzündlich aktivierte Gefäßwand rekrutiert und tragen dort zu der weiteren Schädigung und Schwächung der Gefäßwand bei (Hansson und Libby 2006). Die durch die entzündlichen Prozesse fortschreitende Verdickung der Gefäßwand reduziert den Gefäßdurchmesser, wodurch sich der Druck des Blutstroms auf die Gefäßwand erhöht. Im weiteren Verlauf der Pathogenese werden die Endothelzellschicht und das Bindegewebe durch Immuneffektoren wie NO, ROS und Proteasen sowie durch die Hemmung der Kollagenproduktion durch IFN-γ geschwächt. Folge dieser Mechanismen kann eine Ruptur der arteriosklerotischen Plaques (fibrotische Kappe) und schließlich die Bildung eines gefäßverschließenden Thrombus sein. Im schlimmsten Fall kann Arteriosklerose somit zu einer Ischämie oder Thrombose mit schädlichen bis hin zu tödlichen Folgen wie Herzinfarkt oder Gehirnschlag führen. Die Reduktion der auslösenden metabolischen Störungen sowie die Induktion regulatorischer Mechanismen sind somit erfolgversprechende Präventions- und Therapieansätze bei Arteriosklerose.

Biofunktionalität 4: Entzündungshemmende Effekte von langkettigen, mehrfach ungesättigten ω3-Fettsäuren (PUFAs)

Die Aufnahme von langkettigen ω3-PUFAs (z. B. Fischöl) führt zu einer Reduktion von arachidonsäurehaltigen Phospholipiden in der Zellwand. Da Arachidonsäure der entscheidende Vorläufer für die Biosynthese der entzündungsfördernden Eicosanoide ist, werden durch die ω3-PUFAs weniger Eicosanoide gebildet. Außerdem können aus den ω3-PUFAs entzündungshemmende Resolvine synthetisiert werden. Darüber hinaus resultiert die Aufnahme von ω3-PUFAs in einer reduzierten Sekretion von entzündungsfördernden Cytokinen sowie gewebeschädigenden ROS. Im Kontext von Arteriosklerose und kardiovaskulären Erkrankungen führt die Aufnahme von ω3-PUFAs zu einer veränderten zellulären Zusammensetzung sowie einer erhöhten Stabilität arteriosklerotischer Plaques und reduziert nachweislich die Mortalitätsrate. Auch bei zahlreichen anderen chronischen Entzündungen wie rheumatoider Arthritis und CED konnten protektive Effekte der ω3-PUFAs nachgewiesen werden (Calder 2006; Marchioli et al. 2002).

5.5.4 Allergien sind das Resultat einer dysregulierten Immunantwort auf ungefährliche Fremdantigene

Allergien sind definiert als überschießende Immunreaktionen gegenüber prinzipiell ungefährlichen Stoffen in der Umwelt. Wie auch bei anderen chronischen Entzündungskrankheiten geht man davon aus, dass eine Kombination aus Umweltfaktoren und genetischer Suszeptibilität für die steigende Inzidenz und Prävalenz allergisch reagierender Menschen in Industrienationen verantwortlich ist. Die Pathogenese einer allergischen Immunreaktion ist grundsätzlich durch zwei Phasen gekennzeichnet: die Sensibilisierungsphase gegenüber einem Antigen (Allergen) und die sich anschließende allergische Effektorphase bei Reexposition gegenüber dem Allergen. Die Sensibilisierungsphase umfasst die Erkennung des Allergens sowie die Induktion einer entzündlichen Reaktion. Die Aufnahme des Allergens durch dendritische Zellen in einem entzündlichen Milieu führt klassischerweise zu einer Induktion von TH2-Antworten und einer Produktion allergenspezifischer IgE-Antikörper (Geha et al. 2003). Diese IgE-Antikörper binden dann über ihren Fc-Teil bevorzugt an gewebeständige Mastzellen. Bei einer erneuten Penetration des Allergens wird dieses von dem zellständigen IgE gebunden und es kommt zu einer sofortigen Aktivierung und Degranulation der Mastzellen. Die starke Freisetzung von Histamin, TNF, Proteasen und Lipidmediatoren führt durch die Aktivierung und Permeabilisierung der Epithelzellschicht und des Bindegewebes zu den typischen allergischen Symptomen wie dem Anschwellen und der Rötung des betroffenen Gewebes. Diese sofortige allergische Reaktion induziert die Aktivierung und Rekrutierung weiterer Immuneffektorzellen, vor allem Eosinophile und TH2-Zellen, zum betroffenen Gewebe, wodurch das Ausmaß der Entzündung und der Gewebeschäden in einer späteren Phase weiter zunimmt. Die Schleimhautoberflächen des Körpers sind besonders häufig von Allergien betroffen, da hier die Penetration von Allergenen im Vergleich zur Haut erhöht ist. Darüber hinaus werden noch weitere IgE-unabhängige Allergietypen unterschieden: Typ-II (cytotoxisch), Typ-III (immunkomplexvermittelt), Typ-IV (verzögert TH1-vermittelt).

Die **Hygiene-Hypothese** ist ein Versuch, die erhöhte Inzidenz von Allergien in industrialisierten Ländern zu begründen. Man geht davon aus, dass verstärkte Hygienemaßnahmen eine reduzierte Infektionsrate mit TH1-polarisierenden Pathogenen zur Folge haben und dadurch TH2-Antworten nicht ausreichend kontrolliert werden können. In ihrer modifizierten Form besagt die Hygiene-Hypothese, dass jede frühkindliche TH1-oder TH2-Abwehrreaktion aufgrund der intrinsischen Induktion regulatorischer Immunantworten protektiv gegenüber Immunpathologien wirken kann (Wills-Karp et al. 2001). Studien im Kontext der atopischen Dermatitis zeigten, dass sich durch die Verabreichung von Probiotika an suszeptible Schwangere die Inzidenz atopischer Dermatitis bei ihren Kindern reduzieren lässt (Lee et al. 2008).

5.5.5 Autoimmunität als Resultat einer dysregulierten Immunaktivierung gegenüber Selbstantigenen

Für die Aufrechterhaltung der Nichtreaktivität des Immunsystems gegenüber Selbstantigenen sind auf den verschiedenen Ebenen der Entwicklung und Aktivierung des Immunsystems zahlreiche Toleranzmechanismen zuständig. Der wichtigste Mechanismus ist die zentrale Toleranzinduktion während der Lymphocytenreifung: die negative Selektion selbstreaktiver T-Zellen im Thymus. Die Eliminierung selbstreaktiver T-Zellen ist allerdings nicht vollständig, da manche Selbstantigene im Thymus nicht präsentiert werden und eine Eliminierung aller auch nur schwach selbstreaktiver T-Zellen die Immunabwehr negativ beeinflussen würden. Aufgrund dieser Tatsache kommt der peripheren Toleranzinduktion eine enorme Bedeutung bei der Prävention von Autoimmunitätsreaktionen zu. Die Aktivierung von reifen Lymphocyten durch Selbstantigen in Abwesenheit costimulatorischer entzündlicher Signale führt zur Induktion von Nichtreaktivität (**Anergie**) in diesen T-Zellen (Fathman und Lineberry 2007). Kommt es dennoch zu Autoimmunreaktionen des Körpers, dann werden diese normalerweise durch zahlreiche weitere Regulationsmechanismen wie eine Aktivierung regulatorischer T-Zellen rasch eingedämmt und beendet. Erst bei einem Scheitern mehrerer solcher Mechanismen entwickelt sich eine pathologische Autoimmunität (Murphy et al. 2007). Je nach Lokalisation der Selbstantigene entwickeln sich organspezifische Autoimmunerkrankungen (Typ-1-Diabetes, Multiple Sklerose) oder systemische Autoimmunerkrankungen (rheumatoide Arthritis, Lupus erythematodes).

5.5.6 Zentrale Rolle der intestinalen Mikrobiota in der Pathogenese chronisch entzündlicher Darmerkrankungen (CED)

Die beiden Hauptausprägungsformen von CED sind Morbus Crohn, eine typische TH1/TH17-vermittelte Entzündung im gesamten Gastrointestinaltrakt, und Colitis ulcerosa, eine eher TH2-vermittelte Entzündung im Colon. Der Auslöser von CED ist bisher nicht bekannt, man weiß jedoch, dass ein komplexes Zusammenspiel aus genetischen Faktoren und Umweltfaktoren für die Entwicklung der Krankheit verantwortlich ist. In den letzten Jahrzehnten hat sich herausgestellt, dass die intestinale Mikrobiota eine zentrale Rolle bei der Pathogenese von CED einnimmt (Nell et al. 2010), wodurch sich der chronisch rezidivierende Verlauf der Krankheit erklären ließe. Normalerweise folgt der Aktivierung des darmassoziierten Immunsystems (GALT) durch die einzelnen Bestandteile der normalen intestinalen Mikrobiota eine Induktion von Toleranz gegenüber diesen Antigenen (Kapitel 6) (Kagnoff und Kiyono 1996). Bei CED ist diese Toleranzinduktion jedoch gestört und es kommt zu einer überschießenden Immunreaktion gegenüber Antigenen aus der intestinalen Mikrobiota. Bei Patienten mit CED wurde außerdem eine stark reduzierte intestinale Barrierefunktion sowie eine veränderte Mikrobiota festgestellt. Welche der beobachteten Veränderungen ursächlich für die Entwicklung von CED sind und bei welchen es sich um entzündungsfördernde Konsequenzen handelt, ist bisher noch nicht geklärt. Es gibt jedoch gute Hinweise darauf, dass bereits die Normalisierung einer dieser Ebenen zu einer deutlichen Verbesserung der Darmgesundheit beitragen kann.

5.6 Marker für Immunfunktion und Entzündungsprozesse

Um gesundheitsfördernde Effekte biofunktioneller Lebensmittel untersuchen zu können, ist es zunächst absolut notwendig, aussagekräftige Marker für Zielfunktionen dieser Lebensmittel zu etablieren. Bei diesen Messgrößen muss wiederum zwischen Markern, die mit vorhandenen Störungen und Pathologien assoziiert sind, und solchen, die einen direkten Prognosecharakter für die Entwicklung bestimmter Pathologien aufweisen (sogenannte Biomarker) unterschieden werden. Vor allem letztere spielen für den Nachweis einer Risikoprävention im Sinne der Health-Claims-Verordnung eine essenzielle Rolle. Der Einsatz von Markern ist für die Analyse von Lebensmitteleffekten von entscheidender Bedeutung, die meisten der bisher verwendeten Marker sind allerdings nicht klar mit einem einzelnen klinischen Endpunkt oder

Tab. 5.1 Marker für Immunfunktion und Entzündung (modifiziert nach Albers et al. 2005)

Marker	Assoziiert mit: Funktionalität oder klinischem Endpunkt	Bemerkungen
in vivo		
Impfantwort	↓ = ↓ IA	Ein-Punkt-Messung
delayed type hypersensitivity-(DTH-)Hauttest	↓ = ↓ IA	semiquantitativ, ↓ nach Sport und im Alter
Allergen-Patch-Hauttest	positiv = Allergie	antigenspezifisch
in vivo (Blut)		
Cytokin- und Cytokinrezeptorspiegel (CRP, SAA, IL-6, TNF-α, IL-1, IL-1RA, sTNF-R)	↑ = Entzündung (Infektion, Allergie, CED, Autoimmunität, Adipositas)	abhängig von Sport und Alter
Anzahl NK-Zellen	↓ = ↑Krebs, ↓ Zerstörung abnormer/infizierter Zellen	↑ durch Sport und Alter
Gesamtleukocytenzahl	↑ = Entzündung (CED, T2D, Adipositas, CVD usw.)	
Anzahl Eosinophile	↑ = Allergien	
Anzahl Neutrophile	↑ = Entzündung (CED, Adipositas, T2D usw.)	↑ Alter
Subpopulation der Lymphocyten (Oberflächenmarker)	↓ CD4 = ↑ Mortalität im Alter	↓ CD4 bei Unterernährung ↓ CD4/CD8 im Alter ↑ T-Gedächtniszellen (CD45RO) nach Sport und im Alter
Aktivierungsstatus der Lymphocyten (Aktivierungsmarker CD69, CD25, CD28 usw.)	↑ = Entzündung	abhängig von Sport und Alter
Komplementaktivierung	↑ = Entzündung	
Immunglobulinvorkommen (IgG, IgM, IgA)	↓ = ↓ IA (humoral) ↑ IgG, IgA = chronische Infektion	↓ nur bei starken Defekten der humoralen IA ↑ IgG, IgA im Alter
Gesamt-IgE-Spiegel	↑ = atopische Allergie	nicht antigenspezifisch
allergenspezifisches IgE	↑ = atopische Allergie	
autoantigenspezifische Ig	↑ = Autoimmunität	
ex vivo (Blut)		
innate IA		
Phagocytose und *oxidative burst*	↓ = ↑ Infektionsanfälligkeit, ↓ bakterielle Abwehr	↓ Training
NK-Zellfunktion	↓ = ↑ Krebs, ↓ Zerstörung abnormer/infizierter Zellen	↓ durch Sport und Alter
APC-Funktion (meist Monocyten)	Aktivierbarkeit und Regulation der adaptiven IA	modulierbar durch FS in Nahrung

Tab. 5.1 Forsetzung

Marker	Assoziiert mit: Funktionalität oder klinischem Endpunkt	Bemerkungen
adaptive IA		
Lymphocytenproliferation	↓ = ↑ Mortalität bei HIV/Alter	↓ Sport, Alter
Lymphocytenaktivierbarkeit (Oberflächenmarker)	Aktivierbarkeit/Regulation der adaptiven IA	↓CD69 durch Sport
Lymphocytenaktivierbarkeit (Cytokinprofil: IL-2, -4, -5, -10, TGF-β, IFN-γ, TNF-α)	↓ IL-2 = ↑ Infektionsanfälligkeit Effektorfunktion/Regulation der adaptiven IA	↓ IL-2, ↑ IL-4, -5 im Alter

IA = Immunantwort, FS = Fettsäuren, T2D = Typ-2-Diabetes, CVD = kardiovaskuläre Erkrankungen

einer Funktionalität assoziiert. Die aussagekräftigsten Marker für die Immunfunktion sind die integrierten *in vivo*-Analysen der Immunfunktion über die Impfantwort sowie die *delayed type hypersensitivity*-(DTH-)Antwort. Zusätzlich zu diesen *in vivo*-Markern kann eine Kombination mehrerer *ex vivo*-Marker ebenfalls zu einer aussagekräftigen Schlussfolgerung über die Immunfunktion und den Gesundheitsstatus führen. Eine niedrige inter- sowie intraindividuelle Variabilität, leichte Zugänglichkeit (Blut versus Biopsie) sowie die leicht realisierbare und reproduzierbare Analyse sind weitere zentrale Kriterien für die Qualität eines Markers. Die meisten der bisher eingesetzten Marker für Immunfunktion und Entzündung sind allerdings relativ hohen Schwankungen durch unterschiedliche Faktoren wie Alter, Sport, Stress, Ernährungstatus und Geschlecht unterworfen (◘ Tab. 5.1).

Literatur

Albers R et al. (2005). Markers to measure immunomodulation in human nutrition intervention studies. *Br J Nutr* 94:452–481

Bansal V, Ochoa JB (2003) Arginine availability, arginase, and the immune response. *Curr Opin Clin Nutr Metab Care* 6:223–228

Barry M, Bleackley RC (2002) Cytotoxic T lymphocytes: all roads lead to death. *Nat Rev Immunol* 2:401–409

Barton GM, Kagan JC (2009) A cell biological view of Toll-like receptor function: regulation through compartmentalization. *Nat Rev Immunol* 9:535–542

Belkaid Y (2007) Regulatory T cells and infection: a dangerous necessity. *Nat Rev Immunol* 7:875–888

Bluestone JA, Abbas AK (2003) Natural versus adaptive regulatory T cells. *Nat Rev Immunol* 3:253–257

Calder PC (2006) n-3 polyunsaturated fatty acids, inflammation, and inflammatory diseases. *Am J Clin Nutr* 83:1505S–1519S

Cani PD et al. (2009) Changes in gut microbiota control inflammation in obese mice through a mechanism involving GLP-2-driven improvement of gut permeability. *Gut* 58:1091–1103

Donath MY, Shoelson SE (2011) Type 2 diabetes as an inflammatory disease. *Nat Rev Immunol* 11:98–107

Fagarasan S, Honjo T (2003) Intestinal IgA synthesis: regulation of front-line body defences. *Nat Rev Immunol* 3:63–72

Fang FC (2004) Antimicrobial reactive oxygen and nitrogen species: concepts and controversies. *Nat Rev Microbiol* 2: 820–832

Fathman CG, Lineberry NB (2007) Molecular mechanisms of CD4+ T-cell anergy. *Nat Rev Immunol* 7:599–609

Friedl P et al. (2005) Tuning immune responses: diversity and adaptation of the immunological synapse. *Nat Rev Immunol* 5:532–545

Geha RS et al. (2003) The regulation of immunoglobulin E class-switch recombination. *Nat Rev Immunol* 3:721–732
Ghosh S, Hayden MS (2008) New regulators of NF-kappaB in inflammation. *Nat Rev Immunol* 8:837–848
Hansson GK, Libby P (2006) The immune response in atherosclerosis: a double-edged sword. *Nat Rev Immunol* 6:508–519
Jameson SC et al. (1995) Positive selection of thymocytes. *Annu Rev Immunol* 13:93–126
Kagnoff M et al. (1996) Essentials of mucosal immunology. Academic Press, San Diego
Kau AL et al. (2011) Human nutrition, the gut microbiome and the immune system. *Nature* 474:327–336
Kemper C, Atkinson JP (2007) T-cell regulation: with complements from innate immunity. *Nat Rev Immunol* 7:9–18
Kolls JK et al. (2008) Cytokine-mediated regulation of antimicrobial proteins. *Nat Rev Immunol* 8:829–835
La CA, Matarese G (2004) The weight of leptin in immunity. *Nat Rev Immunol* 4:371–379
Lee J et al. (2008) Meta-analysis of clinical trials of probiotics for prevention and treatment of pediatric atopic dermatitis. *J Allergy Clin Immunol* 121:116–121
Marchioli R et al. (2002) Early protection against sudden death by n-3 polyunsaturated fatty acids after myocardial infarction: time-course analysis of the results of the Gruppo Italiano per lo Studio della Sopravvivenza nell'Infarto Miocardico (GISSI)-Prevenzione. *Circulation* 105:1897–1903
Mathis D, Shoelson SE (2011) Immunometabolism: an emerging frontier. *Nat Rev Immunol* 11:81
Medzhitov R (2001) Toll-like receptors and innate immunity. *Nat Rev Immunol* 1:135–145
Murphy K et al. (2007) Janeway's Immunobiology. Garland Science, New York
Nell S et al. (2010) The impact of the microbiota on the pathogenesis of IBD: lessons from mouse infection models. *Nat Rev Microbiol* 8:564–577
Orange JS (2008) Formation and function of the lytic NK-cell immunological synapse. *Nat Rev Immunol* 8:p. 713–725
Ozcan U et al. (2004) Endoplasmic reticulum stress links obesity, insulin action, and type 2 diabetes. Science 306:p. 457–461
Pober JS, Sessa WC (2007) Evolving functions of endothelial cells in inflammation. *Nat Rev Immunol* 7:803–815
Puccetti P, Grohmann U (2007) IDO and regulatory T cells: a role for reverse signalling and non-canonical NF-kappaB activation. *Nat Rev Immunol* 7:817–823
Randolph GJ et al. (2005) Dendritic-cell trafficking to lymph nodes through lymphatic vessels. *Nat Rev Immunol* 5:617–628
Rath E et al. (2011) Induction of dsRNA-activated protein kinase links mitochondrial unfolded protein response to the pathogenesis of intestinal inflammation. *Gut Oct* 13 10.1136/gutjnl-2011-300767
Rath E, Haller D (2011) Inflammation and cellular stress: a mechanistic link between immune-mediated and metabolically driven pathologies. *Eur J Nutr* 50:219–233.
Renz H et al. (2011) Gene-environment interactions in chronic inflammatory disease. *Nat Immunol* 12:273–277
Rocha VZ, Libby P (2009) Obesity, inflammation, and atherosclerosis. *Nat Rev Cardiol* 6:399–409
Schwarz MK, Wells TN (2002) New therapeutics that modulate chemokine networks. *Nat Rev Drug Discov* 1:347–358
Serhan CN et al. (2008) Resolving inflammation: dual anti-inflammatory and pro-resolution lipid mediators. *Nat Rev Immunol* 8:349–361
Shapiro-Shelef M, Calame K (2005) Regulation of plasma-cell development. *Nat Rev Immunol* 5:230–242
Shkoda A et al. (2007) Interleukin-10 blocked endoplasmic reticulum stress in intestinal epithelial cells: impact on chronic inflammation. *Gastroenterology* 132:190–207
Strober W et al. (2006) Signalling pathways and molecular interactions of NOD1 and NOD2. *Nat Rev Immunol* 6:9–20
Tabas I, Ron D (2011) Integrating the mechanisms of apoptosis induced by endoplasmic reticulum stress. *Nat Cell Biol* 13:184–190
Tilg H, Moschen AR (2006) Adipocytokines: mediators linking adipose tissue, inflammation and immunity. *Nat Rev Immunol* 6:772–783
von Essen MR et al. (2010) Vitamin D controls T cell antigen receptor signaling and activation of human T cells. *Nat Immunol* 11:344–349
Wills-Karp M et al. (2001) The germless theory of allergic disease: revisiting the hygiene hypothesis. *Nat Rev Immunol* 1:69–75

Darmgesundheit und Mikrobiota

Dirk Haller, Gabriele Hörmannsperger

6.1 Aufbau und Funktionen des Darms

6.1.1 Die zentralen Funktionen des Darms

Die zentrale Aufgabe des Darms ist die **Aufnahme von Nährstoffen und Wasser** aus der Umwelt. Um die Versorgung des Organismus mit Energie und essenziellen Nährstoffen sicherzustellen, ist dazu zunächst die Sekretion einer ganzen Reihe an Verdauungsenzymen und anderen funktionellen Komponenten (z. B. Gallensäuren) notwendig. Eine intrinsische Folge dieses lebenswichtigen Austausches mit der Umwelt ist die semipermeable Barrierefunktion der Darmoberfläche im Vergleich mit anderen Körperoberflächen, vor allem der Haut. Die Schleimhaut des Darms stellt eine **hochselektive Barriere** dar, die die Absorption bestimmter luminaler Faktoren (Nährstoffe) durch aktiven Transport oder passive Diffusion erlaubt, wohingegen das Eindringen von pathogenen Faktoren (Viren, Bakterien, Parasiten) effektiv verhindert wird. Aufgrund der auch bei intakter Darmbarrierefunktion nicht vollständig erreichbaren Abgrenzung zwischen Gewebe, das immunologisch als »selbst« erkannt und toleriert wird, und luminalen Faktoren, kommt dem Darm auch eine entscheidende Funktion in der Immunregulation zu. Das intestinale Immunsystem muss zum einen gegenüber der normalen, dauerhaft vorhandenen intestinalen Mikrobiota eine Toleranz entwickeln, sodass andauernde, energieaufwendige und gewebeschädigende Immunreaktionen verhindert werden. Zum anderen müssen Infektionserreger schnell erkannt und eliminiert werden, um lokale Infektionen und Gewebezerstörung sowie die systemische Ausbreitung der Erreger zu verhindern. Die **Immunfunktion des Darms** hat sich somit vermutlich als Konsequenz aus der notwendigen Vereinbarung gegensätzlicher Funktionen – Nährstoff/Wasserabsorption aus der Umwelt versus Abgrenzung zur Umwelt – entwickelt.

6.1.2 Anatomischer Aufbau des Darms

Die verschiedenen Kompartimente des Gastrointestinaltraktes tragen alle in unterschiedlicher Art und Weise und in unterschiedlichem Ausmaß zu den Funktionen (Nährstoff/Wasserabsorption, Barriere, Immunregulation) bei. Im Mund findet eine erste mechanische Zerkleinerung sowie durch die α-Amylase ein erster enzymatischer Verdau der aufgenommenen Nahrung statt. Die Sekretion von antibakteriell wirksamen Substanzen wie Lysozym dient der Abtötung von potenziell in der Nahrung enthaltenen Krankheitserregern. Der stark saure pH-Wert des Magens (pH 1,5–4) reduziert im weiteren Verlauf der Passage die Keimlast zusätzlich. Im Magen wird der Speisebrei außerdem durch die Peristaltik gut mit dem proteinspaltenden Enzym Pepsin gemischt. Durch den Schließmuskel des Magens (Sphinkter) kann der Speisebrei dann portionsweise kontrolliert in den Zwölffingerdarm (Duodenum) abgegeben werden. Die Anwesenheit von Nahrungsbrei in diesem Kompartiment führt zu der Abgabe von Sekreten aus der Bauchspeicheldrüse (exokriner Pankreas) und Gallensekreten. Folge ist eine Neutralisierung des Nahrungsbreis und eine Durchmischung mit zahlreichen hochaktiven Verdauungsenzymen (Trypsin, Chymotrypsin, Lipasen, Amylasen), sowie der für die Fettaufnahme notwendigen Gallensäuren. Durch die enorm große Oberfläche des Dünndarms (Falten, Zotten, Mikrovilli der Enterocyten) können die verdauten und aufbereiteten Nahrungsbestandteile effizient aufgenommen und basolateral in das Lymphsystem oder das Pfortaderblut abgegeben werden. Im terminalen Ileum und Dickdarm werden Gallensäuren

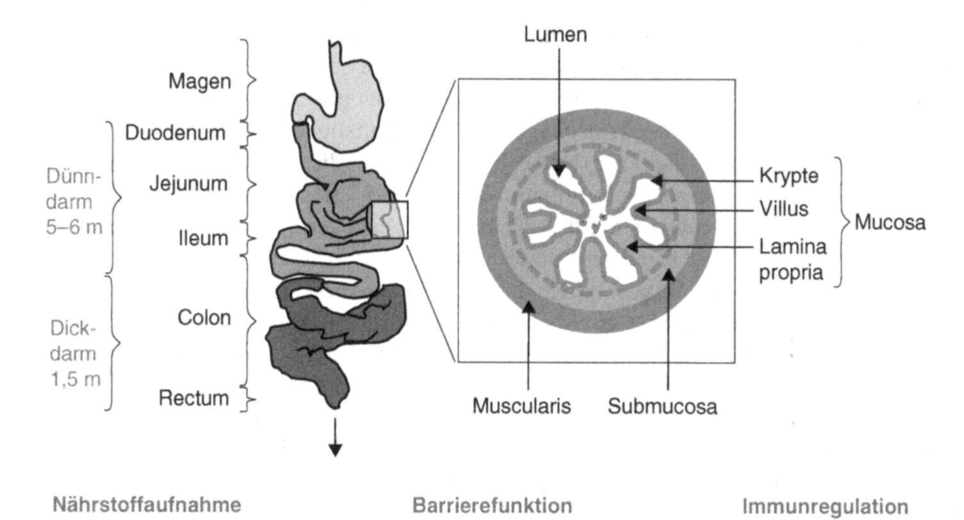

Abb. 6.1 Anatomie des Darms. Der anatomische und morphologische Aufbau des Darms mit der Schleimhaut als äußerster Schicht ist optimal an die Funktion des Darms als selektive Barriere angepasst.

und Wasser resorbiert. Nach der Extraktion aller verwertbaren Bestandteile wird der Darminhalt letztendlich ausgeschieden.

Der gesamte Gastrointestinaltrakt ist vom Mund bis zum Rectum durch eine Schleimhautoberfläche von der Umwelt abgegrenzt. Der Grundaufbau der verschiedenen Darmabschnitte und der Mucosa ist in allen Darmabschnitten ähnlich und wird hier exemplarisch am Beispiel des Ileums beschrieben. Die charakteristische Morphologie der Dünndarmmucosa kommt durch das Vorhandensein von (Kerkring-)Falten, Zotten und Krypten zustande, die zu einer enormen Vergrößerung der absorptiven Oberfläche in diesem Kompartiment beitragen. Im Dickdarm sind dagegen noch Krypten anzutreffen.

Die äußere, dem Darmlumen zugewandte Schicht der Mucosa besteht aus dem intestinalen Epithel, einer Einzelzellschicht, die ihren Ursprung in den epithelialen Stammzellen am Boden der Krypten hat. Die neu entstehenden Epithelzellen migrieren entlang der Krypt-Villus-Achse und differenzieren während dieser Wanderung vollständig aus. Die ausdifferenzierten absorptiven Enterocyten bilden Mikrovilli aus, die die Darmoberfläche ernorm vergrößern. Das intestinale Epithel ist basolateral an eine Basalmembran geknüpft, die die Epithelzellen von der darunterliegenden Lamina propria, einer losen Bindegewebsschicht aus Fibroblasten und Immunzellen, abtrennt. Im Anschluss an die Mucosa folgt die Submucosa und auf diese die innere (longitudinale), sowie die äußere (zirkuläre) Darmmuskelschicht (Muscularis), die beide für die Darmperistaltik entscheidend sind (Abb. 6.1).

6.1.3 Aufbau und Funktion der selektiven Darmbarriere

Um ein unkontrolliertes Eindringen luminaler Bestandteile in die Mucosa zu verhindern, spielen die mechanische Barriere (Epithel und Mucus) sowie die immunologische Barriere (Sekretion von sIgA) eine entscheidende Rolle.

Die transzelluläre und parazelluläre Durchlässigkeit für selektive luminale Faktoren sowie der gerichtete aktive Transport zahlreicher Komponenten (Kohlenhydrate, Peptide, Lipide,

Vitamine, Ionen, Wasser) erlauben einen kontrollierten Austausch des Organismus mit der Umwelt. Das intestinale Epithel setzt sich aus verschiedenen Zelltypen (Enterocyten, Becherzellen, Paneth-Zellen, Tufts-Zellen, enteroendokrinen Zellen und follikelassoziiertem Epithel mit M-(*microfold*-)Zellen) mit jeweils unterschiedlichen Funktionen zusammen. Die Enterocyten (~80 % aller Darmepithelzellen) sind dabei vor allem für die Aufnahme von Nährstoffen zuständig, sie übernehmen aber auch immunologische Wächterfunktion.

Becherzellen produzieren den für die Schleimhäute namensgebenden Mucus. Der aus Glykoproteinen bestehende Schleim überzieht die gesamte Epithelzellschicht und quillt nach der Sekretion bei Kontakt mit Wasser extrem auf. Die Mucusschicht stellt eine erste, azelluläre Barriere dar und minimiert somit den Kontakt des intestinalen Epithels mit luminalen Mikroorganismen (McGuckin et al. 2011). Paneth-Zellen sind ein weiterer hochsekretorischer Zelltyp im Epithel. Sie produzieren zahlreiche antimikrobielle Proteine, z. B. das eisenkomplexierende Lactoferrin, das peptidoglykanabbauende Lysozym und antibakterielle Defensine (Bevins und Salzman 2011). Durch die luminale Sekretion dieser Effektoren wird die Überlebensfähigkeit und Vermehrung von Mikroorganismen in der unmittelbaren Nähe des Darmepithels verhindert. Die Mehrzahl der Paneth-Zellen befindet sich in der Nähe der epithelialen Stammzelle am Kryptenboden und trägt dort zum Schutz dieser für die Erneuerung des Epithels essenziellen Zellpopulation bei. Das Darmepithel wird in etwa jeden dritten Tag komplett erneuert. Die kontinuierliche Erneuerung dieser Grenzfläche ist ein wesentlicher Bestandteil der intestinalen Abwehr.

Neben der Barrierefunktion des Epithels trägt auch die Immunabwehr des Darms einen wichtigen Teil zu der Aufrechterhaltung der Darmbarriere bei. Zwischen den intestinalen Epithelzellen sind zahlreiche hochspezifische intestinale Lymphocyten (intraepitheliale Lymphocyten, IEL) eingelagert. IEL exprimieren im Gegensatz zu den peripheren T-Zellen nur oligoklonale T-Zellrezeptoren (TCR) (Pluschke et al. 1994), rezirkulieren nicht und sind relativ langlebig. Da IEL neben der Sekretion trophischer Faktoren hauptsächlich cytotoxische Effektorfunktionen aufweisen (Lin et al. 1998), geht man davon aus, dass ihre Hauptaufgabe die Unterstützung und Überwachung des intestinalen Epithels ist. Wenn es zu einer Schädigung oder Infektion intestinaler Epithelzellen kommt, so werden diese Zellen vermutlich unmittelbar durch benachbarte IELs zerstört und die Proliferation gesunder Epithelzellen angeregt. Neben den intraepithelialen Lymphocyten sind auch in der Lamina propria T- und B-Zellen (LPL) mit wichtigen Funktionen im darmassoziierten lymphatischen Gewebe (*gut-associated lympoid tissue*, GALT) vorhanden. T-Zellen in der Mucosa treiben die terminale Differenzierung mucosaler B-Zellen zu IgA-sekretierenden Plasmazellen voran. Dimeres IgA wird zunächst von Plasmazellen (B-Effektorzellen) der Lamina propria produziert und bindet dann an den basolateral exprimierten polymeren Ig-Rezeptor (pIg) der Epithelzellen. Diese Bindung induziert die Endocytose, den Transport und die Freisetzung des dimeren IgA an der apikalen Seite der Darmepithelzellen. IgA ist der dominierende Immunglobulinisotyp aller Schleimhautoberflächen und trägt durch die spezifische Neutralisierung von luminalen Antigenen entscheidend zur Darmbarrierefunktion bei (■ Abb. 6.2; Brandtzaeg 2010; Fagarasan und Honjo 2003).

Eine reduzierte Barrierefunktion des Darms führt nicht nur zu einer erhöhten Infektionsanfälligkeit des Organismus, sondern auch zu einer erhöhten Penetration luminaler Antigene. Bei Patienten mit chronisch entzündlichen Darmerkrankungen (CED) wie Morbus Crohn (MC) und Colitis ulcerosa (CU) ist die Darmbarrierefunktion nachweislich auf zahlreichen Ebenen gestört. CED-Patienten weisen eine erhöhte epitheliale Apoptose sowie eine reduzierte Sekretion von antibakteriellen Defensinen und neutralisierendem IgA auf (Ramasundara et

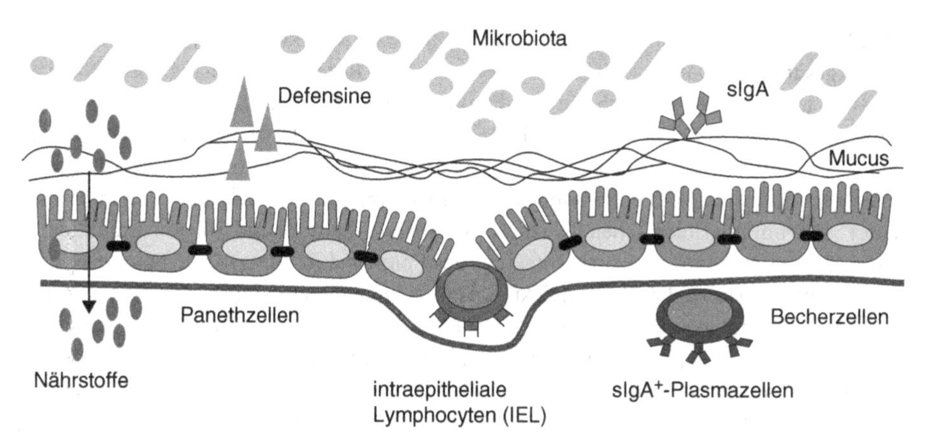

Abb. 6.2 Die Darmschleimhaut als selektive Barriere. Neben der rein mechanischen Barriere aus eng verknüpften, intestinalen Epithelzellen (IEC) und Mucus haben spezialisierte IEC durch die Produktion von antibakteriellen Proteinen auch eine biochemische Abwehrfunktion. Die Interaktion aus IEC und spezialisierten Lymphocyten trägt außerdem über immunologische Mechanismen zu der Barrierefunktion des Darms bei.

al. 2009). Zusätzlich zu den chronisch entzündlichen Darmpathologien wurde auch bei zahlreichen extraintestinalen Erkrankungen (z. B. Diabetes und Adipositas) eine Reduktion der Darmbarriere festgestellt (Cani et al. 2009). Ob dieser Defekt ursächlich oder eine Folge der jeweiligen Erkrankung ist, ist bisher jedoch ungeklärt. Sicher ist allerdings, dass die Leistungsminderung der Barrierefunktion und die dadurch erhöhte Penetration entzündungsfördernder Faktoren wie bakteriellem Lipopolysaccharid (LPS) negative Effekte auf die Immunregulation und die Gesundheit des Organismus haben.

Eine intakte Darmbarriere ist nicht nur für die Darmgesundheit, sondern auch für die Immunhomöostase des gesamten Organismus essenziell. Aufgrund dieser zentralen Bedeutung stellt die Aufrechterhaltung oder Wiederherstellung der Darmbarriere ein wichtiges Ziel für die Entwicklung funktioneller Lebensmittel dar. In diesem Kontext zeigten spezifische Probiotika bereits eine gute Wirksamkeit in Zellkultur- und tierexperimentellen Studien, die sich in einigen Fällen auch auf tierexperimentelle Studien übertragen lassen (Menningen et al. 2009; Ukena et al. 2007).

6.1.4 Aufbau und Funktion des intestinalen Immunsystems (orale Toleranz)

Die Immunfunktion des Darms spielt eine entscheidende Rolle bei der Aufrechterhaltung der Gesundheit des Organismus. Neben den bereits beschriebenen mucosaspezifischen Lymphocytenpopulationen, IEL und LPL, ist das darmassoziierte Immunsystem auch aus einigen darmspezifischen organisierten Immunkompartimenten aufgebaut. Zusätzlich zu den klassischen Immunzellen spielen auch Enterocyten, die in diesem Zusammenhang auch als **intestinale Epithelzellen (IEC)** zusammengefasst werden, eine wichtige Rolle in der Regulation der Immunfunktionen des Darms.

IEC kommunizieren über zahlreiche Signalwege mit innaten und adaptiven Immunzellen des GALT und stellen somit die Schnittstelle zwischen den luminalen Faktoren und dem Immunsystem des Organismus dar. IEC sind in der Lage, PRRs (TLRs und NOD1/2), Cytokine und Chemokine sowie deren Rezeptoren, klassische (MHC-Klasse-I/II), nicht-klassische

MHC-Moleküle (CD1d, MIC-A/B) und costimulatorische Moleküle (CD58) zu exprimieren. In einem gesunden Organismus ist die Expression dieser Rezeptoren und Signalmoleküle allerdings so geregelt, dass es durch die ständig präsenten, aber ungefährlichen luminalen Mikroorganismen und Antigene zu keiner dauerhaften inflammatorischen Aktivierung der IEC kommt (Clavel und Haller 2007). Die beim Erstkontakt mit einem Mikroorganismus induzierte transiente Aktivierung des entzündungsfördernden Transkriptionsfaktors NFκB im Epithel scheint sogar zum physiologischen Konzept der Barriereerhaltung und Toleranzinduktion zu gehören (Ruiz et al. 2006). Bei einer Infektion des Epithels durch intestinale Erreger werden PRRs und inflammatorische Signalmoleküle dagegen stark hochreguliert, um eine effektive Immunabwehr einzuleiten. In einem gesunden Organismus wird dieser Zustand allerdings nur so lange aufrechterhalten, bis eine vollständige Eliminierung der Erreger gewährleistet ist. Im Anschluss erfolgen sofortige Regenerations- und Heilungsprozesse. Die dauerhafte entzündliche Aktivierung des intestinalen Epithels ist dagegen mit chronischen Krankheiten wie CED und Dickdarmkrebs assoziiert.

Bei den Peyerschen Plaques (PP) handelt es sich um strukturierte Immunkompartimente des Darms, die sich direkt unter dem sogenannten follikelassoziierten Epithel in der Mucosa befinden. Eingebettet in das follikelassoziierte Epithel sind sogenannte M-(*microfold*-)Zellen. Die Funktion dieses spezialisierten Epithelzelltyps ist die Aufnahme und Weiterleitung luminaler Mikroorganismen und Antigene an die darunterliegenden dendritischen Zellen (DC), Makrophagen und B-Zellen. Die Aufnahme luminaler Antigene erfolgt auch unabhängig von Peyerschen Plaques zum Beispiel durch mucosale DC, deren Dendriten durch die Epithelzellschicht bis in das Lumen reichen können (Barbosa und Rescigno 2010). Neben diesen klassischen antigenpräsentierenden Zellen wurde auch die Aufnahme von Antigenen über das Epithel nachgewiesen. IEC können Antigene entweder selbst über MHC-Moleküle präsentieren oder basolateral in Form von Exosomen abgeben. Zusätzlich zu diesen gerichteten Wegen der Antigenaufnahme können spezifische Antigene auch durch Diffusionsmechanismen in die Mucosa penetrieren. Entscheidend für die Induktion einer Entzündungs- oder einer Toleranzreaktion gegenüber dem jeweiligen Antigen ist neben der Art und Menge des Antigens der Kontext, in dem eine antigenpräsentierende Zelle oder ein Lymphocyt auf das jeweilige Antigen trifft. Dabei spielt die Lokalisation, vor allem aber auch zusätzliche aktivierende Signale wie Bestandteile abgestorbener Zellen oder Signale von geschädigten oder infizierten Zellen eine entscheidende Rolle.

Da die Erkennung und Phagocytose ungefährlicher Antigene, z. B. durch dendritische Zellen der Peyerschen Plaques, in Abwesenheit von Entzündungssignalen erfolgt, wird die T-Effektorantwort nicht aktiviert. Die auf diesem Weg aktivierten Dendriten reifen zu antigenpräsentierenden Zellen, exprimieren aber meist keine costimulatorischen Moleküle oder entzündungsfördernde Cytokine. Die Präsentation der aufgenommenen Antigene findet anschließend entweder lokal durch die Interaktion mit den im PP vorhandenen T-Zellen statt, oder die DCs wandern zu den lokalen (mesenterialen) Lymphknoten (MLN).

Die Aktivierung der Lymphocyten in diesen intestinalen Lymphorganen führt durch das dort vorherrschende Milieu (lösliche und zelluläre Faktoren) im Normalfall zur Induktion von Toleranzmechanismen gegenüber den luminalen Antigenen. Diese induktive Phase der oralen Toleranz führt zur Ausdifferenzierung von $CD25^{+}FoxP3^{+}$-T-Zellen oder den hauptsächlich darmassoziierten regulatorischen TH3- oder TR1-Zellen. Die ausdifferenzierten Zellen gelangen im Anschluss über die Lymphe in die Blutbahn, um letztlich wieder in die Effektorkompartimente des Darmgewebes einzuwandern (◻ Abb. 6.3). Die Aktivierung dieser T-Zellsubtypen

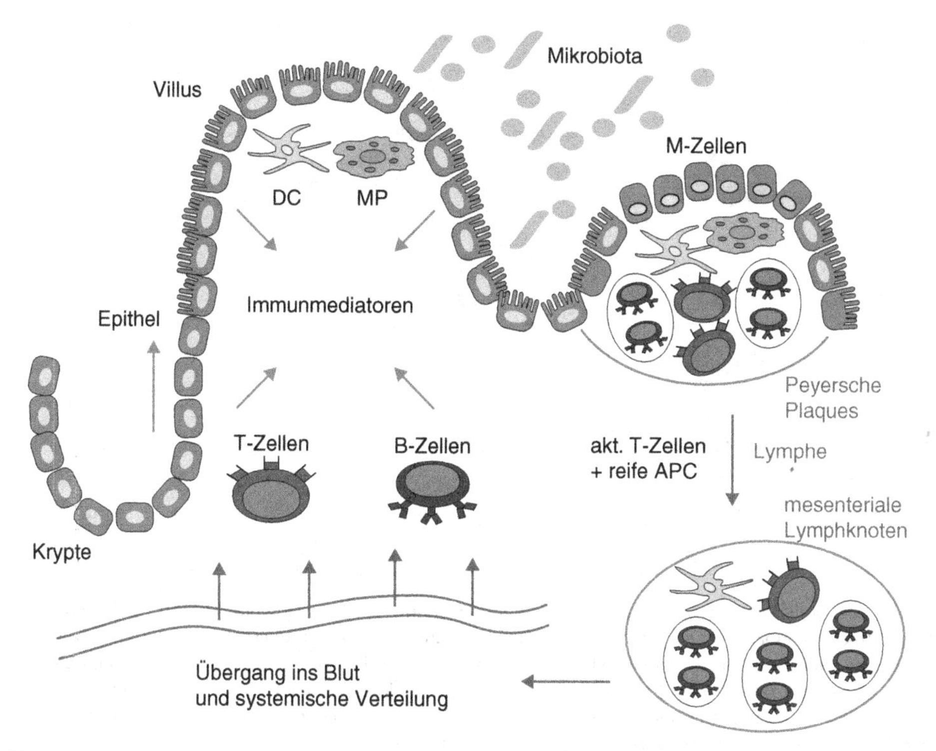

Abb. 6.3 Immunregulation im Darm. Neben den diffus zwischen den intestinalen Epithelzellen (IEC) und in der Lamina propria verteilten Lymphocyten gibt es auch organisierte Darm-assoziierte Lymphorgane wie die Peyerschen Plaques und die mesenterialen Lymphknoten. In einem gesunden Organismus kommt es durch die gerichtete Aufnahme ungefährlicher Antigene und die anschließende Antigenpräsentation in diesen Immunorganen im Normalfall zur Aktivierung regulatorischer Mechanismen. Die hier aktivierten Lymphocyten erreichen über die efferenten Lymphgefäße die Blutbahn und wandern aus dieser durch die Expression von *homing*-Rezeptoren (speziellen Integrinen wie α4β7) letztlich wieder in das Darmgewebe ein. APC, antigenpräsentierende Zellen; DC, dendritische Zellen; MP, Makrophagen

führt zur Sekretion hochpotenter, antiinflammatorischer Cytokine wie TGF-β und IL-10 und verhindern entweder dadurch (*bystander suppression*) oder durch Zell-Zell-Kontakte aktiv die Induktion einer Entzündung.

Biofunktionalität 1: Der Einfluss von Vitamin A auf das adaptive Immunsystem

Die Sekretion von Retinolsäure (RA), einem Vitamin-A-Metabolit, durch darmassoziierte dendritische Zellen ($CD103^+$-DC) induziert im Zusammenspiel mit TGF-β die Ausdifferenzierung von regulatorischen T-Zellen sowie die Verstärkung der regulatorischen Funktion dieser Zellen. Außerdem induziert RA die Expression von α4β7-Integrinen auf den aktivierten regulatorischen T-Zellen, was die gezielte Einwanderung (*homing*) dieser T-Zellen in das Darmgewebe induziert (Mucida und Cheroutre 2007).

Während geringe Mengen an Antigen meist zu der beschriebenen Differenzierung und Aktivierung regulatorischer T-Zellen führen, wird bei einer starken Antigenexposition der Mucosa

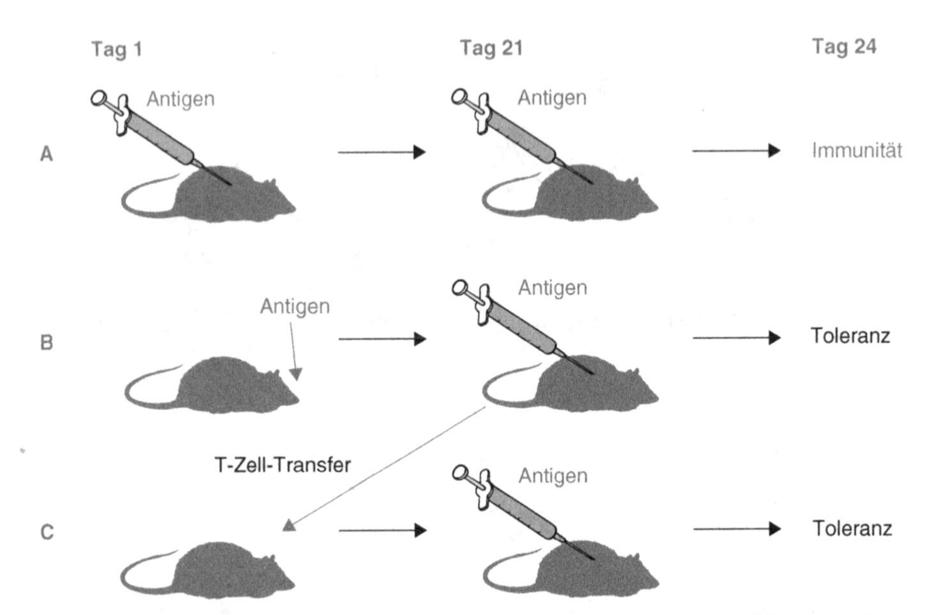

Abb. 6.4 Orale Toleranz. Die subcutane Injektion eines Antigens in einen Organismus führt zur Induktion einer starken Immunantwort gegenüber diesem Antigen. Wenn der Organismus allerdings über mucosale Oberflächen mit dem Antigen in Kontakt kommt, wird orale Toleranz induziert und es kommt zu systemischer Reaktionslosigkeit des Immunsystems gegenüber dem Antigen. Diese Reaktionslosigkeit wird vor allem durch T-Zellen vermittelt, da der Transfer von T-Zellen aus einer mucosal immunisierten Maus in eine »naive« Maus ebenfalls zu systemischer Reaktionslosigkeit (Toleranz) führt.

eine klonale Deletion oder eine klonale Anergie der antigenspezifischen T-Zellen induziert. Mucosale B-Zellen differenzieren sich bei Antigenkontakt vor allem zu IgA-sekretierenden Plasmazellen. IgA aktiviert im Gegensatz zu den anderen Immunglobulinisotypen weder das Komplement noch Immunzellen, sondern übt seine Schutzfunktion vor allem durch die Neutralisierung von Antigenen aus (Immunexklusion). All diese Mechanismen tragen zur lokalen Toleranz gegenüber harmlosen Antigenen bei.

Der Begriff **orale Toleranz** beschreibt die **systemische Reaktionslosigkeit** des Immunsystems gegenüber einem oral aufgenommenen Antigen. Sie wird nach dem bisherigen Wissensstand vor allem durch T-Zellen vermittelt und kann über den Transfer von antigenspezifischen regulatorischen T-Zellen auch auf andere Organismen übertragen werden (Tsuji und Kosaka 2008) (Abb. 6.4). Aufgrund der systemischen entzündungshemmenden Wirkung setzt man große Hoffnungen auf die gezielte Induktion der oralen Toleranz im Kontext der Prävention und Therapie von Allergien sowie Autoimmunerkrankungen. Ein Beispiel ist die orale Gabe von Insulin bei Patienten mit Typ-1-Diabetes. Ziel dieser Therapie ist es, Toleranzmechanismen gegenüber autoreaktiven T-Zellen zu induzieren und auf diese Weise den Verlust von insulinproduzierenden Inselzellen in der Bauchspeicheldrüse zu verhindern. Die Induktion der oralen Toleranz ist allerdings von zahlreichen Parametern wie der Art, Dosis und Frequenz des Antigens sowie vom Genotyp und Alter des Organismus abhängig. Außerdem kann durch die Induktion der oralen Toleranz nachweislich eine nachfolgende systemische Immunreaktion deutlich besser als eine bereits bestehende Entzündungsreaktion abgeschwächt werden.

6.2 Die intestinale Mikrobiota als funktionelles »Organ«

6.2.1 Entwicklung und Zusammensetzung der intestinalen Mikrobiota

Die gesamte Oberfläche des Menschen ist von Mikroorganismen besiedelt, wobei die Bakteriendichte im Gastrointestinaltrakt am höchsten ist. Entlang des Gastrointestinaltraktes steigt die Bakterienzahl vom Magen mit 10^3 Keimen ml^{-1} bis zum Dickdarm mit 10^{12} Keimen ml^{-1} kontinuierlich an. Die Gesamtzahl der Bakterien im Darm übersteigt sogar die Anzahl der körpereigenen Zellen um den Faktor 10.

Menschen werden zwar steril geboren, jedoch sofort nach der Geburt von Vaginal- und Analmikrobiota der Mutter sowie Umgebungskeimen kolonisiert. Nach starken Schwankungen in den ersten Lebensjahren entwickelt sich etwa ab dem zweiten Lebensjahr eine individuell relativ **stabile intestinale Mikrobiota**, die allerdings weiterhin durch Umwelteinflüsse wie Ernährung, Erkrankungen und Pharmaka (z. B. Antibiotika) beeinflusst werden kann (Brandtzaeg 2011). Die Zusammensetzung dieser »Erwachsenenmikrobiota« wird stark von der Art der initialen Kolonisierung und von der genetischen Ausstattung des zu kolonisierenden Organismus geprägt. Der Verbrauch des im Darm enthaltenen Sauerstoffes durch die erstkolonisierenden, aerotoleranten Bakterien führt zur Entwicklung eines anaeroben Milieus und erlaubt die Besiedlung mit strikt anaeroben Mikroorganismen (z. B. Bifidobakterien). Durch diesen Mechanismus sowie die Ansäuerung des Darminhaltes durch die erstkolonisierenden Bakterien wird die Kolonisierung mit spezifischen Bakterienarten gefördert und die Ansiedlung schädlicher Bakterien stark eingeschränkt. Die Art der Geburt (Kaiserschnitt oder natürliche Geburt) wie auch die Art der Ernährung (Stillen oder Flaschenfütterung) haben im ersten Lebensjahr nachgewiesenermaßen einen Einfluss auf die Zusammensetzung der Mikrobiota.

Der Darm wird im Gegensatz zu vielen anderen mikrobiellen Habitaten (Boden, Wasser) von einer relativ beschränkten Anzahl an bakteriellen Phyla besiedelt. Actinobakterien und Proteobakterien sowie die dominierenden Firmicutes und Bacteroidetes machen zusammen mehr als 99 % der intestinalen Mikrobiota aus (Ley et al. 2006). Während die Diversität der intestinalen Mikrobiota auf der Ebene der Phyla eher gering ist, zeigt sich auf Speziesebene eine enorme Diversität, die auf Stammebene noch größer ist. Je nachdem, ob Kultivierung oder molekulare Techniken für den Nachweis verwendet wurden, konnten über 400 (Moore und Holdeman 1974) oder sogar bis zu 15.000 (Frank et al. 2007) verschiedene Spezies identifiziert werden. Die meisten der identifizierten Bakterien gehören dabei den Gattungen *Bacteroides*, *Lactobacillus*, *Bifidobacterium*, *Escherichia*, *Eubacterium*, *Streptococcus*, *Clostridium*, *Fusobacterium* und *Staphylococcus* an (◘ Abb. 6.5). Die interindividuellen Unterschiede der intestinalen Mikrobiota sind sehr groß, was die Definition einer »normalen« Mikrobiota erheblich erschwert. In diesem Kontext konnte vor Kurzem allerdings ein großer Fortschritt erzielt werden: Mithilfe einer modernen Hochdurchsatzsequenzierung wies man die Existenz eines sogenannten Kernmikrobioms bei gesunden Individuen nach (Tap et al. 2009). Das Kernmikrobiom umfasst die Bakterienarten, die in der Mehrzahl der untersuchten Individuen vorhanden sind, es gibt jedoch weder Auskunft über die Anzahl und Funktion dieser Bakterien noch über das Vorhandensein zusätzlicher Bakterienspezies/stämme. Der Begriff Mikrobiom wird als Oberbegriff verwendet und schließt alle Vertreter der Mikrobiota einschließlich deren Genome ein. Weiterführende metagenomische Studien zeigten außerdem, dass sich die intestinale Mikrobiota des Menschen grob in drei verschiedene Hauptgruppen (Enterotypen) klassifizieren lässt (Arumugam et al. 2011). Als Metagenom wird die kollekte Summe aller mikrobiellen Einzelgenome bezeichnet. Man geht davon aus, dass die intestinale Mikrobiota 100-fach mehr

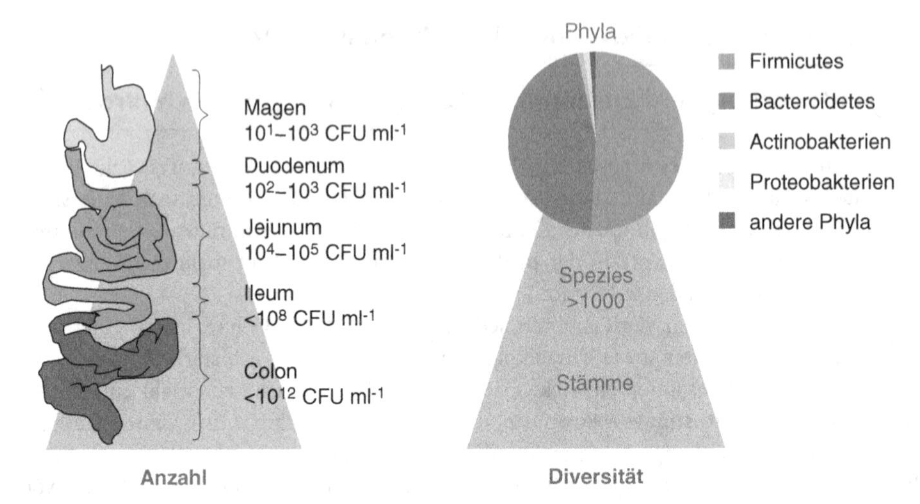

Abb. 6.5 Zusammensetzung der intestinalen Mikrobiota. Die Keimzahl im Gastrointestinaltrakt nimmt vom Magen bis zum Dickdarm exponentiell zu. Die intestinale Mikrobiota setzt sich hauptsächlich aus nur vier Phyla zusammen, die Diversität nimmt allerdings bis zur Stammebene exponentiell zu.

Gene als das Humangenom umfasst. Die Entwicklung der jeweiligen Enterotypen (*Bacteroides*-, *Prevotella*- oder *Ruminococcus*-Enterotyp) scheint in einem starken Zusammenhang mit langfristigen Ernährungsmustern zu stehen (Wu et al. 2011). Die Bedeutung der Enterotypen für die Gesundheit des Wirtes ist weitgehend unklar, wird jedoch intensiv untersucht.

Die enorme Bedeutung der intestinalen Mikrobiota für die Gesundheit des Menschen zeigt sich daran, dass zahlreiche gastrointestinale wie auch systemische Erkrankungen mit deutlichen Veränderungen der intestinalen Mikrobiota in Bezug auf ihre Zusammensetzung assoziiert sind (Renz et al. 2011). Den ersten Hinweis auf die entscheidende gesundheitserhaltende Funktion der intestinalen Mikrobiota erhielt man durch Beobachtungen während der Antibiotikatherapie und der damit verbundenen akuten Nebenwirkungen (Durchfall, Infektionen). In den darauffolgenden Jahrzehnten stellte sich heraus, dass die intestinale Mikrobiota nicht nur für den Schutz vor gastrointestinalen Pathogenen verantwortlich, sondern auch an der Entwicklung der Darmbarrierefunktion und des Immunsystems beteiligt ist. Abgesehen davon, spielen spezifische Bestandteile der intestinalen Mikrobiota auch in der Nährstoffversorgung und für den Metabolismus des Organismus eine wichtige Rolle. Speziell die Entwicklung und Untersuchung gnotobiotischer Tiermodelle (keimfreier Tiere, die mit spezifischen Mikroorganismen kolonisiert werden konnen) spielen bis heute eine entscheidende Rolle bei der Aufdeckung des enormen Einflusses der intestinalen Mikrobiota auf die Funktionen und die Gesundheit des Organismus.

6.2.2 Hemmung der Besiedlung mit pathogenen Organismen und ihrer Aktivität durch die intestinale Mikrobiota

Die exponierte Stellung des Darms gegenüber der Umwelt birgt ein ständiges Infektionsrisiko durch den Konsum von potenziell kontaminierten Lebensmitteln oder Trinkwasser. Die meisten Infektionen des Gastrointestinaltraktes äußern sich symptomatisch durch Durchfall, Blutungen und Schmerzen, manche Infektionserreger können auch zu schweren systemischen Erkrankungen führen. Die Annahme, dass die intestinale Mikrobiota eine entscheidende Rolle bei der Verhinderung pathogeninduzierter Darmpathologien spielt, ist durch zahlreiche Studien nachgewiesen worden.

Die autochthone, d. h. die vorhandene und bestens an das Darmmilieu angepasste Mikrobiota, verhindert die Vermehrung, Anheftung, Aktivität und Translokation von Pathogenen über die verschiedensten direkten und indirekten Mechanismen. Unschädliche kommensale Mikroorganismen besetzen dabei die vorhandenen mucosalen Adhäsionsstellen, sodass neu ankommende, z. B. über das Trinkwasser oder die Nahrung aufgenommene Mikroorganismen, keine Adhäsionsmöglichkeiten haben (Kolonisierungsresistenz). Die Vermehrung fakultativ pathogener Organismen wird außerdem dadurch verhindert, dass die im Übermaß vorhandenen kommensalen Mikroorganismen limitierende Nährstoffe und Spurenelemente wie Eisen rasch aufnehmen. Die Produktion der kurzkettigen Fettsäuren Acetat, Butyrat und Propionat z. B. durch Vertreter der Gattung *Bacteroides*, Clostridien und Bifidobakterien sowie die Produktion von Lactat z. B. durch Laktobazillen führt zur Ansäuerung des Darmmilieus und reduziert dadurch zusätzlich die Überlebenschancen säuresensitiver pathogener Mikroorganismen. Manche Mikroorganismen der normalen intestinalen Mikrobiota wie z. B. bestimmte Vertreter der Laktobazillen, Bifidobakterien und Enterobakterien produzieren hocheffektive antibakterielle Substanzen, sogenannte Bacteriocine oder Mikrocine, und verhindern dadurch das Überleben und die Ansiedlung anderer Bakterien in ihrer unmittelbaren Umgebung. Neben den pathogenrestriktiven Effekten (Pathogenexklusion) der intestinalen Mikrobiota konnte auch nachgewiesen werden, dass manche Mikroorganismen die von Pathogenen produzierten Toxine oder Mutagene neutralisieren können (Asahara et al. 2004).

Aufgrund dieser zahlreichen protektiven Effekte leuchtet es ein, dass die Schädigung und Störung der intestinalen Mikrobiota, z. B. durch die Aufnahme von unspezifischen Antibiotika, zu einer stark erhöhten Infektionsanfälligkeit des Organismus führt. In diesem Kontext hat die Entwicklung biofunktioneller Lebensmittel, die zu dem Erhalt oder dem Wiederaufbau der »normalen« intestinalen Mikrobiota beitragen, ein hohes gesundheitsförderndes Potenzial. Tatsächlich konnten durch die Aufnahme spezifischer Präbiotika und Probiotika bereits erste Erfolge in der Prävention von Durchfallerkrankungen und Infektionen nachgewiesen werden (Allen et al. 2010). Diese Arbeiten stecken allerdings noch in den Kinderschuhen und benötigen sowohl eine klinische als auch eine mechanistische Validierung.

6.2.3 Die intestinale Mikrobiota als zentraler, die Entwicklung zahlreicher Wirtsfunktionen, beeinflussender Faktor

In den letzten Jahrzehnten wurde vor allem durch die Untersuchungen an keimfreien Mäusen deutlich, dass die Interaktion des Wirtes mit der intestinalen Mikrobiota einen entscheidenden Faktor für die normale Entwicklung zentraler Wirtsfunktionen darstellt. Keimfreie Mäuse weisen im Gegensatz zu normal kolonisierten Mäusen eine veränderte Darmmorphologie (vergrößertes Caecum, reduzierte Vaskularisierung) und ein unterentwickeltes Darmimmunsystem auf. In keimfreien Mäusen fehlen zentrale Komponenten des Darmimmunsystems wie die Peyerschen Plaques sowie intraepitheliale Lymphocyten und Lymphocyten der Lamina propria (Falk et al. 1998; Smith et al. 2007). Auch in den mesenterialen Lymphknoten sowie in der Milz kommt es zu einer unterentwickelten Ausbildung von T-Zellarealen und B-Zellfollikeln. Keimfreie Mäuse sind daher, wie sich leicht nachvollziehen lässt, nicht nur anfälliger für Infektionen, sie können auch bestehende Infektionen aufgrund der defekten Immunantwort viel schlechter bekämpfen. Neben der Immunabwehr werden durch die Abwesenheit der intestinalen Mikrobiota auch immunregulatorische Mechanismen negativ beeinflusst. Im

Gegensatz zu konventionellen Mäusen besteht in keimfreien Mäusen eine Prädisposition zur Induktion von TH2-Antworten, wodurch die Entwicklung der oralen Toleranz beeinträchtigt ist (Sudo et al. 1997). Keimfreie Mäuse weisen keine TH17-Zellen in der Lamina propria auf (Ivanov et al. 2009) und auch die Anzahl und Funktionalität regulatorischer T-Zellen ist in keimfreien Tieren stark reduziert (Ostman et al. 2006).

Abgesehen von den Defekten des intestinalen Immunsystems ist in keimfreien Tieren die Differenzierung intestinaler Epithelzellen gestört. Es ist somit davon auszugehen, dass diese Zellen sowohl in ihrer absorptiven Funktion als auch in ihrer Barrierefunktion beeinträchtigt sind. In diesem Kontext wurde bereits nachgewiesen, dass in keimfreien Tieren die immunregulierende Funktion der intestinalen Epithelzellen sowie die Sekretion von barriereverstärkendem Mucus beeinträchtigt ist. Interessanterweise ist in keimfreien Mäusen auch eine höhere Energiezufuhr notwendig, um ein stabiles Körpergewicht aufrechtzuerhalten. Dies kann zum einen daran liegen, dass zahlreiche Gene, die für die Absorption und Prozessierung von Nährstoffen notwendig sind, durch die Kolonisierung reguliert werden. Zum anderen trägt die intestinale Mikrobiota über die Metabolisierung von Ballaststoffen zu kurzkettigen Fettsäuren (Acetat, Butyrat, Propionat) zur Energieversorgung des Wirtes bei. Butyrat ist dabei ein wichtiger Energielieferant der Epithelzellen im Dickdarm (Guilloteau et al. 2010), Acetat ist dagegen ein Energiesubstrat für periphere Gewebe und Organe des Wirtes.

Faszinierenderweise reicht die Kolonisierung mit einem einzigen Mikroorganismus, *Bacteroides fragilis*, bereits aus, um die beobachteten Störungen und Defekte des Immunsystems zu verhindern. Man konnte sogar eine einzelne Komponente dieses Stammes, das zwitterionische Polysaccharid A (PSA), für diese Effekte verantwortlich machen. Die Kolonisierung keimfreier Mäuse und Ratten mit verschiedenen Mikroorganismen hat gezeigt, dass verschiedene Mikroorganismen unterschiedliche Reaktionen des Wirtes hervorrufen. Diese Arbeiten zeigen deutlich, dass die Interaktionen zwischen der intestinalen Mikrobiota und dem Wirt eine starke Stammspezifität aufweisen und dass über gezielte Veränderungen der Darmmikrobiota oder durch die Aufnahme spezifischer Mikroorganismen theoretisch eine Modulation zahlreicher Wirtsfunktionen (Immunfunktion, Barrierefunktion, Metabolismus) erfolgen kann (Hooper et al. 2001; Mazmanian et al. 2005; Sudo et al. 1997).

6.3 CED als Modellkrankheit für den Verlust der intestinalen Homöostase

In einem gesunden Organismus führen unzählige Interaktionen zwischen der intestinalen Mikrobiota und dem Wirt nachweislich zu einer für beide Seiten vorteilhaften Coexistenz. Die dauerhaft präsente intestinale Mikrobiota führt nicht zu einer inflammatorischen Aktivierung des intestinalen Immunsystems. Bei der Aufnahme eines neuen, unschädlichen Keimes kommt es dagegen zu einer transienten und protektiven Aktivierung des Epithels bzw. der Darmmucosa. Diese sogenannte »physiologische Entzündung« ist wahrscheinlich essenziell an der Entwicklung der Abwehr- und Toleranzentwicklung beteiligt (Van et al. 2009). Bei CED-Patienten ist die Homöostase zwischen der intestinalen Mikrobiota und dem Wirt jedoch gestört (◘ Abb. 6.6).

CED-Patienten weisen im Vergleich zu gesunden Personen neben Veränderungen in der Zusammensetzung der intestinalen Mikrobiota (reduzierte Diversität) auch eine reduzierte Darmbarrierefunktion sowie eine unkontrollierte Überaktivierung der intestinalen Mucosa auf. Die Pathogenese von Morbus Crohn (MC) und Colitis ulcerosa (UC) ist somit durch ein multifaktorielles Wechselspiel aus genetischen Faktoren des Wirtes und Umweltfaktoren de-

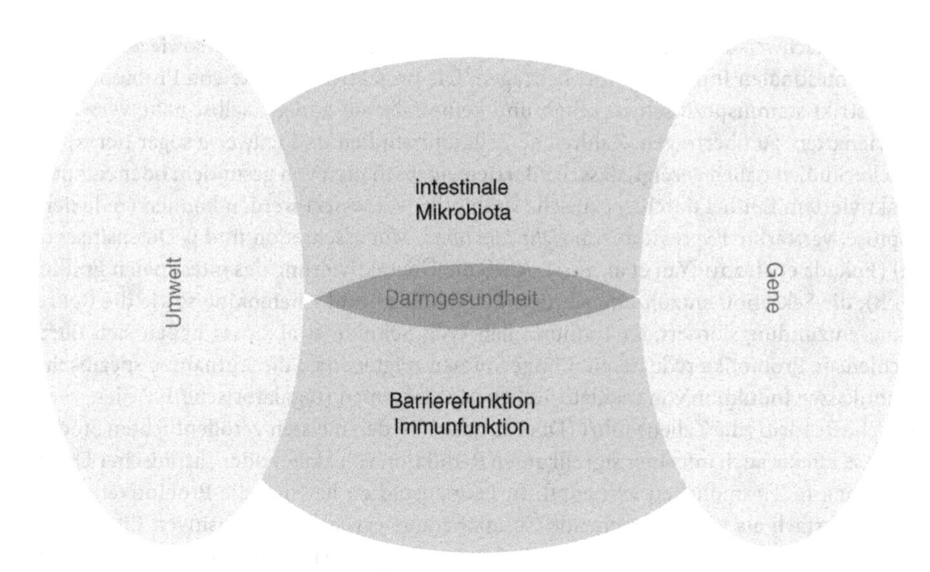

Abb. 6.6 Faktoren, die die Darmgesundheit beeinflussen. Die Darmgesundheit ist von einem sensiblen Gleichgewicht aus genetischen Faktoren und Umweltfaktoren abhängig. Die Kombination aus genetischer Suszeptibilität und einem oder mehrerer entzündungsauslösender Umweltfaktoren führt zu einer dauerhaften Störung dieses Gleichgewichtes und schließlich zu einer chronischen Entzündung des Darms.

terminiert (Renz et al. 2011). Der Einsatz einer Vielzahl von Tiermodellen hat bereits gezeigt, dass luminale Umweltfaktoren wie Ernährung und Mikrobiota je nach genetischer Suszeptibilität chronische Entzündungen im Darm auslösen können. Zwillingstudien zeigten, dass die genetische Komponente bei Morbus Crohn eine wichtigere Rolle spielt als bei Colitis ulcerosa (Konkordanzraten bei eineiigen Zwillingen: CD: <50 %, UC: <18 %). Metaanalysen genomweiter Assoziierungsstudien führten zur Identifizierung von 47 Suszeptibilitätsloci für Colitis ulcerosa (Anderson et al. 2011) und 71 Suszeptibilitätsloci für Morbus Crohn (Franke et al. 2010). Die meisten der identifizierten Gene spielen entweder bei der mikrobiellen Abwehr (NOD2/CARD15, ATG16L1), der Epithelzellfunktion (SLC22A) oder bei der Aktivierung und Regulation des Immunsystems (IL-23R, IL-12B) eine Rolle. Tatsächlich sind CED durch eine dauerhafte entzündliche Aktivierung sowie erhöhten zellulären Stress der intestinalen Epithelzellen und Immunzellen charakterisiert (Garrett et al. 2010). Bei CED-Patienten kommt es auch zu einem Verlust der oralen Toleranz.

Die zentrale entzündungsfördernde Rolle der intestinalen Mikrobiota bei CED wurde zunächst dadurch deutlich, dass bestimmte CED-Patientengruppen sowohl auf Antibiotikabehandlung als auch auf eine Diversifikation des Fäkalstroms positiv ansprechen. Tierexperimentelle Untersuchungen bestätigten diese Annahme, da die überwiegende Anzahl der CED-Tiermodelle bei keimfreier Haltung keine Entzündung entwickeln. Monoassoziationsstudien zeigten schließlich, dass die Induktion von Toleranzmechanismen oder einer Entzündung von einem Zusammenspiel aus der spezifischen genetischen Suszeptibilität des jeweiligen Tiermodells und den spezifischen Eigenheiten des einzelnen Bakterienstammes abhängt.

Die zentrale Rolle der Zusammensetzung und Funktion der intestinalen Mikrobiota bei CED lässt vermuten, dass sich diese Krankheiten durch eine »Therapie« der intestinalen Mikrobiota positiv beeinflussen lassen. In diesem Zusammenhang erhofft man sich z. B. eine gute Wirksamkeit von Präbiotika und Probiotika in der Stabilisierung und Wiederherstellung der »normalen« intestinalen Mikrobiota. Neben diesem protektiven Effekt können

Probiotika nachweislich auch direkt zur Stabilisierung der Darmbarriere sowie zur Regulation der intestinalen Immunantwort beitragen. Die protektiven Effekte von Probiotika sind jedoch strikt stammspezifisch zu sehen und keinesfalls auf andere, selbst nahe verwandte Bakterienarten, zu übertragen. Zahlreiche Zellkulturstudien und teilweise sogar tierexperimentelle Studien haben gezeigt, dass die Barriereeigenschaften von gesundem oder entzündlich aktiviertem Epithel durch spezifische Probiotika verbessert werden können (reduzierte Apoptose, verstärkte Expression von *tight junctions*, Mucussekretion und β-Defensinsekretion) (Fukuda et al. 2011; Yan et al. 2011). Auch die Überaktivierung des intestinalen Epithels (NFκB), die Sekretion entzündungsfördernder Cytokine und Chemokine sowie die Rekrutierung entzündungsfördernder Immunzellen (von Schillde et al. 2012) ließen sich durch verschiedene Probiotika reduzieren. Einige Studien zeigten, dass die Aufnahme spezifischer Probiotika zur Induktion von regulatorischen Mechanismen (regulatorische T-Zellen, regulatorische dendritische Zellen) führt (Di et al. 2005). In den meisten veröffentlichten Studien sind diese Effekte auch mit einer signifikanten Reduktion von akuter oder chronischer Darmentzündung in Tiermodellen verknüpft. In Humanstudien hat sich die Probiotikatherapie bereits mehrfach als vielversprechende Zusatztherapie erwiesen, die positiven Effekte sind allerdings bisher auf spezifische CED-Patientenpopulationen (Pouchitis, milde bis moderate Colitis ulcerosa) beschränkt (Gionchetti et al. 2007; Sood et al. 2009). Bei Morbus Crohn gibt es keine stichhaltigen Belege für eine protektive Wirksamkeit von Probiotika. Generell lässt sich sagen, dass Probiotika in der Prävention bzw. Remissionserhaltung eine stärkere Wirksamkeit aufweisen als in der Therapie. Die Gründe für diese Diskrepanzen sind nicht bekannt, was vor allem auch an dem fehlenden prinzipiellen Verständnis der molekularen Wirkmechanismen von Probiotika liegt. Bekannt sind meist weder die aktiven bakteriellen Strukturen, die zu den beobachteten protektiven Effekten führen, noch die Zielzellen oder Zielstrukturen des Wirtes. Aufgrund dieser Tatsache ist eine gezielte Probiotikatherapie derzeit nicht möglich. Die Erforschung der probiotischen Wirkmechanismen bekannter Probiotika sowie die gezielte Suche nach neuen Bakterienspezies mit protektiven Eigenschaften ermöglichen in Zukunft voraussichtlich einen zielgerichteten und effektiven Einsatz von Probiotika zur Prävention und Therapie von CED.

Biofunktionalität 2: Probiotikatherapie zur Normalisierung gestörter Darmfunktionen

Das Reizdarmsyndrom ist eine in Industrieländern weitverbreitete Darmerkrankung (Prävalenz ~10 %) mit Symptomen wie Schmerzen, Durchfall oder Verstopfung. Das Syndrom tritt häufig nach Darminfektionen oder bei psychischem Stress auf und ist sowohl durch Veränderungen der intestinalen Mikrobiota als auch durch eine reduzierte Darmbarriere und vermehrte Entzündungssignale gekennzeichnet. Eine Metaanalyse zur Wirksamkeit von Probiotika in der Therapie des Reizdarmsymptoms ergab, dass die Aufnahme bestimmter probiotischer Bakterien, vor allem spezifischer Bifidobakterien, zu einer signifikanten Normalisierung der gestörten Darmfunktionen führt. Auf der funktionellen Ebene verstärken die probiotischen Bakterien vor allem die Darmperistaltik, sie normalisieren die Wasser- und Elektrolytabsorption und modulieren die Gasproduktion im Darm (McFarland und Dublin 2008).

Um die protektiven Effekte von Probiotika und anderen funktionellen Lebensmittelbestandteilen auf den Organismus untersuchen und nachweisen zu können, sind dringend geeignete

Tab. 6.1 Marker für die Darmgesundheit

in vivo-Marker	Defekt/Pathologie	Bemerkung
Darmbarriere	↓ = CED, Adipositas, Diabetes, IBS	↓ Sport/Hitze
Gesamt-IgA-Sekretion (Speichel/Faeces)	↓ = CED	↓ bei chronischem psychologischem Stress
IgA-Impfantwort (Speichel/Faeces)		antigenspezifisch
Calprotectinsekretion	↑ = CED	
histopathologische Bewertung (Infiltration von Lymphocyten, Geschwüre, Epithelzellschäden, Fisteln) (Biopsie)	↑ = CED	schwer zugänglich
Immunhistopathologie (Art und Aktivierung von Immunzellen, Aktivierung der Epithelzellen, Gewebe) (Biopsie)	↑ hsp60 (IEC) ↑ pRelA ↑ Grp78 ↑IFN-γ = Entzündung, CED	schwer zugänglich
proinflammatorische Cytokine (Faeces)	↑ = CED	
Stuhlkonsistenz, Anzahl der Stuhlgänge, Blähungen	↑↓ = gestörte Darmfunktion	abhängig von Ernährung/Sport/Alter
Druckempfindlichkeit	↑ = IBS, CED	sehr subjektiv
mucosaadhärente Bakterien (Biopsie)	↑ = CED	schwer zugänglich

Marker für die Darmgesundheit notwendig (Tab. 6.1). Bisher ist in diesem Zusammenhang jedoch kein einziger darmpathologieassoziierter Prognosemarker validiert. Aufgrund dieser Tatsache ist die Forschung auf die Untersuchung der klinischen Endpunkte angewiesen.

Literatur

Allen S et al. (2010) Probiotics for treating acute infectious diarrhoea. Cochrane Database Syst Rev CD003048

Anderson CA et al. (2011) Meta-analysis identifies 29 additional ulcerative colitis risk loci, increasing the number of confirmed associations to 47. *Nat Genet* 43:246–252

Arumugam M et al. (2011) Enterotypes of the human gut microbiome. *Nature* 473:174–180

Asahara T et al. (2004) Probiotic bifidobacteria protect mice from lethal infection with Shiga toxin-producing Escherichia coli O157:H7. *Infect Immun* 72:2240–2247

Barbosa T, Rescigno M (2010) Host-bacteria interactions in the intestine: homeostasis to chronic inflammation. *Wiley Interdiscip Rev Syst Biol Med* 2:80–97

Bevins CL, Salzman N-H (2011) Paneth cells, antimicrobial peptides and maintenance of intestinal homeostasis. *Nat Rev Microbiol* 9:356–368

Brandtzaeg P (2010) Food allergy: separating the science from the mythology. *Nat Rev Gastroenterol Hepatol* 7:380–400

Brandtzaeg P (2011) The gut as communicator between environment and host: Immunological consequences. *Eur J Pharmacol* 668 Suppl 1:S16–S32

Cani PD et al. (2009) Changes in gut microbiota control inflammation in obese mice through a mechanism involving GLP-2-driven improvement of gut permeability. *Gut* 58:1091–1103

Clavel T, Haller D (2007) Bacteria- and host-derived mechanisms to control intestinal epithelial cell homeostasis: implications for chronic inflammation. *Inflamm Bowel Dis* 13:1153–1164

Di G et al. (2005) Probiotics ameliorate recurrent Th1-mediated murine colitis by inducing IL-10 and IL-10-dependent TGF-beta-bearing regulatory cells. *J Immunol* 174:3237–3246

Fagarasan S, Honjo T (2003) Intestinal IgA synthesis: regulation of front-line body defences. *Nat Rev Immunol* 3:63–72

Falk PG, Hooper LV, Midtvedt T, Gordon JI (1998) Creating and maintaining the gastrointestinal ecosystem: what we know and need to know from gnotobiology. *Microbiol Mol Biol Rev* 62:1157–1170

Frank DN et al. (2007) Molecular-phylogenetic characterization of microbial community imbalances in human inflammatory bowel diseases. *Proc Natl Acad Sci USA* 104:13780–13785

Franke A et al. (2010) Genome-wide meta-analysis increases to 71 the number of confirmed Crohn's disease susceptibility loci. *Nat Genet* 42:1118–1126

Fukuda S et al. (2011) Bifidobacteria can protect from enteropathogenic infection through production of acetate. *Nature* 469:543–547

Garrett WS, Gordon JI, Glimcher LH (2010) Homeostasis and inflammation in the intestine. Cell 140:859–870

Gionchetti P et al. (2007) High-dose probiotics for the treatment of active pouchitis. *Dis Colon Rectum* 50:2075–2082

Guilloteau P et al. (2010) From the gut to the peripheral tissues: the multiple effects of butyrate. *Nutr Res Rev* 23:366–384

Hooper LV et al. (2001) Molecular analysis of commensal host-microbial relationships in the intestine. *Science* 291:881–884

Ivanov II et al. (2009) Induction of intestinal Th17 cells by segmented filamentous bacteria. *Cell* 139:485–498

Ley R et al. (2006) Ecological and evolutionary forces shaping microbial diversity in the human intestine. *Cell* 124:837–848

Lin T et al. (1998) Fas ligand- mediated killing by intestinal intraepithelial lymphocytes. Participation in intestinal graft-versus-host disease. *J Clin Invest* 101:570–577

Mazmanian SK et al. (2005) An immunomodulatory molecule of symbiotic bacteria directs maturation of the host immune system. *Cell* 122:107–118

McFarland LV, Dublin S (2008) Meta-analysis of probiotics for the treatment of irritable bowel syndrome. *World J Gastroenterol* 14:2650–2661

McGuckin MA et al. (2011) Mucin dynamics and enteric pathogens. *Nat Rev Microbiol* 9:265–278

Mennigen R et al. (2009) Probiotic mixture VSL#3 protects the epithelial barrier by maintaining tight junction protein expression and preventing apoptosis in a murine model of colitis. *Am J Physiol Gastrointest Liver Physiol* 296:G1140–G1149

Moore WE, Holdeman LV (1974) Human fecal flora: the normal flora of 20 Japanese-Hawaiians. *Appl Microbiol* 27:961–979

Mucida D, Cheroutre H (2007) TGFbeta and retinoic acid intersect in immune-regulation. *Cell Adh Migr* 1:142–144

Ostman S et al. (2006) Impaired regulatory T cell function in germ-free mice. *Eur J Immunol* 36:2336–2346

Pluschke G et al. (1994) Oligoclonality and skewed T cell receptor V beta gene segment expression in in vivo activated human intestinal intraepithelial T lymphocytes. *Immunobiology* 192:77–93

Ramasundara M et al. (2009) Defensins and inflammation: the role of defensins in inflammatory bowel disease. *J Gastroenterol Hepatol* 24:202–208

Renz H et al. (2011) Gene-environment interactions in chronic inflammatory disease. *Nat Immunol* 12:273–277

Ruiz PA et al. (2006) IL-10 gene-deficient mice lack TGF-beta/Smad-mediated TLR2 degradation and fail to inhibit proinflammatory gene expression in intestinal epithelial cells under conditions of chronic inflammation. *Ann N Y Acad Sci* 1072:389–394

Smith K, McCoy KD, Macpherson AJ (2007) Use of axenic animals in studying the adaptation of mammals to their commensal intestinal microbiota. *Semin Immunol* 19:59–69

Sood A et al. (2009) The probiotic preparation, VSL#3 induces remission in patients with mild-to-moderately active ulcerative colitis. *Clin Gastroenterol Hepatol* 7:1202–1209

Sudo N et al. (1997) The requirement of intestinal bacterial flora for the development of an IgE production system fully susceptible to oral tolerance induction. *J Immunol* 159:1739–1745

Tap J et al. (2009) Towards the human intestinal microbiota phylogenetic core. *Environ Microbiol* 11:2574–2584

Tsuji NM, Kosaka A (2008) Oral tolerance: intestinal homeostasis and antigen-specific regulatory T cells. *Trends Immunol* 29:532–540

Ukena SN et al. (2007) Probiotic Escherichia coli Nissle 1917 inhibits leaky gut by enhancing mucosal integrity. *PLoS One* 2:e1308

Van BP et al. (2009) Differential NF-kappaB pathways induction by Lactobacillus plantarum in the duodenum of healthy humans correlating with immune tolerance. *Proc Natl Acad Sci USA* 106:2371–2376

von Schillde MA, Hörmannsperger G, Weiher M, Alpert CA, Hahne H, Bäuerl C, van Huynegem K, Steidler L, Hrncir T, Pérez-Martínez G, Kuster B, Haller D (2012) Lactocepin secreted from lactobacillus exerts anti-inflammatory effects by selectively degrading proinflammatory chemokines. *Cell Host Microbe* 11:387–396

Wu GD et al. (2011) Linking long-term dietary patterns with gut microbial enterotypes. *Science* 334:105–108

Yan F et al. (2011) Colon-specific delivery of a probiotic-derived soluble protein ameliorates intestinal inflammation in mice through an EGFR-dependent mechanism. *J Clin Invest* 121:2242–2253

Prävention kardiovaskulärer Erkrankungen und Atherosklerose

Inga Kuhlmann, Gerald Rimbach

7.1 Einleitung und Epidemiologie

Nach Angaben der Weltgesundheitsorganisation (World Health Organization, WHO) sind Krankheiten des Herz-Kreislauf-Systems weltweit für etwa ein Drittel aller Todesfälle verantwortlich und stellen somit die häufigste Todesursache dar (World Health Organization 2002). In Deutschland wurden für das Jahr 2006 insgesamt ca. 360.000 Todesfälle durch Krankheiten des Kreislaufsystems verzeichnet (WHO 2004), was einem Anteil von etwa 45 % an der Gesamtmortalität entspricht.

Primäre Ursache für Herz-Kreislauf-Erkrankungen ist die Atherosklerose, eine komplexe Systemerkrankung, die mit degenerativen Veränderungen der arteriellen Gefäßwände einhergeht. Dabei führen Fettablagerungen, Entzündungsreaktionen, Zellproliferationen und Kollagensynthese zu einer Verdickung und Verhärtung der Gefäßwände. Besonders die Tunica intima (die innerste Schicht der Blutgefäße; ◘ Abb. 7.1) wird durch atherosklerotische Prozesse, in die eine Vielzahl molekularer Mechanismen involviert ist, umstrukturiert.

An der Atherogenese sind Monocyten bzw. Makrophagen, glatte Muskelzellen, Endothelzellen und Thrombocyten beteiligt. Die Veränderungen der Gefäßwände erfolgen dabei über einen Zeitraum von mehreren Jahren, oft auch Jahrzehnten, und bleiben dabei lange unbemerkt. Die klinische Manifestation der Atherosklerose äußert sich in verschiedenen Krankheitsbildern, zu denen die koronare Herzerkrankung, Ischämie, Herzinfarkt und der Schlaganfall (Apoplex) zählen. Bei der ischämischen oder auch koronaren Herzkrankheit (KHK), einer chronischen Erkrankung der Herzkranzgefäße, kommt es aufgrund einer Verengung (Stenose) eines oder mehrerer Gefäße zu einer Mangeldurchblutung des Herzens, der Ischämie. Zu den Folgen einer KHK zählen die stabile Angina pectoris (belastungsabhängige Beschwerden bzw. Schmerzen in der Brust), die instabile Angina pectoris (Auftreten der Beschwerden bzw. Schmerzen auch im Ruhezustand), die Herzinsuffizienz sowie der akute Myokardinfarkt, bei dem infolge der Mangeldurchblutung das Herzmuskelgewebe abstirbt (Löwel 2006).

Bei einer Thrombose oder einer Embolie hingegen kommt es zu einem Gefäßverschluss, wodurch der Blutstrom und somit auch die Versorgung der Gewebe mit Sauerstoff blockiert werden. Neben Gehirnblutungen aufgrund eines verletzten Blutgefäßes zählen Thrombose und Embolie zu den Hauptursachen von Schlaganfällen, die den größten Anteil der cerebrovaskulären Krankheiten ausmachen.

Das Risiko für die Entwicklung einer Atherosklerose kann durch einen gesunden Lebensstil und eine gesunde Ernährung deutlich reduziert werden. Im Idealfall kann somit eine Atherosklerose verhindert oder zumindest deren Entwicklung signifikant verzögert werden.

7.2 Risikofaktoren

Die Entstehung einer Atherosklerose ist mit einer Vielzahl an Risikofaktoren assoziiert, die sich in nicht beeinflussbare und beeinflussbare Faktoren unterteilen lassen.

nicht beeinflussbare Risikofaktoren:
- Geschlecht
- Alter
- genetische Prädisposition
- ethnische Herkunft

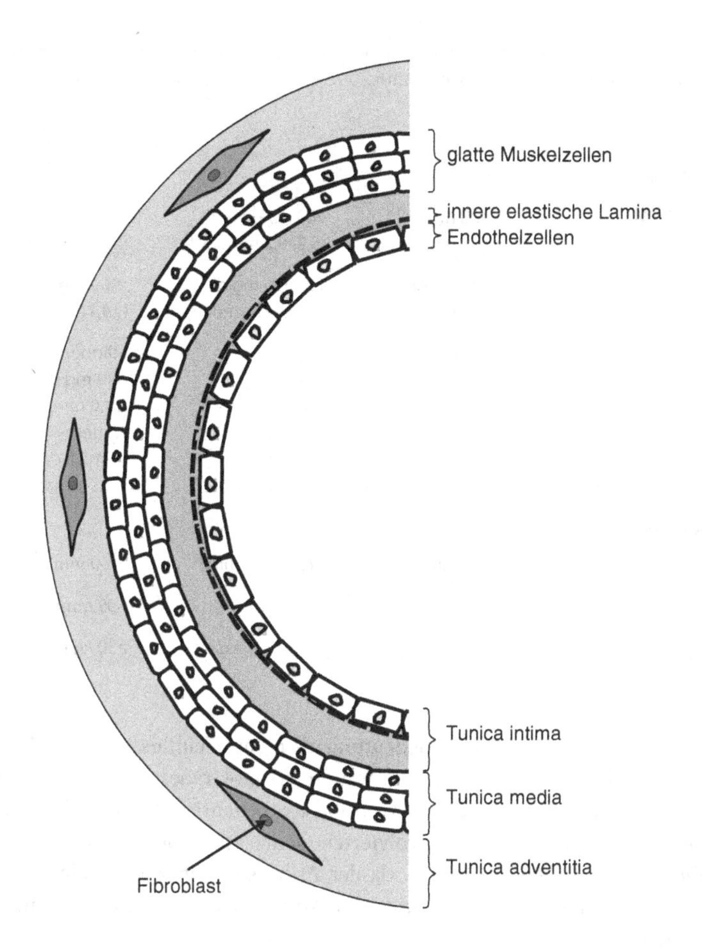

Abb. 7.1 Vereinfachte Darstellung eines histologischen Schnittes durch ein Segment einer Arterie. (Modifiziert nach Lusis 2000.)

beeinflussbare Risikofaktoren:
- Cholesterolspiegel
- arterieller Bluthochdruck
- Übergewicht
- geringe körperliche Aktivität
- Rauchen
- Diabetes mellitus

7.2.1 Nicht beeinflussbare Risikofaktoren

Das Alter stellt den stärksten unabhängigen Risikofaktor für Herz-Kreislauf-Erkrankungen dar. Ab dem 55. Lebensjahr verdoppelt sich mit jeder weiteren Dekade das Risiko für einen Schlaganfall.

Da Herz-Kreislauf-Erkrankungen einen vielschichtigen Krankheitskomplex darstellen, an dessen Entstehung eine Vielzahl unterschiedlicher Gene beteiligt ist, hat die genetische

Tab. 7.1 Norm-, Grenz- und bedenkliche Werte der beeinflussbaren Risikofaktoren Cholesterolspiegel, arterieller Blutdruck und BMI (Robert Koch-Institut 2002; Birtcher und Ballantyne 2004)

beeinflussbarer Risikofaktor	Normwert	Grenzwert	bedenklicher Wert
Cholesterolspiegel			
Gesamtcholesterol	<200 mg dl^{-1} (<5,2 mmol l^{-1})	200–239 mg dl^{-1} (5,2–6,2 mmol l^{-1})	≥240 mg dl^{-1} (≥6,2 mmol l^{-1})
LDL	<130 mg dl^{-1} (<3,4 mmol l^{-1})	130–159 mg dl^{-1} (3,4–4,1 mmol l^{-1})	≥160 mg dl^{-1} (≥4,1 mmol l^{-1})
HDL	≥60 mg dl^{-1} (≥1,6 mmol l^{-1})	Männer: 40–59 mg dl^{-1} (1,0–1,6 mmol l^{-1}) Frauen: 50–59 mg dl^{-1} (1,3–1,6 mmol l^{-1})	Männer: <40 mg dl^{-1} (<1,0 mmol l^{-1}) Frauen: <50 mg dl^{-1} (<1,3 mmol l^{-1})
arterieller Bluthochdruck			
Systole	<140 mmHg	140–160 mmHg	>160 mmHg
Diastole	<90 mmHg	90–95 mmHg	>95 mmHg
BMI	<25 kg m^{-2}	25 bis <30 kg m^{-2}	≥30 kg m^{-2}

Prädisposition eine nicht unerhebliche Bedeutung als nicht beeinflussbarer Risikofaktor. Ein erhöhtes Risiko besteht, wenn männliche Verwandte ersten Grades vor ihrem 55. Lebensjahr und weibliche Verwandte ersten Grades vor ihrem 65. Lebensjahr an KHK erkranken oder einen Schlaganfall erleiden. Unter den involvierten Genen ist besonders das Gen zu nennen, welches Apolipoprotein E (ApoE) codiert, da der ApoE-Genotyp entscheidend die Plasmalipidspiegel beeinflusst und sich somit auf das Risiko für Herz-Kreislauf-Erkrankungen auswirkt (▶ Abschn. 7.6).

7.2.2 Beeinflussbare Risikofaktoren

Die Norm- sowie Grenzwerte für den Cholesterolspiegel, den arteriellen Blutdruck und BMI sind in Tab. 7.1 aufgelistet.

7.3 Biomarker und deren Normwerte

Cholesterol Zwischen der Höhe des Cholesterolspiegels und dem Risiko einer KHK-Erkrankung besteht ein enger Zusammenhang. Die innerhalb der Bevölkerung Deutschlands erhobenen Daten des Bundesgesundheitssurveys von 1998 weisen einen altersabhängigen Anstieg der Cholesterolmittelwerte und Risikoprävalenzen auf, geschlechtsspezifische Unterschiede wurden hingegen kaum verzeichnet. Das Gesamtcholesterol setzt sich aus den Fraktionen *high density*-Lipoprotein-(HDL-), *low density*-Lipoprotein-(LDL-) und *very low density*-Lipoprotein-(VLDL-)Cholesterol zusammen, die unterschiedlich mit dem KHK-Risiko korrelieren. Eine Vielzahl epidemiologischer und klinischer Studien zeigte, dass hohe HDL-Spiegel mit einem protektiven Effekt bezüglich des Risikos für eine KHK-Erkrankung assoziiert sind

(Robert Koch-Institut 2002). Hohe LDL-Spiegel sind hingegen mit einem gesteigerten KHK-Risiko verbunden.

C-reaktives Protein Entzündungsprozesse beeinflussen die Atherogenese und insbesondere die Stabilität atherosklerotischer Plaques. Daher sind Marker dieser proinflammatorischen Prozesse von großer Bedeutung für die Risikoeinschätzung einer Plaquedestabilisierung und entsprechend einer Plaqueruptur (Blake und Ridker 2003).

Einer der bedeutendsten Marker ist das C-reaktive Protein (CRP), das in der Leber als Antwort auf das proinflammatorische Interleukin IL-6 gebildet wird. In einer Vielzahl prospektiver epidemiologischer Studien wurde gezeigt, dass eine Beziehung zwischen dem CRP-Spiegel und dem Auftreten kardiovaskulärer Erkrankungen besteht. Da diese Korrelation unabhängig von den „traditionellen" Risikofaktoren Alter, Rauchen, Cholesterol, Blutdruck und Diabetes ist, gilt CRP als unabhängiger Risikofaktor kardiovaskulärer Erkrankungen.

Fibrinogen Fibrinogen ist in vielfältige Prozesse der Atherogenese involviert und sowohl als Vorstufe des Fibrins für die Thrombusbildung als auch als Cofaktor für die Thrombocytenaggregation von Bedeutung. Fibrinogen fungiert als indirekter Parameter für die Messung cytokinabhängiger inflammatorischer Prozesse in der Arterienwand (Sabeti et al 2005). *In vivo* wurde eine positive Korrelation zwischen der Höhe des Fibrinogenspiegels und der Ausprägung der Parameter Alter, Body-Mass-Index (BMI), Gesamtcholesterol, LDL-Cholesterol, Rauchen, arterieller systolischer Blutdruck und CRP festgestellt.

Entsprechend nimmt der Fibrinogenspiegel mit steigender Anzahl proinflammatorisch aktiver Zellen im atherosklerotischen Plaque zu. Zudem besteht eine signifikante inverse Beziehung zwischen dem Plasma-Fibrinogenspiegel und der Dicke einer fibrotischen Kappe, wodurch das Risiko einer Plaqueruptur und einer Thrombose bei erhöhtem Fibrinogenspiegel ansteigt. Progressive atherosklerotische Schädigungen sind demnach mit einer erhöhten inflammatorischen Aktivität assoziiert, die durch die Messung des Fibrinogenspiegels indirekt quantifiziert werden kann (Sabeti et al 2005).

7.4 Molekulare Mechanismen der Atherosklerose

Atherosklerose ist eine progressive Erkrankung, die durch Ansammlung und Ablagerung von Lipiden und extrazellulärer Matrix in den Arterien charakterisiert ist und mit Prozessen der Oxidation und Inflammation einhergeht (Libby 2002; Lusis 2000). Eine weitverbreitete Theorie bezüglich der Atherogenese ist die *response to injury*-Theorie, wonach eine endotheliale Schädigung und die daraus resultierende Dysfunktion des Endothels das primäre Ereignis in der Entwicklung einer Atherosklerose darstellen. Die weiteren Veränderungen der arteriellen Gefäßwände werden dabei als Antwort auf die initiale Schädigung des Endothels betrachtet (Lusis 2000).

▣ Abb. 7.2 gibt einen Überblick über die Entwicklung einer Atherosklerose von der Lipideinlagerung bis zur Plaqueruptur und Thrombusbildung.

7.4.1 Initiierung einer Läsion der Arterienwand

Das arterielle Endothel besteht aus einschichtig und parallel zum Blutstrom angesiedelten Endothelzellen mit elipsoider Form. Mithilfe der interzellulär lokalisierten *tight junctions* fungiert

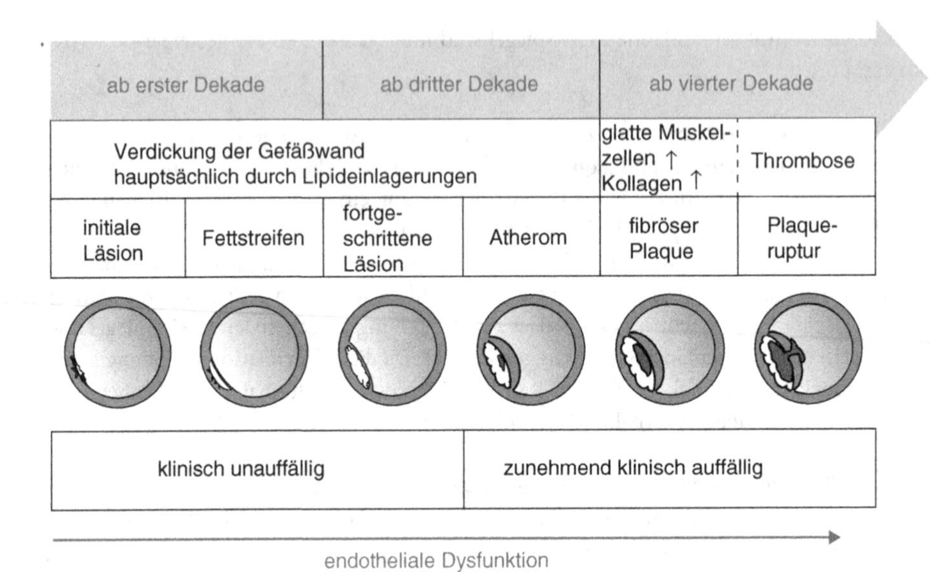

Abb. 7.2 Stufen der Entstehung einer Atherosklerose. (Modifiziert nach Stary et al. 1995.)

das Endothel als selektiv permeable Barriere zwischen Blut und Gewebe. Dabei sind die Endothelzellen dem Blutstrom und somit einer sich stetig verändernden Umgebung ausgesetzt. Dem kontinuierlich auf die Endothelzellen einwirkenden Scherstress durch den Blutstrom kommt dabei eine Schlüsselrolle in der Regulation biochemischer Mechanismen der Endothelzellen, wie die Aktivierung intrazellulärer Signalwege oder die Steuerung der Expression zellspezifischer Proteine, zu (Pan 2009).

Atherosklerotische Veränderungen entstehen vor allem an einer Krümmung, Verengung oder Aufzweigung von Arterien. An diesen Stellen wird der gleichmäßige Blutstrom gestört, sodass ein geringerer, oszillierender Scherstress auf die dortigen Endothelzellen einwirkt (Abb. 7.3; Pan 2009).

Während ein hoher Scherstress die elipsoide Form und die Ausrichtung der Endothelzellen in Fließrichtung nicht beeinflusst, verursacht ein geringer Scherstress eine zunehmende Unordnung der angesiedelten Endothelzellen. Folglich weisen diese Bereiche des Endothels eine erhöhte Permeabilität gegenüber Makromolekülen wie LDL auf (Lusis 2000), wodurch der primäre Schritt einer Gefäßwandläsion charakterisiert ist.

In vitro-Versuche zeigten, dass ein oszillierender, geringer Scherstress eine anhaltend hohe Bildung reaktiver Sauerstoffspezies (*reactive oxygen species*, ROS) in den Endothelzellen bewirkt und gleichzeitig die Konzentration des wichtigsten intrazellulären Antioxidans Glutathion absenkt. Die somit begünstigte Oxidation der LDL-Partikel induziert die Aktivierung des Transkriptionsfaktors NFκB (*nuclear factor kappa B*, nucleärer Faktor kappa B), infolgedessen die Bildung atherogener Moleküle wie der Adhäsionsmoleküle ICAM-1 (*intercellular adhesion molecule-1*, interzelluläres Adhäsionsmolekül 1), VCAM-1 (*vascular cell adhesion molecule-1*, vaskuläres Zelladhäsionsmolekül 1) und E-Selektin sowie des Chemokins MCP-1 (*monocyte chemoattractant protein-1*, Monocyten-Chemoattraktor Protein 1) gesteigert wird (Chen et al 2004). Die Aktivierung von NFκB resultiert somit in der Rekrutierung von Leukocyten in die Gefäßwand sowie der Initiierung von Entzündungsreaktionen. Des Weiteren bewirkt ein

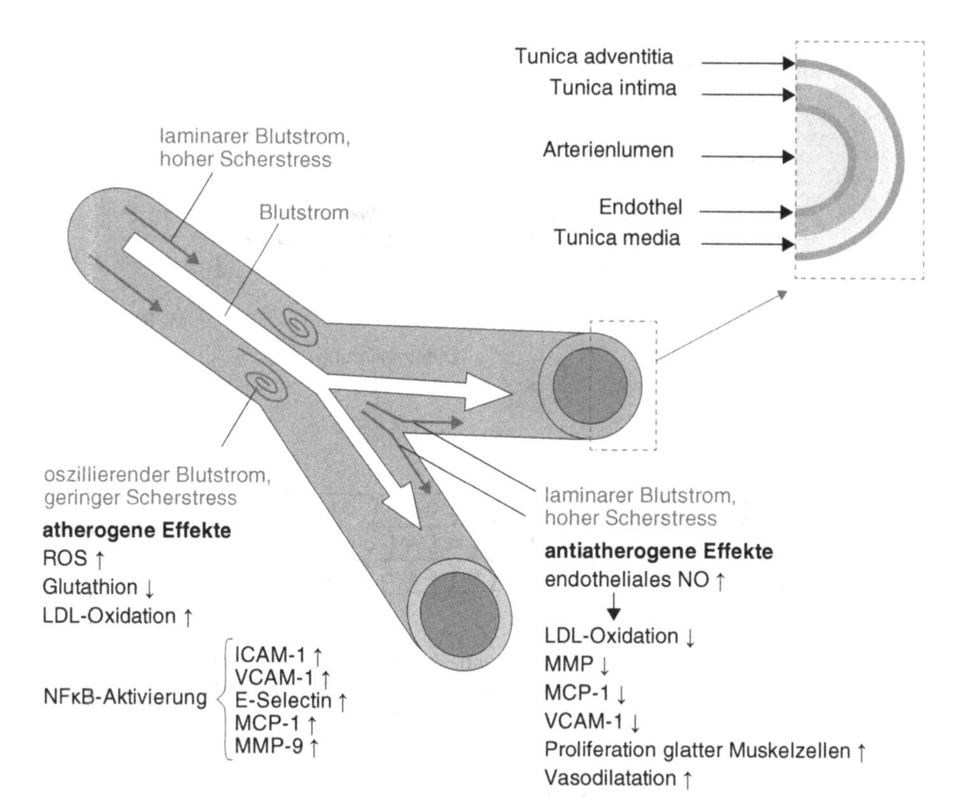

Abb. 7.3 Erhöhter Scherstress an einer Arterienverzweigung. ROS, *reactive oxygen species*; ICAM-1, *intercellular adhesion molecule-1*; VCAM-1, *vascular cell adhesion molecule-1*; MCP-1, *monocyte chemoattractant protein-1*; MMP, Matrix-Metalloproteinase. (Modifiziert nach Pan 2009.)

oszillierender Scherstress auch eine NFκB-vermittelte, gesteigerte mRNA-Expression und Proteinsynthese der Matrix-Metalloproteinase-(MMP-)9, eine die Plaquestabilität schwächende Gelatinase.

Die Regionen der Arterienwand, die einem erhöhten laminaren Scherstress ausgesetzt sind, sind dagegen nur selten von Gefäßwandläsionen betroffen (Pan 2009). Begründet ist dieser Effekt neben einer deutlich verminderten Monocytenadhäsion sowie dem Anstieg der Superoxid-Dismutase, der Glutathion-Peroxidase und des intrazellulären Glutathions vor allem in einer stark gesteigerten Synthese des endothelial gebildeten Stickstoffmonoxids (NO) durch die endotheliale Stickstoffmonoxid-Synthase (eNOS) (▶ Abschn. 7.5).

7.4.2 Lipideinlagerung und Rekrutierung von Leukocyten

Ein wichtiges Ereignis in der Entwicklung einer Atherosklerose ist die Akkumulation des LDL in der subendothelialen Tunica intima. Die Ausprägung dieser Anreicherung wird dabei von dem LDL-Blutspiegel sowie der Permeabilität des Endothels für LDL beeinflusst. LDL diffundiert passiv durch die *tight junctions* der Endothelzellen und wird in der Tunica intima durch ROS zu minimal oxidiertem LDL ($mmLDL_{ox}$) umgewandelt (Lusis 2000). Sowohl ROS als auch $mmLDL_{ox}$ bewirken eine Aktivierung von NFκB, infolgedessen die endotheliale mRNA-

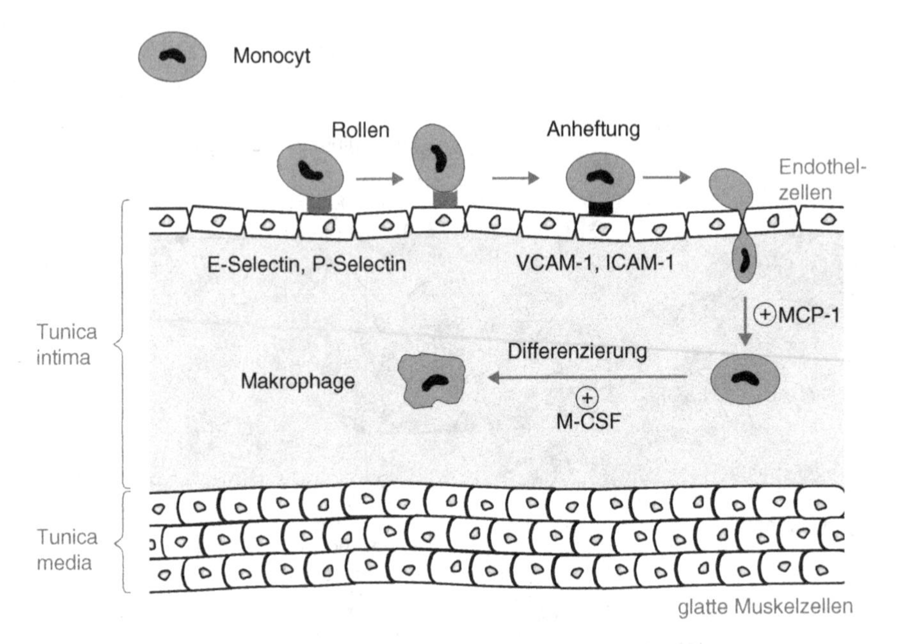

◘ **Abb. 7.4 Rekrutierung der Monocyten in die Tunica intima und Differenzierung zu Makrophagen.** ICAM-1, *intercellular adhesion molecule-1*; VCAM-1, *vascular cell adhesion molecule-1*; MCP-1, *monocyte chemoattractant protein-1*; M-CSF, *macrophage colony-stimulating factor.* (Modifiziert nach Lusis 2000.)

Expression verschiedener atherogener Gene induziert wird (Collins und Cybulsky 2001). Dazu zählen die Adhäsionsmoleküle ICAM-1, VCAM-1 und E-Selektin, die verantwortlich für die Rekrutierung der zirkulierenden Leukocyten in den subendothelialen Raum sind, sowie das Chemokin MCP-1, das die Chemotaxis der Monocyten beeinflusst (Chen et al 2004). Infolge der $mmLDL_{ox}$-Bildung wird zudem der Faktor M-CSF (*macrophage colony-stimulating factor*, Makrophagen-koloniestimulierende Faktor), der die Proliferation der Monocyten zu Makrophagen steuert, vermehrt gebildet (Lusis 2000).

Die Infiltration der zirkulierenden Monocyten beginnt mit dem Rollen der Zellen auf der Oberfläche der Endothelzellen, vermittelt durch die Adhäsionsmoleküle E-Selektin und P-Selektin. Die Anheftung an die Endotheloberfläche wird durch die Adhäsionsmoleküle ICAM-1 und VCAM-1 vermittelt (Woollard und Geissmann 2010; ◘ Abb. 7.4), die auch für die Rekrutierung der T-Lymphocyten verantwortlich sind (Pan 2009).

Bei der anschließenden Diapedese migrieren Monocyten und Lymphocyten durch die *tight junctions* der Endothelzellen in die Tunica intima und folgen dabei einem Konzentrationsgradienten der Entzündungsmediatoren. Verschiedene Chemokine sind in der Lage, die Leukocyten direkt in die Tunica intima zu rekrutieren (Libby 2002). Von besonderer Bedeutung für die Chemotaxis der Monocyten im atherosklerotischen Gewebe ist die Interaktion zwischen MCP-1 (dessen Expression von NFκB reguliert wird) und seinem von den Monocyten exprimierten Rezeptor CCR2. In der Tunica intima stimuliert das Cytokin M-CSF die Proliferation und Differenzierung der Monocyten zu Makrophagen (Lusis 2000). ◘ Tab. 7.2 gibt einen Überblick über die Moleküle, die an der Rekrutierung der Monocyten beteiligt sind.

Die T-Lymphocyten präsentieren auf ihrer Oberfläche den Chemokinrezeptor CXCR3, der verschiedene lymphocytenspezifische Chemokine wie die drei Interferon-γ-(IFN-γ-) in-

Tab. 7.2 Übersicht über die an der Rekrutierung der Monocyten und deren Differenzierung zu Makrophagen beteiligten Moleküle sowie deren Funktionen

Molekül	Molekülmasse (kDa)	Funktion
E-Selectin	130	Rekrutierung der Monocyten aus dem Blut an die Endotheloberfläche
P-Selectin	140	
VCAM-1 (*vascular cell adhesion molecule-1*)	100–110	Anheftung der Monocyten an die Endotheloberfläche
ICAM-1 (*intercellular adhesion molecule-1*)	90–110	Anheftung der Monocyten an die Endotheloberfläche; Rekrutierung der T-Lymphocyten aus dem Blut an die Endotheloberfläche
MCP-1 (*monocyte chemoattractant protein-1*)	9–13	Regulation der Chemotaxis der Monocyten im atherosklerotischen Gewebe
M-CSF (*macrophage colony-stimulating factor*)	80 (Homodimer) >200 (Multimer, gebunden an andere Glykoproteine)	Stimulation der Proliferation und Koloniebildung der Monocyten und deren Differenzierung zu Makrophagen

duzierbaren Chemokine IP-10 (*inducible protein-10*), Mig (*monokine induced by IFN-γ*) und I-TAC (*IFN-inducible T-cell α-chemoattractant*) bindet. In der Tunica intima exprimieren T-Lymphocyten den CD40-Liganden (CD40L, auch CD154 genannt) und können damit an den vornehmlich von Makrophagen präsentierten CD40-Rezeptor binden, wodurch die Expression von MMPs, Thromboplastin (*tissue factor*) und proinflammatorischen Cytokinen induziert wird (Libby 2002).

7.4.3 Bildung von Schaumzellen

Obwohl mmLDL$_{ox}$ proinflammatorisch wirkt, wurde es nicht ausreichend modifiziert, um von den Makrophagen erkannt zu werden. Unter Einfluss von ROS, produziert von Makrophagen und Endothelzellen, und verschiedenen Enzymen (Myeloperoxidase, Sphingomyelinase und sekretorische Phosphatase) wird das mmLDL$_{ox}$ in stark oxidiertes LDL (LDL$_{ox}$) umgewandelt (Lusis 2000). In den Monocyten aktiviert LDL$_{ox}$ NFκB und fördert so die Expression der NFκB-Zielgene (Collins und Cybulsky 2001). Auf diese Weise induziert LDL$_{ox}$ atherogene Mechanismen und trägt zu deren Verstärkung bei. Die Makrophagen präsentieren auf ihrer Oberfläche Scavenger-Rezeptoren, von denen der Scavenger-Rezeptor A und CD36 (ein Scavenger-Rezeptor der Klasse B) die wichtigsten Rezeptoren für die Bindung und anschließende Aufnahme des LDL$_{ox}$ darstellen (Woollard und Geissmann 2010). Die Expression der Scavenger-Rezeptoren in Makrophagen, die von Cytokinen wie TNF-α (Tumornekrosefaktor-α), IL-1β, IFN-γ und M-CSF reguliert wird (Libby 2002; Lusis 2000), wird jedoch nicht rückkoppelnd gehemmt, wodurch es zur unkontrollierten LDL$_{ox}$-Aufnahme und schließlich zur Konvertierung der lipidgefüllten Makrophagen zu Schaumzellen kommt. Diese Schaumzellen charakterisieren das frühe Stadium atherosklerotischer Läsionen. Durch Ansammlung und Apoptose der Schaumzellen entsteht ein nekrotischer, lipidreicher Kern in der Gefäßwand. Diese extrazellulären Fettablagerungen werden auch als Fettstreifen (*fatty streaks*) bezeichnet (Libby 2002; Abb. 7.5).

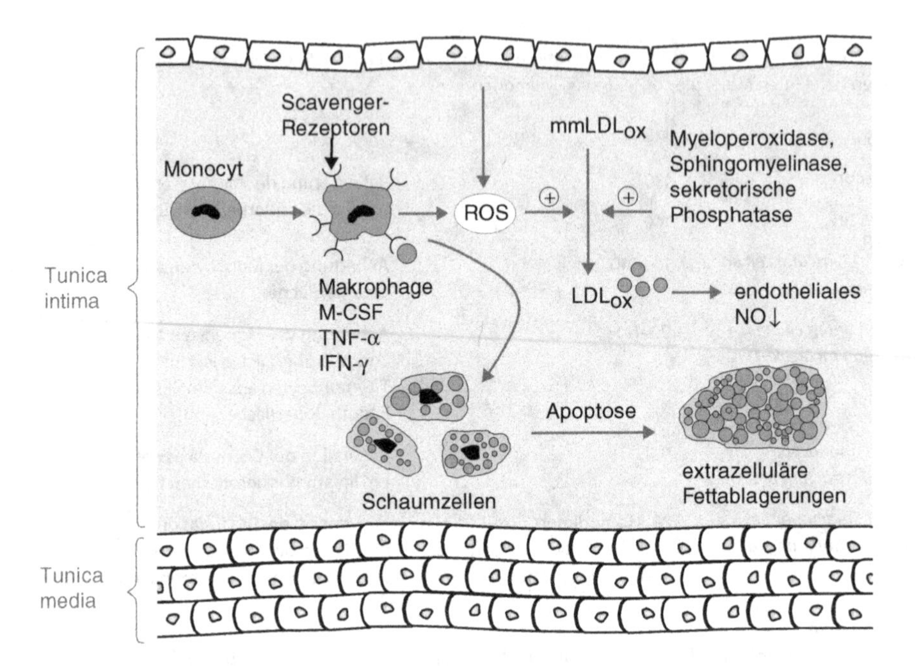

Abb. 7.5 Umwandlung der Makrophagen zu Schaumzellen und Bildung der Fettstreifen. M-CSF, *macrophage colony-stimulating factor*; TNF-α, Tumornekrosefaktor-α; IFN-γ, Interferon-γ; ROS, reaktive Sauerstoffspezies; mmLDLox, minimal oxidiertes *low density*-Lipoprotein; LDLox, stark oxidiertes *low density*-Lipoprotein. (Modifiziert nach Lusis 2000.)

Die Sekretion weiterer proinflammatorischer Cytokine und ROS durch die Schaumzellen erhält die Entzündungsreaktion aufrecht (Libby 2002).

Die Oxidation von LDL-Partikeln gilt als Schlüsselereignis für die Entstehung von Atherosklerose. Als Gegenspieler zu LDL im Cholesteroltransport kommt dem HDL eine große Bedeutung im Schutz vor Atherosklerose und KHK zu. Die Ergebnisse intensiver Forschung zeigen, dass die protektiven Effekte des HDL jedoch nicht ausschließlich auf den reversen Cholesteroltransport zurückzuführen sind. Eng mit HDL assoziiert ist die PON-1 (Paraoxonase-1). Diese calciumabhängige Esterase ist stark lipophil und wird daher, nach ihrer Synthese in der Leber, an HDL gebunden im Plasma transportiert (Soran et al. 2009). Während die native Funktion der PON-1 noch unbekannt ist, zeigten verschiedene Studien einen Einfluss der PON-1 auf den LDL_{ox}-Spiegel und die Atherogenese. Im Tiermodell entwickelten PON-1-Knockout-Mäuse unter den Bedingungen einer atherogenen Diät signifikant häufiger eine Atherosklerose aus als Mäuse des Wildtyps. Äquivalent dazu zeigten Humanstudien eine inverse Beziehung zwischen der PON-1-Aktivität und dem Auftreten kardiovaskulärer Erkrankungen. Begründet sind diese protektiven Effekte der PON-1 in der Hydrolyse oxidierter Lipide und der damit verbundenen Umwandlung von LDL_{ox} in natives LDL. Des Weiteren hemmt PON-1 die Schaumzellbildung durch Verringerung der LDL_{ox}-Aufnahme durch Makrophagen sowie die Cholesterolbiosynthese der Makrophagen (Aviram und Rosenblat 2004). Infolge des reduzierten LDL_{ox}-Spiegels wird vermutlich auch die LDL_{ox}-induzierte Bildung von MCP-1 durch vaskuläre Endothelzellen gehemmt.

Verschiedene Parameter wie Lebensstil, Umwelt- und Ernährungsfaktoren (z. B. Flavonoide) können die PON-1-Aktivität im Serum bzw. die PON-1-Expression in der Leber beeinflus-

Tab. 7.3 Cytokine und Wachstumsfaktoren, die für die Atherogenese von Bedeutung sind (Dean und Kelly 2000)

Cytokine	Wachstumsfaktoren
Interleukine: proinflammatorische: IL-1, IL-6, IL-8, IL-17, IL-18 antiinflammatorische: IL-4, IL-10, IL-11	Fibroblasten-Wachstumsfaktoren (*fibroblast growth factors*): FGF-1, FGF-2
koloniestimulierende Faktoren (*colony-stimulating factors*): G-CSF, M-CSF, GM-CSF	koloniestimulierende Faktoren (*colony-stimulating factors*): GM-CSF, M-CSF
Chemokine: MCP-1, IL-8, CCL5, Gro-α	insulinähnlicher Wachstumsfaktor-1 (*insulin-like growth factor-1*)
Tumornekrosefaktor-α	Blutplättchenwachstumsfaktoren (*platelet-derived growth factors*): PDGF-A, PDGF-B
Interferon-γ	transformierender Wachstumsfaktor (*transforming growth factor*)
	vaskulärer endothelialer Wachstumsfaktor (*vascular endothelial growth factor*) / vaskulärer Permeabilitätsfaktor (*vascular permeability factor*)

G-CSF, *granulocyte colony-stimulating factor*; M-CSF, *macrophage colony-stimulating factor*; GM-CSF, *granulocyte macrophage colony-stimulating factor*; MCP-1, *monocyte chemoattractant protein-1*; CCL5, *chemokine (C-C motif) ligand 5*; Gro-α, *growth-related oncogene-α*

sen (Ferre et al. 2003). Aktuelle Interventionsstudien zur Reduzierung des KHK-Risikos zielen daher auf eine Induktion der PON-1 durch Nahrungsfaktoren ab.

7.4.4 Plaquebildung

Plaques enthalten einen lipidreichen, nekrotischen Kern, der durch eine fibröse Kappe vom Blutstrom getrennt ist. Zur Bildung dieser Kappe werden Wachstumsfaktoren und Cytokine durch Makrophagen und T-Lymphocyten freigesetzt (Libby 2002). Tab. 7.3 listet einige der Cytokine und Wachstumsfaktoren auf, die an den komplexen zellulären Prozessen der Atherogenese beteiligt sind.

Bei der Plaquebildung stimulieren proinflammatorische Cytokine und Wachstumsfaktoren die Migration glatter Muskelzellen von der Tunica media in die Tunica intima sowie deren Proliferation und Kollagensynthese (Libby 2002; Lusis 2000). Die glatten Muskelzellen lokalisieren sich unterhalb des Endothels. Zur weiteren Stabilisierung des Plaques bilden die glatten Muskelzellen Kollagen, das sich in den Zellzwischenräumen ablagert. Die Gefäßwand vergrößert sich dabei nach außen, wodurch das Arterienlumen weitestgehend konstant bleibt. Durch die Bildung der fibrösen Kappe, die vor allem durch interstitielles Kollagen stabilisiert wird, verdickt sich die Läsion (Abb. 7.6).

Bei der Plaquebildung unterscheidet man zwischen instabilen und stabilen Plaques (Libby 2001). Unter fortschreitender Inflammation und Dyslipidämie vergrößert sich der lipidreiche Kern. Proteinasen, freigesetzt durch aktivierte Leukocyten, bauen die extrazelluläre Matrix ab,

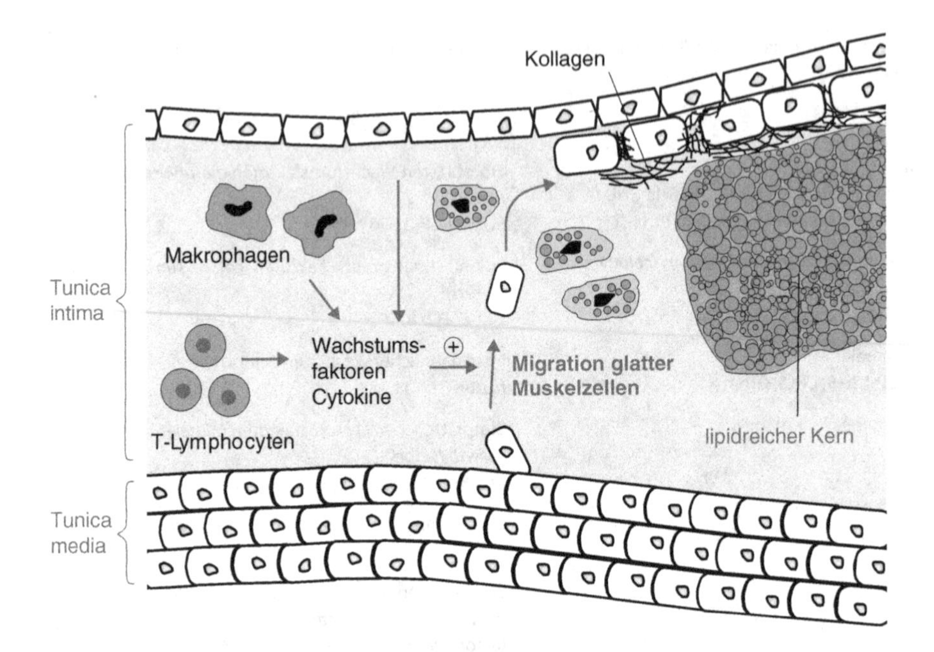

■ **Abb. 7.6** Migration der glatten Muskelzellen in die Tunica intima zur Synthese des interstitiellen Kollagens und Bildung der fibrösen Kappe. (Modifiziert nach Lusis 2000.)

während proinflammatorische Cytokine wie TNF-α, IL-1β und IFN-γ die Kollagensynthese der glatten Muskelzellen hemmen. Die daraus entstehenden instabilen Plaques weisen einen großen Lipidkern und eine dünne fibröse Kappe auf. Sie sind durch eine erhöhte Entzündungsaktivität charakterisiert und bergen ein erhöhtes Risiko einer Plaqueruptur. Im Gegensatz dazu sind die stabilen Plaques durch einen kleinen Lipidkern und eine dicke fibröse Kappe gekennzeichnet, sodass das Risiko einer Plaqueruptur geringer ist (Libby 2002; ■ Abb. 7.7).

7.4.5 Plaqueruptur

Kollagen ist überwiegend resistent gegenüber einer proteolytischen Spaltung (Libby 2002). Makrophagen, Endothelzellen und glatte Muskelzellen produzieren jedoch auch spezielle Matrix-Metalloproteinasen (MMPs), die die extrazelluläre Matrix abbauen und somit die fibröse Kappe der Plaques schwächen können. In atherosklerotischen Plaques wurde eine erhöhte Expression der drei humanen interstitiellen Kollagenasen MMP-1, MMP-8 und MMP-13 nachgewiesen. Diese interstitiellen Kollagenasen bewirken eine initiale Spaltung des Kollagens, die anschließend durch Gelatinasen (MMP-2 und -9) fortgesetzt wird. Proinflammatorische Cytokine fördern den Kollagenabbau – so steigern IL-1β und TNF-α beispielsweise die Expression der MMP-9 in den genannten Zelltypen.

Während einer chronischen Entzündung in der Tunica intima ist die Kollagensynthese der glatten Muskelzellen, die für Reparaturen der fibrösen Kappe benötigt wird, reduziert. Durch den zudem gesteigerten Kollagenabbau durch die MMPs wird die Struktur der fibrösen Kappe zusätzlich geschwächt und die Anfälligkeit für eine Plaqueruptur nimmt zu, wenn die fibröse Kappe hämodynamischem Stress ausgesetzt wird (Libby 2002).

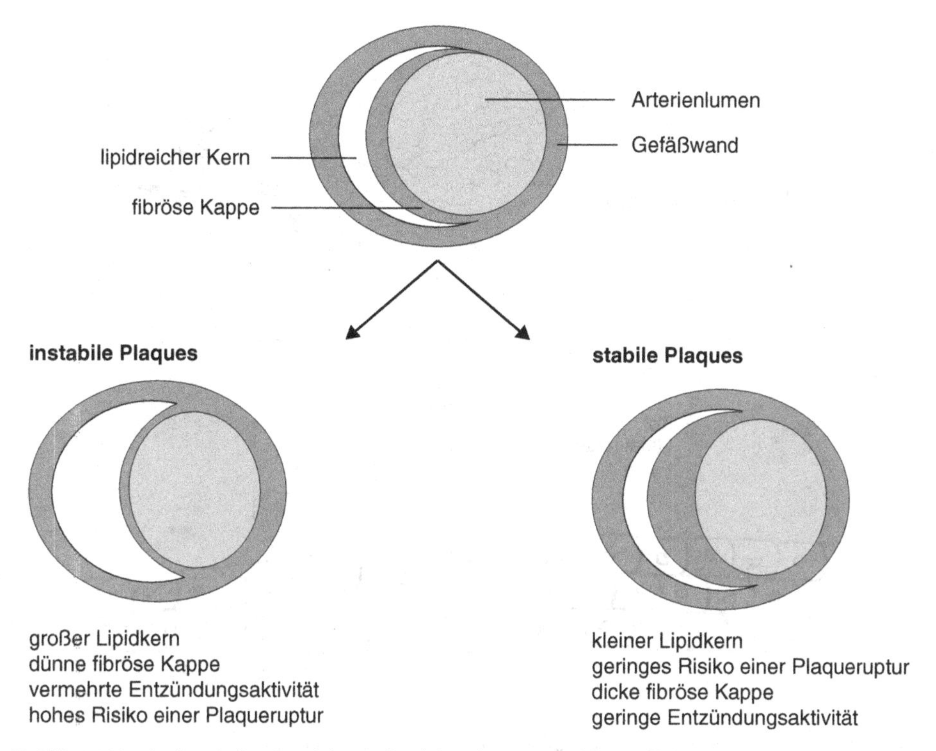

Abb. 7.7 Vergleich zwischen instabilen und stabilen Plaques. (Modifiziert nach Libby 2002.)

Bei einem Plaqueabriss kommt es zum Kontakt zwischen dem im Blut zirkulierenden Faktor VIIa der Gerinnungskaskade und Thromboplastin, dessen Expression und Aktivität in Endothelzellen, vaskulären glatten Muskelzellen und Monocyten unter anderem durch Cytokine wie TNF-α und proinflammatorische Interleukine sowie Wachstumsfaktoren induziert wird. Während Monocyten bereits in der frühen Phase der Atherogenese eine gesteigerte Thromboplastinexpression aufweisen, tritt dieser Effekt bei Schaumzellen, Endothelzellen und glatten Muskelzellen erst in späteren Stadien auf. Kommt es zu einer Plaqueruptur, wird zudem eine große Menge mikropartikelgebundenes Thromboplastin aus dem nekrotischen Kern freigesetzt. Durch Bindung des zirkulierenden Faktors VIIa an Thromboplastin werden die Faktoren IX und X aktiviert, die schließlich in der für die Blutgerinnung essenziellen Thrombinsynthese resultiert. Somit fungiert Thromboplastin als Initiator der Gerinnungskaskade. Folge der Blutgerinnung und Thrombocytenaktivierung ist die Bildung eines Thrombus, der die Gefäßverletzung verschließt (Libby 2002; Abb. 7.8).

Der Thrombus selbst kann infolge der Wundheilung durch eine endogene oder aber auch durch eine therapeutisch erzielte Thrombolyse wieder abgebaut werden. Bei der endogenen Wundheilung wird die Migration und Proliferation glatter Muskelzellen durch Thromboplastin stimuliert. Die im Verlauf der Blutgerinnung aktivierten Thrombocyten setzen dabei PDGF (*platelet-derived growth factor*, Blutplättchenwachstumsfaktor) frei, der die Migration glatter Muskelzellen aus der Tunica media in die Tunica intima stimuliert, sowie TGF-β (*transforming growth factor-β*, transformierender Wachstumsfaktor), der die Produktion interstitiellen Kollagens stimuliert. Die gesteigerte Migration und Proliferation glatter Muskelzellen sowie deren Synthese extrazellulärer Matrix verdicken die Tunica intima. Eine verheilte Plaqueruptur ist somit durch eine nach innen verdickte, fibröse Tunica intima und ein verengtes Arterienlumen

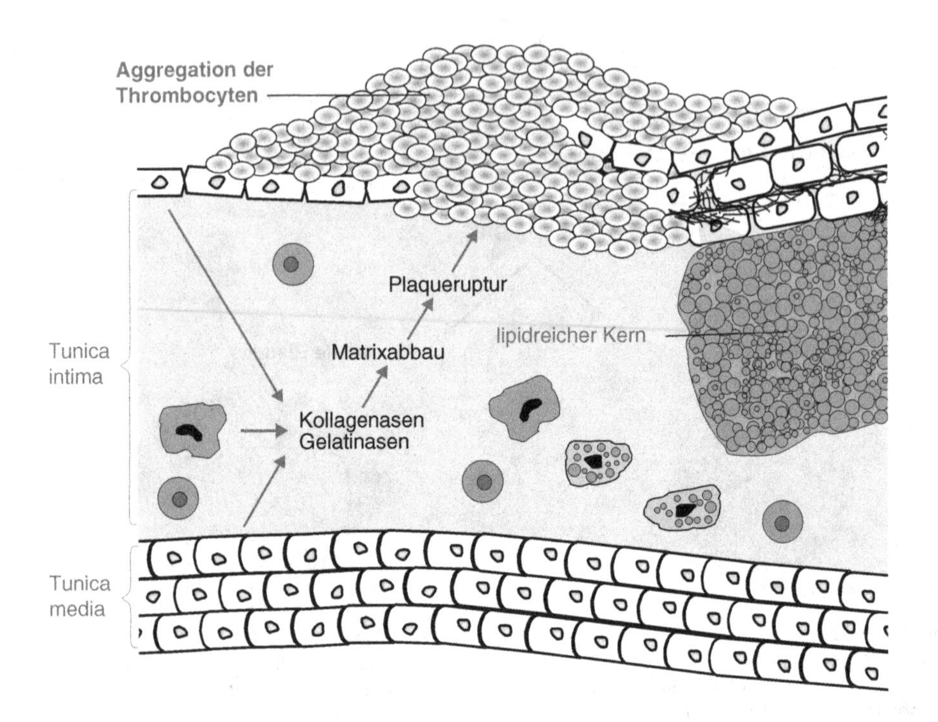

Abb. 7.8 Verschluss eines Plaqueabrisses durch einen Thrombus. (Modifiziert nach Lusis 2000.)

gekennzeichnet. Als Folge des beeinträchtigten Blutstromes kann sich eine Ischämie oder eine Angina pectoris entwickeln (Libby 2002). Es besteht jedoch auch die Gefahr, dass der Thrombus das Blutgefäß vollständig verschließt, woraus ein akuter Myokardinfarkt resultieren kann (Libby 2002).

7.4.6 Bedeutung von Nahrungsfaktoren für die Gefäßgesundheit

In der Prävention von Herz-Kreislauf-Erkrankungen hat eine »gesunde« Ernährung einen besonderen Stellenwert und es gibt entsprechende Empfehlungen (Tab. 7.4).

Nahrungsfaktoren für die Gefäßgesundheit beeinflussen in Endothelzellen, Makrophagen, glatten Muskelzellen und Thrombocyten unterschiedliche molekulare Targets und verhindern damit den Prozess der Atherogenese oder verzögern diesen entscheidend (Abb. 7.9).

7.5 Stickstoffmonoxid-Synthasen (NOS) und deren Bedeutung in der Pathogenese kardiovaskulärer Erkrankungen

Die Stickstoffmonoxid-Synthasen (NOS) werden in die drei Isoformen unterteilt: endotheliale NOS (eNOS), induzierbare NOS (iNOS) und neuronale NOS (nNOS). Allen drei Formen ist die katalytische Umwandlung von L-Arginin zu L-Citrullin gemeinsam, bei der als Nebenprodukt Stickstoffmonoxid (NO) entsteht. Als Cosubstrate dieser Reaktion dienen reduziertes

Tab. 7.4 Empfehlungen für eine gesunde Ernährung zur Prävention von Herz-Kreislauf-Erkrankungen (WHO 2007)

Nahrungsfaktor	Empfehlung
Basis der gesunden Ernährung	mediterrane oder asiatische Kost viele Vollkornprodukte, frisches Obst und Gemüse, Nüsse, pflanzliche Öle und frischer Seefisch wenig Fleisch und tierische Fette kaloriengerecht
Fett	<30 % der Kalorien
Fettsäuren: mehrfach ungesättigte Fettsäuren einfach ungesättigte Fettsäuren gesättigte Fettsäuren Transfettsäuren	<10 % der Kalorien 10–15 % der Kalorien <10 % der Kalorien vermeiden
Cholesterol	<300 mg pro Tag
Ballaststoffe	>20 g pro Tag
Salzkonsum	<5 g pro Tag
Alkoholkonsum	<30 g pro Tag (Männer) <20 g pro Tag (Frauen)

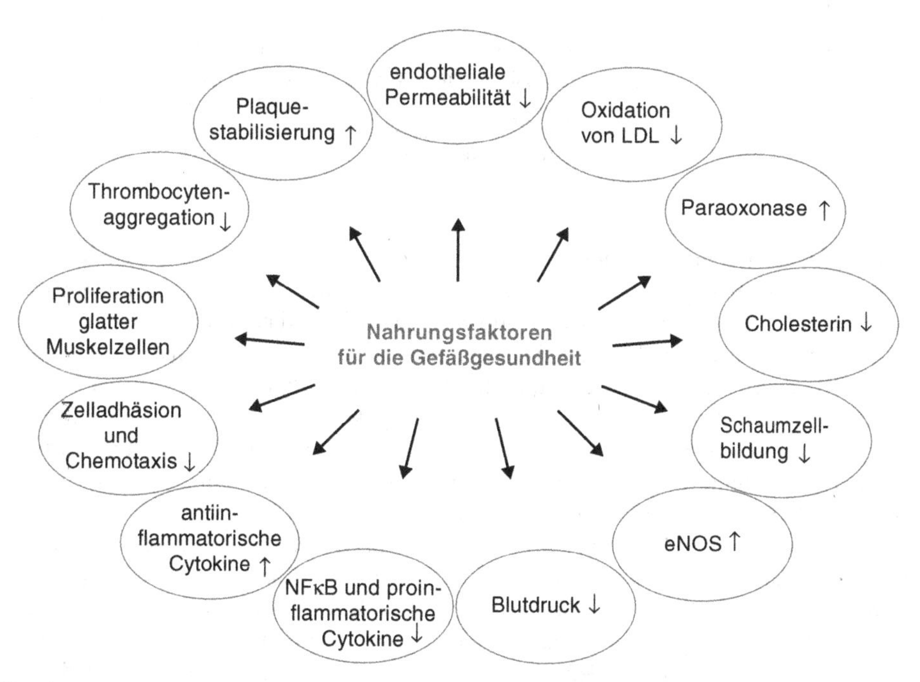

Abb. 7.9 Mechanismen und zelluläre sowie molekulare Targets, über die Nahrungsfaktoren die Gefäßgesundheit positiv beeinflussen können.

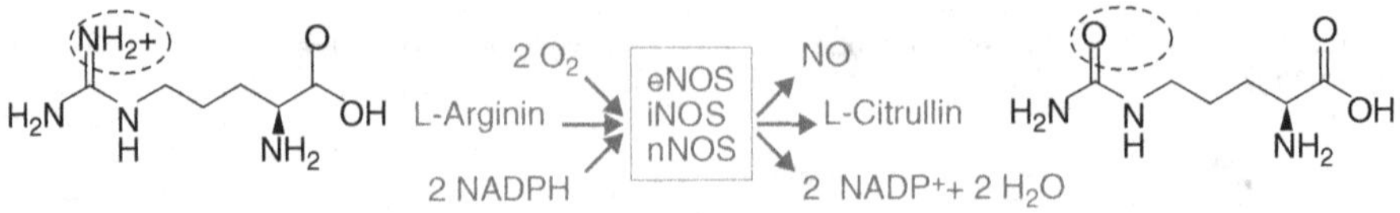

Abb. 7.10 Synthese von Stickstoffmonoxid (NO) aus L-Arginin durch die Stickstoffmonoxid-Synthase (NOS). NO, Stickstoffmonoxid; NADPH, reduzierte Form des Nicotinamidadenindinucleotidphosphats, $NADP^+$, oxidierte Form des Nicotinamidadenindinucleotidphosphats

Tab. 7.5 Eigenschaften der endothelialen (eNOS) und induzierbaren (iNOS) Stickstoffmonoxid-Synthase. (Modifiziert nach Xu und Liu 1998.)

	eNOS	iNOS
Synonyme	NOS 3, NOS III	NOS 2, NOS II
Molekülmasse (kDa)	133	130
Zellen der Expression	vaskuläre Endothelzellen	immunaktivierte Makrophagen glatte Muskelzellen Endothelzellen
Regulation durch Ca^{2+} und Calmodulinbindung	+	–
Cytokinregulation	schwach	stark
NO-Produktion	gering	hoch
Schlüsselfunktionen	Vasodilatation Hemmung der Thrombocytenaggregation Hemmung der Proliferation glatter Gefäßmuskelzellen	Immunoregulation Entzündung Gewebeschädigung

Nicotinamidadenindinucleotidphosphat (NADPH) und molekularer Sauerstoff (Abb. 7.10). Zu den Redoxfaktoren der NO-Synthese zählen Eisen(II)-haltiges Häm, Tetrahydrobiopterin, Flavinmononucleotid (FMN), Flavinadenindinucleotid (FAD) und reduzierte Thiole.

Entsprechend wird zwischen endothelialem, induzierbarem und neuronalem NO differenziert. Die meisten Effekte des endothelialen NO im Hinblick auf die Atherogenese sind protektiv und steuern zur Aufrechterhaltung der kardiovaskulären Homöostase bei. Allerdings kann eine chronische Überproduktion von NO durch Makrophagen die Entwicklung kardiovaskulärer Erkrankungen fördern (Hofmann et al. 2006). Eigenschaften und Funktionen von eNOS und iNOS sind in Tab. 7.5 zusammengefasst.

Die eNOS-Aktivität wird primär durch die Bindung an das Ca^{2+}-bindende Regulatorprotein Calmodulin und dementsprechend durch die Calciumkonzentration gesteuert. Im Gegensatz dazu ist die iNOS-Aktivität, die unter basalen Bedingungen nicht nachweisbar ist, aufgrund der hohen Bindungsaffinität an Calmodulin von diesem Faktor unabhängig. Charakteristisch für die iNOS sind außerdem eine NFκB-vermittelte Induktion der Expression durch proinflammatorische Cytokine (Ginnan et al. 2008) sowie eine konstante NO-Produktion über einen langen Zeitraum (Stunden bis Tage), wohingegen die endotheliale NO-Synthese kurzfristig (Sekunden bis Minuten) induziert wird.

7.5.1 Funktionen der iNOS

Das von der iNOS gebildete NO entsteht nur in immunaktivierten Zellen. Im inflammatorischen Gewebe, wie es bei der Entwicklung einer Atherosklerose vorliegt, ist die iNOS die überwiegende Quelle des NO. Die Atherogenese geht mit zunehmender endothelialer Dysfunktion und einer folglich abnehmenden eNOS-Aktivität einher. Zur Aufrechterhaltung des NO-Spiegels wird der Funktionsverlust der eNOS durch eine rapide Steigerung der iNOS-Expression im atherosklerotischen Gewebe kompensiert. Eine iNOS-Expression ist bereits ab der frühen Phase der Fettstreifenbildung zu beobachten. Mit fortschreitender Plaquebildung nimmt die iNOS-Expression in Makrophagen und glatten Muskelzellen zu. Jedoch reagiert die hohe NO-Konzentration im inflammatorischen Umfeld, das reich an ROS wie Superoxidanionen ist, zu Peroxynitrit ($ONOO^-$), wobei die Halbwertszeit eines NO-Moleküls aufgrund der hohen Reaktionsgeschwindigkeit sehr gering ist. Als potentes Oxidans ist Peroxynitrit in der Lage, Proteine oder Lipide oxidativ zu schädigen. Eine chronische Überproduktion von NO durch iNOS führt zu Inflammation, endothelialer Dysfunktion und Gewebeschädigung (Ginnan et al. 2008).

7.5.2 Funktionen der eNOS

Im gesunden Gewebe stellt das Endothel und damit die eNOS die dominierende NO-Quelle dar (Ginnan et al. 2008). Endotheliales NO wirkt antiatherogen und schützt die Gefäßwände vor atherogenen Läsionen (Davier 2000; Pan 2009). Als dessen Schlüsselfunktion in der Prävention einer Atherosklerose gilt die Relaxation der glatten Gefäßmuskelzellen und damit die Reduktion des Blutdrucks. Endotheliales NO bewirkt über den Signalweg des zyklischen Guanosinmonophosphats (cGMP) eine Vasodilatation der Gefäße. Dabei diffundiert NO aus den Endothelzellen zu den angrenzenden glatten Gefäßmuskelzellen und aktiviert dort die lösliche Guanylatcyclase (sGC), die als intrazellulärer Rezeptor für NO fungiert. Infolge der sGC-Aktivierung steigt der cGMP-Spiegel, woraus eine Aktivierung der cGMP-abhängigen Proteinkinase Typ I (cGKI, auch Proteinkinase G, PKG oder PRKG genannt) resultiert. Im kardiovaskulären System stellt die cGKI mit ihren Isoformen cGKIα und cGKIβ die häufigste cGMP-abhängige Proteinkinase dar und wird vor allem in den glatten Gefäßmuskelzellen, Thrombocyten und Kardiomyocyten gebildet.

Der Tonus der glatten Gefäßmuskelzellen wird durch die cytosolische Ca^{2+}-Konzentration reguliert. Bei einer Erhöhung der Ca^{2+}-Konzentration, entweder durch einen gesteigerten Ca^{2+} -Einfluss oder eine Ca^{2+}-Freisetzung aus intrazellulären Depots, kontrahieren die Muskelzellen. Eine Relaxation tritt bei abgesenkter Ca^{2+}-Konzentration ein. Als zentrales Enzym des NO-Signalweges verhindert die cGKI über mehrere Wege einen Anstieg der Ca^{2+}-Konzentration und damit eine Kontraktion der glatten Gefäßmuskelzellen. Die cGKIβ liegt in einem Komplex mit dem Inositol-1,4,5-trisphosphat-(IP_3-)Rezeptor Typ I (IP_3RI) und dem IP_3-assoziiertem cGKI-Substrat (IRAG) vor. Eine Phosphorylierung von IRAG durch cGKIβ unterbindet die IP_3-induzierte und hormonrezeptorvermittelte Ca^{2+}-Freisetzung aus den intrazellulären Depots (Hofmann et al. 2006). Eines der möglichen Substrate der Membranrezeptoren ist Angiotensin II, eine der stärksten blutdrucksteigernden Substanzen im humanen Organismus.

Ergänzend dazu ist vermutlich auch die cGKIα in der Lage, die IP_3-induzierte und hormonrezeptorvermittelte Ca^{2+}-Freisetzung zu hemmen, indem sie an den Regulator der G-Protein-Signalübermittlung 2 (RGS2) bindet, diesen durch Phosphorylierung aktiviert und damit die

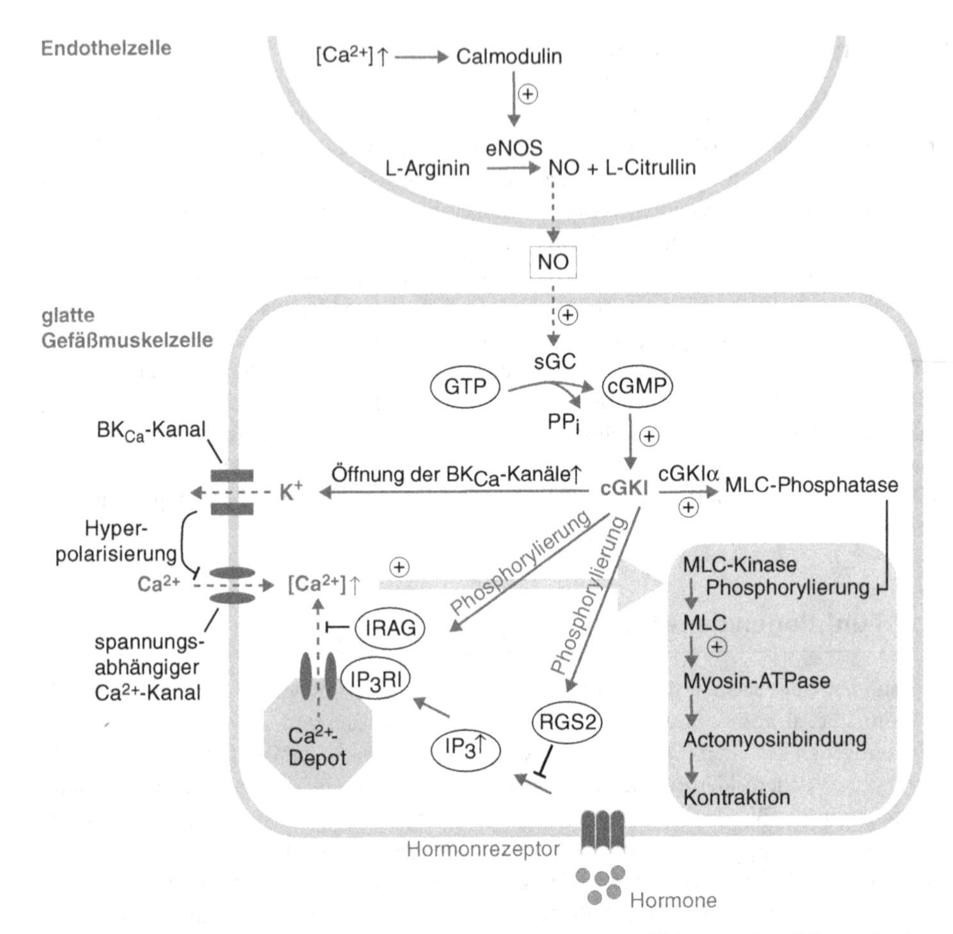

Abb. 7.11 Endotheliales NO verhindert über den Signalweg der cGMP-abhängigen Proteinkinase Typ I (cGKI) die Kontraktion der glatten Gefäßmuskelzellen. NO, Stickstoffmonoxid; eNOS, endotheliale Stickstoffmonoxid-Synthase; sGC, lösliche Guanylatcyclase; GTP, Guanosintriphosphat; cGMP, zyklisches Guanosinmonophosphat; cGKI, cGMP-abhängige Proteinkinase Typ I; BK_{Ca}-Kanäle, Ca^{2+}-aktivierte K^+-Kanäle mit hoher Leitfähigkeit; IRAG, IP_3-assoziiertes cGKI-Substrat; IP_3, Inositol-1,4,5-trisphosphat; IP_3RI, IP_3-Rezeptor Typ 1; RGS2, Regulator der G-Protein-Signalübermittlung 2; MLC, Myosinleichtkette. (Modifiziert nach Davignon und Ganz 2004.)

Signalweiterleitung der rezeptorgebundenen Kontraktionsagonisten unterbricht. Ein weiteres Ziel der cGKI sind die membranständigen Inonenkanäle. Die cGKI steigert die Durchlässigkeit der Ca^{2+}-aktivierten K^+-Kanäle mit hoher Leitfähigkeit (BK_{Ca}-Kanäle) entweder über direkte Phosphorylierung oder indirekt über die Regulation einer Proteinphosphatase. Die Öffnung der BK_{Ca}-Kanäle resultiert in einer Hyperpolarisierung des Membranpotenzials, woraufhin sich die spannungsabhängigen Ca^{2+}-Kanäle schließen und der Ca^{2+}-Einstrom unterbunden wird (Hofmann et al. 2006).

Neben der Regulation der intrazellulären Ca^{2+}-Konzentration nimmt die cGKIα auch direkten Einfluss auf den Kontraktionsvorgang. Während einer Kontraktion kommt es infolge der Phosphorylierung der Myosinleichtkette (*myosin light chain*, MLC) durch die MLC-Kinase zur Aktivierung der Actomyosinbindung und schließlich zur Kontraktion der glatten Gefäßmuskelzellen. Bei konstanter Ca^{2+}-Konzentration aktiviert die cGKIα die MLC-Phosphatase, die als Antagonist der MLC-Kinase MLC dephosphoryliert und somit zur Relaxation der glatten Gefäßmuskelzellen führt (Hofmann et al. 2006). ◘ Abb. 7.11 fasst die Mechanismen der Vasodilatation durch das endotheliale NO zusammen.

Neben dem vasodilatorischen Effekt reduziert endotheliales NO die Expression der Adhäsionsproteine und unterbricht durch Reaktion mit Lipidradikalen die Radikalkettenreaktion, wodurch die Lipidoxidation gemindert wird. Weitere Funktionen sind die Hemmung der Proliferation glatter Muskelzellen, die bei der Plaquebildung von Bedeutung sind, und der Thrombocytenaggregation. In den Thrombocyten steigert NO die Bildung von cGMP durch die cGS und aktiviert damit die cGKIβ. Durch Phosphorylierung der beiden cGKIβ-Substrate IRAG und VASP (vasodilatorstimuliertes Phosphoprotein), die in den Thrombocyten in hoher Konzentration vorhanden sind, wird die Thrombocytenaktivierung und damit deren Aggregation gehemmt (Hofmann et al. 2006).

Die beschriebenen antiatherogenen Effekte setzen eine ausreichende Bioverfügbarkeit des endothelialen NO voraus. Eine verringerte Verfügbarkeit ist mit endothelialer Dysfunktion assoziiert und kann sowohl in einer verminderten Genexpression der eNOS, einer Minderung der eNOS-Aktivität, einer NO-Degradierung durch ROS als auch einem Mangel an Cofaktoren oder Substrat begründet sein. Das Substrat L-Arginin ist dabei ein limitierender Faktor in der NO-Synthese. Da L-Arginin in den Endothelzellen nicht nur durch eNOS zu NO umgewandelt wird, sondern auch über die Arginase zu Harnstoff und L-Ornithin metabolisiert werden kann, konkurrieren eNOS und Arginase um das Substrat. Folglich wird die NO-Synthese reduziert. Eine erhöhte Expression der Arginase oder eine erhöhte Arginaseaktivität können somit endotheliale Dysfunktionen in verschiedenen kardiovaskulären Erkrankungen wie der Atherosklerose begünstigen.

7.5.3 Wirkung des Scherstresses auf die eNOS-Aktivität und Stabilität der eNOS-mRNA

Mittels *in vitro*-Versuchen konnte gezeigt werden, dass die Zunahme der endothelialen NO-Konzentration unter laminarem Scherstress zum einen auf eine vorübergehend verstärkte eNOS-Expression und eNOS-Aktivität und zum anderen auf eine langfristig erhöhte Stabilität der eNOS-mRNA zurückzuführen ist. Kurzfristig erhöht der laminare Scherstress die intrazelluläre Ca^{2+}-Konzentration, eNOS bindet an Calmodulin und durch die resultierende Konformationsänderung wird das Enzym aktiviert. Parallel dazu kann die eNOS-Aktivität auch durch Phosphorylierung des Enzyms an Position 495 (Threonin) und 1177 (Serin) gesteigert werden. Inflammatorische Cytokine, Wachstumsfaktoren und Hormone, aber auch eine Veränderung des Scherstresses können diese Phosphorylierungen induzieren (Shaul 2002). Beide Effekte steigern die eNOS-Aktivität und damit die Bildung von NO im Endothel. Ergänzend dazu führte laminarer Scherstress *in vitro* zu einer NFκB-vermittelten Verstärkung der Transkription des eNOS-Gens. Die endotheliale NO-Konzentrationen wird durch einen negativen Feedbackmechanismus reguliert, bei dem die NFκB-Untereinheit p50 nitrosyliert und NFκB inaktiviert wird. Auf diese Weise werden die NFκB-vermittelten atherogenen Effekte wie die gesteigerte Expression der Adhäsionsmoleküle und proinflammatorischen Cytokine gehemmt, und die antiatherogene Wirkung des endothelialen NO überwiegt. Jedoch war die verstärkte Expression des eNOS-Gens *in vitro* auf etwa eine Stunde begrenzt. Langfristig stabilisiert ein chronisch hoher Scherstress die eNOS-mRNA durch vermehrte Bildung von eNOS-Trankripten mit langem 3'-Poly(A)-Ende. Diese Modifikation verlängert die Halbwertszeit der eNOS-mRNA.

Tab. 7.6 Unterschiede in der Allelverteilung und der Aminosäuresequenz der drei ApoE-Isoformen

Isoform	Allel	Allelfrequenz in Deutschland	Aminosäure 112	Aminosäure 158
ApoE2	ε2	8,2 %	Cystein	Cystein
ApoE3	ε3	78,2 %	Cystein	Arginin
ApoE4	ε4	13,6 %	Arginin	Arginin

7.6 Apolipoprotein-E-Genotyp und Gefäßgesundheit

Apolipoprotein E (ApoE) wird zu etwa 60 % in der Leber synthetisiert, aber auch das Gehirn und Makrophagen zählen zu den wichtigen Syntheseorten dieses Lipoproteins. Als eine Hauptkomponente der Lipoproteine ist ApoE wesentlich am Cholesterol- und Lipidtransport beteiligt und vermittelt dabei als Ligand die Bindung der Lipoproteine an Rezeptoren, vorwiegend an Rezeptoren der LDL-Rezeptorfamilie. Unabhängig von der Bedeutung im Lipoproteinstoffwechel wurden weitere Funktionen von ApoE identifiziert. In den atherosklerotischen Plaques sind Monocyten in der Lage, nach einer Aktivierung signifikante Mengen von bis zu 20 % des gesamten ApoE zu bilden. Dieses induzierte ApoE vermittelt antiatherogene Effekte, die lokal auf die atherosklerotischen Plaques begrenzt sind. Bisher konnte die Bedeutung des monocytären ApoE noch nicht abschließend geklärt werden. Bekannt ist jedoch, dass ApoE als ein parakriner Vermittler die Funktionen der Endothelzellen, glatten Muskelzellen, Lymphocyten und Makrophagen und damit auch die Atherogenese beeinflussen kann.

Man unterscheidet drei Hauptformen von ApoE – ApoE2, ApoE3 und ApoE4 –, deren Aminosäuresequenzen an Position 112 und 158 differerieren. Aus den drei entsprechenden Allelen ergeben sich insgesamt sechs verschiedene Genotypen, drei homozygote (ε2/ε2, ε3/ε3 und ε4/ε4) und drei heterozygote (ε2/ε3, ε2/ε4 und ε3/ε4). Während die ApoE2-Variante von allen Isoformen am seltensten ist, ist die ApoE3-Variante am weitesten verbreitet und wird daher auch als Wildtyp bezeichnet (Tab. 7.6).

7.6.1 Bedeutung des ApoE4-Genotyps für die Entwicklung einer Atherosklerose

Der ApoE-Genotyp beeinflusst das Risiko für Herz-Kreislauf-Erkrankungen signifikant – ApoE4 ist mit einem ca. 40 % höheren KHK-Risiko assoziiert. Entscheidend für das KHK-Risiko ist vor allem der Plasma-Cholesterolspiegel, der in Abhängigkeit vom ApoE-Genotyp deutlich variiert. ApoE4 ist im Vergleich zu ApoE3 mit einem erhöhten LDL- und einem geringeren HDL-Cholesterolspiegel assoziiert, während ApoE2-Träger im Vergleich zu ApoE3-Trägern einen verringerten LDL-Cholesterolspiegel aufweisen. Die Unterschiede im Cholesterolmetabolismus bewirken bei homozygoten ApoE4-Trägern im Vergleich zu den anderen ApoE-Phänotypen einen zum Teil doppelt so hohen Anstieg der Cholesterolspiegel nach einer cholesterolreichen Mahlzeit. Ebenso ist die LDL-Cholesterol-senkende Wirkung der Statine bei Trägern eines ApoE4-Allels geringer ausgeprägt als beim ApoE3-Genotyp.

In einer prospektiv genotypisierten Probandenkohorte wurde der Einfluss des Konsums von Fischöl auf das KHK-Risiko untersucht. Die protektiven Effekte des Fischöls, das nachweislich die Konzentrationen von Triacylglyceriden und Cholesterol im Plasma reduziert, zeigten dabei eine Abhängigkeit vom ApoE-Genotyp der Probanden. Während der Fischölkonsum bei ApoE2-Allelträgern zu einer Steigerung des HDL-Cholesterols führte, war der ApoE4-Genotyp mit einer Reduzierung des HDL- und eine Erhöhung des LDL-Cholesterols assoziiert. Folglich scheint der ApoE4- im Vergleich zum ApoE2- und ApoE3-Genotyp nicht oder nur geringfügig auf pharmakologische oder diätetische Maßnahmen zur Reduzierung des LDL-Cholesterolspiegels zu reagieren (Jofre-Monseny et al. 2008).

7.6.2 ApoE-Genotyp und Biomarker des oxidativen Stresses und chronischer Entzündung

In eigenen Studien wurde gezeigt, dass der ApoE4-Genotyp im Vergleich zum ApoE3-Genotyp einen veränderten oxidativen und inflammatorischen Status aufweist.

In stabil transfizierten murinen Makrophagen war die Produktion von Superoxidanionradikalen, nach Induktion der NADPH-Oxidase durch Phorbol-12-myristat-13-acetat, bei ApoE4- im Vergleich zu ApoE3-Makrophagen signifikant erhöht. Zudem konnte in einer retrospektiv genotypisierten Kohorte gezeigt werden, dass ApoE4-Träger eine signifikant höhere Plasmakonzentration an F_2-Isoprostanen, einem Surrogatmarker für Lipidperoxidation, aufweisen als Probanden, die kein ApoE4-Allel tragen.

Des Weiteren scheint der ApoE-Genotyp auch den Transport und Metabolismus von Vitamin E zu beeinflussen. Die periphere α-Tocopherolkonzentration ist bei transgenen ApoE4-Mäusen signifikant niedriger ist als bei ApoE3-Mäusen. Zurückzuführen ist dies möglicherweise auf eine veränderte Genexpression und eine entsprechend veränderte Synthese von Proteinen, die am peripheren Transport und Metabolismus des α-Tocopherols beteiligt sind. Folglich ist die mRNA-Expression von Lipoproteinrezeptoren wie dem Scavenger-Rezeptor B1, dem LDL-Rezeptor und dem *LDL receptor related*-Protein, die für die Aufnahme von α-Tocopherol aus dem Plasma von Bedeutung sind, bei ApoE4-Mäusen geringer als bei ApoE3-Mäusen. Ergänzend dazu weisen ApoE4-Mäuse eine gesteigerte Transkription der Cytochrom-P_{450}-3A-Enzymfamilie auf, welche die mikrosomale Degradierung von α-Tocopherol vermitteln. Zusammengefasst beeinflusst der ApoE-Genotyp die Expression von Genen, die am Transport, der Aufnahme und Abgabe von α-Tocopherol sowie dessen Abbau beteiligt sind. Folge ist eine geringere α-Tocopherolkonzentration im ApoE4-Genotyp in peripheren Geweben.

Weitere Studien zur Inflammation in ApoE3- und ApoE4-Mäusen ergaben, dass chronische Entzündungsprozesse durch Flavonoide wie Quercetin reduziert werden können. Die antiinflammatorischen Effekte des Quercetins, die teilweise auf einer Reduktion von TNF-α beruhen, sind jedoch vornehmlich beim ApoE3- und weniger beim ApoE4-Genotyp ausgeprägt.

Oxidativer Stress und Entzündungsprozesse sind eng miteinander verknüpft und spielen eine wichtige Rolle bei altersbedingten chronischen Erkrankungen. Nach Stimulation mit bakteriellem Lipopolysaccharid wurde die Expression verschiedener Entzündungsproteine in ApoE3- und ApoE4-Makrophagen analysiert. Während die mRNA-Spiegel der proinflammatorischen Marker TNF-α, IL-1β und MIP1α (*macrophage inflammatory protein-1α*, Makrophagen-inflammatorisches Protein-1α) beim ApoE4-Genotyp signifikant höher waren als beim ApoE3-Genotyp, wurde entsprechend eine geringere Produktion des antiinflammatorischen Cytokins IL-10 in den ApoE4-Makrophagen festgestellt. Insgesamt scheint der ApoE4-Genotyp, im Vergleich zum ApoE3-Genotyp, mit gesteigertem oxidativen Stress und chronischer Entzündung assoziiert zu sein (◘ Abb. 7.12).

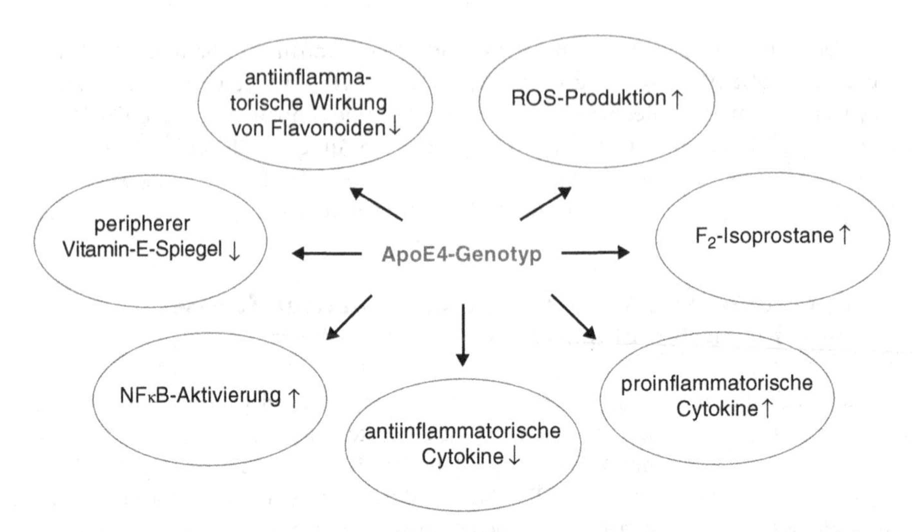

Abb. 7.12 Der ApoE-Genotyp beeinflusst die Produktion reaktiver Sauerstoffspezies, antioxidative Schutzmechanismen und chronisch entzündliche Prozesse.

Literatur

Aviram M, Rosenblat M (2004) Paraoxonases 1, 2, and 3, oxidative stress, and macrophage foam cell formation during atherosclerosis development. *Free Radic Biol Med* 37:1304–1316

Birtcher KK, Ballantyne CM (2004) Cardiology patient page. Measurement of cholesterol: a patient perspective. *Circulation* 110:e296–e297

Blake JG, Ridker MP (2003) C-reactive protein and other inflammatory risk markers in acute coronary syndromes. *J Am Coll Cardiol* 41:37S–42S

Chen LX et al. (2004) Sphingosine kinase-1 mediates TNF-alpha-induced MCP-1 gene expression in endothelial cells: upregulation by oscillatory flow. *Am J Physiol Heart Circ Physiol* 287:1452–1458

Collins T, Cybulsky MI (2001) NF-kappaB: pivotal mediator or innocent bystander in atherogenesis? *J Clin Invest* 107:255–264

Davies PF (2000) Spatial hemodynamics, the endothelium, and focal atherogenesis: a cell cycle link? *Circ Res* 86:114–116

Davignon J, Ganz P (2004) Role of endothelial dysfunction in atherosclerosis. *Circulation* 109 (suppl. III): III-27–32

Dean R, Kelly D (2000) Atherosclerosis: gene expression, cell interactions and oxidation. Oxford University Press, New York

Ferre N et al. (2003) Regulation of serum paraoxonase activity by genetic, nutritional, and lifestyle factors in the general population. *Clin Chem* 49:1491–1497

Ginnan R et al. (2008) Regulation of smooth muscle by inducible nitric oxide synthase and NADPH oxidase in vascular proliferative diseases. *Free Radic Biol Med* 44:1232–1245

Hofmann F et al. (2006) Function of cGMP-dependent protein kinases as revealed by gene deletion. *Physiol Rev* 86:1–23

Jofre-Monseny L et al. (2008) Impact of apoE genotype on oxidative stress, inflammation and disease risk. *Mol Nutr Food Res* 52:131–145

Libby P (2001) Managing the risk of atherosclerosis: the role of high-density lipoprotein. *Am J Cardiol* 88:3N–8N

Libby P (2002) Inflammation in atherosclerosis. *Nature* 420:868–874

Löwel H (2006) Koronare Herzkrankheit und Myokardinfark. In: Robert Koch-Institut (Hrag) Gesundheitsberichterstattung des Bundes. Robert Koch-Institut, Berlin

Lusis JA (2000) Atherosclerosis. *Nature* 407:233–241

Pan S (2009) Molecular mechanisms responsible for the atheroprotective effects of laminar shear stress. *Antioxid Redox Signal* 11:1669–1682

RKI (2002) Bundes-Gesundheitssurvey. Robert Koch-Institut, Berlin. http://edoc.rki.de/documents/rki_fv/reJBwqKp45PiI/PDF/28ynT3YQ7yRD2_20.pdf

Sabeti S et al. (2005) Prognostic impact of fibrinogen in carotid atherosclerosis: nonspecific indicator of inflammation or independent predictor of disease progression? *Stroke* 36:1400–1404

Shaul PW (2002) Regulation of endothelial nitric oxide synthase: location, location, location. *Annu Rev Physiol* 64:749–774

Soran H et al. (2009) Variation in paraoxonase-1 activity and atherosclerosis. *Curr Opin Lipidol* 20:265–274

Stary HC et al. (1995) A definition of advanced types of atherosclerotic lesions and a histological classification of atherosclerosis. A report from the committee on vascular lesions of the council on arteriosclerosis, American Heart Association. *Circulation* 92:1355–1374

Woollard KJ, Geissmann F (2010) Monocytes in atherosclerosis: subsets and functions. *Nat Rev Cardiol* 7:77–86

WHO (2002) Integrated management of cardiovascular risk. World Health Organization, Genf. http://whqlibdoc.who.int/publications/9241562242.pdf

WHO (2004) Numbers and rates of registered deaths. World Health Organization Press, Genf

WHO (2007) Prevention of cardivascular disease: guidline for assessment and management of cardiovascular risk. World Health Organization Press, Genf

Xu WM, Liu LZ (1998) Nitric oxide: from a mysterious labile factor to the molecules of the Nobel Prize. Recent progress in nitric oxide research. *Cell Res* 8:251–258

Regulation des Energiehaushalts

Martin Klingenspor

8.1 Zusammensetzung des Körpers, täglicher Energiebedarf und Ernährung

Anders als autotrophe Pflanzen und Mikroorganismen sind Menschen und Tiere als heterotrophe Lebewesen nicht in der Lage, Kohlenstoff aus der Atmosphäre zu fixieren. Sie müssen über die Nahrung Makronährstoffe, also Kohlenhydrate, Fette und Proteine, als Energieträger für den Betrieb der Stoffwechselprozesse und für den Aufbau von Körpersubstanz aufnehmen. Die wichtigsten Energielieferanten in unseren Lebensmitteln sind Kohlenhydrate und Fette.

Ist die Energieaufnahme über die Nahrung höher als der Energieverbrauch[1], wird überschüssige Energie im Körper bevorzugt als Fett gespeichert (◘ Abb. 8.1). Bei ausgeglichenem Energiehaushalt hat ein junger Mann mit einer Körpermasse von 70 kg und einer Körpergröße von 1,70 m (BMI ca. 24 kg m^{-2}) eine Fettgewebemasse von 19,5 kg. Das entspricht einem Energiebetrag von 585 MJ in Form von Triacylglyceriden (30 MJ kg^{-1} Fettgewebe) und stellt damit den Hauptenergiespeicher des Körpers dar. Der Gesamtproteingehalt des Körpers macht hingegen nur ca. 100 MJ aus. Kohlenhydrate werden in Form von Glykogen in geringem Umfang in der Leber und im Skelettmuskel gespeichert. Ihr Anteil beträgt weniger als 5 MJ der gesamten Energiereserven des Körpers, selbst wenn man die im Blut zirkulierende Blutglucose noch berücksichtigt.

Aus den genannten Energiereserven des Körpers in Form von Fetten, Proteinen und Kohlenhydraten ergibt sich ein Gesamtenergiebetrag von ca. 690 MJ. Der junge Mann in unserem Beispiel hat einen geschätzten täglichen Energieverbrauch (TEV) von ca. 11 MJ/24 h. Dieser Vergleich zeigt, dass der Mensch 60- bis 70-mal mehr Energie im Körper speichert, als er sich täglich über die Nahrung zuführen muss, um den TEV auszugleichen. Daher ist er auch in Lage, relativ lange andauernde Perioden der Nahrungsknappheit zu überstehen. Bei Nahrungsmangel oder freiwilliger Nahrungskarenz werden zunächst die Kohlenhydratreserven abgebaut, die aber bereits nach wenigen Stunden erschöpft sind. In der Folge schaltet der Stoffwechsel auf Fettverbrennung um, während der Abbau von Proteinen für den Energiestoffwechsel auf ein Minimum reduziert wird.

Im internationalen Vergleich wird klar, dass Menschen ihren Energiebedarf durch sehr unterschiedliche Ernährungsweisen und Präferenzen für Makronährstoffe decken können. In Deutschland wird dem Erwachsenen eine ausgewogene Mischkost empfohlen. Die Ernährung sollte unseren Energiebedarf, abhängig vom Lebensstil, durch Aufnahme von 30 bis 35 Energieprozent (EN%) über Fette und >50 EN% über Kohlenhydrate decken. Der Proteinanteil sollte hingegen nicht mehr als 15 EN% ausmachen. Man nimmt an, dass damit der Entwicklung komplexer Stoffwechselerkrankungen wie Adipositas, Hypertonie und Diabetes vorgebeugt werden kann, doch fehlen dafür noch die wissenschaftlichen Belege (DGE 2011).

Neben der täglichen Energiezufuhr spielen auch die Verdaulichkeit und Resorbierbarkeit der Nahrung sowie die Verfügbarkeit essenzieller Nahrungskomponenten eine wichtige Rolle (◘ Abb. 8.1). Vor allem pflanzliche Kohlenhydrate (Cellulose und andere Ballaststoffe) können von körpereigenen Verdauungsenzymen nicht aufgeschlossen werden und sind dadurch nur partiell mit Unterstützung der Bakterien im Darm nutzbar. Die meisten monomeren Bestandteile der Makronährstoffe sind nicht-essenziell, das heißt, sie können je nach Bedarf auch in unserem Körper synthetisiert werden. Einige Fettsäuren (vor allem Linolsäure, α-Linolensäure) und Aminosäuren (z. B. Methionin, Valin, Tryptophan, Lysin u. a.) sind hingegen

1 Der Erste Hauptsatz der Thermodynamik besagt, dass Energie übertragen und umgewandelt, aber nicht erzeugt oder zerstört werden kann. Streng genommen ist also der Begriff »Energieverbrauch« falsch, wird hier aber dennoch verwendet, da es im Deutschen keine andere allgemeinverständliche Bezeichnung gibt.

essenziell und müssen über die Nahrung aufgenommen werden. Neben den Makronährstoffen müssen wir mit der Nahrung auch eine Fülle von Mikronährstoffen aufnehmen, die für einen reibungslosen Ablauf unseres Stoffwechsels unbedingt erforderlich sind (Vitamine und Spurenelemente).

8.2 Energieaufnahme und Umwandlung im Organismus

Für Energiebilanzen, also die Gegenüberstellung von Energieaufnahme und Energieverbrauch, muss man zunächst die tägliche Bruttoenergiezufuhr ermitteln (◘ Abb. 8.1). Sie ist das Produkt aus der insgesamt aufgenommenen Nahrungsmenge in Form verschiedener Lebensmittel multipliziert mit dem mittleren **physikalischen Brennwert** (Enthalpie, ΔH) der verzehrten Lebensmittel (◘ Tab. 8.1).

Anschließend stellt sich die Frage, welcher Anteil dieser Nahrungsenergie für den Organismus nutzbar ist (physiologischer Brennwert). In aufwendigen Studien haben Atwater und seine Mitarbeiter schon vor mehr als 100 Jahren die physikalischen und physiologischen Brennwerte einzelner Lebensmittelkomponenten und deren Mischungen in Lebensmitteln verglichen (Atwater 1899). Die Makronährstoffe werden nach ihrer Verdauung und Resorption in biochemischen Reaktionen unseres aeroben Stoffwechsels schrittweise abgebaut (»verbrannt«) und letztlich als Kohlendioxid, Wasser und stickstoff- bzw. schwefelhaltige Moleküle (Harnstoff, Kreatinin, Ammoniak und Schwefelsäure) wieder ausgeschieden. Bereits Atwater hatte erkannt, dass bei der Energiebilanzierung nicht die Bruttoenergiezufuhr relevant ist, sondern die resorbierbare Energie und die metabolisierbare Energie. Die **resorbierbare Energie**, oder auch Verdaulichkeit, eines Lebensmittels entspricht dem Anteil der Bruttoenergiezufuhr, der nach Verdauung im Dünndarm tatsächlich über das Darmepithel resorbiert wird und dem Stoffwechsel zur Verfügung steht. Von der resorbierten Energie geht ein kleinerer Anteil für die Ausscheidung des Stickstoffes über den Urin verloren (Harnstoff, Kreatinin). Der verbleibende Betrag steht als **metabolisierbare Energie** zur Verfügung und wird entweder zur ATP-Synthese genutzt oder kann in Form von Protein, Glykogen oder Triacylglyceriden gespeichert werden. Die Glykogenolyse in Leber und Muskulatur genügt zur Deckung kurzfristiger Energiedefizite. Durch Lipolyse der Triacylglyceridspeicher im Fettgewebe als Hauptenergiereservoir des Körpers können hingegen längere Perioden der Nahrungskarenz überbrückt werden. Die Proteinspeicher werden in extremen Hungersituationen für die Gluconeogenese abgebaut.

Die experimentelle Bestimmung der resorbierbaren und metabolisierbaren Energie ist sehr aufwendig und wird heute kaum noch durchgeführt. Vielmehr verlässt man sich auf von Atwater gewonnenen Daten, die von Merrill und Watt (1955) überarbeitet und in Nährwerttabellen eingeflossen sind (Souci et al. 1989). Nur wenige Ernährungswissenschaftler haben die Effizienz der Nahrungsverwertung experimentell validiert. Southgate und Durnin führten beispielsweise in den 1960er-Jahren eine Studie durch, in der sie sieben Tage lang alle verzehrten Lebensmittel, die Exkremente (Faeces) und den Urin von Probanden sammelten und anschließend analysierten (Southgate und Durnin 1970). Die Lebensmittel und die Ausscheidungen (Faeces und Urin) wurden quantitativ bestimmt und ihre physikalischen Brennwerte gemessen. Durch Subtraktion der Summe der pro Tag ausgeschiedenen Energie von der Summe der pro Tag mit der Nahrung aufgenommenen Energie konnte die resorbierbare Energie ermittelt werden. Bei ballaststoffarmer Ernährung betrug diese bei allen Probanden unabhängig von Geschlecht und Alter 96 % der Bruttoenergiezufuhr (◘ Tab. 8.2). Hingegen zeigten dieselben Probanden bei ballaststoffreicher Kost eine Absenkung der resorbierbaren Energie um 2 bis 4 %.

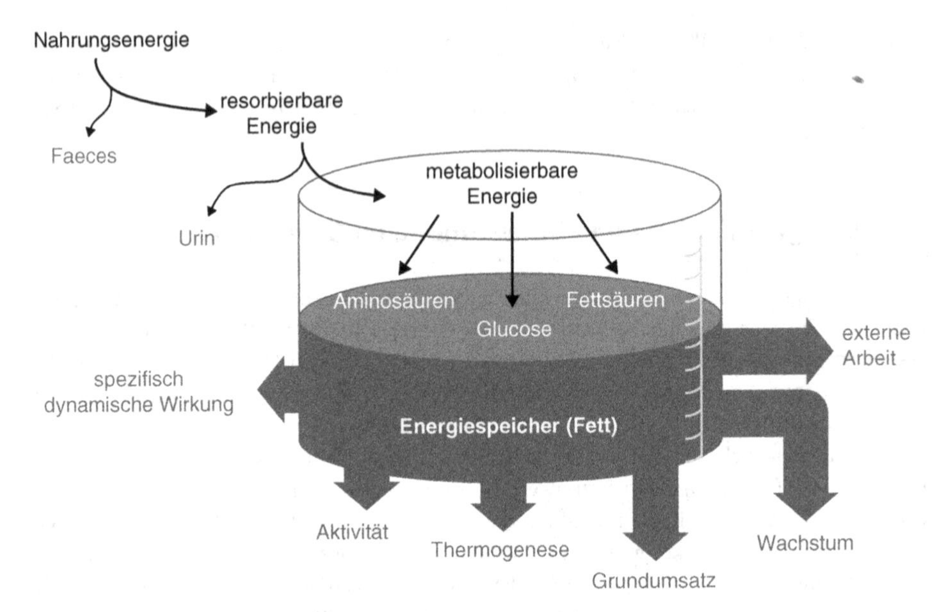

Abb. 8.1 Komponenten des Energiehaushalts in einem Fließgleichgewicht. Die Energiespeicher des Körpers bestehen aus Proteinen, Glykogen und Triacylglyceriden, wobei letztere bei Weitem den größten Anteil ausmachen. Die Nahrungsenergie kann nicht zu vollständig genutzt werden. Die tatsächlich verfügbare metabolisierbare Energie wird für energieverbrauchende Prozesse genutzt, von denen der Grundumsatz den größten Energiebetrag pro Tag aufzehrt.

Tab. 8.1 Physikalische Brennwerte, Verdaulichkeit und Physiologische Brennwerte der Makronährstoffe

Nährstoff	Enthalpie [kJ g^{-1}]	Verdaulichkeit [%]	physiologische Brennwerte [kJ g^{-1}]	
			Atwater (1899)[a]	EU-Richtlinie[b]
Fett	39,3	95	37,3	37
Kohlenhydrate	17,1	97	16,6	17
Ballaststoffe	17,1	variabel	–	8
Protein	18,4a	91	16,7	17
Ethanol	29,0	100	–	29

[a]korrigiert für die unvollständige Oxidation der stickstoffhaltigen Endprodukte
[b]Richtlinie des Rates vom 24. September 1990 über die Nährwertkennzeichnung von Lebensmitteln (90/496/EWG), http://eur-lex.europa.eu/LexUriServ/LexUriServ.do?uri=CONSLEG:1990L0496:20081211:DE:PDF

Alle Probanden schieden, unabhängig von der Diät, 3 bis 4 % der resorbierten Energie über den Urin aus. Die mittlere metabolisierbare Energie (E_{met}) des Menschen beträgt somit 92 bis 93 % der Bruttoenergiezufuhr bei ballaststoffarmer Kost und 89 bis 91 % bei ballaststoffreicher Kost (Tab. 8.2).

Tab. 8.2 Messung der Bruttoenergiezufuhr und Energieausscheidung über Fäzes und Urin bei Ernährung mit unterschiedlichem Gehalt an Ballaststoffen (Southgate und Durnin 1970)

Gruppe	Ballaststoffe	Bruttoenergie [MJ]	Faeces [MJ]	E_{resorb} [%]	Urin [MJ]	E_{met} [%]
junge Männer	+	14,4	0,5	96,6	0,5	93,3
	++	15,1	0,9	94,3	0,5	91,1
junge Frauen	+	9,8	0,3	96,5	0,4	92,4
	++	10,4	0,5	94,9	0,4	90,8
	+++	11,7	0,9	92,5	0,4	89,2
ältere Männer	+	13,0	0,4	96,8	0,4	93,8
	++	13,0	0,7	94,9	0,4	91,9
ältere Frauen	+	9,5	0,4	96,0	0,4	91,8
	++	10,7	0,6	94,1	0,4	90,5

Eine wesentliche Voraussetzung für eine solche Energiebilanzierung ist, dass bei der vollständigen Oxidation der Nährstoffe im Stoffwechsel die gleichen Energiemengen gewonnen werden wie bei der rein physikalischen Verbrennung der Makronährstoffe. Dabei bestimmt nur die Differenz der Energiegehalte von Edukten und Produkten, wie viel Energie freigesetzt wird oder zugeführt werden muss, unabhängig vom Reaktionsweg (Hess'sches Gesetz; Smith 2004). Die Verbrennungswärme (Enthalpiedifferenz, ΔH) einer Reaktion kann experimentell in einem Bombenkalorimeter bestimmt werden. Durch das Anlegen eines hohen O_2-Partialdrucks (30 bis 40 bar) wird eine Substanz, beispielsweise Glucose, in der Bombe vollständig zu Kohlendioxid und Wasser oxidiert. Dabei wird ein Energiebetrag von 2,8 MJ pro Mol Glucose freigesetzt. Dieser Energiebetrag (Brennwert) steht unseren Körperzellen auch zur Verfügung, wenn ein Mol Glucose die Glykolyse, den Citratzyklus (Krebszyklus) und die oxidative Phosphorylierung durchläuft und vollständig zu Kohlendioxid und Wasser oxidiert wird:

$$C_6H_{12}O_6 + 6\,O_2 \rightarrow 6\,CO_2 + 6\,H_2O \quad \Delta H = -2,8\,\mathrm{MJ\,mol^{-1}} \tag{8.1}$$

Dabei wird ein Energiebetrag von 2,8 MJ mol^{-1} oder 15,5 kJ g^{-1} Glucose freigesetzt. Die verschiedenen Mono- und Disaccharide sowie die komplexeren Kohlenhydrate in Lebensmitteln unterscheiden sich nur geringfügig in ihrer Energiedichte (Tab. 8.1).

Im adulten Stadium setzt sich der TEV bei ausgeglichenem Energiehaushalt aus der Summe der einzelnen energieverbrauchenden Prozesse zusammen, darunter der Grundumsatz (60–70 % des TEV), die postprandiale spezifisch dynamische Wirkung der Nahrung (13 % des TEV), die thermoregulatorische Wärmebildung (<5 % des TEV), die Bewegungsaktivität (10–20 % des TEV) und externe Arbeit (je nach Aktivität). Mit Ausnahme der Energie, die durch externe Arbeit den Körper verlässt, wird die gesamte Nahrungsenergie letztlich in Wärme umgewandelt und an die Umwelt abgegeben (Abb. 8.1). Neben der Deckung des Energiebedarfs werden die Makronährstoffe in der Entwicklung zur Neusynthese von Körpersubstanz benötigt, wie auch im adulten Stadium bei der kontinuierlichen Erneuerung des Darmepithels, der Blutbildung und anderen Erneuerungsprozessen, die aber quantitativ für die Energiebilanz kaum ins Gewicht fallen.

Diese Komponenten des täglichen Energiebudgets lassen sich mit verschiedenen Methoden der Stoffwechselphysiologie erfassen. Der Energiebetrag, der bei der vollständigen Verbrennung der Kohlenhydrate freigesetzt wird, kann nicht nur im Bombenkalorimeter gemessen werden, sondern auch bei der Oxidation im Organismus. Dabei wird die Heizleistung eines Probanden pro Zeit (Joule pro Sekunde; Watt) in einem direkten Kalorimeter gemessen. Aus diesem Energiebetrag könnte anschließend berechnet werden, wie viel Mol bzw. Gramm Kohlenhydrate pro Zeit oxidiert wurden (Gleichung 8.1). Bedingung dabei ist allerdings, dass ausschließlich Kohlenhydrate oxidiert werden, was natürlich nicht realistisch ist.

Die direkte Messung der Wärmeabgabe ist technisch sehr aufwendig. Als Alternative hat sich daher die indirekte Kalorimetrie bewährt. Dabei werden der Sauerstoff-(O_2-)verbrauch und die Kohlendioxid-(CO_2-)produktion gemessen. Aus der Stöchiometrie der Kohlenhydratoxidation, also dem O_2-Verbrauch bzw. der CO_2-Produktion pro Mol und der molaren Enthalpie lässt sich die Wärmebildung berechnen (Gleichung 8.1). Dies soll hier an einer einfachen Überschlagsrechnung erläutert werden. Eine Sportlerin trainiert eine Stunde lang auf einem Fahrradergometer und verbraucht dabei insgesamt 160 l Sauerstoff. Aus diesem Messwert lässt sich zum einen berechnen, wie viel Wärmeenergie die Sportlerin in der Trainingseinheit abgegeben hat. Zum anderen kann auch ermittelt werden, wie viel Glucose in der einen Stunde verbrannt wurde. Mithilfe von Gleichung 8.1 lässt sich das oxikalorische Äquivalent berechnen, also wie viel Wärme (kJ l^{-1} O_2) bei reiner Glucoseverbrennung frei wird. Bei vollständiger Oxidation von einem Mol Glucose werden 2,8 MJ mol^{-1} frei. Dabei werden 6 mol Sauerstoff verbraucht, was bei Anwendung der Konstante für ideale Gase einem Volumen von 134,4 l Sauerstoff entspricht (6 mol $O_2 \times 22{,}4\ l\ mol^{-1}$). Das oxikalorische Äquivalent beträgt also:

$$2800\ \mathrm{kJ}/134{,}4\ \mathrm{l\,O_2} = 20{,}8\ \mathrm{kJ}/\mathrm{l\,O_2}$$

Jetzt können wir direkt die Wärmeproduktion der Sportlerin berechnen. In einer Stunde sind es:

$$160\ \mathrm{l\,O_2} \times 20{,}8\ \mathrm{kJ\,l^{-1}\,O_2} = 3328\ \mathrm{kJ}$$

Es lässt sich aber nicht nur die Wärmemenge berechnen, sondern auch wie viel Glucose in der Trainingseinheit verbrannt wurde:

$$3328\ \mathrm{kJ}/2800\ \mathrm{kJ} \times 180\ \mathrm{g} = 214\ \mathrm{g}$$

Weiterhin können wir nun abschätzen, ob die Sportlerin auch hart trainiert hat. Ihr geschätzter Grundumsatz beträgt bei einem Körpergewicht von 62 kg ca. 280 kJ h^{-1}. Sie muss sich also stark verausgabt haben, da sie ihren Energieverbrauch während des Trainings auf mehr als das 10-Fache ihres Grundumsatzes erhöht hat. Zum Vergleich kann ein Leistungssportler seinen Energieverbrauch kurzfristig auf das 15- bis 20-Fache seines Grundumsatzes steigern.

Diese Rechnung beruht auf der vereinfachenden Annahme, dass Kohlenhydrate während der Trainingseinheit die einzige Energiequelle des Stoffwechsels darstellten. In Wirklichkeit werden aber auch Fette und in geringerem Umfang Aminosäuren verstoffwechselt. Ausgehend von der molaren Enthalpie der Substrate des Energiestoffwechsels (kJ mol^{-1}) und dem dabei anfallenden molaren O_2-Verbrauch (mol O_2) lässt sich das kalorische Äquivalent der einzelnen Makronährstoffe in kJ l^{-1} O_2 genau berechnen (■ Tab. 8.3).

Tab. 8.3 O_2-Verbrauch, CO_2-Produktion und kalorische Äquivalente der Metabolisierung von Kohlenhydraten, Fetten und Proteinen

	Kohlenhydrate[a]	Fette[b]	Proteine[c]
O_2 mol^{-1}	6	80	109
CO_2 mol^{-1}	6	57	90
RQ (CO_2/O_2)	1,0	0,71	0,83
kJ l^{-1} O_2	20,8	19,4	19,0[d]
kJ l^{-1} CO_2	20,8	27,9	21,8

[a]Glucose; [b]Glycerintrioleat; [c]Standardprotein mit 2341 g mol-1 (Kleiber, 1967); [d]korrigiert für N-Ausscheidung

Fette haben mit durchschnittlich 39,3 kJ g^{-1} eine deutlich höhere Energiedichte als Kohlenhydrate und Proteine (Tab. 8.1). Bei der vollständigen Oxidation des Glycerintrioleat zu Kohlendioxid und Wasser, beispielsweise in einer Skelettmuskelzelle, wird ein Energiebetrag von 35 MJ mol^{-1} oder 39,6 kJ g^{-1} Glycerintrioleat freigesetzt:

$$C_{57}H_{104}O_6 + 80\ O_2 \rightarrow 57\ CO_2 + 52\ H_2O \quad \Delta H = -35\ \mathrm{MJ\ mol^{-1}}$$

Aus dieser Stöchiometrie ergibt sich für die Fettoxidation im Vergleich zu den Kohlenhydraten ein etwas geringeres kalorisches Äquivalent (19,4 kJ l^{-1} O_2). Würde die Probandin auf dem Fahrrad ausschließlich Fett für den Energiestoffwechsel einsetzen, was jedoch genauso unwahrscheinlich ist wie ein reiner Kohlenhydratstoffwechsel, hätte sie aufgrund der höheren Energiedichte der Fette in einer Stunde nur knapp 80 g Triacylglyceride zu CO_2 und H_2O abgebaut.

Die erforderliche Energie zur ATP-Synthese wird in unseren Zellen hauptsächlich durch Oxidation von Kohlenhydraten und Fetten bereitgestellt, während die Oxidation der Aminosäuren in der Regel nur einen kleineren Anteil am TEV hat. Die Berechnung des Energiebetrags, der pro Gramm Protein bereitsteht, wird dadurch erschwert, dass beim Abbau der Aminosäuren Stickstoff anfällt, der hauptsächlich als Harnstoff ausgeschieden werden muss. Eine Akkumulation des bei der Desaminierung von Aminosäuren frei werdenden Ammoniaks (NH_3) muss vermieden werden, da dieser für den Körper extrem toxisch wäre. Der zur vollständigen Proteinoxidation erforderliche Gaswechsel, ausgehend von einem typischen »Standardprotein« ist in Tab. 8.4 aufgeführt.

Zur Oxidation von 1 mol des »Standardproteins« nach Kleiber (1967) müssen 109 mol O_2 veratmet werden. Dabei entstehen 90 mol CO_2 und 57 mol H_2O sowie 13 mol Harnstoff, die letztlich über die Atemgase und den Urin ausgeschieden werden. Bei vollständiger Verbrennung würde ein Energiebetrag von ~54 MJ mol^{-1} Protein freigesetzt. Ein Teil der Energie wird jedoch in Form von Harnstoff und anderen stickstoffhaltigen Moleküle ausgeschieden und steht nicht zur Verfügung. Bei Berücksichtigung der Ausscheidung aller stickstoffhaltigen Endprodukte sind letztlich ~18 kJ g^{-1} Protein verfügbar (Tab. 8.1). Die molare Stöchiometrie der Reaktion für das Kleibersche »Standardprotein« ist dementsprechend:

$$C_{104}H_{164}N_{26}O_{34}S_{0,7} + 109\ O_2 \rightarrow 90\ CO_2 + 57\ H_2O + 13\ CH_4N_2O + 0,7\ SO_2$$
$$\Delta H = -46\ \mathrm{MJ\ mol^{-1}}$$

Tab. 8.4 O_2-Verbrauch und Produktion von Harnstoff und CO_2 bei der Oxidation von 1 Mol eines »Standardproteins« (2341 g mol^{-1}, nach Kleiber 1967)

Element	Stoffmenge [mol]	Stoffmenge für Harnstoffsynthese [mol]	Stoffmenge nach Harnstoffsynthese [mol]	Oxidationswasser [mol]	Kohlenwasserstoff [mol]	O_2-Bedarf [mol]
C	104,6	13,4	90,2	0	90,2	90
H	163,9	53,4	110,5	36,5	74,0	18
O	33,8	13,4	20,4	20	–	0
N	26,6	26,6	0	0	–	0
S	0,7	0	0,7	0	–	1
Summe des O_2-Bedarfs [mol]						109

Das kalorische Äquivalent für den oxidativen Abbau des Proteins ist mit ~19 kJ l^{-1} O_2 vergleichbar mit dem von Fetten (Tab. 8.3).

Bei Betrachtung der inneren Atmung einzelner Zellen ergibt sich für die Oxidation von Kohlenhydraten, Fetten und Proteinen aus der jeweiligen Stöchiometrie ein festes molares Verhältnis zwischen CO_2-Produktion und O_2-Verbrauch, das als Respiratorischer Quotient (CO_2/O_2) bezeichnet wird[2]. Bei reiner Kohlenhydratoxidation ist der RQ 1, während er bei reiner Fettverbrennung auf 0,7 absinkt. Der Anteil des Proteinabbaus am Energiestoffwechsel lässt sich durch Messungen der Stickstoffausscheidung im Urin bestimmen. Basierend auf diesen Kenntnissen kann der Energieverbrauch (die Wärmeproduktion) durch indirekte Kalorimetrie, also der Messungen des O_2-Verbrauchs oder der CO_2-Produktion und der Stickstoffexkretion berechnet werden (Weir 1949).

$$\text{Wärmeproduktion [kJ]} = 16,5 \times O_2\,l + 4,63 \times CO_2\,l - 9,1 \times N_2\,g$$

Messungen des Energieverbrauchs durch direkte und indirekte Kalorimetrie haben den Nachteil, dass sie nicht unter normalen Alltagsbedingungen durchgeführt werden können, sondern nur unter relative künstlichen Laborbedingungen. Anstelle von Gaswechselmessungen kann die CO_2-Produktion auch durch orale Aufnahme oder Injektion von doppelt-markiertem Wasser ($^2H_2{}^{18}O$) bestimmt werden. Nach oraler Gabe einer definierten Menge von $^2H_2{}^{18}O$ nimmt der $^2H/^{18}O$-Quotient im Blut, der durch Massenspektrometrie quantifiziert werden kann, rasch zu. In der Folge wird ^{18}O über Wasser ($H_2{}^{18}O$) und Kohlendioxid ($C^{18}O_2$) abgegeben, während Deuterium (^2H) nur über ^2H_2O den Körper verlassen kann (Abb. 8.2). Die Rate, mit der der $^2H/^{18}O$-Quotient ansteigt, ist proportional zur CO_2-Abgabe und damit ein indirektes Maß für den Energieverbrauch.

2 Bei der indirekten Kalorimetrie von Menschen und Tieren spiegelt die CO_2-Konzentration in der Atemluft nicht nur die Stoffwechselrate der Körperzellen wider, sondern auch den Säure-Base-Haushalt des Blutes. Daher wird der CO_2/O_2-Quotient in der englischen Fachliteratur häufig als *respiratory exchange ratio* (RER) bezeichnet.

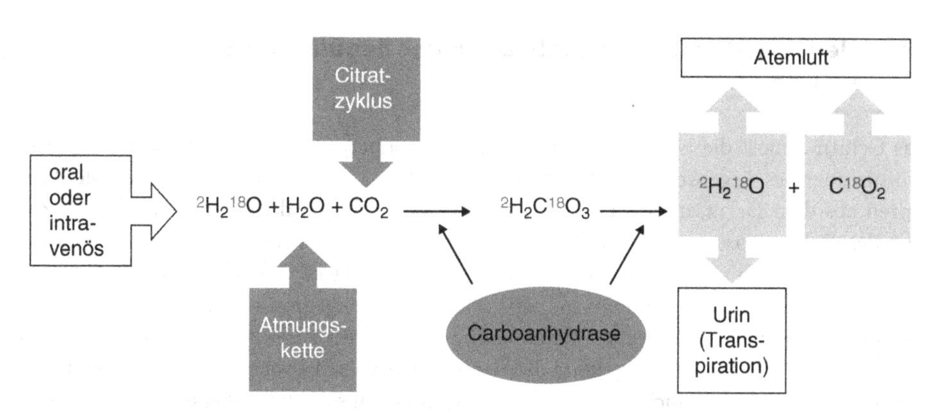

Abb. 8.2 Grundlegendes Prinzip der Messung des Energieverbrauchs mit »schwerem Wasser«. Ein Proband trinkt doppelt-markiertes Wasser ($^2H_2{}^{18}O$), das mit den stabilen Isotopen ^2H (Deuterium) und ^{18}O markiert ist. Im Körper katalysiert die Carboanhydrase die reversible Reaktion des $^2H_2{}^{18}O$ mit CO_2 zu Kohlensäure. Dadurch werden die H_2O- und CO_2-Moleküle des Körpers in wenigen Stunden mit ^2H und ^{18}O angereichert. In der Folge werden die Isotope in Abhängigkeit von der Stoffwechselrate ausgeschieden. ^{18}O verlässt dabei sowohl im $H_2{}^{18}O$ als auch im $C^{18}O_2$ den Körper, während Deuterium nur im ^2H_2O ausgeschieden wird. Die Zunahme des $^2H/^{18}O$-Quotienten über die Zeit ist ein Maß für den Energieverbrauch.

8.3 Energiehaushalt und metabolische Sensorik im Gehirn

8.3.1 Präzision der Regulation

Wie präzise die Regulation unseres Energiehaushalts arbeitet, kann durch ein einfaches Beispiel illustriert werden. Die zuvor schon erwähnte Sportlerin ist 25 Jahre alt und wiegt 62 kg. Bei ihrer Körpergröße von 1,72 m hat sie einen BMI von 21,0 kg m^{-2}. Im Laufe des Alterns zeigt sie eine moderate Gewichtszunahme. Mit 65 Jahren, also in 40 Jahren, hat sie 11 kg zugenommen und damit einen BMI von 24,7 kg m^{-2} erreicht. Sie gilt damit nach den Richtlinien der WHO weiterhin als normalgewichtig. Zur Vereinfachung gehen wir davon aus, dass die Frau einen mittleren TEV von 10 MJ pro Tag hat. Dann hätte sie in den 40 Jahren etwa 146.000 MJ Energie (10 MJ pro Tag) aufnehmen müssen, um ihr Gewicht zu halten. Sie hat aber 11 kg an Gewicht zugenommen. Dies entspricht einem Energiebetrag von 330 MJ, wenn wir annehmen, dass es sich dabei ausschließlich um Zuwachs an Fettmasse handelt (1 kg Fettgewebe entspricht ca. 30 MJ). In der Bilanz muss die Frau also im Laufe der 40 Jahre zusätzlich 330 MJ mit der Nahrung aufgenommen haben, damit es zu der Gewichtszunahme kommen konnte. Auf den Tag umgerechnet ergibt sich daraus eine nur minimale Abweichung von einer ausgeglichenen Energiebilanz. Die Frau muss täglich nur 23 kJ zusätzlich konsumiert haben, eine Menge, die etwa 1,5 Stück Würfelzucker entspricht. Das sind lediglich 0,2 % des täglichen Energiebedarfs.

Diese Beispielrechnung geht von einer sehr statischen Vorstellung des Energiehaushalts aus. In der Realität könnte die geringfügig erhöhte Energiezufuhr durch eine minimale kompensatorische Steigerung des Energieverbrauchs ausgeglichen werden. Es ist also eher davon auszugehen, dass die leichte Gewichtszunahme mit dem Alter physiologisch programmiert ist und kein Fehler im Regelwerk vorliegt. Der Energiehaushalt unterliegt daher einer rheostatischen und nicht homöostatischen Regulation, die mit höchster Präzision unter Beteiligung des zentralen Nervensystems arbeitet.

8.4 Neuroanatomische Lokalisation der Regulationszentren im Gehirn

Das Gehirn steuert die Nahrungsaufnahme und den Energieverbrauch über ein komplexes neuroendokrines Regelwerk (Morton et al. 2006). Hormonelle Signale und neuronale Afferenzen aus dem Darm, dem Fettgewebe und der Leber liefern dem Gehirn Informationen über den Dehnungszustand des Magen-Darm-Traktes, die chemische Zusammensetzung der Nahrung im Lumen und den Umfang der Triacylglyceridspeicher im Fettgewebe (▣ Abb. 8.3).

Diese Informationen werden in spezialisierten Neuronengruppen (Kerne) des Hypothalamus und des Hirnstamms, die als metabolische und nutritive Sensoren arbeiten, perzipiert und prozessiert. Diese Kerne steuern das dynamische Gleichgewicht zwischen Energieaufnahme und Energieverbrauch im Körper. Der Hypothalamus stellt die oberste Kontrollinstanz des inneren Milieus dar und reguliert neben Nahrungsaufnahme und Energieverbrauch auch Salz- und Wasserhaushalt, Atmung und Kreislauf, Körpertemperatur, circadiane Rhythmik und Reproduktionsaktivität. Der Hypothalamus bildet den ventralen Anteil des Zwischenhirns (Diencephalon). Er umgibt u-förmig den Boden und die Seiten des dritten Ventrikels und erstreckt sich in rostral-kaudaler Ausdehnung vom optischen Chiasma bis hin zu den Mammillarkörpern. An der Basis des Hypothalamus findet sich am Infundibulum der Hypophysenstiel mit seiner Neurohämalregion, die Eminentia mediana. In der epithelialen Zellschicht (Ependym) des dritten Ventrikels liegen spezialisierte Gliazellen, sogenannte Tanycyten, die apikal mit der cerebroventrikulären Flüssigkeit im Lumen des Ventrikels in Kontakt stehen und basal über Zellfortsätze mit Neuronen in hypothalamischen Kerngebieten kommunizieren. Im Bereich der Eminentia mediana ist die Blut-Hirn-Schranke offen, sodass ein Transport von Hormonen aus dem Blut über das Interstitium zu spezifischen Rezeptoren auf der Zelloberfläche der Neuronen möglich ist. Die Kerne des Hypothalamus sind miteinander zu komplexen Netzwerken verschaltet. Sie sind über efferente Verbindungen mit der Eminentia mediana sowie mit Neuronen im Hirnstamm und Rückenmark verbunden, erhalten aber auch zahlreiche afferente Eingänge vor allem aus dem Großhirn und dem limbischen System. Kerne des Hirnstamms (z. B. die Nuclei tractus solitarii in der Medulla oblangata) integrieren neuronale afferente Informationen des Nervus vagus (X. Hirnnerv) aus dem Gastrointestinaltrakt und der Leber und leiten diese über Relaisstationen (z. B. den N. parabrachialis) im Mittelhirn (Mesencephalon) an hypothalamische Kerne sowie an höhere Hirnareale weiter. Aus der Summe der eingehenden Informationen und der Verarbeitung werden letztendlich die Nahrungsaufnahme und der Energieverbrauch gesteuert.

8.4.1 Nucleus arcuatus: Ein metabolischer Sensor im Hypothalamus

In den Nuclei arcuatus, einem paarigen Kerngebiet des basalen Hypothalamus am Boden des dritten Ventrikels, befinden sich zwei Neuronentypen, die eine zentrale Funktion in der Regulation des Energiehaushalts übernehmen (▣ Abb. 8.4). Der eine Typ exprimiert als funktionelle Marker NPY (Neuropeptid Y) sowie AGRP (*agouti related protein*), der andere exprimiert POMC (Proopiomelanocortin) sowie CART (*cocaine-amphetamine regulated transcript*). POMC ist ein Präpropeptidhormon, das durch die Aktivität verschiedener Peptidasen (Prohormonconvertasen) und anderen Modifikationen (Acetylierung, Amidierung) zum biologisch aktiven α-Melanocyten-stimulierenden Hormon (α-MSH) reift. Die Axone der POMCergen Neuronen im Nuclei arcuatus projizieren in den N. paraventricularis und den lateralen

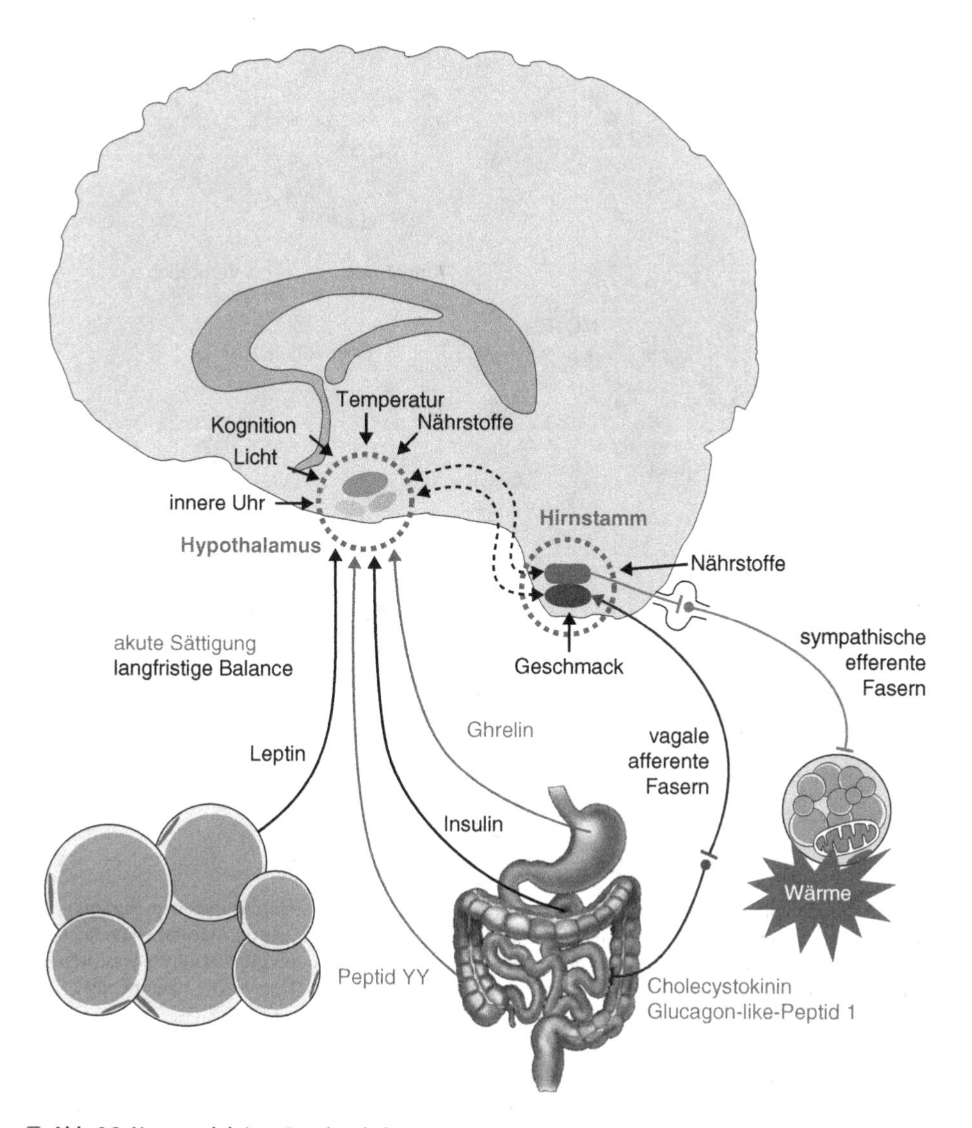

Abb. 8.3 Neuroendokrines Regelwerk des Energiehaushalts. Zentrale metabolische Sensoren im Hypothalamus und im Hirnstamm empfangen hormonelle und neuronale Signale aus den peripheren Geweben (Fettgewebe, Leber, Darm). Diese Signale haben sowohl anabole (Ghrelin) als auch katabole (Leptin, Insulin, Peptid YY, CCK, GLP-1) Wirkungen. Exogene und endogene Einflüsse modulieren die Sensitivität der metabolischen Sensoren und die neuronale Prozessierung der Signale.

Hypothalamus. Wird α-MSH an den Synapsen sekretiert, bindet es an den Melanocortin-4-Rezeptor (MC4R) auf sekundären Neuronen im N. paraventricularis und lateralen Hypothalamus. Die melanocortinerge Aktivierung verschiedener Neuronenkerne im zentralen Nervensystem hemmt über bisher wenig bekannte Mechanismen die Nahrungsaufnahme und steigert den Energieverbrauch. Die NPY/AGRP-Neuronen entsenden ebenfalls ihre Axone in den N. paraventricularis. AGRP ist ein Inhibitor des MC4R und bewirkt bei verstärkter Sekretion im N. paraventricularis eine Hemmung der MC4R-Aktivität. Somit kann AGRP die Nahrungs-

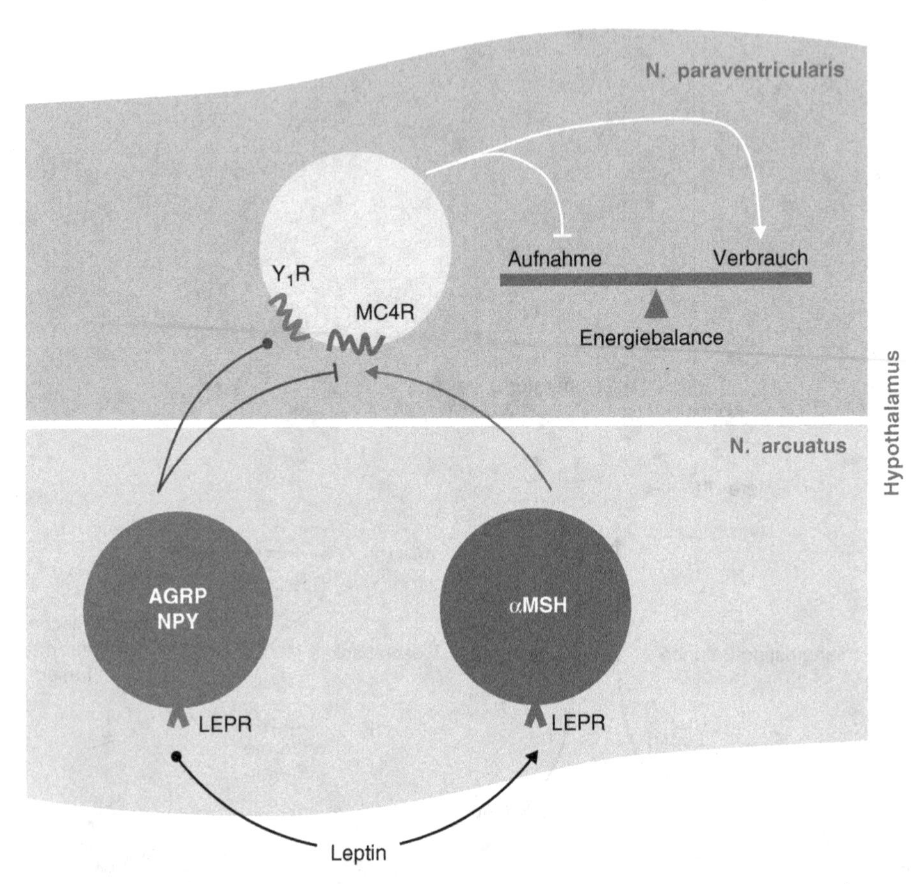

Abb. 8.4 Metabolischer Sensor im Hypothalamus. Zwei distinkte primäre Neuronentypen im Nucleus arcuatus sekretieren orexigene (AGRP) und anorexigene (α-MSH) Neuropeptide, die die Aktivität sekundärer Neuronen im N. paraventricularis und anderen Kernen regulieren. LEPR, Leptinrezeptor; MC4R, Melanocortin-4-Rezeptor; α-MSH, α-Melanocyten-stimulierendes Hormon; AGRP, *agouti-related protein*; NPY, Neuropeptid Y

aufnahme stimulieren. Diese Wirkung wird von NPY verstärkt. Die NPY-Rezeptoren befinden sich auf denselben Neuronen im N. paraventricularis, die auch den MC4R exprimieren, doch hemmen sie im Gegensatz zu MC4R die neuronale Aktivität. Somit wirken der N. paraventricularis und AGRP orexigen, und können die anorexigene Wirkung des α-MSH antagonisieren.

Beide Neuronentypen tragen Rezeptoren für periphere Hormone wie Leptin und Insulin, die die Expression der NPY/AGRP- und POMC/CART-codierenden Gene regulieren und die Synthese und Sekretion der bioaktiven Neuropeptide steuern. Am besten ist diese Regulation für das Hormon Leptin untersucht. Leptin wird von Adipocyten im Fettgewebe gebildet und in den Blutkreislauf sekretiert. Unter normalen Ernährungsbedingungen ist die Synthese- und Sekretionsrate von Leptin direkt proportional zu der im Gewebe gespeicherten Fettmasse. Bei erhöhter Lipidsynthese und Speicherung in den Adipocyten wird die Leptinsekretion ins Blut gesteigert. Leptin wird über die Blutbahn, zum Teil an lösliche Leptinrezeptoren gebunden, in das Gehirn transportiert. Es kann über die Eminentia mediana direkt an die Leptinrezeptoren auf der Zelloberfläche der NPY/AGRP- und POMC/CART-Neuronen binden oder wird alternativ auch über die Blut-Hirn-Schranke transportiert. Die Ligandbindung aktiviert über den

Leptinrezeptor vermittelt eine Signalkaskade in den beiden Neuronentypen mit sehr unterschiedlicher Auswirkung. In den POMC/CART-Neuronen bewirkt die Aktivierung des Leptinrezeptors die Stimulation der Genexpression von POMC und CART und verstärkt Bildung und Ausschüttung von α-MSH und CART. Im Gegensatz dazu führt die Aktivierung der Leptinrezeptoren in NPY/AGRP-Neuronen zu einer Hemmung der Genexpression dieser Neuropeptide und damit zu einer Dämpfung der orexigenen Signale im Gehirn. Ein Anstieg des Leptinspiegels im Blut, ausgelöst durch vermehrte Fettspeicherung, führt auf diesem Wege also zu einer Reduktion der Energiezufuhr. Entsprechend sind Menschen mit Leptin- bzw. Leptinrezeptordefizienz extrem hyperphag und entwickeln eine extreme Adipositas. Diese Formen der monogen bedingten Adipositas sind allerdings mit weltweit bisher nur 20 bekannten Fällen sehr selten. Bemerkenswert ist aber, dass leptindefiziente Kinder und Erwachsene verschiedener ethnischer Herkunft mit gentechnisch hergestelltem Humanleptin erfolgreich behandelt werden können (Paz-Filho et al. 2011).

8.4.2 Redundante Regulationsmechanismen

Zur Aufklärung der beschriebenen Zusammenhänge der Entwicklung einer Adipositas haben monogene Mausmodelle mit spontanen natürlichen Mutationen entscheidend beigetragen. Insbesondere die positionellen Klonierungen der *obese* (*ob*) und *diabetes* (*db*) und *agouti* (A^y) Mutationen im Mausgenom waren Meilensteine in der Entschlüsselung der neuroendokrinen Mechanismen, die den Energiehaushalt regulieren. *Obese*, *diabetes* und *agouti* sind mutierte Allele der Gene, die Leptin, den Leptinrezeptor und das Agoutiprotein, einem Paralog des AGRP, codieren.

Zahlreiche Analysen in gentechnisch hergestellten Knockout-Mäusen haben deutlich gemacht, dass insbesondere der Verlust von anorexigenen Komponenten des Regelwerks den Energiehaushalt umfassend stören. Der Funktionsverlust von Leptin, Leptinrezeptor, POMC und MC4R hat die Entwicklung einer massiven Adipositas zur Folge. Hingegen bleibt der Ausfall orexigener Komponenten des Regelwerks meistens ohne phänotypische Auswirkungen. NPY-Knockout-Mäuse zeigen beispielsweise eine vollkommen normale Regulation des Energiehaushalts, obwohl NPY als eines der stärksten orexigenen Peptide gilt. Auch AGRP-Knockout-Mäuse sind in ihrer Gewichtsentwicklung und Fettspeicherung unauffällig. Im Gegensatz zu NPY und AGRP zeigen Knockout-Mäuse von MCH (*melanin-concentrating hormone*; ein weiteres orexigenes Neuropeptid des Hypothalamus), eine leichte Abnahme der Körperfettakkumulation und sind vor ernährungsbedingter Fettleibigkeit geschützt. Mit Ausnahme des MCH weisen diese Befunde darauf hin, dass vor allem auf der Seite der orexigenen Signale eine funktionelle Redundanz besteht. Das bedeutet, dass der Ausfall einer einzelnen Komponente allein das Regelwerk nicht entscheidend stören kann, da noch weitere Komponenten den Funktionsverlust ausgleichen. Vermutlich haben sich im Laufe der Evolution durch Mutation und Selektion mehrere unabhängige Signalmoleküle und Rezeptorsysteme entwickelt, die eine positive Energiebilanz fördern. Ein ausgeglichener Energiehaushalt ist für das Überleben offensichtlich zu wichtig, als dass sich der Organismus auf nur einen orexigenen Signalweg verlassen könnte.

Neben der Ausschaltung einzelner Gene kann die Bedeutung einzelner Neuronentypen für die Regulation des Energiehaushalts durch gezielte Zellablation analysiert werden (Luquet et al. 2005). Dabei macht man sich zunutze, dass Mäuse im Gegensatz zu Menschen gegen Diphtherietoxin resistent sind, da der entsprechende Rezeptor eine viel geringere Affinität für das Toxin besitzt. Durch transgene Expression des humanen Diphterietoxinrezeptors in ausgewählten Zelltypen der Maus werden diese Zellen für das Diphterietoxin sensitiv. Bei Behandlung der transgenen Mäuse mit Diphterietoxin nehmen sie das Toxin auf und sterben durch Hemmung der Proteinsynthese ab. Eine solch gezielte toxigene Ablation der NPY/AGRP-Neuronen im Nucleus arcuatus bei sehr jungen Mäusen hat keinerlei Auswirkungen auf die weitere Gewichtsentwicklung der Tiere. Hingegen führt die gleiche Ablation bei adulten Mäusen zu einer lebensbedrohlichen Anorexie. Aus diesen Befunden folgt, dass die neuronale Plastizität in frühen Phasen der postnatalen Entwicklung des Hypothalamus sogar den Totalausfall spezifischer Neuronenpopulationen ausgleichen kann. Im adulten Tier hingegen führt der Verlust der orexigenen NPY/AGRP-Neuronen zu einer negativen Energiebilanz und kann im Gegensatz zu einzelnen Genablationen nicht kompensiert werden.

Es soll abschließend angemerkt werden, dass es neben den genannten Faktoren eine Fülle weiterer Peptidhormone und Neurotransmitter im zentralen Nervensystem gibt, die an der Regulation der Nahrungsaufnahme und des Energieverbrauchs beteiligt sind. Ihre Funktion im komplexen Regelwerk der Energiebalance ist Gegenstand der aktuellen Forschung.

Literatur

Atwater WO (1899) Discussion of the terms digestibility, availability, and fuel value. 12th Annual Report of the Storrs Agricultural Experiment Station. Middletown, Connecticut

DGE (2011) DGE-Positionspapier: Richtwerte für die Energiezufuhr aus Kohlenhydraten und Fett. Deutsche Gesellschaft für Ernährung, Bonn

Kleiber M (1967) Der Energiehaushalt von Mensch und Haustier. Parey, Hamburg

Luquet S et al. (2005) NPY/AgRP neurons are essential for feeding in adult mice but can be ablated in neonates. *Science* 310:683–685

Morton GJ et al. (2006) Central nervous system control of food intake and body weight. *Nature* 443:289–295

Paz-Filho G et al. (2011) Ten years of leptin replacement therapy. *Obes Rev* 12:e315–e323

Smith EB (2004) Basic chemical thermodynamics. Imperial College Press, London

Souci SW et al. (1989) Die Zusammensetzung der Lebensmittel. Nährwerttabellen 1981/82. Wissenschaftliche Verlagsgesellschaft, Stuttgart

Southgate DA, Durnin JV (1970) Calorie conversion factors. An experimental reassessment of the factors used in the calculation of the energy value of human diets. *Br J Nutr* 24:517–535

Weir JB (1949) New methods for calculating metabolic rate with special reference to protein metabolism. *J Physiol* 109:1–9

Stoffwechsel und Prävention von Adipositas und Diabetes

Hans Hauner

9.1 Einleitung

Ernährung bedeutet die Bereitstellung von stofflichen Komponenten entweder in isolierter Form oder in komplexen Mischungen (Mahlzeiten) für das Leben eines Organismus. Jeder lebende Organismus ist auf eine Vielzahl von Nährstoffen angewiesen und benötigt insbesondere energieliefernde Makronährstoffe, um die Energieversorgung zu gewährleisten. Während die Zufuhr der benötigten Nährstoffe in der Menschheitsgeschichte lange Zeit unsicher war, gibt es seit einigen Jahrzehnten in vielen Ländern eine übermäßige Nahrungsmittelzufuhr, die den Bedarf übersteigt und zu einer epidemieartigen Verbreitung von Übergewicht geführt hat. Gleichzeitig hat sich das Muster der Nährstoffaufnahme aufgrund der industriellen Produktion der meisten Lebensmittel deutlich verändert mit ebenfalls signifikanten Konsequenzen für den Stoffwechsel.

Übergewicht/Adipositas ist heute die häufigste und wichtigste ernährungsmitbedingte Gesundheitsstörung. Nach Definition der WHO ist Adipositas eine chronische Erkrankung, die durch eine Vermehrung von Körperfett und eine nachfolgend erhöhte Morbidität und Mortalität charakterisiert ist (WHO 2000). Die Expansion des Fettgewebes, insbesondere der visceralen Depots, verursacht eine Vielzahl metabolischer und hormoneller Störungen, die vor allem den Glucose- und Lipidstoffwechsel betreffen. Die abdominale Form der Adipositas gilt als bei Weitem wichtigster Risikofaktor für die Entstehung eines Typ-2-Diabetes-mellitus, der nicht nur durch eine chronische Hyperglykämie als Folge einer genetisch bedingten Dysfunktion der β-Zellen gekennzeichnet ist, sondern auch mit einem deutlich erhöhten Risiko für Hypertonie und Dyslipoproteinämie assoziiert ist und damit letztlich für kardiovaskuläre Komplikationen prädisponiert.

9.2 Definition und Epidemiologie

Adipositas Das Körpergewicht wird heute anhand des Body-Mass-Index (BMI) klassifiziert. Übergewicht ist als BMI ≥ 25 kg m^{-2} definiert, ab einem BMI von 30 kg m^{-2} spricht man von Adipositas (WHO 2000; ◘ Tab. 9.1). Die BMI-Klassifizierung gibt nur bedingt Aufschluss über das damit verbundene Gesundheitsrisiko, das stärker von der Verteilung der Fettdepots bestimmt wird. Eine Vergrößerung der visceralen Fettdepots ist unabhängig von der Körperfettmasse die entscheidende Determinante des metabolischen und kardiovaskulären Risikos (◘ Tab. 9.2). Das Fettverteilungsmuster lässt sich durch Messung des Taillenumfangs einfach erfassen, eine genaue Quantifizierung der visceralen Fettdepots ist allerdings nur mithilfe bildgebender Verfahren wie der Computertomographie (CT) und der Magnetresonanztomographie (MRT) möglich.

Nach den Ergebnissen der deutschen nationalen Verzehrsstudie II waren im Jahr 2006 in der Altersgruppe von 18 bis 79 Jahre 68 % der Männer und 51 % der Frauen übergewichtig sowie jeweils 21 % davon adipös (Max-Rubner-Institut 2008). Mindestens 2 % der Bundesbürger sind mit einem BMI über 40 kg m^{-2} extrem adipös. Bei Kindern und Jugendlichen gelten nach den Ergebnissen der KiGGS-Studie insgesamt 15 % als übergewichtig (>90-%-BMI-Perzentile), davon 6,3 % als adipös (>97-%-BMI-Perzentile) (Kurth und Schaffrath Rosario 2007).

Typ-2-Diabetes Der Begriff Diabetes mellitus bezeichnet eine Gruppe von Krankheiten, deren gemeinsames Kennzeichen die Hyperglykämie ist. Über 90 % der Betroffenen sind dem Typ-2-Diabetes zuzuordnen. Die große Mehrzahl der Patienten ist übergewichtig, fast jeder zweite adipös. Die Diagnosekriterien für Diabetes nach Kerner und Brückel (2010) sind:

Tab. 9.1 Klassifizierung von Übergewicht/Adipositas anhand des BMI (nach WHO 2000)

Gewichtskategorie	BMI (kg m^{-2})
Untergewicht	<18,5
Normalgewicht	18,5–24,9
Übergewicht	≥25,0
Adipositas Grad I	30–34,9
Adipositas Grad II	35–39,9
Adipositas Grad III	≥40

Tab. 9.2 Fettverteilungsmuster: Grenzwerte für ein moderat bzw. deutlich erhöhtes Risiko für metabolische und kardiovaskuläre Erkrankungen

Männer		Frauen	
Taillenumfang (cm)	Risiko	Taillenumfang (cm)	Risiko
>94	Moderat erhöht	>80	Moderat erhöht
>102	deutlich erhöht	>88	deutlich erhöht

- Gelegenheitsplasmaglucose: ≥200 mg dl^{-1} (≥11,1 mmol l^{-1})
- Nüchternplasmaglucose: ≥ 126 mg dl^{-1} (≥7,0 mmol l^{-1})
- Zwei-Stunden-Plasmaglucose (nach oraler Glucosebelastung mit 75 g Dextrose): ≥ 200 mg dl^{-1} (≥11,1 mmol l^{-1})
- HbA1c: ≥ 6,5 % (≥48 mmol mol^{-1})

Nach aktuellen Erhebungen werden in Deutschland insgesamt 8 bis 9 % aller Bürger wegen eines Diabetes mellitus behandelt. Dies entspricht einer Gesamtzahl von etwa sieben Millionen Menschen (Köster et al. 2011). Hinzu kommt eine erhebliche Dunkelziffer, da die Krankheit wegen fehlender oder nicht wahrgenommener Symptome häufig erst mit jahrelanger Verzögerung diagnostiziert wird. Der Typ-2-Diabetes betrifft hauptsächlich Menschen im mittleren und vor allem höheren Lebensalter. Von den Menschen im Alter über 65 Jahren leidet jeder dritte bis vierte an dieser Erkrankung. Das Lebenszeitrisiko für Typ-2-Diabetes wird für die deutsche Bevölkerung auf etwa 30 % geschätzt (Hauner et al. 2007a).

9.3 Risikofaktoren

Adipositas Eine Vielzahl von Beobachtungsstudien weist darauf hin, dass eine energiereiche Ernährung und Bewegungsmangel die beiden wichtigsten Risikofaktoren für eine Gewichtszunahme und damit die Entstehung einer Adipositas sind. Unter den Ernährungsfaktoren spielen fett- und zuckerreiche Kost bei gleichzeitig geringer Zufuhr von Ballaststoffen eine dominierende Rolle (Buyken und Schulze 2011). Ein reichlicher Verzehr von Lebensmitteln mit hoher Energiedichte und ein Anstieg der Portionsgrößen leisten einen davon unabhängigen

Beitrag. Die ständige Verfügbarkeit von Speisen verführt zusätzlich zu einer überkalorischen Ernährung. In jüngster Zeit wird dem Phänomen der häufigen Einnahme von Mahlzeiten (»Snacking«) eine besondere Bedeutung für den Anstieg des Körpergewichts zugemessen (Duffey und Popkin 2011).

Typ-2-Diabetes Eine Vielzahl von Kohortenstudien hat sehr konsistent eine enge Beziehung zwischen der Körperfettmasse und dem Diabetesrisiko aufgezeigt. Ein Anstieg des Diabetesrisikos lässt sich im Gegensatz zu vielen anderen Komorbiditäten für Männer und Frauen bereits im oberen Normalgewichtsbereich nachweisen (Chan et al. 1994; Colditz et al. 1995). Auffällig ist ferner, dass das Diabetesrisiko mit steigendem BMI bzw. steigendem Taillenumfang exponentiell ansteigt. In diesen Studien wurde auch eindrucksvoll gezeigt, dass bereits geringe Änderungen des Körpergewichts das Diabetesrisiko signifikant modifizieren. Eine Analyse von Daten der EPIC-Potsdam-Kohorte ergab kürzlich, dass ein Gewichtsanstieg um eine BMI-Einheit in der Altersgruppe von 25 bis 40 Jahren das relative Risiko für Typ-2-Diabetes um 25 % erhöht (Schienkiewitz et al. 2006). Auch die Dauer einer Adipositasbelastung hat Einfluss auf die Entwicklung eines Typ-2-Diabetes. Daten aus den USA und vielen anderen Ländern machen deutlich, dass der Anstieg der Diabetesprävalenz in den letzten Jahrzehnten vor allem ein Resultat der sich ausbreitenden Adipositasepidemie ist.

Damit ist die Adipositas der bei Weitem wichtigste Risikofaktor für die Manifestation des Typ-2-Diabetes. Weitere etablierte und beeinflussbare Risikofaktoren für Typ-2-Diabetes sind Bewegungsmangel sowie eine Ernährungsweise, die sich durch hohe Fett- und Zuckeraufnahme sowie niedrigen Ballaststoffverzehr auszeichnet (Schulze und Hauner 2011).

9.4 Genetische Prädisposition

Adipositas Durch Familien-, Adoptions- und Zwillingsstudien ist gut belegt, dass sowohl Adipositas als auch Typ-2-Diabetes eine starke genetische Grundlage haben. In einer Reihe von genomweiten Assoziationsstudien an großen Kohorten konnten in den letzten Jahren zahlreiche SNPs (*single nucleotide polymorphisms*) identifiziert werden, die mit beiden Phänotypen assoziiert sind. Der Effekt der einzelnen SNPs ist aber gering, auch in der Summe erklären diese Suszeptibilitätsloci nur einen einstelligen Prozentsatz der Varianz bei beiden Phänotypen. Es ist davon auszugehen, dass die Risiko-SNPs für Adipositas lediglich die Suszeptibilität für eine Gewichtszunahme unter adipogenen Lebensbedingungen festlegen. Daneben wurden in den letzten Jahren Genmutationen mit starken Effekten entdeckt, die zur Heterogenität der beiden Krankheitsbilder beitragen. Am häufigsten sind funktionelle Mutationen im Melanocortin-4-Rezeptorgen, die sich bei 2 bis 4 % der Kinder mit früh beginnender Adipositas finden (O'Rahilly und Farooqi 2008).

Typ-2-Diabetes Anders als bei der Adipositas nimmt man an, dass die Risiko-SNPs für den Typ-2-Diabetes festlegen, ob ein Individuum diese Krankheit überhaupt entwickeln kann. Die Lebensbedingungen haben dann eine starke modulierende Wirkung. Für das Diabetesrisiko bei Adipositas lässt sich dies deutlich belegen. Nur 30 bis 40 % der adipösen Menschen entwickeln im Laufe ihres Lebens einen Typ-2-Diabetes. Dabei handelt es sich offenkundig um Personen, die infolge eines genetisch bedingten Versagens der β-Zellen die adipositasbedingte Insulinresistenz nicht dauerhaft durch eine gesteigerte Insulinsekretion kompensieren können

(Polonsky et al. 1996). Die über 40 bisher beschriebenen Diabetesrisikoloci betreffen dementsprechend überwiegend die Funktion des β-Zellapparats (O'Rahilly und Farooqi 2008).

9.5 Fötale Programmierung von Adipositas und Typ-2-Diabetes

Kohortenstudien der letzten Jahre legen nahe, dass das Risiko für Adipositas und Typ-2-Diabetes möglicherweise bereits durch das intrauterine Milieu geprägt wird. Nutritive Einflüsse aber auch andere Faktoren wie der BMI vor der Schwangerschaft, Gewichtszunahme in der Schwangerschaft, Vorliegen eines Gestationsdiabetes und Rauchen könnten zumindest das Adipositas-, möglicherweise aber auch das Diabetesrisiko, durch bislang nicht näher bekannte epigenetische Mechanismen modifizieren. Gut belegt ist, dass die Nachkommen von Schwangeren mit Gestationsdiabetes ein etwa zweifach erhöhtes Risiko für die Entwicklung einer kindlichen Adipositas und eines späteren Typ-2-Diabetes haben (Dabelea et al. 2000, Pettitt et al. 1983). Es wird vermutet, dass Hyperglykämie und chronische Überernährung in der Schwangerschaft eine fötale Hyperinsulinämie und Hypercortisolämie mit der Gefahr einer langfristig persistierenden Fehlprogrammierung verursachen.

9.6 Pathophysiologie der Adipositas

Unabhängig von der starken genetischen Prädisposition gibt es keinen Zweifel, dass die derzeit zu beobachtende weltweite Adipositasepidemie in erster Linie eine Folge gravierender Veränderungen der Umwelt und des Lebensstils in den letzten Jahrzehnten ist. Die modernen Lebensbedingungen treffen beim Menschen auf eine genetische Ausstattung und biologische Regelkreise, die darauf ausgerichtet sind, das Überleben bei unsicherer Energiezufuhr zu gewährleisten. Unter den heutigen Bedingungen ist eine Gewichtszunahme fast unvermeidlich, wenn es nicht gelingt, durch kognitive Kontrolle für ein Energiegleichgewicht auf Normalgewichtsniveau zu sorgen. Diese Situation ist für den Menschen neu, es fehlen physiologische Anpassungsmechanismen, um den menschlichen Organismus vor einer chronischen Überernährung zu schützen.

Die Industrialisierung der Lebensmittelproduktion hat zudem zu dramatischen Veränderungen in der Ernährung und damit in der Nährstoffzufuhr geführt. Hauptmerkmale sind, dass sich die Energiedichte der heutigen Kost enorm erhöht hat. Im Vergleich zu traditionellen Ernährungsformen ist die Energiedichte in der westlichen Kost um das Zwei- bis Dreifache erhöht (Prentice und Jebb 2003). Infolge der großen Mengen an verzehrtem Fleisch und Fleischwaren und anderen tierischen Lebensmitteln ist der Fettanteil in der Durchschnittskost gestiegen, gleichzeitig ist der Verzehr von Ballaststoffen deutlich zurückgegangen und der glykämische Index der Kost durch einen deutlich höheren Anteil rasch resorbierbarer Kohlenhydrate gestiegen. Neuere Studien zeigen auch, dass ein hoher Zuckerkonsum aus Erfrischungsgetränken signifikant zum Gewichtsanstieg und zur Entwicklung eines metabolischen Syndroms sowie eines Typ-2-Diabetes beiträgt (Malik et al. 2010). Der menschliche Organismus ist – aus evolutionsbiologischer Perspektive betrachtet – an eine energiearme, ballaststoffreiche Kost adaptiert und wird durch die moderne Ernährung quasi überfordert.

Hinzu kommt, dass sich die Essgewohnheiten erheblich verändert haben. Schmackhafte Lebensmittel sind heute überall und jederzeit zu geringen Preisen verfügbar, was eine chronische Überkonsumption fördert. Der wachsende Konsum von Fastfoodprodukten verschärft diese Entwicklung weiter. Dazu tragen auch die immer größer werdenden Portionen bei ein-

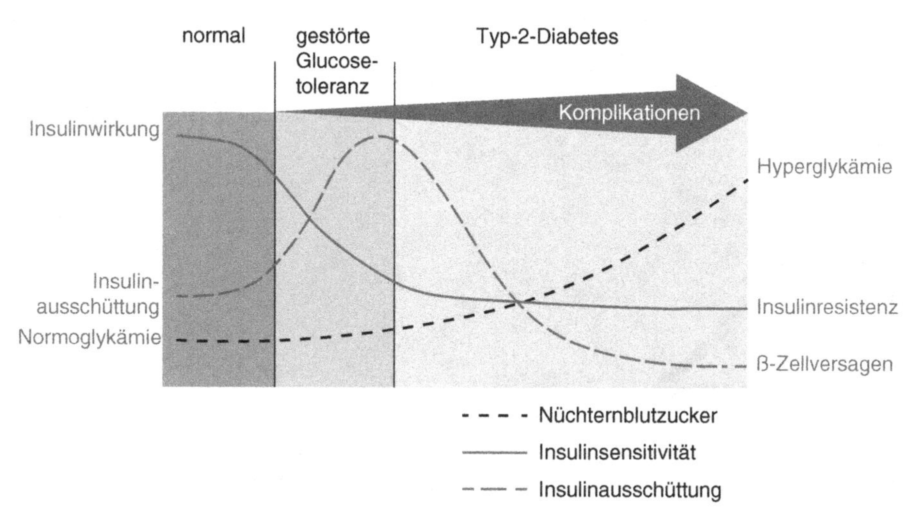

Abb. 9.1 Entwicklung und Progression des Typ-2-Diabetes.

zelnen Mahlzeiten bei (Ello-Martin et al. 2005; Nielsen und Popkin 2003). Gleichzeitig verringern moderne Transportmittel und Arbeitsbedingungen die Muskelarbeit und den Energieverbrauch und verschärfen das Energieungleichgewicht, das letztlich zu einem Anstieg des Körpergewichts und einem neuen Energiegleichgewicht auf höherem Gewichtsniveau führt.

Auch sozioökonomische Bedingungen sind relevante Determinanten des Risikos für Adipositas und Typ-2-Diabetes. Ein niedriger sozioökonomischer Status, gekennzeichnet durch niedrigen Bildungsstand und niedriges Haushaltseinkommen, erhöht das Risiko für beide Krankheiten um das Zwei- bis Vierfache (Drewnowski und Specter 2004).

9.7 Pathophysiologischer Zusammenhang zwischen Adipositas und Typ-2-Diabetes

Typ-2-Diabetes ist charakterisiert durch eine Kombination aus gestörter Insulinwirkung (Insulinresistenz) und gestörter Insulinsekretion. Beide Defekte sind bereits Jahre vor der endgültigen Manifestation der Erkrankung vorhanden und nachweisbar. In der Regel geht die Insulinresistenz allerdings dem Versagen der β-Zellen voraus (Martin et al. 1992; Abb. 9.1). Die Abnahme der Insulinsekretion ist chronisch progredient und führt häufig zu einem schweren Insulinmangel mit der Notwendigkeit einer Insulintherapie. Früh in der prädiabetischen Phase finden sich aber bereits assoziierte Störungen wie Dyslipoproteinämie und Hypertonie sowie eine beginnende Atherogenese, sodass zunehmend eine Intervention in diesem Stadium gefordert wird.

Die pathophysiologischen Mechanismen, über die eine Adipositas die Entwicklung eines Typ-2-Diabetes fördert, sind bis heute nur teilweise verstanden und das sich entwickelnde Bild wird immer komplexer. Im Vordergrund steht dabei die Entwicklung einer Insulinresistenz, die vor allem Leber, Muskulatur und Fettgewebe betrifft. Daneben gibt es weitere Mechanismen, über die eine expandierte Fettmasse, aber auch chronische Überernährung *per se* zu Stoffwechselveränderungen führen, welche schließlich bei genetisch prädisponierten Personen in der Manifestation eines Typ-2-Diabetes resultieren.

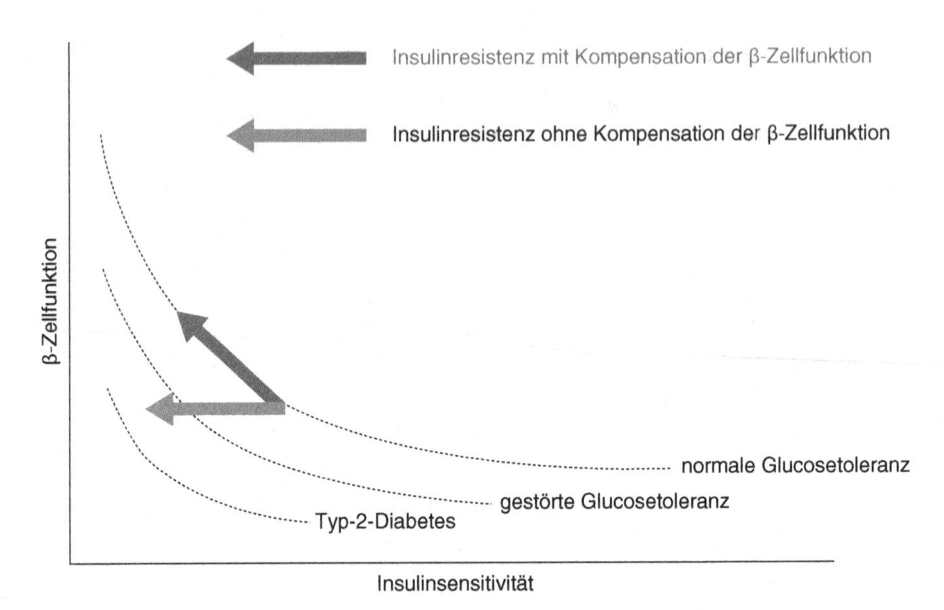

Abb. 9.2 Hyperbolischer Zusammenhang zwischen β-Zellfunktion, Insulinsensitivität und der Entwicklung eines Typ-2-Diabetes. (Aus Stumvoll et al. 2005.)

9.8 Lipide und Insulinresistenz

Die erste Hypothese, um die Beziehung zwischen Adipositas und Typ-2-Diabetes zu erklären, war der Glucose-Fettsäure- oder Randle-Zyklus. Dieser basiert auf der Beobachtung, dass Glucose und Fettsäuren um die Oxidation in der Muskulatur konkurrieren (Randle et al. 1963). Eine erhöhte Freisetzung nichtveresterter Fettsäuren aus den vergrößerten Fettdepots hat zur Folge, dass mehr Fettsäuren und weniger Glucose in der Muskulatur verbrannt werden. Vermutete Mechanismen sind eine direkte Hemmung glykolytischer Enzyme und der Insulinsignalübertragung durch Fettsäuren. Der erhöhte Fettsäureumsatz wird von einer gesteigerten Freisetzung von Glycerin aus dem Fettgewebe begleitet, das in der Leber für die Gluconeogenese verwendet wird und die Dysbalance im Glucosestoffwechsel verstärkt.

Adipöse prädiabetische Personen zeichnen sich außerdem durch einen erhöhten Lipidgehalt in Muskel- und Leberzellen aus. Dabei handelt es sich nicht nur um neutrale Fettsäuren, sondern auch um Lipidmetabolite wie Ceramid und Diacylglycerin, die die Insulinsignalübertragung über eine Aktivierung der Serin-/Threonin-Phosphorylierung von IRS-1 und IRS-2 stören (Kahn et al. 2006). Eine chronische Überernährung mit einem hohen Gehalt an gesättigten Fetten kann diesen Prozess auch über proinflammatorische Komponenten verstärken.

9.9 Lipide und β-Zellfunktion

Adipositas geht mit einer gesteigerten Insulinsekretion und einer verminderten hepatischen Insulinclearance einher. Die β-Zellmasse ist bei gesunden adipösen Personen um ca. 50 % erhöht, Insulinfreisetzung und -sensitivität sind reziprok in einer nicht-linearen Beziehung verknüpft (Abb. 9.2). Ein Versagen dieses Feedbacksystems geht mit einem progressiven Verlust der β-Zellfunktion einher. Neben Glucose können auch langkettige Fettsäuren die Insulinsekretion stimulieren. So wurde beispielsweise gezeigt, dass Fettsäuren die Insulinsekretion über eine Bindung an den G-Protein-gekoppelten Rezeptor GPR40 auf der β-Zellmembran und nachfolgenden Anstieg der intrazellulären Calciumkonzentration steigern können (Itoh et al. 2003).

9.10 Mitochondriale Dysfunktion

Eine Insulinresistenz kann auch durch eine defekte mitochondriale Fettsäureoxidation ausgelöst werden, die wiederum zu einer intrazellulären Anhäufung von kritischen Fettsäuremetaboliten (Fettsäure-CoA, Diacylglycerin) führt. So weisen bereits junge insulinresistente Nachkommen von Personen mit einem Typ-2-Diabetes Merkmale einer gestörten Mitochondrienfunktion auf (Petersen et al. 2004). Adipöse Menschen haben im Vergleich zu schlanken Kontrollpersonen interessanterweise kleinere Mitochondrien mit einer verminderten bioenergetischen Kapazität (Kelley et al. 2002). Somit scheint eine gestörte Mitochondrienfunktion ein prominentes Kennzeichen einer gestörten Insulinsekretion und -wirkung zu sein.

9.11 Fettgewebe als sekretorisches Organ

Eine neuere Hypothese zur Erklärung der engen Beziehung zwischen Adipositas und einem Typ-2-Diabetes basiert auf der Beobachtung, dass das Fettgewebe eine Vielzahl von Faktoren freisetzt, die direkt oder indirekt zur Entwicklung einer Insulinresistenz und anderen metabolischen Störungen beitragen (Hauner 2005; ◘ Abb. 9.3; ◘ Tab. 9.3). Die größte Aufmerksamkeit als Mediator der Insulinresistenz hat bislang der Tumornekrosefaktor-α (TNF-α) erlangt. TNF-α ist ein multifunktionelles Cytokin, das auch im Fettgewebe exprimiert wird. TNF-α hat dort eine Vielzahl katabolischer Effekte, wie eine Hemmung der Glucoseaufnahme durch Störung der Insulinsignalkette und Hemmung der GLUT4-Expression, eine Verringerung der Expression und Aktivität der Lipoprotein-Lipase und eine Steigerung der Lipolyse (Hube und Hauner 1999). Darüber hinaus aktiviert TNF-α den NFκB-Signalweg im Fettgewebe mit dem Ergebnis einer gesteigerten Expression vieler proinflammatorischer Proteine wie IL-6, IL-8 und MCP-1 (*monocyte chemoattractant protein-1*). Schließlich supprimiert TNF-α die Expression von Adiponectin, ein Fettzellprodukt mit direkter antidiabetischer und antiatherogener Wirkung. Ein zentraler Mechanismus der TNF-α-induzierten Insulinresistenz ist die Stimulation der Phosphorylierung von IRS-1 am Serinrest 307, der die Signalweiterleitung hemmt (Hotamisligil 2006; Shoelson et al. 2006).

9.12 Adipositas und subakute chronische Entzündung im Fettgewebe

Adipositas geht mit einer subakuten chronischen Entzündung einher, die sich in ähnlicher Form auch beim Typ-2-Diabetes findet und einige Parallelen zum Entzündungsprozess bei der Arteriosklerose aufweist. In den letzten Jahren konnte gezeigt werden, dass es im Fettgewebe adipöser Menschen zu einer Aktivierung des JNK- und IKKβ/NFκB-Signalwegs kommt. Beide Signalwege werden simultan durch Cytokine wie TNF-α und IL-6, aber auch durch Lipide sti-

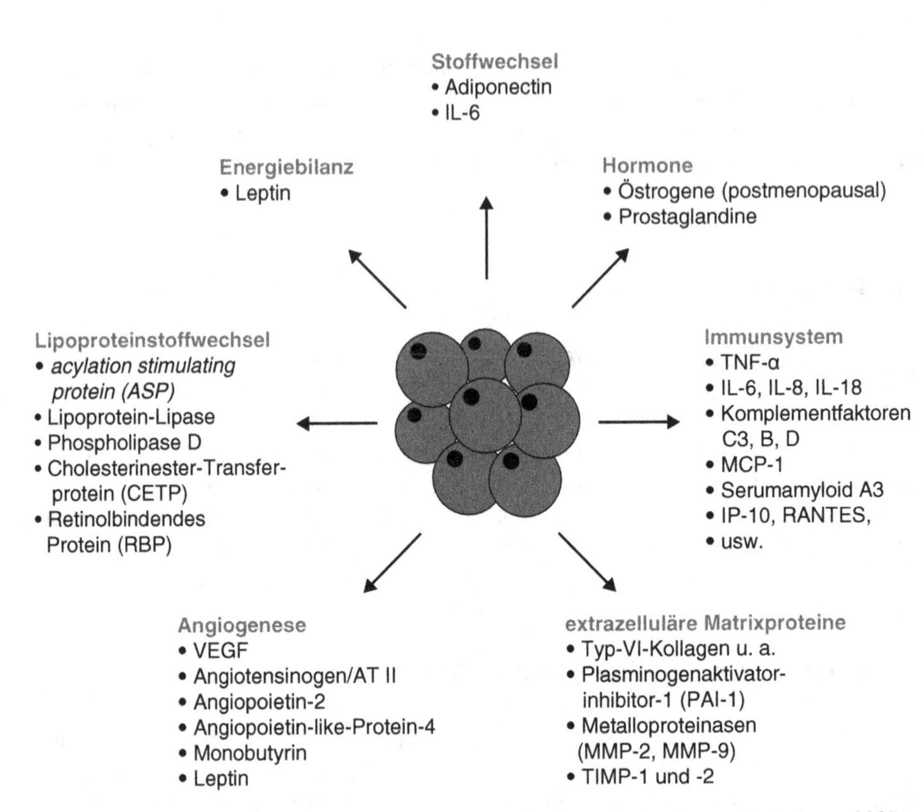

Abb. 9.3 Sekretorische Produkte aus dem Fettgewebe und funktionelle Zuordnung. (Aus Lafontan 2005.)

Tab. 9.3 Sekretorische Funktion des Fettgewebes bei Adipositas und mögliche Konsequenzen

Sekretionsprodukt	Sekretion	klinische Konsequenz
freie Fettsäuren	↑	Dyslipidämie (TG ↑), Insulinresistenz
TNF-α, IL-6, MCP-1 und andere Cyto-/Chemokine	↑	Insulinresistenz, Typ-2-Diabetes
Angiotensinogen, Angiotensin II und andere vasoaktive Faktoren	↑	Hypertonie
PAI-1	↑	thrombembolische Komplikationen
CETP	↑	niedriges HDL-Cholesterol
Adiponectin	↓	Insulinresistenz, Atherosklerose
Östrogene	↑	Endometrium- und Mammacarcinom

CETP, Cholesterinester-Transferprotein; PAI-1, Plasminogenaktivatorinhibitor-1

muliert (Hotamisligil 2006; Shoelson et al. 2006; Abb. 9.4). Ein Verlust von JNK1 verhindert die Entwicklung einer Insulinresistenz und eines Diabetes in genetischen und diätetischen Mausmodellen der Adipositas. IKKβ kann die Insulinsignalübertragung in zweierlei Weise beeinflussen. IKKβ kann IRS-1 direkt an Serinresten phosphorylieren und auch den Inhibitor

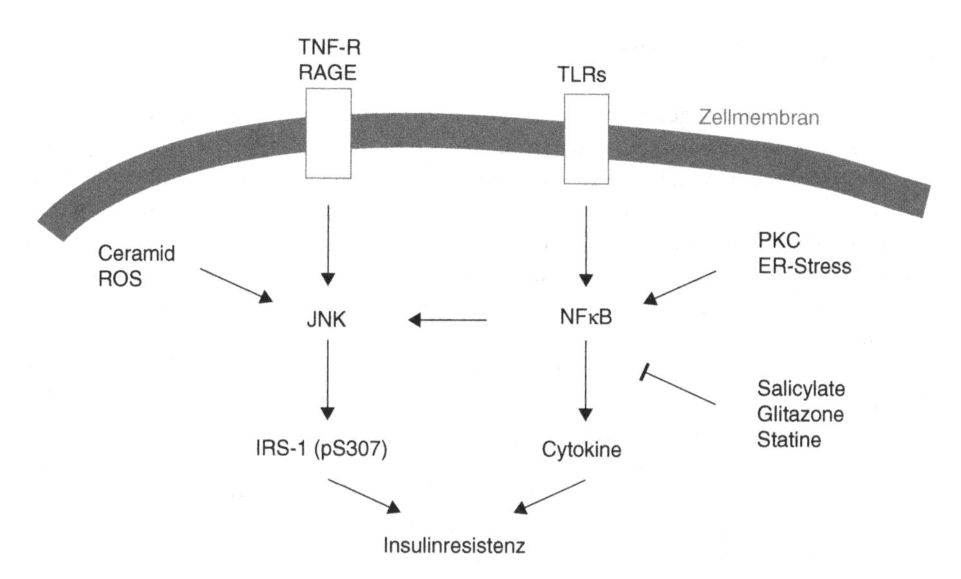

Abb. 9.4 Mögliche zelluläre Mechanismen für eine Inflammation und die Entwicklung einer Insulinresistenz. (Aus Shoelson et al. 2006.)

von NFκB (IκB) phosphorylieren und damit den Transkriptionsfaktor NKκB aktivieren, der wiederum die Produktion vieler proinflammatorischer Mediatoren wie TNF-α und IL-6 stimuliert. Der JNK- und der IKKβ/NFκB-Signalweg werden über verschiedene Membranrezeptoren aktiviert, die z. B. auf externe Signale wie Fettsäuren und Lipidmetabolite ansprechen. So wurde beispielsweise berichtet, dass gesättigte Fettsäuren den Toll-like-Rezeptor-4 (TLR-4) auf Adipocyten aktivieren und damit eine direkte Beziehung zwischen exogenen Nährstoffen und Inflammation herstellen. Mäuse mit defektem TLR-4 sind vor diätinduzierter Adipositas und Insulinresistenz geschützt (Übersicht in Hotamisligil 2006; Shoelson et al. 2006).

Die meisten aus dem Fettgewebe freigesetzten Proteine stammen nicht von Fettzellen, sondern von Präadipocyten und eingewanderten Immunzellen wie aktivierten Makrophagen. Während Leptin und Adiponectin fast ausschließlich von Adipocyten gebildet werden, werden Cytokine und Chemokine wie TNF-α, IL-6, IL-8, MCP-1, Visfatin, PAI-1 und andere hauptsächlich von Präadipocyten, Makrophagen und möglicherweise Lymphocyten produziert. Der relative Beitrag der verschiedenen zellulären Komponenten im Fettgewebe zur Adipokinsekretion ist unbekannt und dürfte in Abhängigkeit von den Bedingungen erheblich variieren. In der Summe resultiert bei Adipositas ein subakuter Entzündungszustand, der durch die Anhäufung von Immunzellen verstärkt wird (Hotamisligil 2006; Shoelson et al. 2006).

Die Regulation und biologische Funktion dieser Sekretionsprodukte ist bisher kaum verstanden. In letzter Zeit wurde herausgearbeitet, dass die Vergrößerung der Fettzellen (Fettzellhypertrophie) eine wichtige Determinante der Fettzellfunktion und der Freisetzung pro- und antiinflammatorischer Produkte ist und letztlich zur Insulinresistenz beiträgt (Skurk et al. 2007). Eine Fettzellhypertrophie ist direkt mit einem erhöhten Risiko der Entwicklung eines Typ-2-Diabetes assoziiert (Weyer et al. 2000).

9.13 Hypoxie des Fettgewebes

Eine Expansion des Fettgewebes führt nicht nur zu einer Fettzellhypertrophie, sondern in diesem Zusammenhang auch zu einer Hypoxie des Gewebes. In jüngster Zeit wurde gezeigt, dass die Hypoxie eine wichtige, wenn nicht sogar die zentrale Rolle bei der Entwicklung der chronischen Entzündung, der Makrophageninfiltration, der gestörten Adipokinsekretion, ER-Stress und der Mitochondriendysfunktion im weißen Fettgewebe bei Adipositas spielt (Ye 2009). Messungen des interstitiellen Sauerstoffpartialdrucks (pO_2) im Fettgewebe ergaben einen im Vergleich zum Gewebe normalgewichtiger Kontrollpersonen um bis zu 70 % verringerten Sauerstoffgehalt (Ye 2009). Unter diesen Bedingungen findet sich eine gesteigerte Expression von hypoxieinduzierten Genen, darunter Gene, die den Hypoxieinduzierbaren Faktor-1α (HIF-1α), VEGF (*vascular endothelial growth factor*), die Hämoxygenase-1 (HO-1) und andere codieren. Der niedrige Sauerstoffpartialdruck führt zu einer verminderten mitochondrialen Respiration mit konsekutivem Anstieg der Lactatproduktion. Die Gewebehypoxie ist außerdem mit einer verminderten Adiponectinexpression in den Adipocyten verbunden. Die Hypoxie des Fettgewebes bedingt auch eine Verringerung des Blutflusses und der Kapillardichte bei adipösen Personen. Dieser Zustand kann auch durch die gesteigerte Freisetzung von Angiogenesefaktoren nicht vollständig kompensiert werden.

9.14 Ansammlung von Immunzellen im Fettgewebe

Leptin, TNF-α, MCP-1 und andere Chemokine spielen eine wichtige Rolle bei der Rekrutierung von Makrophagen und anderen Immunzellen ins Fettgewebe. Das Sekretionsprofil der Präadipocyten und Adipocyten beinhaltet eine Vielzahl von chemischen Lockstoffen für Immunzellen. Kürzlich wurde berichtet, dass die Einwanderung von T-Lymphocyten – möglicherweise angelockt durch SDF-1 – den ersten Schritt darstellt, dem dann eine Invasion und Aktivierung von zirkulierenden Monocyten/Makrophagen folgt, ähnlich wie bei der Arteriosklerose (Kintscher et al. 2008). Diese Akkumulation von Immunzellen und die Entzündung des Fettgewebes treten bei adipösen Personen auf und sind im omentalen Fettgewebe ausgeprägter als in den subcutanen Fettdepots.

9.15 Bedeutung des Fettverteilungsmusters

Bereits ältere klinische Studien haben gezeigt, dass Personen mit einem stammbetonten Fettverteilungsmuster ein deutlich höheres Risiko für die Entwicklung eines Typ-2-Diabetes und anderer metabolischer und kardiovaskulärer Komplikationen haben als Menschen mit peripherer Fettverteilung (Kissebah und Krakower 1994; Krotkiewski et al. 1983; Vague 1956). Die intraabdominalen Fettzellen sind lipolytisch aktiver und produzieren mehr Entzündungsmarker als subcutane Adipocyten. Ferner zeigen sie eine stärkere Akkumulation von Lymphocyten und Makrophagen. Das viscerale Fettgewebe hat eine höhere Kapillardichte und Innervation mit der Folge einer höheren metabolischen Aktivität. Ein anderer wichtiger Aspekt ist, dass Sekretionsprodukte des visceralen Fettgewebes über die Portalvene direkt in die Leber gelangen und dort eine Insulinresistenz auslösen. Damit gibt es eine Reihe von Hinweisen, dass eine chronische Überernährung zu einer Vergrößerung der Fettdepots führt und mit einer

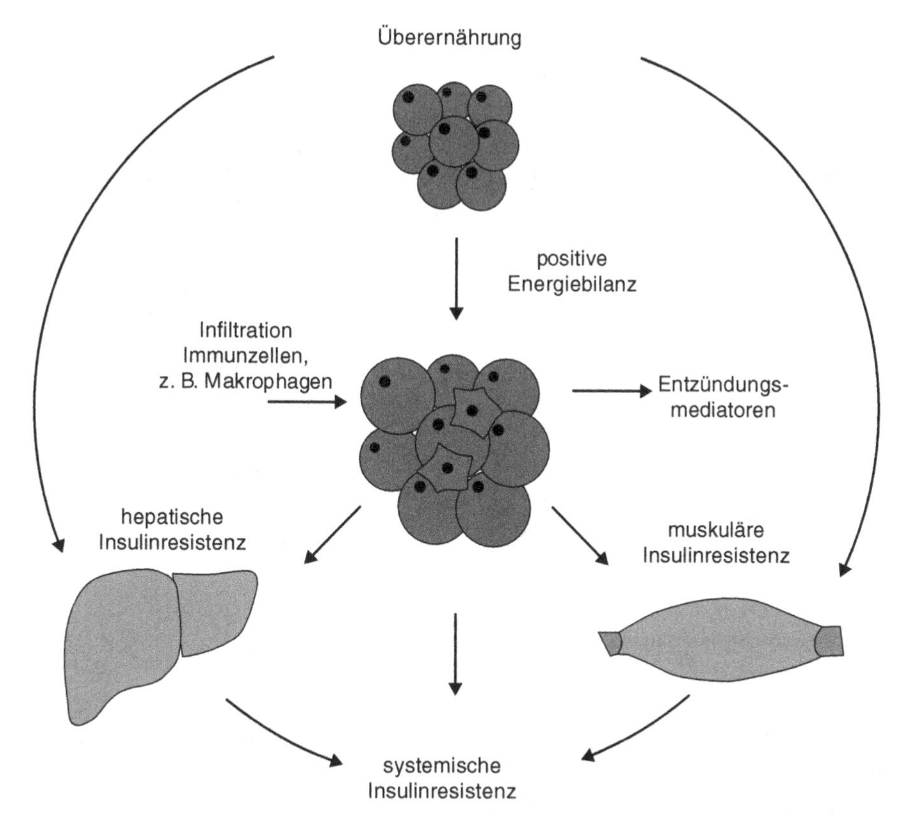

Abb. 9.5 Ernährung, adipositasassoziierte Entzündung und Entwicklung einer systemischen Insulinresistenz. (Nach De Luca und Olefsky 2006.)

chronischen Entzündung assoziiert ist, die wiederum die Entstehung einer systemischen Insulinresistenz in der Leber, Muskulatur und im Gehirn begünstigt (Abb. 9.5).

9.16 Insulinsekretion und Typ-2-Diabetes

Im Mittelpunkt der spezifischen Pathophysiologie des Typ-2-Diabetes steht der Verlust der β-Zellfunktion. Dies ist durch eine Vielzahl von klinischen Studien belegt. Solange die Insulinresistenz durch eine gesteigerte Insulinsekretion kompensiert werden kann, bleiben die zirkulierenden Glucosekonzentrationen im Normbereich (Polonsky et al. 1996). Vor allem eine amerikanische Langzeitstudie hat dies deutlich herausgestellt (Martin et al. 1992). In der UKPD-Studie wurde gezeigt, dass zum Zeitpunkt der Diabeteserkennung die β-Zellfunktion bereits um etwa 50 % vermindert ist (UK Prospective Diabetes Study Group 1995). Eine Autopsiestudie ergab, dass die β-Zellmasse zum Diagnosezeitpunkt um 40 bis 60 % reduziert ist. Dabei fand sich eine erhöhte Apoptoserate als Hinweis für die Ursache des β-Zellverlusts (Butler et al. 2003).

Die Mechanismen der Störung der Insulinsekretion, die dem Typ-2-Diabetes zugrunde liegt, sind in den letzten Jahrzehnten intensiv erforscht worden und stellen sich immer komplexer dar, können aber in den Grundzügen gut beschrieben werden. Die β-Zellen erkennen die Glucosekonzentration über den membranständigen Glucosetransporter GLUT-2 und das

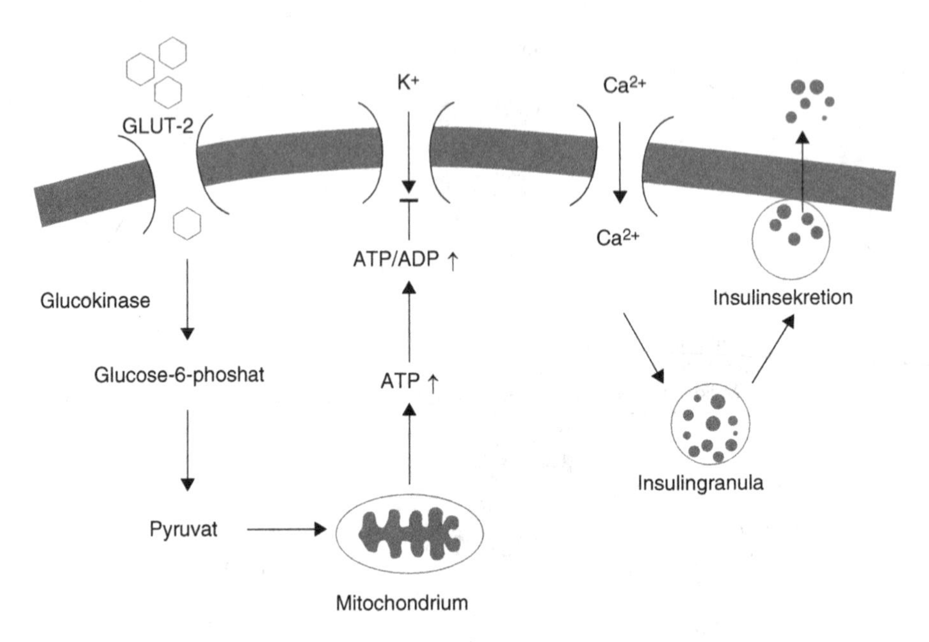

Abb. 9.6 Mechanismus der Insulinsekretion in der β-Zelle.

Enzym Glucokinase, das die aufgenommene Glucose phosphoryliert. Glucose-6-phosphat wird über die Glykolyse zu Pyruvat metabolisiert. Pyruvat gelangt in die Mitochondrien, wird dort zu Acetyl-CoA decarboxyliert, geht in den Citratzyklus ein und trägt über die Zwischenprodukte NADH und $FADH_2$ zur Produktion von ATP bei. Der Anstieg des ATP/ADP-Verhältnisses im Cytoplasma ist das Signal für den Verschluss ATP-empfindlicher Kaliumkanäle und die Depolarisierung der Plasmamembran. Dadurch öffnen sich Calciumkanäle, über die Calcium ins Zellinnere gelangt und die Exocytose von Insulin aus den vorrätigen Insulingranula auslöst (Abb. 9.6).

Verschiedene Nährstoffe wirken als direkte Insulinsekretagoga. Nicht nur Glucose, sondern auch bestimmte Aminosäuren wie Leucin, Arginin, die Kombination von Leucin und Glutamin sowie Fettsäuren können die Insulinsekretion stimulieren. Der stärkste Stimulus ist dabei zweifellos Glucose, welche innerhalb von wenigen Minuten nach oraler Gabe eine Insulinsekretion induziert, die in Abhängigkeit von der Glucosekonzentration wieder abfällt. Das Sekretionsmuster ist dabei biphasisch. In der ersten Phase, die etwa 15 bis 30 Minuten dauert, wird in Granula gespeichertes Proinsulin rasch prozessiert und schließlich in Form von Insulin und C-Peptid äquimolar freigesetzt. Der Verlust der ersten Phase der Insulinsekretion ist ein frühes Zeichen der β-Zelldysfunktion und eines sich anbahnenden Typ-2-Diabetes, während in der zweiten Phase die Insulinsekretion überschießend und verlängert ist (Abb. 9.7).

Bei chronisch erhöhter Glucose- und Fettsäurekonzentration ist der komplizierte Mechanismus der Insulinsekretion an vielen Stellen gestört. Es wurden insbesondere Störungen in der Mitochondrienfunktion wie eine gesteigerte Synthese von reaktiven Sauerstoffspezies (ROS) beschrieben. In diesem Kontext scheint das anaplerotische Enzym Pyruvatcarboxylase eine besondere Rolle zu spielen (Jitrapakdee et al. 2010). Diese Phänomene wurden auch mit den Begriffen Gluco- bzw. Lipotoxizität belegt, um die Rolle von Glucose und Fettsäuren zu betonen.

In den letzten Jahren wurde eine Störung der Inkretinhormone als wichtige Ursache des Typ-2-Diabetes erkannt. Die Darmhormone GLP-1 und GIP verstärken die glucoseinduzierte

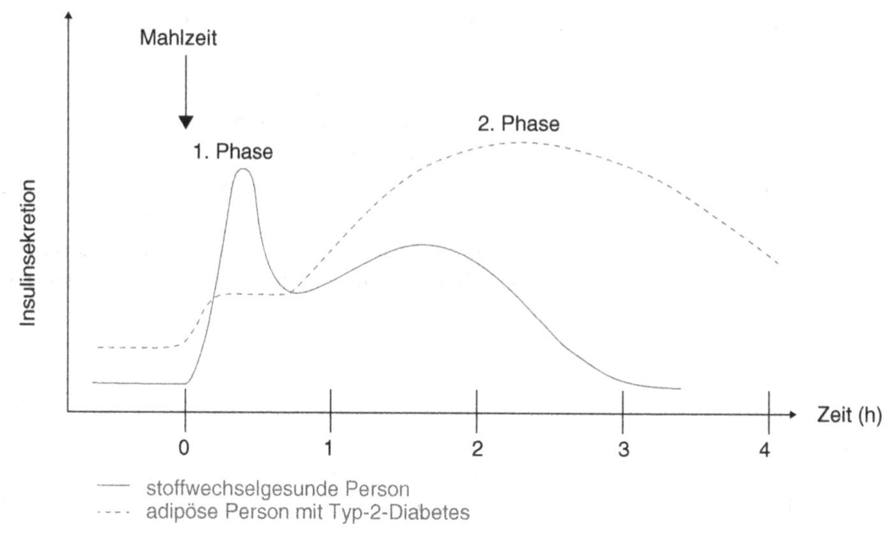

Abb. 9.7 Biphasische Insulinsekretion bei stoffwechselgesunden Personen und typisches Sekretionsmuster bei Typ-2-Diabetes nach einer Mahlzeit.

Insulinsekretion um etwa 70 %. Dieser Inkretineffekt scheint bei Typ-2-Diabetes bereits früh gestört zu sein. Während der Effekt von GIP nahezu völlig aufgehoben ist, kann die Gabe von GLP-1 die gestörte Insulinsekretion deutlich bessern. Der insulinotrope Effekt von GLP-1 wird heute erfolgreich zur Behandlung des Typ-2-Diabetes genutzt. GLP-1-Mimetika und Hemmer der Dipeptidylpeptidase (DPP-IV), die das endogene GLP-1 rasch degradiert, haben eine gute blutglucosesenkende Wirkung, die mit einer Senkung des HbA1c-Wertes um 0,7 bis 1 % einhergeht (Meier und Nauck 2006). Experimentell konnte darüber hinaus gezeigt werden, dass GLP-1 die β-Zellproliferation und -neogenese fördert, die β-Zellapoptose hemmt, die Sekretion von Glukagon aus den pankreatischen α-Zellen supprimiert und in hohen Dosen auch eine appetithemmende Wirkung entfaltet, die zu einer Gewichtssenkung um 3 bis 5 kg führt (Meier und Nauck 2006).

9.17 Adipositas im Kontext des metabolischen Syndroms/ Typ-2-Diabetes

Vor dem Hintergrund der Promotor- bzw. Schrittmacherfunktion der Adipositas in der Pathophysiologie des Typ-2-Diabetes sollte zunächst das Gewichtsmanagement im Mittelpunkt der präventiven und therapeutischen Bemühungen stehen. Zahlreiche Studien haben übereinstimmend gezeigt, dass ein Gewichtsverlust nicht nur die Entwicklung eines Typ-2-Diabetes verhindern kann, sondern auch die metabolischen Störungen und assoziierten Risikofaktoren bei bereits manifestem Diabetes verbessert. Parallel dazu kommt es auch zum Rückgang des Entzündungsprozesses im Fettgewebe. So wurde gefunden, dass eine Gewichtsabnahme die Serumkonzentrationen von Leptin, CRP, PAI-1, IL-6, IL-8, MCP-1 und anderen um bis zu 50 % senkt. Gleichzeitig steigen die Konzentrationen von Adiponectin an. Nach chirurgischer Therapie der extremen Adipositas wurde außerdem ein signifikanter Rückgang der Makrophageninfiltration berichtet (Cancello et al. 2005).

9.18 Prävention und Behandlung von Adipositas und Typ-2-Diabetes

Für die Behandlung von Adipositas und Typ-2-Diabetes stehen heute evidenzbasierte Therapiekonzepte zur Verfügung, die auf einer Vielzahl von randomisierten, kontrollierten Interventionsstudien basieren und in aktuellen Leitlinien niedergelegt sind (Hauner et al. 2007b). Im Mittelpunkt der Basistherapie steht dabei die Änderung der Lebensweise hin zu einer energieärmeren Ernährung und Steigerung der körperlichen Aktivität. Allerdings sind solche Empfehlungen unter den heutigen Lebensbedingungen schwer im Alltagsleben zu realisieren. Die Ergebnisse solcher Bemühungen sind auch unter kontrollierten Studienbedingungen eher enttäuschend, sodass Ausschau nach Alternativen gehalten wird.

Da Stoffwechselstörungen in hohem Maße von Ernährungsfaktoren modifiziert werden können, stellt sich die Frage, inwieweit funktionelle Lebensmittel bzw. spezielle Inhaltsstoffe auch unabhängig von der Energiebilanz Einfluss auf die Entstehung und den Verlauf der beiden Krankheiten und die assoziierten Gesundheitsstörungen nehmen können. Hierzu gibt es eine Vielzahl von nutritiven Ansätzen, die mehr oder weniger gut durch Interventionsstudien belegt sind. Im Folgenden sollen wichtige Prinzipien im Kontext von Adipositas vorgestellt werden.

9.18.1 Funktionelle Lebensmittel bei Adipositas

Das zentrale Therapieprinzip bei Adipositas ist eine Lebensstilintervention mit dem Ziel einer langfristigen Änderung der Ernährungsweise mit Senkung der Energiezufuhr sowie Steigerung der körperlichen Aktivität. Diese Intervention erfordert eine dauerhafte Änderung eingefahrener Gewohnheiten und ist unter Alltagsbedingungen in einer adipogenen Umwelt schwer umzusetzen, sodass die Therapieerfolge bescheiden und häufig nur von kurzer Dauer sind. Überzeugende gewichtssenkende Medikamente stehen derzeit nicht zur Verfügung. Wegen dieser bekannten Schwierigkeiten und auch aus Kostengründen wird daher der Prävention einer Gewichtszunahme ein besonderer Stellenwert eingeräumt.

In diesem Kontext wurden in den letzten Jahren zunehmend neue Lebensmittel und Nahrungsergänzungsmittel mit der Aussicht auf Gewichtssenkung geprüft und vereinzelt auf den Markt gebracht. Postuliert wurden dabei Wirkungen im Sinne einer Steigerung des Energieverbrauchs als auch einer Verbesserung der Sättigung. Bei diesen Nahrungskomponenten handelt es sich um mittelkettige Fettsäuren (MCFA), konjugierte Linolsäuren (CLA), Calcium (Ca^{2+}), Milchprotein, Epigallocatechingallat (EGCG) aus grünem Tee oder einfache Ballaststoffpräparate. In den bisherigen klinischen Studien mit diesen Produkten konnten, wenn überhaupt, nur relativ schwache Effekte auf das Körpergewicht gezeigt werden. Auch die zugrunde liegenden Mechanismen bezüglich der Wirkung funktioneller Lebensmittel sind nur ansatzweise bekannt.

Calcium und Milchprodukte

Calcium hat für die Aufrechterhaltung der Knochenmasse und somit Prävention einer Osteoporose eine anerkannte Bedeutung. Studien aus jüngerer Zeit liefern Hinweise, dass der intrazelluläre Calciumspiegel (Ca^{2+}_i) nach Stimulation von Adipocyten mit 1,25-Dihydroxycholecalciferol (1,25-$(OH)_2$-D) ansteigt. Dies könnte zu einer Hemmung der Lipolyse führen (▪ Abb. 9.8). Demzufolge nimmt man an, dass eine erhöhte Ca^{2+}-Zufuhr zu einer Reduktion des 1,25-$(OH)_2$-D-Spiegels führt und damit weniger Ca^{2+} in die Adipocyten gelangt. Dadurch

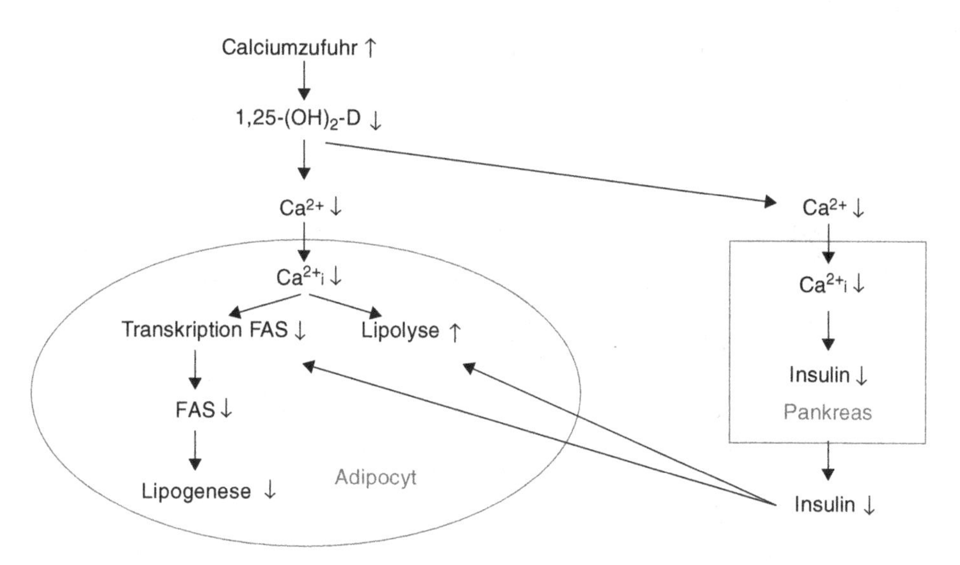

Abb. 9.8 Wirkungen von Ca^{2+}-Ionen auf Adipocyten und Pankreas. (Nach Zemel 2003.)

sinkt der Calciumspiegel, die Transkription der Fettsäure-Synthase (FAS) nimmt ab und die Lipolyse wird aktiviert. In der Bauchspeicheldrüse soll es über einen niedrigeren Ca^{2+}_{i}-Spiegel zu einer Abnahme der Insulinsekretion kommen (Abb. 9.8; Zemel 2003).

Bereits ältere Kohortenstudien haben eine inverse Beziehung zwischen der Ca^{2+}-Zufuhr und dem Körpergewicht gezeigt. Eine ältere Metaanalyse randomisierter Studien an Patienten mit Osteoporose hat als Nebenbefund ergeben, dass Ca^{2+}-Ionen in Form von Supplementen oder Milchprodukten zu einem geringgradigen Gewichtsverlust führen (Barr 2003). In einer aktuellen Übersichtsarbeit zeigten von den 49 einbezogenen randomisierten kontrollierten Interventionsstudien (mit und ohne Energierestriktion) 41 jedoch keinen Zusammenhang zwischen einer erhöhten Ca^{2+}-Zufuhr und dem Körpergewicht (Lanou und Barnard 2008). Basierend auf dieser Analyse ergibt sich kein sicherer Hinweis, dass die verstärkte Zufuhr von Ca^{2+}-Ionen bzw. von calciumreichen Milchprodukten mit einem Gewichtsverlust einhergeht.

Mittelkettige Triacylglycerine

Die mittelkettigen Triacylglycerine (MCT) sind mit Fettsäuren mit 6 bis 12 Kohlenstoffatomen verestert. Sie kommen in der Natur in geringen Mengen in Milchfett, Palmkern- und Kokosnussöl vor. MCTs werden von Lipasen im Speichel und Magen rasch gespalten und benötigen keine Gallensäuren oder Pankreasenzyme zur Aufnahme der Fettsäuren. Nach Resorption gelangen die mittelkettigen Fettsäuren (MCFS), im Gegensatz zu den langkettigen Fettsäuren (LCFS), die mithilfe von Chylomikronen transportiert werden, direkt in die Leber. Dort dienen sie hauptsächlich als Energiesubstrat und werden oxidiert (Abb. 9.9). Ihr Energiegehalt ist mit 34,7 $kJ\ g^{-1}$ etwas niedriger als der von langkettigen Triacylglycerinen (LCT) mit 39,3 $kJ\ g^{-1}$.

In einer randomisierten Cross-over-Studie an 17 übergewichtigen Frauen waren Fettoxidation und Energieverbrauch unter einer Kost mit mittelkettigen Fettsäuren über 27 Tage signifikant höher als unter langkettigen Triacylglycerinen (4,0 $kJ\ min^{-1}$ vs. 3,80 $kJ\ min^{-1}$ bzw. 0,08 $g\ min^{-1}$ vs. 0,075 $g\ min^{-1}$, jeweils $p < 0{,}05$). In beiden Gruppen kam es zu einer moderaten Gewichtsabnahme, die sich jedoch nicht signifikant unterschied (St-Onge et al. 2003).

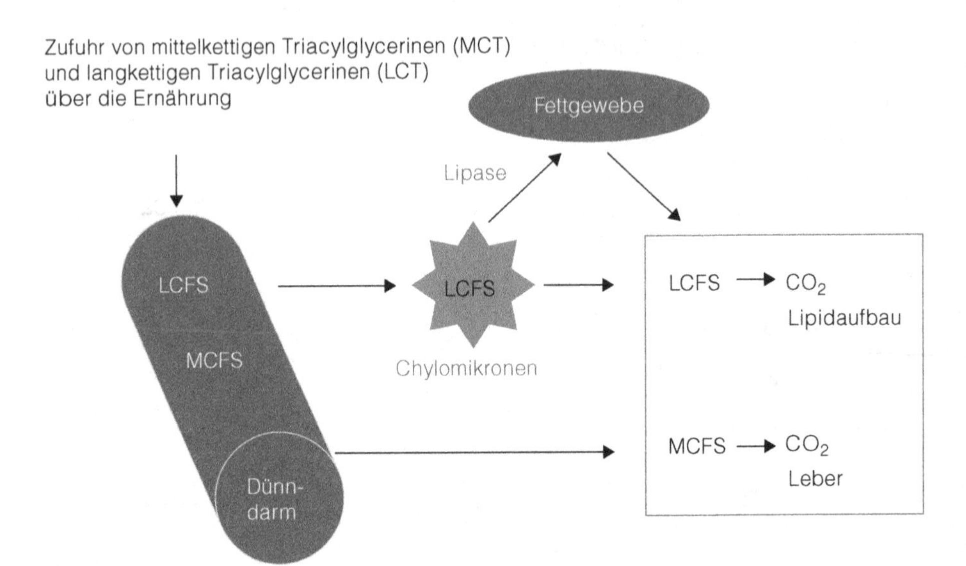

Abb. 9.9 Verteilung und Metabolismus von langkettigen (LCFS) und mittelkettigen Fettsäuren (MCFS) nach der Fettspaltung im Dünndarm.

Diese metabolischen Besonderheiten haben dazu geführt, dass das gewichtssenkende Potenzial der mittelkettigen Fettsäuren in den letzten Jahren in mehreren Humanstudien untersucht wurde. In einer japanischen Studie konnte bei Personen mit einem BMI >23 kg m^{-2} nach einer 12-wöchigen Intervention mit 10 g MCT pro Tag im Vergleich zur gleichen Menge LCT eine signifikant größere Gewichtsreduktion gezeigt werden (–6,12 ± 0,5 kg vs. –4,78 ± 0,4 kg) (Tsuji et al. 2001). In einer anderen Studie wurden im Rahmen einer mäßig energiereduzierten Kost entweder MCT-Öl (18 bis 24 g MCT) oder Olivenöl verabreicht. Nach 16-wöchiger Intervention fand sich in der MCT-Gruppe eine signifikant größere Gewichtsreduktion (–3,2 kg vs. –1,4 kg, p <0,01) (St-Onge und Bosarge 2008). Daneben gibt es weitere Studien, die für eine mäßig gewichtssenkende Wirkung der MCT-Fette sprechen.

Neben diesen moderaten Effekten auf das Körpergewicht wurden allerdings auch negative Auswirkungen der MCT auf das kardiovaskuläre System beobachtet. Unter einer Zufuhr von 70 g MCT pro Tag stiegen nach drei Wochen die Blutfettwerte sowie die Blutglucosespiegel an (Tholstrup et al. 2004). Außerdem wurden bei Verzehr größerer Mengen von MCT lästige gastrointestinale Nebenwirkungen wie Krämpfe und Blähungen berichtet, die sich nach längerem Konsum abschwächten. Langzeitstudien fehlen bisher völlig. Der Einsatz von MCT kann daher nicht als sinnvoller Ansatz zur Gewichtskontrolle betrachtet werden.

Grüner Tee und Epigallocatechin

Seit einigen Jahren werden Grünteeextrakte zur Gewichtsabnahme angepriesen. Da Grünteeblätter nicht fermentiert und oxidiert werden, bleiben Polyphenole wie Epicatechin, Epicatechingallat, Epigallocatechin und Epigallocatechingallat (EGCG), das etwa 59 % der enthaltenen Catechine ausmachen kann, erhalten. In *in vitro*- und *in vivo*-Studien haben sich die Catechine als starke Antioxidantien erwiesen und wurden mit einem verminderten Auftreten kardiovaskulärer Erkrankungen und bestimmter Krebsarten in Zusammenhang gebracht (Cabrera et al. 2006). Die mögliche gewichtssenkende Wirkung von Catechinen wird mit einer Steigerung des

Energieverbrauchs erklärt. Catechine stimulieren das sympathische Nervensystem und führen über noradrenerge Mechanismen zu einer gesteigerten Wärmeproduktion (Thermogenese) (Shixian et al. 2006). EGCG hemmt dabei spezifisch das Enzym Catechol-O-Methyltransferase (COMT).

Inzwischen gibt es eine Reihe von Studien, in denen der Effekt einer Supplementierung mit EGCG auf den Energieverbrauch beim Menschen mittels indirekter Kalorimetrie untersucht wurde. Die Zunahme des Energieverbrauchs lag dabei zwischen 4 und 8 %. In nur wenigen Studien wurde der Effekt von EGCG auf das Körpergewicht über einen längeren Zeitraum untersucht. Dabei fand sich nur eine geringgradig höhere Gewichtsabnahme als unter Placebobehandlung.

Der Catechingehalt der Grünteesorten variiert deutlich und ist von vielen Faktoren abhängig (z. B. Verarbeitung der Teeblätter vor Trocknung, geografische Lage, Klima- und Bodenbedingungen, Zubereitung). Realistisch ist ein EGCG-Gehalt von ca. 50 mg/200 ml Getränk, wobei dieser beträchtlich schwanken kann (23 mg/200 ml bis 88 mg/200 ml Grüntee). Ein weiterer Diskussionspunkt ist die Bioverfügbarkeit der Catechine. Beim Menschen hat sich gezeigt, dass das im Plasma vorhandene EGCG zu 77 % in freier Form vorliegt. Allerdings lassen sich von oral verabreichtem EGCG nur 1 bis 3 % im Plasma nachweisen. EGCG wird zudem rasch metabolisiert. Über die biologische Wirkung der Metabolite ist bislang wenig bekannt. Langzeitstudien mit einer chronisch hohen EGCG-Zufuhr stehen noch aus.

Konjugierte Linolsäuren

Konjugierte Linolsäuren (CLA) sind Isomere der Linolsäure. Die Doppelbindungen befinden sich in der *cis*-9,*trans*-11-Stellung (c9,t11-CLA) anstatt der *cis*-9,*cis*-12-Form der Linolsäure. Die c9,t11-CLA ist das in Milch- und Fleischprodukten mit 70 % am häufigsten vorkommende Isomer. Neben dem *trans*-10,*cis*-12-(t10,c12-)Isomer kann es viele biologische Prozesse im Körper beeinflussen. CLA kommen in vielen tierischen Produkten wie Butter, Käse und Fleisch vor.

Die ersten Hinweise, dass CLA die Körperzusammensetzung beeinflussen und das Gewicht senken können, stammen aus Tierversuchen. Dabei wurde gezeigt, dass t10,c12-CLA die Fettaufnahme von Adipocyten reduziert, indem es auf die Genexpression und Enzymaktivität der Stearoyl-CoA-Desaturease und Lipoproteinlipase wirkt. Die Expression des Glucosetransporters GLUT4 wird gehemmt und die Aktivität der Palmitoyltransferase erhöht, was die Fettoxidation unterstützt (Silveira et al. 2007). Die zahlreichen Humanstudien, die den Effekt von CLA auf das Körpergewicht untersucht haben, führten zu wenig konsistenten Ergebnissen. Eine Metaanalyse von 18 ausgewählten Studien ergab, dass nur bei sieben von ihnen eine Verminderung des Körperfetts unter CLA-Supplementierung zu verzeichnen war (Silveira et al. 2007).

Die in Tierstudien eingesetzte Menge an CLA zwischen 0,2 und 3 g kg^{-1} Körpergewicht lag bei Weitem über den in Humanstudien verwendeten Dosierungen. Die im Mittel eingesetzte Menge von 3 g CLA ist dennoch über die Ernährung kaum aufzunehmen. Käse enthält etwa 9 mg CLA pro g Fett, 100 g Vollfettkäse (45 %) enthalten etwa 240 mg CLA. 100 g Rindfleisch ca. 12 mg. Insgesamt gibt es derzeit keine Rationale, Lebensmittel mit CLA oder entsprechende Supplemente zur Gewichtskontrolle einzusetzen, zumal hohe Zufuhrmengen beider Isomere möglicherweise entzündungsfördernd wirken.

Optiwell Control

Es handelt sich hierbei um eine Kombination von fraktioniertem Palm- und Haferöl, die in der angebotenen Mischung im wässrigen Milieu langsamer verdaut wird und zu einem schnelleren Sättigungsgefühl führen soll. Der bereits erhältliche, funktionelle Joghurt enthält Palm- und

Haferöl im Verhältnis 95:5 (Olibra), gelöst in Wasser mit einem Gesamtfettgehalt von 42 %. In dem Produkt wurden 5 g Milchfett durch 5 g Olibra ersetzt.

Der Effekt auf die Sättigung wurde initial an normalgewichtigen Personen untersucht. Vier Stunden nach Verzehr des Testjoghurts wurden in der Placebogruppe im Vergleich zur Testjoghurtgruppe mehr Gesamtenergie, Fett, Kohlenhydrate und Protein zugeführt. Diese Wirkung wurde wenig später in einer anderen Studie an übergewichtigen und adipösen Menschen bestätigt (Burns et al. 2001). Kürzlich wurde eine erste Studie über eine dreiwöchige Anwendung veröffentlicht. Der Verzehr des Testjoghurts über drei Wochen resultierte nicht in einer verminderten Energie- und Makronährstoffaufnahme (Logan et al. 2006).

Ballaststoffe

Ballaststoffe unterschiedlichster Art werden schon seit Langem zur Behandlung der Adipositas eingesetzt. Die bisherigen Studien zeigen aber lediglich moderate bis zu vernachlässigende Effekte. Eine gewisse Bedeutung haben Ballaststoffe wie Alginate in Form der sogenannten Sättigungskomprimate erlangt. Dabei wurde gezeigt, dass die Medizinprodukte im Magen aufquellen und eine geringere Energiezufuhr zur Folge haben. In kleineren kontrollierten Interventionsstudien konnte ein Nettoeffekt von ca. 3 kg nachgewiesen werden.

9.18.2 Funktionelle Lebensmittel bei Typ-2-Diabetes

Da bei Typ-2-Diabetes eine Störung der β-Zellfunktion im Vordergrund steht, zielen die meisten der angebotenen funktionellen Lebensmittel auf eine Verbesserung der Insulinsekretion. Des Weiteren gibt es aber auch Produkte, die die periphere Insulinresistenz verbessern sollen. Im Vordergrund der Therapie stehen verschiedene Medikamente mit definierter Wirkung auf zugrunde liegende molekulare Defekte, die üblicherweise nach einem Stufenschema eingesetzt werden (Matthaei et al. 2009).

Vor allem in den Entwicklungsländern werden heute regelmäßig Dutzende von Pflanzenextrakten zur Blutzuckersenkung verwendet, da es sich dabei um eine erschwingliche Therapie handelt, ohne dass es dazu ausreichende Belege für eine Wirksamkeit gibt. Einige dieser Produkte werden inzwischen auch in Deutschland meist in Apotheken und Reformhäusern angeboten. Es gibt bislang nur eine begrenzte Zahl von meist kleineren Studien, die für keines der bisher getesteten Supplemente oder Extrakte eine überzeugende Blutzuckersenkung zeigen konnten (Riccardi et al. 2005; Rudowska 2009). Hier besteht noch ein erheblicher Forschungsbedarf, sodass es für ein abschließendes Urteil über mögliche spezifische blutzuckersenkende Wirkungen solcher Produkte noch zu früh ist.

Literatur

Barr SI (2003) Increased dairy product or calcium intake: is body weight or composition affected in humans? *J Nutr* 133:245S–248S

Burns AA et al. (2001) The effects of yoghurt containing a novel fat emulsion on energy and macronutrient intakes in non-overweight, overweight and obese subjects. *Int J Obes Relat Metab Disord* 25:1487–1496

Butler AE et al. (2003) Beta-cell deficit and increased beta-cell apoptosis in humans with type 2 diabetes. *Diabetes* 52:102–110

Buyken A, Schulze M (2011) Kohlenhydratzufuhr und Prävention der Adipositas. In: Deutsche Gesellschaft für Ernährung (Hrsg) Evidenzbasierte Leitlinie: Kohlenhydrate und Prävention ausgewählter ernährungsmitbedingter Krankheiten Version 2011. Deutsche Gesellschaft für Ernährung, Bonn, S 31–57

Cabrera CR et al. (2006) Beneficial effects of green tea–a review. *J Am Coll Nutr* 25:79–99
Cancello R et al. (2005) Reduction of macrophage infiltration and chemoattractant gene expression changes in white adipose tissue of morbidly obese subjects after surgery-induced weight loss. *Diabetes* 54:2277–2286
Chan JM et al. (1994) Obesity, fat distribution, and weight gain as risk factors for clinical diabetes in men. *Diabetes Care* 17:961–969
Colditz GA et al. (1995) Weight gain as a risk factor for clinical diabetes mellitus in women. *Ann Intern Med* 122:481–486
Dabelea D et al. (2000) Intrauterine exposure to diabetes conveys risks for type 2 diabetes and obesity: a study of discordant sibships. *Diabetes* 49:2208–2211
De Luca A, Olefsky JM (2006) Stressed out about obesity and insulin resistance. *Nat Med* 12:41–42
Drewnowski A und Specter SE (2004) Poverty and obesity: the role of energy density and energy costs. *Am J Clin Nutr* 79:6–16
Duffey KJ, Popkin BM (2011) Energy density, portion size, and eating occasions: contributions to increased energy intake in the United States, 1977–2006. *PLoS Med* 8:e1001050
Ello-Martin JA et al. (2005) The influence of food portion size and energy density on energy intake: implications for weight management. *Am J Clin Nutr* 82:236S–241S
Hauner H (2005) Secretory factors from human adipose tissue and their functional role. *Proc Nutr Soc* 64:163–169
Hauner H et al. (2007a) Trends in der Prävalenz und ambulanten Versorgung von Menschen mit Diabetes mellitus im Zeitraum 1998 bis 2004: eine Analyse der Versichertenstichprobe AOK Hessen/KV Hessen. *Dt Ärztebl* 104:A2799–A2805
Hauner H et al. (2007b) Evidenzbasierte Leitlinie: Prävention und Therapie der Adipositas. Adipositas-Gesellschaft, München
Hotamisligil GS (2006) Inflammation and metabolic disorders. *Nature* 444:860–867
Hube F, Hauner H (1999) The role of TNF-alpha in human adipose tissue: prevention of weight gain at the expense of insulin resistance? *Horm Metab Res* 31:626–631
Itoh Y et al. (2003) Free fatty acids regulate insulin secretion from pancreatic beta cells through GPR40. *Nature* 422:173–176
Jitrapakdee S et al. (2010) Regulation of insulin secretion: role of mitochondrial signalling. *Diabetologia* 53:1019–1032
Kahn SE et al. (2006) Mechanisms linking obesity to insulin resistance and type 2 diabetes. *Nature* 444:840–846
Kelley DE et al. (2002) Dysfunction of mitochondria in human skeletal muscle in type 2 diabetes. *Diabetes* 51:2944–2950
Kerner W, und Brückel J (2010) Definition, Klassifikation und Diagnostik des Diabetes mellitus. Praxisleitlinien der Deutschen Diabetes-Gesellschaft. *Diabetol Stoffw* 5 Suppl. 2:S109–S112
Kintscher U et al. (2008) T-lymphocyte infiltration in visceral adipose tissue: a primary event in adipose tissue inflammation and the development of obesity-mediated insulin resistance. *Arterioscler Thromb Vasc Biol* 28:1304–1310
Kissebah AH, Krakower GR (1994) Regional adiposity and morbidity. *Physiol Rev* 74:761–811
Köster I et al. (2011) Direct costs of diabetes mellitus in Germany 2000–2007: long-term analysis of the sample AOK/KV Hesse. *Exp Clin Endocrinol & Diabetes* 119:377–385
Krotkiewski M et al. (1983) Impact of obesity on metabolism in men and women. Importance of regional adipose tissue distribution. *J Clin Invest* 72:1150–1162
Kurth BM, Schaffrath Rosario A (2007) Die Verbreitung von Übergewicht und Adipositas bei Kindern und Jugendlichen in Deutschland. Ergebnisse des bundesweiten Kinder- und Jugendgesundheitssurveys (KiGGS). *Bundesgesundheitsbl Gesundheitsforsch Gesundheitsschutz* 50:736–743
Lafontan M (2005) Fat cells: afferent and efferent messages define new approaches to treat obesity. *Annu Rev Pharmacol Toxicol* 45:119–146
Lanou AJ, Barnard ND (2008) Dairy and weight loss hypothesis: an evaluation of the clinical trials. *Nutr Rev* 66:272–279
Logan CM et al. (2006) Investigation of the medium-term effects of Olibra trade mark fat emulsion on food intake in non-obese subjects. *Eur J Clin Nutr* 60:1081–1091
Malik VS et al. (2010) Sugar-sweetened beverages and risk of metabolic syndrome and type 2 diabetes: a meta-analysis. *Diabetes Care* 33:2477–2483
Martin BC et al. (1992) Role of glucose and insulin resistance in development of type 2 diabetes mellitus: results of a 25-year follow-up study. *Lancet* 340: 925–929

Matthaei S et al. (2009) Medikamentöse antihyperglykämische Therapie des Diabetes mellitus Typ 2. *Diabetol Stoffw* 32–64
Max-Rubner-Institut (2008) Nationale Verzehrsstudie II. Ergebnisbericht Teil 1
Meier JJ, Nauck MA (2006) Incretins and the development of type 2 diabetes. *Curr Diab Rep* 6:194–201
Nielsen SJ, Popkin BM (2003) Patterns and trends in food portion sizes, 1977–1998. *JAMA* 289:450–453
O'Rahilly S, Farooqi IS (2008) Human obesity: a heritable neurobehavioral disorder that is highly sensitive to environmental conditions. *Diabetes* 57:2905–2910
Petersen KF et al. (2004) Impaired mitochondrial activity in the insulin-resistant offspring of patients with type 2 diabetes. *N Engl J Med* 350:664–671
Pettitt DJ et al. (1983) Excessive obesity in offspring of Pima Indian women with diabetes during pregnancy. *N Engl J Med* 308:242–245
Polonsky KS et al. (1996) Non-insulin-dependent diabetes mellitus – a genetically programmed failure of the beta cell to compensate for insulin resistance. *N Engl J Med* 334:777–783
Prentice AM, Jebb SA (2003) Fast foods, energy density and obesity: a possible mechanistic link. *Obes Rev* 4:187–194
Randle PJ et al. (1963) The glucose fatty-acid cycle. Its role in insulin sensitivity and the metabolic disturbances of diabetes mellitus. *Lancet* 1:785–789
Riccardi G et al. (2005) Functional foods in the management of obesity and type 2 diabetes. *Curr Opin Clin Nutr Metab Care* 8:630–635
Rudowska I (2009) Functional foods for health: focus on diabetes. *Maturitas* 62:263–269
Schienkiewitz A et al. (2006) Body mass index history and risk of type 2 diabetes: results from the European Prospective Investigation into Cancer and Nutrition (EPIC)-Potsdam Study. *Am J Clin Nutr* 84:427–433
Schulze M, Hauner H (2011) Kohlenhydratzufuhr und Prävention des Diabetes mellitus Typ 2. In: Deutsche Gesellschaft für Ernährung (Hrsg) Evidenzbasierte Leitlinie: Kohlenhydrate und Prävention ausgewählter ernährungsmitbedingter Krankheiten Version 2011. Deutsche Gesellschaft für Ernährung, Bonn, S 58–74
Shixian Q et al. (2006) Green tea extract thermogenesis-induced weight loss by epigallocatechin gallate inhibition of catechol-O-methyltransferase. *J Med Food* 9:451–458
Shoelson SE et al. (2006) Inflammation and insulin resistance. *J Clin Invest* 116:1793–1801
Silveira MB et al. (2007) Conjugated linoleic acid (CLA) and obesity. *Public Health Nutr* 10:1181–1186
Skurk T et al. (2007) Relationship between adipocyte size and adipokine expression and secretion. *J Clin Endocrinol Metab* 92:1023–1033
St-Onge MP, Bosarge A (2008) Weight-loss diet that includes consumption of medium-chain triacylglycerol oil leads to a greater rate of weight and fat mass loss than does olive oil. *Am J Clin Nutr* 87:621–626
St-Onge MP et al. (2003) Medium- versus long-chain triglycerides for 27 days increases fat oxidation and energy expenditure without resulting in changes in body composition in overweight women. *Int J Obes Relat Metab Disord* 27:95–102
Stumvoll M et al. (2005) Type 2 diabetes: principles of patho- genesis and therapy. *Lancet* 365:1333–1346
Tholstrup T et al. (2004) Effects of medium-chain fatty acids and oleic acid on blood lipids, lipoproteins, glucose, insulin, and lipid transfer protein activities. *Am J Clin Nutr* 79:564–569
Tsuji H et al. (2001) Dietary medium-chain triacylglycerols suppress accumulation of body fat in a double-blind, controlled trial in healthy men and women. *J Nutr* 131:2853–2859
UK Prospective Diabetes Study Group (UKPDS) (1995) UK prospective diabetes study 16. Overview of 6 year therapy of type II diabetes: a progressive disease. *Diabetes* 44:1249–1258
Vague J (1956) The degree of masculine differentiation of obesities: a factor determining predisposition to diabetes, atherosclerosis, gout, and uric calculous disease. *Am J Clin Nutr* 4:20–34
Weyer C et al. (2000) Enlarged subcutaneous abdominal adipocyte size, but not obesity itself, predicts type II diabetes independent of insulin resistance. *Diabetologia* 43:1498–1506
WHO (2000) Obesity: preventing and managing the global epidemic. World Health Organization Press, Genf
Ye J (2009) Emerging role of adipose tissue hypoxia in obesity and insulin resistance. *Int J Obes (Lond)* 33:54–66
Zemel MB (2003) Mechanisms of dairy modulation of adiposity. *J Nutr* 133:252S–256S

Neurodegeneration und Alterungsprozesse

Tilman Grune und Katrin Stein

Im Laufe der letzten Jahrzehnte hat bei der Bevölkerung der westlichen Industrienationen die mittlere Lebenserwartung (Lebenserwartung, die 50 % der Bevölkerung erreichen) stetig zugenommen. Für die im Jahr 2000 Geborenen wird nach neuesten Hochrechnungen ein Anstieg von 65 auf ca. 75 bis 80 Jahre erwartet. Diese Erhöhung ist unabhängig von einer Zunahme der maximalen Lebenserwartung (höchstes Alter, das jemals von einem Menschen erreicht wurde; ◘ Abb. 10.1), die derzeit bei etwa 122 Jahren liegt. Ursache dieser rasanten Entwicklung ist vor allem die permanente Verbesserung der medizinischen Betreuung sowie eine ausgewogenere Ernährung und eine intensivere gesundheitliche Aufklärung der Bevölkerung. Das damit geschaffene Gesundheitsbewusstsein trägt auch zu einem deutlichen Rückgang von Infektionskrankheiten bei.

Prognosen zufolge wird die Lebensdauer weltweit weiter steigen, doch bedingt diese Zunahme nicht zwangsläufig den gleichzeitigen Zuwachs an Lebensqualität (Villeponteau et al. 2000); eine erhöhte Gesundheitserwartung ist nicht gleichzusetzen mit einer höheren Lebenserwartung. Mehrheitlich werden die gewonnenen Lebensjahre sogar eher in mäßiger bzw. schlechter Lebensqualität verbracht und sind mit einer erhöhten Multimorbidität verbunden. So steigt mit zunehmendem Lebensalter der Menschen auch der prozentuale Anteil altersassoziierter Krankheitsbilder, darunter Herz-Kreislauf-Erkrankungen, Osteoporose, Diabetes mellitus, Carcinome und neurodegenerative Erkrankungen. Diese zunehmende Gesamtmorbidität zieht unweigerlich auch einen erhöhten medizinischen Betreuungsaufwand nach sich.

Das Spektrum der heute lebenden älteren Menschen erstreckt sich von körperlich aktiven und leistungsfähigen Personen bis hin zu extrem schwachen, pflegebedürftigen Menschen mit vielfältigen chronischen Erkrankungen. Grundsätzlich ist der Alterungsprozess eines Organismus mit einer Einschränkung seines Reaktionsvermögens auf äußere Reize verbunden. Zudem findet mit fortschreitendem Lebensalter auch eine Veränderung der Körperzusammensetzung statt. Diese resultiert aus einem veränderten Essverhalten, das häufig eine Mangelernährung nach sich zieht. Einige Besonderheiten der Ernährung im Alter sind (Volkert et al. 2004; Volkert 2010):

- Altersveränderungen
  - verändertes Hunger- und Sättigungsempfinden
  - nachlassende Sinnesempfindungen
- Ernährungsverhalten
  - einseitige Ernährung
  - ungenügende Nahrungsmenge
- Körperzusammensetzung
  - steigender Körperfettanteil
  - geringere Muskelmasse
  - geringere Knochenmasse
- Flüssigkeitshaushalt
  - geringeres Durstempfinden
  - geringerer Körperwassergehalt
  - eingeschränkte Nierenfunktion
- Krankheitseffekte
  - Appetitmangel
  - Schmerzen
  - Nebenwirkungen von Medikamenten
- Veränderungen des Verdauungstraktes
  - Zahnverlust und Kaubeschwerden

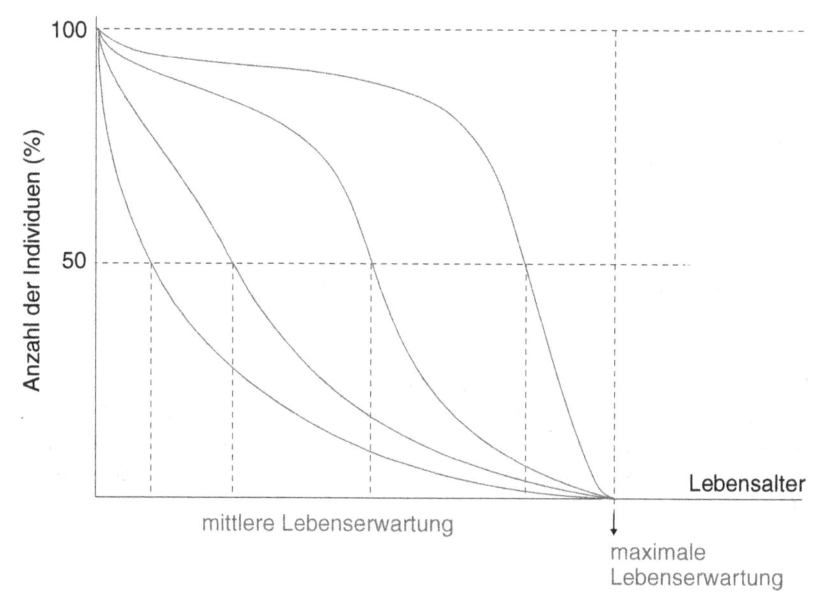

Abb. 10.1 Zusammenhang von maximaler und mittlerer Lebenserwartung. Während die maximale Lebenserwartung der Menschen weitestgehend konstant blieb, näherte sich die mittlere Lebenserwartung im Verlauf der letzten Jahrzehnte immer mehr der maximalen Lebenserwartung an.

  - Schluckbeschwerden, Reflux
  - atrophische Gastritis
  - reduzierte Darmfunktion
  - veränderte bakterielle Darmflora (Diarrhö)

Zu den häufigsten Formen der Mangelernährung bei älteren Menschen zählt der Protein-Energie-Mangel (*protein energy malnutrition*, PEM). Außerdem spielen eine verringerte Flüssigkeitszufuhr und Defizite bei der Versorgung mit Mikronährstoffen eine wesentliche Rolle. Ursache für das veränderte Ernährungsverhalten könnte eine komplexe Interaktion zwischen biologischen, psychischen und sozialen Faktoren sein. Ein nicht zu vernachlässigender Aspekt ist zudem der Grad der Selbstständigkeit (Selbstversorgung, häusliche oder institutionelle Betreuung) alter Menschen. Einige dieser Faktoren sind im Folgenden aufgelistet (Pirlich et al. 2006; Volkert 2010):

- soziale Faktoren
  - Einsamkeit
  - Partnerverlust
  - finanzielle Situation
  - Unzufriedenheit mit Pflege
  - Versorgungsprobleme
  - ungewohntes Essensangebot und Essenszeiten
  - fehlende Bewegung
  - Heim- bzw. Krankenhausatmosphäre
- psychische Faktoren
  - Depressionen

  - Demenz
  - Psychosen
  - Einsamkeit
- körperliche Veränderungen
  - geringeres Durstempfinden
  - Verdauungsprobleme
  - Kau- und Schluckbeschwerden, Schmerzen
  - Medikamente
  - (chronische) Schmerzen
  - Immobilität

Langfristig betrachtet münden diese Veränderungen in einem präpathologischen Stadium wie Osteomalazie und Sarkopenie. Diese körperlichen Einschränkungen fasst man heute unter dem Begriff Fragilität (*frailty*) zusammen, der allgemein die erhöhte Sensibilität des alternden Menschen gegenüber externen Stressoren wie körperliche Überlastung oder altersassoziierte Erkrankungen beschreibt.

10.1 Altern

10.1.1 Alterstheorien

Der Alterungsprozess wird sowohl in der Medizin als auch in Natur- und Geisteswissenschaften diskutiert. Dementsprechend breit ist das Spektrum der Definitionen für das Altern. Medvedev (1990) zählte mehr als 300 Alterstheorien, jedoch basieren viele dieser Theorien auf denselben Grundsätzen und variieren nur leicht, sodass man sie in zwei grundlegende Hauptkategorien einteilen kann (◘ Abb. 10.2). Während die Theorien der einen Kategorie die intrinsischen Faktoren, d. h. das Genom und die genetischen Komponenten, als Basis für den Alterungsprozess sehen, führen die Theorien der anderen Kategorie extrinsische Faktoren an, die sowohl die Ernährung als auch andere auf den Organismus wirkende, umweltbestimmte Faktoren umfassen.

In den vergangenen Jahren versuchte man immer wieder, unterschiedliche Gene mit Langlebigkeit in Verbindung zu bringen. Keiner dieser Versuche war jedoch erfolgreich, obwohl zumindest einige Genveränderungen bekannt sind, die ein langes Leben begünstigen. Die Wirkung externer Faktoren wie Ernährung, Lebensstil und Lebensraum auf den menschlichen Organismus kann, so viel ist klar, nicht als alleinige Ursache altersbedingter Veränderungen angesehen werden. Umweltfaktoren beeinflussen zweifellos den Alterungsprozess, jedoch hängt das Ausmaß ihrer Wirkung im Wesentlichen von der genetischen Prädisposition eines Organismus ab.

◘ Abb. 10.3 stellt die bis dato weitestgehend akzeptierten Theorien zum Altern von Zellen gegenüber. Dabei unterscheidet man zunächst zwischen sich teilenden, mitotischen Zellen wie den Zellen des Knochenmarks, Immunsystems und Epithels und postmitotischen Zellen wie Neuronen und Zellen der Skelettmuskulatur. Sich permanent teilende Zellen altern u. a. aufgrund der Verkürzung ihrer Telomere. Ihre Lebensspanne basiert somit auf der Anzahl der durchlaufenen Zellteilungen. Allgemein definiert man Telomere als guaninreiche, repetitive DNA-Sequenzen, die zum Schutz an den Endabschnitten eukaryotischer Chromosomen lokalisiert sind. Da während der Replikation ein RNA-Primer an den distalen Telomerabschnitt

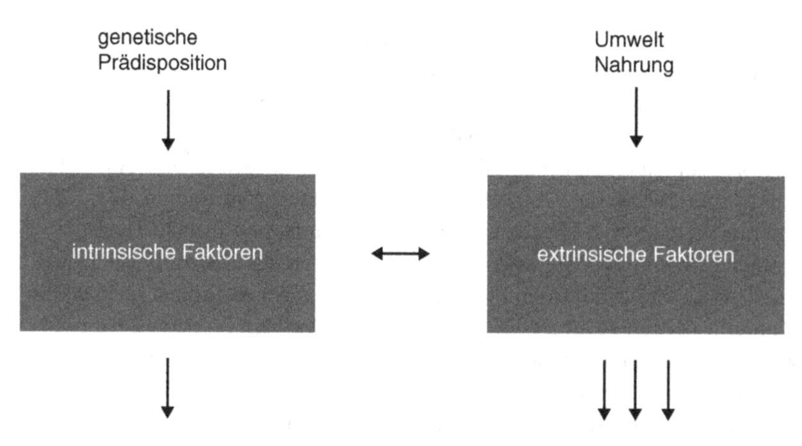

Abb. 10.2 Alterstheorien. Alterstheorien lassen sich in zwei Hauptkategorien einteilen. Beide Komponenten scheinen eine Rolle zu spielen, wobei die Umwelt als stärkerer Faktor eingeht.

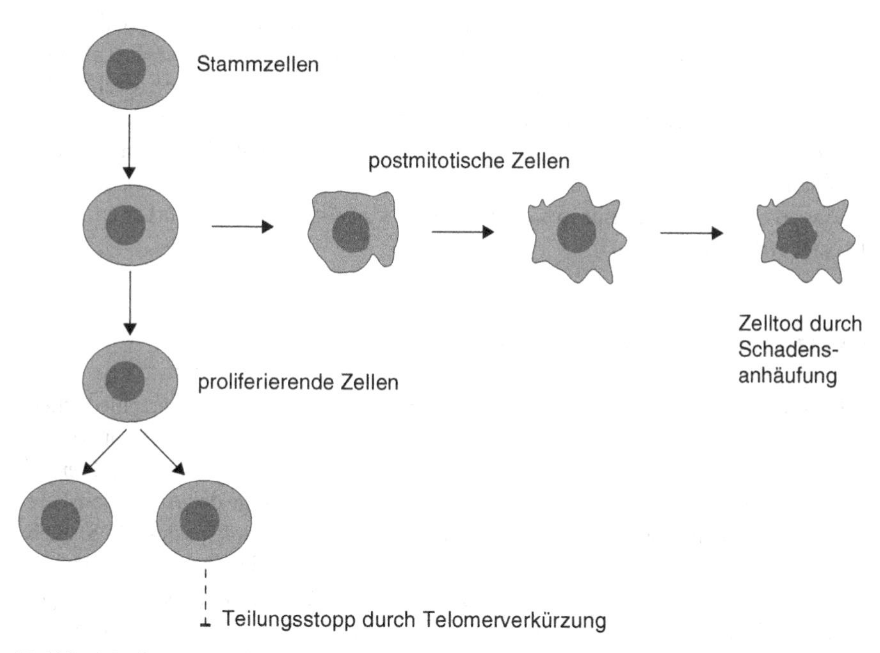

Abb. 10.3 Alterungsmechanismen von Zellen. Bei sich teilenden und postmitotischen Zellen unterscheiden sich die Alterungsprozesse grundlegend.

bindet, kann dieser nicht vollständig repliziert werden. Der stetige Verlust einzelner Telomersequenzen limitiert die Anzahl der möglichen Zellteilungen und führt letztendlich zum Zellverlust. Somit stellt die Anzahl der Zellteilungen eine Art zelluläre biologische Uhr dar, die die Lebensspanne anhand der durchlaufenen Zellteilungen misst. Zudem existiert für verschiedene Zellen das sogenannte Hayflick-Limit. Dieses gibt an, wie viele Teilungen für die jeweilige Zelle biologisch möglich sind. Stellt man die Telomerlänge von jungen und alten Fibroblasten gegenüber, ergibt sich ein Längendefizit der alten Zellen von 5 bis 15 kb (Oeseburg et al. 2010).

Diese Erkenntnis war der Anlass für erste Vermutungen, dass die Verkürzung der Telomerlänge einiger Körperzellen mit dem Alter des Organismus assoziiert ist. Allerdings gibt es auch Zellen wie humane Hautfibroblasten, die sich selbst bei über hundertjährigen Menschen immer noch teilen. Diese Zellen haben ihr Hayflick-Limit noch nicht erreicht, obwohl der Alterungsprozess des gesamten Organismus nahezu abgeschlossen zu sein scheint. Außerdem besitzen Stamm- und Tumorzellen die Fähigkeit, sich unbegrenzt teilen zu können, da sie über das Enzym Telomerase verfügen, das die Telomere verlängert (Shore und Bianchi 2009).

Nach dem Modell des telomerbedingten Alterns ist der limitierende Faktor für die Zellteilungen die Telomerlänge. Demnach dürften postmitotische Zellen wie Neuronen nicht weiter altern. Dennoch unterliegen gerade diese Zellen einem fortschreitenden Alterungsprozess sowie dem Verlust ihrer Funktionalität. Diskutiert werden in diesem Zusammenhang verschiedene Schadenstheorien (*damage accumulation theories*). Dieses Theorien postulieren fehlende oder gestörte Mechanismen zum Abbau von Stoffwechselendprodukten in diesen Zellen, die nachfolgend akkumulieren und zu einer vollständigen Blockade des Stoffwechsels bzw. zum Zelltod führen (Grune und Davies 2001).

Die allgemein anerkannte Lehrmeinung zur Entstehung der fehlerhaften zellulären Prozesse beruft sich auf die *free radical theory of aging* (Beckman und Ames 1998). Sie besagt, dass Radikale bzw. Oxidantien für eine Ansammlung von makromolekularen Schäden verantwortlich sind. Aufgrund ihrer hohen Reaktivität können die Radikale die Zellstrukturen angreifen und eine Reihe von weiteren Reaktionen auslösen. Eine Verbindung zwischen der Theorie der Telomerverkürzung und der *free radical theory of aging* wird dabei durchaus in Betracht gezogen. Es scheint erwiesen, dass oxidativer Stress auch die Rate der Telomerverkürzung wesentlich beeinflusst (Richter und von Zglinicki 2007). Dies würde auch eine generelle Speziesabhängigkeit des Alterungsprozesses aber auch die großen individuellen Unterschiede innerhalb einer Art erklären.

10.1.2 Oxidativer Stress während des Alterns

Freie Radikale und andere Oxidantien können innerhalb der Zellen aus unterschiedlichen zellulären Prozessen hervorgehen. Die Hauptquellen für die Bildung endogener Sauerstoffradikale sind die mitochondriale Atmungskette, der Catecholaminstoffwechsel, der Fremdstoffmetabolismus, freie Metallionen und verschiedene Stoffwechselwege der Arachidonsäure (Siems et al. 1995). Zudem lässt sich eine Bildung von reaktiven Sauerstoffspezies (ROS) auch auf exogene Faktoren zurückführen. Temperaturveränderungen, Xenobiotika sowie radioaktive oder UV-Strahlung vermögen ebenfalls, Radikale und oxidativ-reaktive Substanzen zu generieren. Innerhalb jeder Zelle besteht ein Gleichgewicht zwischen der Bildung von ROS und den antioxidativen Abwehrmechanismen. Verschiebt sich dieses zugunsten der ROS-Bildung, spricht man von oxidativem Stress (Siems et al. 1995).

Oxidativer Stress ist daher entweder die Folge einer verstärkten Bildung von Oxidantien, einer Schwächung des antioxidativen Schutzes oder auch einer Kombination von beidem. Die endogenen Bildungsraten von freien Radikalen und Oxidantien sind dabei sehr variabel. Zum einen kann sich die Fehlerrate enzymatischer Reaktionen erhöhen und damit die Produktion von Oxidantien verstärken, wobei sinkende Fluxraten in verschiedenen Stoffwechselwegen diesen Veränderungen entgegenwirken. Zum anderen verändern sich antioxidative Abwehrmechanismen maßgeblich. Umfassende Untersuchungen zu den enzymatischen Schutzsystemen (Superoxid-Dismutasen, Katalase, Glutathionsystem) konnten bislang keinen eindeutigen Hinweis auf eine einheitliche Beeinträchtigung aller Organe liefern. Altersabhängige Veränderungen in der Konzentration niedermolekularer Antioxidantien wurden jedoch bereits nachgewiesen (Mockett et al. 2001). Die maximale Konzentration wird im Bereich der mittleren Lebensspanne erreicht. Das gilt besonders für die häufig angeführten Vitamine E und C (Khaw et al. 2001). Die Aufnahme von großen Mengen an Vitamin C durch Personen über 65 Jahre führten nachweislich zu einer manifesten Verbesserung der Gedächtnisleistung (Perrig et al. 1997).

Während des Alterungsprozesses scheint die oxidative Belastung stetig zuzunehmen. Da der Organismus mit zunehmendem Alter jedoch immer weniger auf oxidativen Stress reagieren kann, häufen sich oxidierte Produkte zwangsläufig an. Die zelluläre Schädigung durch freie Radikale oder Oxidation ist also auch eine maßgebliche Komponente bei der Entstehung von altersassoziierten Krankheitsbildern wie neurodegenerativen Erkrankungen, Katarakt (grauer Star), der altersabhängigen Makuladegeneration (AMD) und Carcinomerkrankungen. Bei konstanter Ausprägung können fast alle altersabhängigen Beschwerden in einer Chronifizierung enden, was eine zusätzliche oxidative Belastung des Organismus zur Folge hat. Dies gilt besonders für alle Erkrankungen, die mit einer verminderten Durchblutung einhergehen.

Die statistisch signifikant zunehmende Multimorbidität in fortgeschrittenem Lebensalter erfordert den verstärkten Einsatz von Pharmaka. Die Metabolisierung eines großen Teils der aufgenommenen Xenobiotika bewirkt jedoch eine Bildung von zusätzlichen Sauerstoffradikalen, den sekundären oxidativen Intermediaten (Isin und Guengerich 2007). Zusammen mit den primären oxidativen Produkten bedeuten sie eine gravierende Belastung für den Organismus. Um dem Rechnung zu tragen und einem verstärkten Alterungsprozess entgegenzuwirken, sollten höhere Anforderungen an die Optimierung der Gerontopharmakotherapie gestellt werden. Gleiches gilt auch für Lebensmittelinhaltsstoffe, da diese im Allgemeinen über dieselben Enzymsysteme abgebaut werden. Zudem kann der verstärkte Einsatz von Pharmaka enzymatische Abbauwege induzieren, sodass sowohl pharmakologische Substanzen wie auch Lebensmittelinhaltsstoffe (z. B. Vitamine) einem verstärkten Abbau unterliegen. Ob dieses Phänomen auch bei einer zusätzlichen Supplementierung von bestimmten Nahrungsergänzungsstoffen zu einem Mangel führen kann, wird zurzeit diskutiert.

10.2 Gehirn und Neurodegeneration

10.2.1 Anatomie

Das Zentralnervensystem (ZNS) ist aus unterschiedlichen Zelltypen und der Interzellularsubstanz aufgebaut. Die Zellen des Gehirns unterteilen sich in Neuronen, Glia- und Endothelzellen, wobei man bei den Gliazellen noch Astrocyten und Mikrogliazellen sowie Oligodendrocyten unterscheidet (▣ Abb. 10.4). Die Neuronen sind die informationsverarbeitenden Zellen; sie können in verschiedenen Strukturen und unterschiedlicher Dichte angeordnet sein. Prinzipiell setzen sich fast alle Neuronen aus den drei gleichen Struktureinheiten zusammen: einem Zellkörper, Dendriten und einem Axon. Die Weiterleitung der neuronalen Informationsimpulse wird dabei über den Kontakt von Nervenzellen untereinander gewährleistet. Die entsprechenden Kontaktstellen zwischen den Dendriten und Axonen werden als Synapsen bezeichnet. Während die Dendriten über ihre Verzweigungen mit anderen Neuronen interagieren, wird das Informationssignal über das Axon weitergeleitet. Die Axone sind zusätzlich von einer proteinreichen Lipidschicht, der Myelinscheide, umgeben, die von den Oligodendrocyten gebildet wird. Sie schützt die zum Teil sehr langen Axone und gewährleistet somit eine sichere Signal-

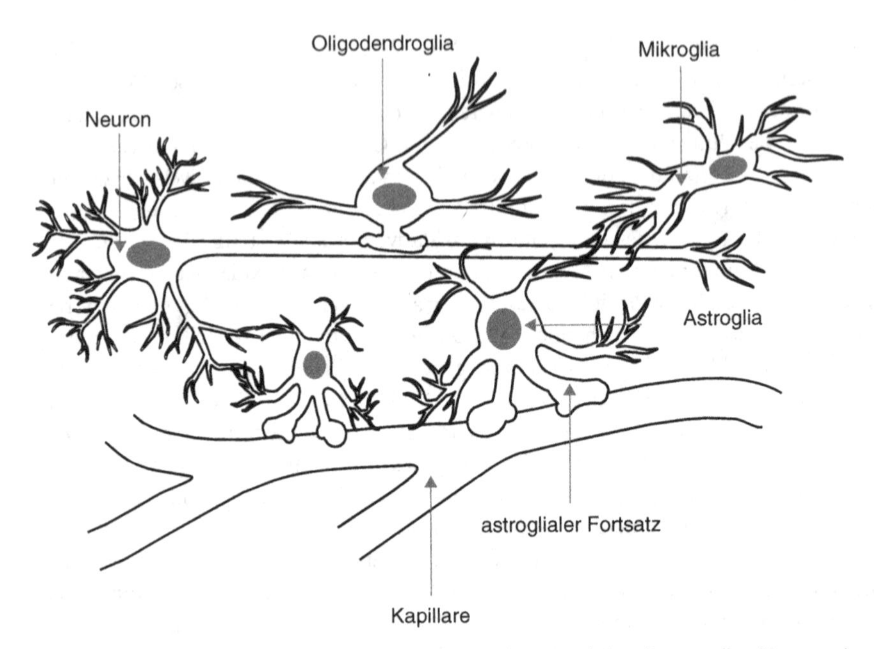

Abb. 10.4 Zellen des Gehirns. Das Gehirn besteht aus den eigentlichen Nervenzellen (Neuronen) und Gliazellen, wobei sich letztere nochmal in Astrocyten und Mikrogliazellen sowie Oligodendrocyten unterteilen. Die Endothelzellen der Blutkapillaren, die Basalmembran und die Astrocytenfortsätze bilden die Blut-Hirn-Schranke. Faktoren der Astrocyten sind für den völligen Verschluss der Schranke verantwortlich.

leitung. Die Astrocyten hingegen sind für die Bereitstellung von Metaboliten für die Neuronen zuständig. Außerdem nehmen sie am Neurotransmitterstoffwechsel teil, kontrollieren den Ionenhaushalt des ZNS und fungieren in der Immunabwehr als antigenpräsentierende Zellen. Bei den Mikrogliazellen handelt es sich um gewebeständige Makrophagen des Zentralnervensystems. Sie können durch eine Reihe unterschiedlicher Stimuli aktiviert werden und zum Ort der Schädigung migrieren (Weinstein et al. 2010).

Das Hirngewebe ist von einer besonderen Schutzbarriere, der Blut-Hirn-Schranke, umgeben. Diese physiologische Kontrolleinheit wird von den Endothelzellen der Blutkapillaren, der Basalmembran und den Astrocytenfortsätzen gebildet. Während die Endothelzellen in erster Linie für die Bildung der Barriere verantwortlich sind, sorgen die Astrocyten für den vollständigen Verschluss der Schranke. Die Blut-Hirn-Schranke gewährleistet einen selektiven Stofftransport in das Nervengewebe, sodass eine Akkumulation von pharmakologischen Substanzen im Zentralnervengewebe limitiert wird. Die inneren Flüssigkeitsräume des ZNS sind mit einer dünnen Zellschicht, dem Ependym, ausgekleidet; außen ist es vom Liquor cerebrospinalis (Gehirn-Rückenmarks-Flüssigkeit) umgeben. Ein Austausch zwischen Liquor und interstitieller Flüssigkeit des Gehirns wird durch die Interzellularräume im Ependym gewährleistet (Hirn-Liquor-Schranke). Der Austausch des Liquors mit dem Blut ist durch die Blut-Liquor-Schranke begrenzt.

10.2.2 Stoffwechsel des Gehirns

Das Gehirn verbraucht, gemessen an seinem Gewichtsanteil am Gesamtgewebe des menschlichen Organismus von 2 %, mit etwa 20 % eine große Menge des gesamten aufgenommenen

Sauerstoffes. Außerdem werden innerhalb der mitochondrialen Atmungskette zwischen 2 und 5 % des molekularen Sauerstoffes nicht vollständig zu Wasser umgesetzt, sondern zu Superoxidanionradikalen reduziert (Chance et al. 1979). Diese Radikalbildung kann bei einer reduzierten Sauerstoffkonzentration deutlich ansteigen und ein kritisches Ausmaß erreichen, ein Zustand, der besonders in dem zur anaeroben Glykolyse und Fettverwertung nur bedingt fähigen Hirngewebe erreicht wird. Diese stetige Bildung von Sauerstoffradikalen erfordert es, dass Zellen aerober Organismen stets mit einem universellen Arsenal antioxidativer Abwehrmechanismen ausgestattet sind. Im Gehirn stehen diese jedoch nur begrenzt zur Verfügung, wodurch dort ausgeprägte prooxidative Bedingungen herrschen, die sich im Laufe der Zeit verstärken (Juurlink et al. 1998) und im Alter die Ausbildung von neurodegenerativen Erkrankungen unter verschiedenen Bedingungen begünstigen (siehe Kästen). Zudem werden in fortgeschrittenem Alter verstärkt Mikrogliazellen des Hirnparenchyms aktiviert (Stolzing et al. 2006). Dies wiederum führt zu einer neuroinflammatorischen Reaktion, die das Risiko für eine neurodegenerative Erkrankung erhöht (Fiala und Veerhuis 2010).

Neurodegenerative Erkrankungen

Alzheimer-Krankheit Die Alzheimer-Krankheit ist die häufigste Form neurodegenerativer Erkrankungen und damit der altersassoziierten Demenz. Die Erkrankungsrate ist altersabhängig. Sie beginnt im Allgemeinen nach dem 65. Lebensjahr und steigt in der Altersgruppe der 85-Jährigen auf ca. 30 %. Die Erkrankung ist gekennzeichnet von einem kontinuierlichen Absterben der Neuronen. Bei Unterschreiten eines Schwellenwertes können die verbleibenden Neuronen nicht mehr alle physiologischen Funktionen des Gehirns vollständig übernehmen, woraus die ersten Krankheitssymptome resultieren (z. B. Vergesslichkeit und Desorientierung). Im Laufe der Progression der Erkrankung zeigen sich immer weitreichendere Funktionseinbußen. Pathologisch ist eine Anhäufung von Proteinaggregaten in unterschiedlichen Hirnarealen (besonders im Großhirn und Hippocampus) zu beobachten. Interessanterweise kommt es beim Morbus Alzheimer zur Bildung von zwei verschiedenen Proteinaggregaten – den extrazellulären senilen Plaques und den intrazellulären *neurofibrillary tangles* (NFTs) (■ Abb. 10.5). Die Schwere der Erkrankung korreliert mit dem Grad dieser pathologischen Veränderungen. Ob die Bildung beider Proteinaggregate ursächlich miteinander verbunden ist, wird zurzeit diskutiert.

Die senilen Plaques werden aus β-Amyloid gebildet. Dieses Peptid wird über einen pathogenen Abbauweg aus einem Vorläuferprotein (*amyloid precursor protein*, APP) erzeugt. Normalerweise wird das membranständige APP durch die α-Secretase gespalten, wodurch sekretorisches APP (sAPP) und ein C83-Fragment entstehen. In dem alternativen, sogenannten amyloidogenen Abbauweg katalysieren stattdessen β- und γ-Secretasen die Synthese von sAPP-β, des C99-Fragments und des β-Amyloidpeptids. Dieses Peptid, das in zwei Formen – aus 40 und 42 Aminosäuren – vorkommt, vermag zu aggregieren, kann schlecht abgebaut werden und ist die Basis für die Bildung der extrazellulären senilen Plaques.

In den NFTs ist eine hyperphosphorylierte Form des τ-Proteins nachweisbar. Warum es zu einem unzureichenden Abbau bzw. zur übermäßigen Phosphorylierung kommt, ist unklar.

Aufgrund unbekannter Initialereignisse werden bei der Alzheimer-Krankheit auch verstärkt freie Sauerstoffradikale produziert, die eine neuronale Schädigung hervorrufen. Mi-

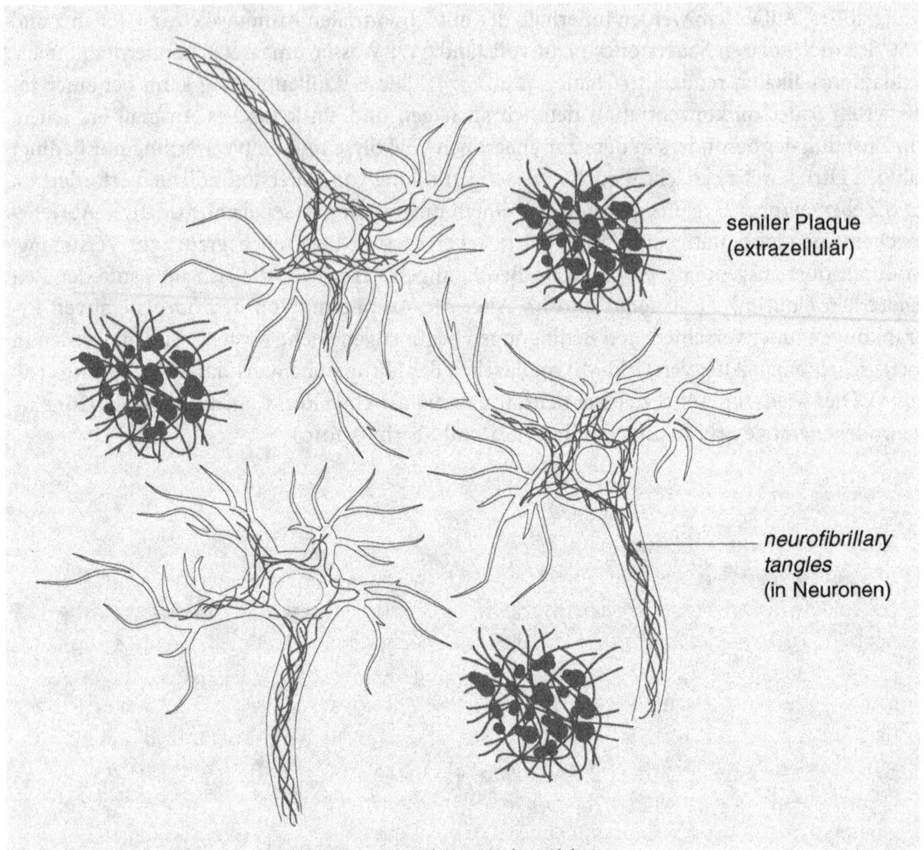

Abb. 10.5 Lokalisation der Proteinaggregate beim Morbus Alzheimer.

krogliazellen wandern zum Ort dieser Schädigung und werden aktiviert. Im Rahmen ihrer Aktivierungs- und Phagocytosereaktion produzieren diese Zellen wiederum freie Sauerstoffradikale und neuroinflammatorische Faktoren (Cytokine) und setzen diese frei. Die so fortschreitenden neuroinflammatorischen Prozesse tragen wesentlich zur weiteren Verstärkung von oxidativem Stress bei, der letztendlich zum Tod von Neuronen führen kann.

Morbus Parkinson Beim Morbus Parkinson sind selektiv nigrostriatale dopaminerge Neurone der Substantia nigra betroffen, deren Degeneration zu hypokinetisch-hypotonen Bewegungsstörungen führt. Die Krankheit manifestiert sich meist in der sechsten Lebensdekade. In den cytoplasmatischen Lewy-Bodies dieser Neuronen akkumulieren Proteine – vor allem Synuclein. Das auf den oben erwähnten Neutronentyp beschränkte Auftreten der Erkrankung lässt sich auf den enzymatischen Katabolismus von Dopamin über toxische Semichinonspezies in den Mitochondrien, der von der Monoaminoxidase katalysiert wird, zurückführen. Dieser Stoffwechselweg führt selektiv zu oxidativem Stress und einer gestörten Mitochondrienfunktion, die letztendlich einen neuronalen Zelltod zur Folge haben.

Morbus Huntington Morbus Huntington (Chorea Huntington) ist eine autosomal-dominant vererbte genetische Erkrankung. Das auf Chromosom 4 codierte Protein Huntingtin akkumuliert in Form von intraneuronalen nucleären Aggregaten im Striatum. Eine übermäßige Verlängerung des CAG-Tripletts und damit eine Polyglutaminsequenz im Protein sind Ursache für die Bildung dieser Aggregate. Daher wird Morbus Huntington auch als Triplett-Repeat- oder Polyglutaminerkrankung bezeichnet. Die Aggregation erfolgt abhängig von der Länge der Polyglutaminketten (>40 Reste). Dabei hängen Eintrittsalter und Schwere der Erkrankung von der Kettenlänge ab. Klinisch manifestiert sich die Krankheit oft durch psychische Auffälligkeiten wie Depression, an die sich dann choreiforme (hyperkinetische) Bewegungsstörungen und eine Demenz anschließen.

Amyotrophe Lateralsklerose Bei der amyotrophen Lateralsklerose (ALS) degenerieren motorische Neuronen des Rückenmarks und Hirnstammes sowie Pyramidenzellen des motorischen Cortex. Im fortschreitenden Krankheitsverlauf kommt es zu einer Degeneration sensorischer Neurone. Die Erkrankung ist über mehrere Jahre progredient und führt oft durch respiratorische Insuffizienz zum Tod. Das Kennzeichen der Krankheit ist die Akkumulation von Proteinaggregaten in den betroffenen Neuronen. In manchen familiären Formen liegt eine Mutation der Cu/Zn-Superoxid-Dismutase vor, durch die das mutierte Protein akkumuliert. Die Ursachen der sporadischen ALS sind noch unbekannt. Eine Beteiligung von oxidativen Ereignissen am neuronalen Zelltod wird diskutiert.

Neuroinflammatorische Erkrankungen
Neuroinflammatorische Erkrankungen können in allen Lebensphasen auftreten. Die wohl bekannteste Form ist die Multiple Sklerose. Dabei handelt es sich um eine demyelinisierende Erkrankung des ZNS mit unbekannter Ätiologie. Es kommt zu einer Schädigung von Oligodendrocyten, die keine Myelinscheiden mehr ausbilden. Die hierbei beobachteten inflammatorischen Infiltrate von autoreaktiven T-Zellen und Lymphocyten sind charakteristisch für das Krankheitsbild. Eine Verbindung der Erkrankung mit verschiedenen Ernährungszuständen wird immer wieder postuliert. Zudem scheint eine Korrelation mit dem Vitamin-D-Status zu existieren.

Zu den neuroinflammatorischen Erkrankungen gehören auch Infektionen wie Encephalitiden und Meningitiden. Prinzipiell ist jede primäre Neurodegeneration mit einer sekundären neuroinflammatorischen Komponente verbunden. Der Grund liegt in der Aktivierung der Mikrogliazellen durch geschädigte und absterbende Neurone, wodurch erneut reaktive Sauerstoffspezies gebildet und inflammatorische Prozesse begünstigt werden. Allerdings überwiegen bei inflammatorischen Krankheiten des ZNS primär die entzündlichen Prozesse; oft werden die Neurone sekundär geschädigt.

10.2.3 Proteinaggregate und Neurodegeneration

Alle neurodegenerativen Erkrankungen sind durch eine Akkumulation von Proteinaggregaten gekennzeichnet. Bei den unterschiedlichen Erkrankungen können verschiedene Bereiche bzw. Neuronen des Gehirns betroffen sein. Meist sind diese Proteinablagerungen sogar spezifisch, was eine selektive genetische Disposition bedeuten würde. Jedoch ist nur ein geringer Prozentsatz der neurodegenerativen Krankheitsbilder tatsächlich erblich bedingt. Dem individuellen

Lebensstil und den gegebenen Umweltbedingungen wie oxidativer Stress werden eine wesentlich bedeutendere Rolle bei der Krankheitsätiologie zugesprochen.

Abbau und Neusynthese von Proteinen befinden sich im Allgemeinen im Gleichgewicht. Die Lebensdauer eines Proteins reicht dabei von einigen Minuten und Monaten bis hin zu mehreren Jahren. Im hohen Alter und bei neurodegenerativen Erkrankungen können die Proteine aus bisher noch ungeklärten Ursachen nicht mehr rechtzeitig abgebaut werden, sodass sie sich im Laufe der Zeit anreichern. Daraus resultieren letztendlich Proteinaggregate, die aus einem oder wenigen Proteinen oder aus einer zufälligen Komposition zellulärer Proteine bestehen und die zudem unlöslich sind. Nach aktuellem Stand der Forschung gilt die Akkumulation von Proteinaggregaten als eine der Hauptursachen bei der Entwicklung neurodegenerativer Veränderungen.

10.3 Ernährungsintervention im Alter und bei Neurodegeneration

10.3.1 Alter

Ziel einer Ernährungsintervention im Alter ist die Förderung der Gesundheit und das Aufrechterhalten essenzieller psychischer und physischer Funktionen und damit der Leistungsfähigkeit älterer Menschen. Eine ausgewogene Ernährung, die den Bedarf an allen Makro- und Mikronährstoffen deckt, stellt eine wesentliche Grundlage für ein gesundes Altern dar.

Daher stellte sich die Frage, ob es Substanzen gibt, die präventiv in den Alterungsprozess eingreifen können. Erste Untersuchungen deuten darauf hin, dass die mediterrane Kost, die reich an Obst, Gemüse, Fisch und Olivenöl ist, sowie zum Teil auch die asiatische Ernährungsweise mit einer verlängerten Lebenszeit der Bevölkerung korreliert. Beide Ernährungsweisen beinhalten eine Vielzahl antioxidantienreicher Nahrungsmittel, die einer oxidativen Belastung durch freie Radikale entgegenwirken können. Eine Supplementierung mit nicht-enzymatischen Antioxidantien wie Vitamin E und C ist hier nicht zwingend erforderlich (Grune 2002).

Im Alter stellt die Mangelernährung (Malnutrition), gefolgt von einem unbeabsichtigten Gewichtsverlust, die häufigste Ursache der erhöhten Morbidität und Mortalität dar (Miquel 2001). Dabei spielen mehrere Faktoren eine essenzielle Rolle (siehe Aufzählungen zu Beginn des Kapitels). Die Mangelernährung beschreibt eine unzureichende Ernährungsweise, die ein Defizit an verschiedenen Mikronährstoffen zur Folge hat. Diese inadäquate Ernährung kann im weiteren Verlauf zu einer Einschränkung der Körperfunktionen führen und die Entstehung von altersassoziierten Erkrankungen wie Diabetes mellitus, Herz-Kreislauf-Erkrankungen, Krebs, Demenz und Osteoporose fördern. Eine ungesunde Ernährungsweise während des gesamten Alterungsprozesses, gekennzeichnet durch den Konsum großer Mengen an gesättigten Fettsäuren, Salz und raffinierten Kohlenhydraten sowie einer nur mäßigen Aufnahme von Obst und Gemüse, kann sich zusätzlich negativ auf den Gesundheitsstatus älterer Menschen auswirken. Die derzeitige Etablierung von Richtwerten zur empfohlenen mittleren Tagesdosis (*recommended dietary allowance*, RDA) soll zur Sicherung der Gesundheit beitragen (Charlton 2002). Auch ist es in Zukunft erforderlich, Empfehlungen für Untergruppen zu formulieren, die einen bestimmten Gesundheitsstatus sowie eine genetische Prädisposition aufweisen.

Die bisherigen Ernährungsrichtlinien stimmen in ihren Grundzügen mit denen für junge Erwachsene überein. Sie postulieren eine ausgewogene Ernährung, die reich ist an komplexen Kohlenhydraten, Obst und Gemüse, Vitaminen und funktionellen Nährstoffen (Cannella et al. 2009). Außerdem sollte man auf eine ausreichende Flüssigkeitsaufnahme achten; diese wird durch das beeinträchtigte Durstempfinden meist vernachlässigt und führt so zu einer reduzierten Nierentätigkeit. Reichen diese Empfehlungen in bestimmten Fällen nicht aus, können, um Mangelzustände zu vermeiden, ergänzend unterschiedliche Nahrungssupplemente oder angereicherte Lebensmittel (*functional food*) bzw. Getränke zur Verbesserung der Nährstoffbilanz beitragen.

Eine vielversprechende Intervention zum Eingriff in den Alterungsprozess ist eine Kalorienreduktion bei gleichzeitig adäquater Nährstoffversorgung. An unterschiedlichen Versuchstieren ließ sich zeigen, dass eine Kalorienreduktion von 35 bis 40 % zu einer Erhöhung der Lebenserwartung von 20 bis 40 % führen kann (Everitt et al. 2006). Welche Langzeiteffekte eine Kalorienrestriktion auf den menschlichen Organismus hat, ist jedoch zum jetzigen Zeitpunkt nicht geklärt. Zudem scheint der Effekt auch von der individuellen Größe eines Organismus abhängig zu sein, sodass nicht gesichert ist, ob diese Ergebnisse auf den Menschen übertragbar sind. Jedoch konnte durch eine Kalorienrestriktion – wohlgemerkt bei gleichbleibender Versorgung mit Mineralstoffen, Vitaminen und Flüssigkeit – das Risiko für die Entstehung eines Diabetes mellitus und von kardiovaskulären Erkrankungen signifikant reduziert werden (Everitt et al. 2006). Andererseits beeinflusst eine solche kalorische Restriktion aber auch die individuelle Lebensweise enorm.

Der Vorteil einer obst- und gemüsereichen Ernährung liegt hauptsächlich in einer hohen Aufnahme von komplexen Kohlenhydraten, Ballaststoffen, Magnesium, Folsäure, Vitaminen und anderen sekundären Pflanzenstoffen, während gesättigte Fettsäuren, Cholesterol und tierische Proteine nur in geringen Mengen konsumiert werden (Everitt et al. 2006). Langzeiteffekte einer solchen Ernährungsweise waren Gegenstand zahlreicher Untersuchungen. Dabei konnte man feststellen, dass sich besonders der hohe Anteil an enthaltenen Antioxidantien positiv auf die Reduktion kardiovaskulärer Erkrankungen und die Mortalitätsrate auswirkt (Everitt et al. 2006). Inwieweit die nativen Antioxidantien und deren Supplemente (z. B. Vitamine C und E, Liponsäure und Coenzym Q) auch langfristig zu einer erhöhten Lebenserwartung und Lebensqualität im Alter führen, ist jedoch noch unbekannt und bedarf weiterer Forschung.

10.3.2 Neurodegeneration

Auf eine gesunde Ernährungsweise sollte man nicht erst im Alter achten, sondern in allen Lebensabschnitten bis zum frühen Erwachsenenalter, da eine Entwicklung des Gehirns bis dato noch nicht abgeschlossen ist. Eine ausreichende Versorgung ist besonders während der Schwangerschaft und in den ersten beiden Lebensjahren wichtig, da diese Abschnitte entscheidend für die spätere neuronale Entwicklung sind (Benton 2010). Danach geht das Hirngewicht zurück. Man sollte daher die nutritiven Einflüsse auf die kognitiven Funktionen möglicherweise über einen längeren Zeitraum beobachten. Eventuell könnte eine schon in den frühen Entwicklungsphasen optimierte Ernährung einen Beitrag zur Gesundheit und guten kognitiven Fähigkeiten im Erwachsenenalter leisten (De Jager und Kovatcheva 2010).

Mangelerscheinungen und ein unzureichendes Gesundheitsbewusstsein bei älteren Menschen gelten als potenzielle Ursachen für einen Abbau neuronaler Strukturen und den Verlust von kognitiven Funktionen. Diese ungünstigen Ernährungsgewohnheiten können das Fortschreiten neurodegenerativer Prozesse zusätzlich beschleunigen. Ein optimaler Zeitpunkt, um beginnende Veränderungen der kognitiven Funktionen als frühe Marker für eine Neurodegeneration zu überwachen, ist das Alter zwischen 40 und 60 Jahren, da das individuelle Ernährungsmuster in dieser Lebensphase bereits vollständig ausgebildet ist. Diese Phase ist daher auch hervorragend geeignet, um eine langfristige Intervention zu beginnen.

Bisher betrachtete man in Interventionsstudien vor allem die Wirkung von Antioxidantien auf die Aufrechterhaltung von kognitiven Funktionen von älteren Menschen. Grund für diesen Ansatz war der hohe Sauerstoffbedarf des Gehirns und die damit verbundene hohe oxidative Belastung bzw. der Anstieg von oxidativem Stress. Es zeigte sich, dass Vitamin E, C und β-Carotin sowie der Verzehr von viel Gemüse das Risiko für die Entstehung von Demenz und Alzheimer reduzieren (Charlton 2002). Die übermäßige Aufnahme von gesättigten Fettsäuren und Cholesterol erhöhen dagegen das Risiko für eine Erkrankung (Charlton 2002). Eine gleichzeitige Supplementierung von Vitamin E und Selegilin, einem zur Behandlung von Alzheimer häufig eingesetzten Medikament, konnte erste Anzeichen neurodegenerativer Erkrankungen verzögern (Sano et al. 1997). Es ist bekannt, dass 50 % aller Alzheimer-Patienten schon acht Jahre nach der Diagnose die Fähigkeit verlieren, selbstständig zu essen. Bereits in den ersten Phasen der Erkrankung werden Essstörungen sowie eine beeinträchtigte Geruchsempfindung beschrieben, die das Essverhalten und die Nahrungsaufnahme negativ beeinflussen. Es ist daher nachvollziehbar, dass es im Verlauf der Demenzerkrankung zu einer Mangelernährung und einem Gewichtsverlust kommt (Hickson 2006). Folglich ist es von besonderer Bedeutung, dass man schon in jungen Jahren auf eine ausgewogene Ernährung achtet.

Anders als in vielen anderen Wissenschaften steht in der (behandelnden) Medizin die konkrete Behandlung des einzelnen Patienten im Vordergrund. Bei einer symptomatischen Behandlung erscheint es daher zunächst unerheblich, ob oxidativer Stress primären und kausalen oder sekundären Ursprungs ist, so lange die Behandlung dem Patienten nutzt. Da bei neurodegenerativen Erkrankungen – aufgrund unseres mangelnden Wissens – eine kausale Behandlung nicht möglich ist, könnte ein frühzeitiger Einsatz von Antioxidantien, der lange vor der Entwicklung der ersten Symptome erfolgt, eine potenzielle Chance für Risikopatienten sein, die entweder den Ausbruch der Krankheit verzögert oder gar verhindert.

10.4 Zusammenfassung

Altern ist ein langjähriger, fortschreitender, biologischer Prozess, bei dem eine Vielzahl von unterschiedlichen Faktoren eine Rolle spielt und der letztendlich zum Funktionsverlust von Geweben und Organen führt. Er ist vorrangig gekennzeichnet durch die zunehmend eingeschränkte Adaptationsfähigkeit (Anpassungsfähigkeit) des Organismus und das vermehrte Auftreten von präpathologischen Symptomen, die schließlich zu altersbedingten Erkrankungen führen. Charakteristisch für diese Erkrankungen ist ihre mitunter Jahrzehnte andauernde Entwicklung. Lebensstil und Ernährungsweise können das Eintrittsalter und die Ausprägung des Alterungsprozesses verzögern, aber auch beschleunigen.

Literatur

Beckman KB, Ames BN (1998) The free radical theory of aging matures. *Physiol Rev* 78:547–581

Benton D (2010) Neurodevelopment and neurodegeneration: are there critical stages for nutritional intervention? *Nutr Rev* 68 Suppl 1:S6–S10

Cannella C et al. (2009) Nutrition, longevity and behavior. *Arch Gerontol Geriatr* 49, Suppl 1:19–27

Chance B et al. (1979) Hydroperoxide metabolism in mammalian organs. *Physiol Rev* 59:527–605

Charlton KE (2002) Eating well: ageing gracefully! *Asia Pac J Clin Nutr* 11, Suppl 3:S607–S617

De Jager CA, Kovatcheva A (2010) Summary and discussion: Methodologies to assess long-term effects of nutrition on brain function. *Nutr Rev* 68 Suppl 1:S53–S58
Everitt AV et al. (2006) Dietary approaches that delay age-related diseases. *Clin Interv Aging* 1:11–31
Fiala M, Veerhuis R (2010) Biomarkers of inflammation and amyloid-beta phagocytosis in patients at risk of Alzheimer disease. *Exp Gerontol* 45:57–63
Grune T (2002) Oxidants and antioxidative defense. *Hum Exp Toxicol* 21:61–62
Grune T, Davies KJA (2001) Oxidative processes in aging. Handbook of the biology of aging 5. Academic Press, San Diego
Hickson M (2006) Malnutrition and ageing. *Postgrad Med J* 82:2–8
Isin EM, Guengerich FP (2007) Complex reactions catalyzed by cytochrome P450 enzymes. *Biochim Biophys Acta* 1770:314–329
Juurlink BH et al. (1998) Peroxide-scavenging deficit underlies oligodendrocyte susceptibility to oxidative stress. *Glia* 22:371–378
Khaw KT et al. (2001) Relation between plasma ascorbic acid and mortality in men and women in EPIC-Norfolk prospective study: a prospective population study. European Prospective Investigation into Cancer and Nutrition. *Lancet* 357:657–663
Medvedev ZA (1990) An attempt at a rational classification of theories of ageing. *Biol Rev Camb Philos Soc* 65: 375–398
Merker K et al. (2001) Proteolysis, caloric restriction and aging. *Mech Ageing Dev* 122:595–615
Miquel J (2001) Nutrition and ageing. *Public Health Nutr* 4:1385–1388
Mockett RJ et al. (2001) Antioxidant status and stress resistance in long- and short-lived lines of Drosophila melanogaster. *Exp Gerontol* 36:441–463
Oeseburg H et al. (2010) Telomere biology in healthy aging and disease. *Pflugers Arch* 459:259–268
Perrig WJ et al. (1997) The relation between antioxidants and memory performance in the old and very old. *J Am Geriatr Soc* 45:718–724
Pirlich M et al. (2006) The German hospital malnutrition study. *Clin Nutr* 25:563–572
Richter T, von Zglinicki T (2007) A continuous correlation between oxidative stress and telomere shortening in fibroblasts. *Exp Gerontol* 42:1039–1042
Sano M et al. (1997) A controlled trial of selegiline, alpha-tocopherol, or both as treatment for Alzheimer's disease. The Alzheimer's Disease Cooperative Study. *N Engl J Med* 336:1216–1222
Siems W et al. (1995) Oxidativer Stress und Pharmaka. Govi, Pharmazeutischer Verlag, Eschborn
Shore D, Bianchi A (2009) Telomere length regulation: coupling DNA end processing to feedback regulation of telomerase. *EMBO J* 28:2309–2322
Stolzing A et al. (2006) Tocopherol-mediated modulation of age-related changes in microglial cells: turnover of extracellular oxidized protein material. *Free Radic Biol Med* 40:2126–2135
Villeponteau B et al. (2000) Nutraceutical interventions may delay aging and the age-related diseases. *Exp Gerontol* 35:1405–1417
Volkert D (2010) Ernährung im Alter. In: Biessalski HK et al. (Hrsg) Ernährungsmedizin 4. Thieme, Stuttgart
Volkert D et al. (2004) Energy and nutrient intake of young-old, old-old and very-old elderly in Germany. *Eur J Clin Nutr* 58:1190–1200
Weinstein JR et al. (2010) Microglia in ischemic brain injury. *Future Neurol* 5:227–246

Krebsprävention

Michael Glei

11.1 Krebs ist eine teilweise vermeidbare Erkrankung

Weltweit stellt Krebs nach Erkrankungen des Herz-Kreislauf-Systems die zweithäufigste Todesursache an nichtinfektiösen Krankheiten dar. Jedes Jahr erkranken etwa zehn Millionen Menschen, fast acht Millionen sterben daran – mehr als an Tuberkulose, Aids und Malaria zusammen (WHO 2007). Alleine in Deutschland erkranken jährlich fast 450.000 Personen an Krebs, davon 246.000 Männer und 204.000 Frauen. Den höchsten Anteil an den Krebsneuerkrankungen haben bei den Männern Tumore von Prostata (26,2 %), Darm (15,8 %) und Lunge (14,2 %), bei den Frauen Erkrankungen von Brustdrüse (29,3 %), Darm (16,4 %) und Lunge (7,4 %). Die krebsbedingten Sterbefälle in Deutschland resultieren bei den Männern vor allem aus Erkrankungen von Lunge (25,7 %), Darm (12,2 %) und Prostata (10,3 %). Die meisten Frauen sterben an den Folgen von Tumoren der Brustdrüse (17,6 %), Darm (13,7 %) und Lunge (12,1 %) (RKI 2010).

Die hohe Erkrankungsrate und die vielen Sterbefälle sind um so tragischer, da Krebs als eine zumindest teilweise vermeidbare Krankheit anzusehen ist. Jeder kann daher täglich dazu beitragen, sein persönliches Krebsrisiko zu senken. Dies bedeutet allerdings nicht, dass jede Krebserkrankung vermeidbar ist. Von den Neuerkrankungen sind 5 bis 10 % auf ererbte, genetische Ursachen zurückzuführen. In welchem Ausmaß eine genetische Disposition und familiäre Vorbelastung eine Rolle bei der Entstehung von Krebs spielt, variiert zwischen den Krebsformen. So ist das genetisch bedingte, familiäre Risiko an Schilddrüsenkrebs zu erkranken, fast fünfmal höher, als einen Brusttumor zu entwickeln (Anand et al. 2008). Hinzu kommt, dass auch bei Beachtung aller Empfehlungen zur Krebsprävention Erkrankungen nicht völlig auszuschließen sind.

11.2 Exogene Ursachen für Krebserkrankungen

Da nur 5 bis 10 % aller Krebserkrankungen auf direkte genetische Defekte zurückgeführt werden können, sind die verbleibenden 90 bis 95 % durch Umweltfaktoren und Lebensgewohnheiten bedingt. ◘ Abb. 11.1 fasst die wichtigsten exogenen Risikofaktoren für die Entstehung von Krebs zusammen. Dabei zeigt sich, dass der Konsum von Tabak und eine ungünstige Ernährungsweise gemeinsam für fast zwei Drittel aller krebsbedingten Todesfälle verantwortlich sind (Willett 2000).

Inzwischen ist klar belegt, dass Tabakrauchen nicht nur die Ursache für etwa 80 % der Lungentumore ist, sondern auch an der Ausbildung unterschiedlicher weiterer Tumore (z. B. im Mund- und Rachenraum, Kehlkopf, Blase, Penis, Magen, Uterus) maßgeblich beteiligt ist (Irigaray et al. 2007).

Bereits 1981 schätzten Doll und Peto, dass 30 bis 35 % aller krebsbedingten Todesfälle mit der Ernährung in Zusammenhang stehen (Doll und Peto 1981). Dabei variiert die Abhängigkeit sehr stark von der Tumorform. Deutlich von der Ernährung beeinflusst sind unter anderem Tumore der Brust, der Gebärmutterschleimhaut, der Gallenblase und des Pankreas mit jeweils etwa 50 % der Todesfälle. Am stärksten mit der Ernährung assoziiert ist aber der Dickdarmkrebs, bei dem sogar 70 % der dadurch verursachten Sterbefälle als Folge einer falschen Ernährung angesehen werden (Willett 2000). Von besonderer Bedeutung ist hierbei der Einfluss von rotem Fleisch (Schwein, Rind, Ziege, Schaf) und verarbeiteten Fleischprodukten (geräuchert, gesalzen), die mit überzeugender Evidenz (World Cancer Research Fund and American Institute for Cancer Research 2007) oder zumindest wahrscheinlich (DGE 2008) das colorectale Tumorrisiko erhöhen.

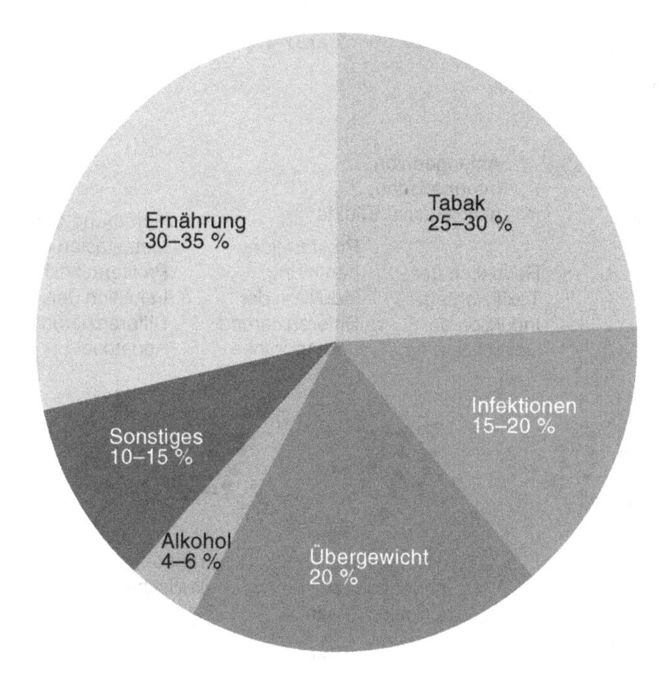

Abb. 11.1 Geschätzter Anteil exogener Risikofaktoren an den krebsbedingten Todesfällen.

Sowohl die Analysen des World Cancer Research Fund and American Institute for Cancer Research, WCRF (2007) als auch die im Ernährungsbericht der Deutschen Gesellschaft für Ernährung (2008) vorgenommene Bewertung der aktuellen Datenlage belegen eindrucksvoll das carcinogene Potenzial von Alkohol. Er erhöht mit Sicherheit das Risiko für Tumore in Mund, Rachen, Kehlkopf, Speiseröhre, Dickdarm sowie Brust und Leber. Schutz davor kann nur ein vollständiger Verzicht bieten, denn pro 10 g Alkohol täglich (das entspricht etwa 250 ml Bier oder 200 ml Wein) steigt das Risiko z. B. für Brustkrebs um je 10 % (Key et al. 2006).

Weltweit sind etwa 18 % der Neoplasien auf Infektionen zurückzuführen. Für die entwickelten Länder der westlichen Welt sind hier vor allem humane Papillomaviren und Hepatitisviren (HBV) relevante Ursachen für Tumore von Gebärmutterhals bzw. Leber (Anand et al. 2008).

Eine besondere Relevanz, nicht nur für das Risiko einer Tumorentwicklung, hat das weltweit immer stärker zunehmende Übergewicht. Ein hoher Körperfettanteil erhöht nicht nur die Wahrscheinlichkeit für Tumore von Speiseröhre, Pankreas und Dickdarm, sondern auch von Brust, Gebärmutter und Nieren (World Cancer Research Fund and American Institute for Cancer Research 2007).

11.3 Molekulare Mechanismen der Krebsentstehung

Krebs entsteht durch die Anhäufung von Veränderungen der genetischen Information in den Zielzellen der Carcinogenese, die zu einer Entgleisung der Zellteilung und damit zum unkontrollierten Wachstum führt. Tumore entwickeln sich in der Regel über einen sehr langen Zeitraum (Jahre bis Jahrzehnte) und durchlaufen dabei drei Phasen: die Initiation (Verlust der Wachstumskontrolle), die Promotion (Zellvermehrung, Anhäufung von präneoplasti-

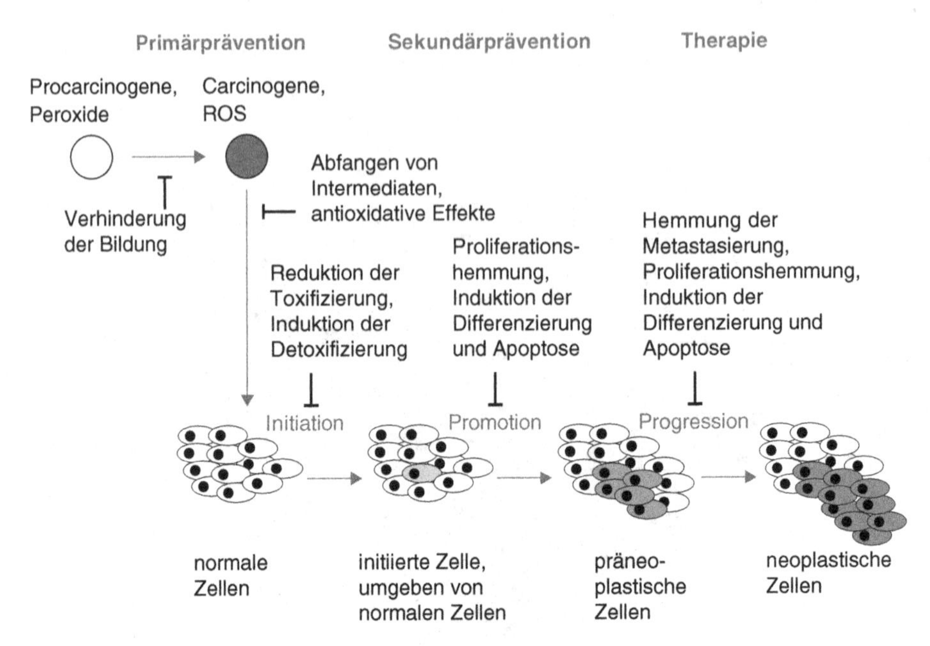

Abb. 11.2 Stufen der Carcinogenese und Chemoprävention.

schen Zellen) und die Progression (Invasion der neoplastischen Zellen und Metastasierung). Abb. 11.2 fasst den Verlauf der Carcinogenese zusammen.

Ausgangspunkt der Tumorentstehung ist meist der Kontakt von Zellen (z. B. Darmzellen) mit DNA-schädigenden Stoffen wie Carcinogenen und reaktiven Sauerstoffspezies (ROS). Werden die dabei induzierten Veränderungen der DNA nicht erkannt und repariert, kann sich die Störung als Mutation manifestieren. Sind davon tumorrelevante Gene wie Tumorsuppressorgene, Protoonkogene oder Reparaturgene betroffen, beginnen sich grundlegende zelluläre Eigenschaften zu verändern. Dies geschieht umso stärker, je mehr Gene im Laufe der Zeit verändert wurden. Im Tumorgewebe (Dickdarm, Brust) sind etwa 80 Mutationen nachweisbar, wobei wahrscheinlich weniger als 15 für den Prozess der Tumorentwicklung von der Initiation bis zur Progression verantwortlich sind (Wood et al. 2007). Die typischen dabei erworbenen Eigenschaften von Tumorzellen zeigt Abb. 11.3. Gemeinsam tragen die zellulären Veränderungen dazu bei, dass sich Krebszellen weitgehend unbegrenzt vermehren können und darüber hinaus die Fähigkeit erlangen, Gewebebarrieren zu durchbrechen und Tochtergeschwüre zu bilden.

11.4 Chemoprävention

Insbesondere die *western style*-Diät, gekennzeichnet durch einen hohen Konsum von Fleisch und Fett und nur wenig Obst, Gemüse und Getreideprodukte, gilt als eine der wesentlichen Risikofaktoren für unsere Zivilisationskrankheiten, zu denen auch Krebs gehört (Willett 2008b). Neben dem Überfluss an potenziell schädlichen Substanzen ist aber vor allem der Mangel an schützenden Faktoren für die Krebsentstehung von Bedeutung. Der Entstehung von Krebs lässt sich daher sowohl durch die Vermeidung von krebserzeugenden Stoffen (heterozykli-

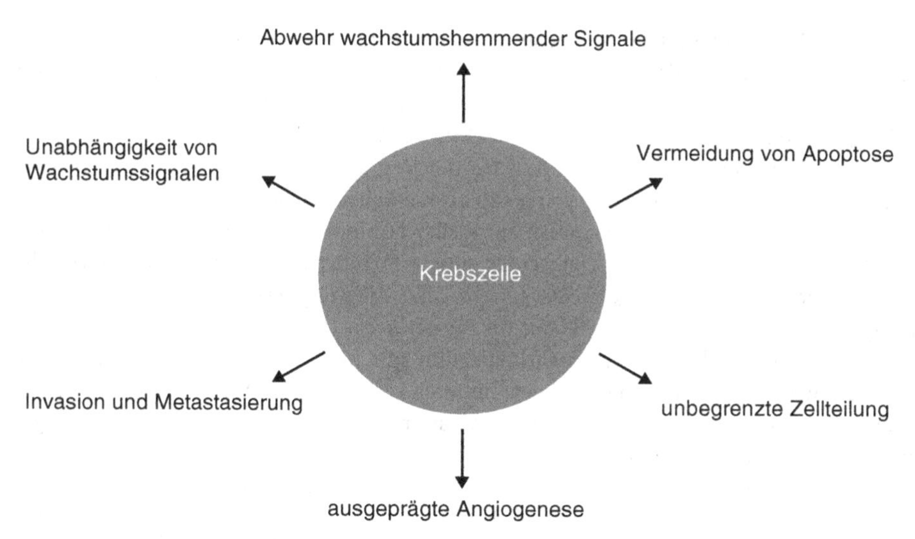

Abb. 11.3 Erworbene Eigenschaften von Krebszellen. (Nach Hanahan und Weinberg 2000.)

sche aromatische Amine, polyzyklische aromatische Kohlenwasserstoffe, Dioxine, Mycotoxine usw.) als auch durch eine gesteigerte Aufnahme protektiver Substanzen entgegenwirken (Surh 2003). Dabei bezeichnet man die Gabe von pharmakologischen oder natürlichen Substanzen, die eine Entwicklung von invasivem Krebs inhibiert, als Chemoprävention. Eine Chemoprävention lässt sich erreichen, entweder indem DNA-Schäden, die die Carcinogenese initiieren, verhindert werden oder indem die Progression von prämalignen Zellen, in denen sich solche Schäden bereits ereignet haben, blockiert bzw. umgekehrt wird (Hong und Sporn 1997). Aus Abb. 11.2 wird deutlich, dass man der Krebsinitiation in gesunden Zellen im Rahmen der Primärprävention entgegenwirken kann. Substanzen mit schützendem Potenzial (vor allem Vertreter der sekundären Pflanzenstoffe) können antioxidative Eigenschaften aufweisen oder den Fremdstoffmetabolismus modifizieren, sodass die Bildung reaktiver Metaboliten vermindert wird, oder die Reparatur einer bereits eingetretenen DNA-Schädigung fördern. Haben sich bereits entartete Zellen oder präneoplastische Läsionen gebildet, lässt sich deren Zellwachstum und Überleben im Rahmen der Sekundärprävention begrenzen. So verhindert z. B. das bei der Darmfermentation von Ballaststoffen gebildete Butyrat die weitere Entartung von bereits geschädigten Zellen durch Wachstumshemmung und Induktion der Apoptose. Im Rahmen der Therapie können Ernährungsfaktoren begleitend eingesetzt werden, um beispielsweise die Effektivität von Cytostatika zu erhöhen oder Nebenwirkungen zu vermindern.

Natürliche Substanzen mit chemopräventivem Potenzial sind vor allem in pflanzlichen Lebensmitteln wie Obst, Gemüse, Gewürzen und Getreide zu finden (Anand et al. 2008). Obwohl die in neuen, aussagekräftigeren Studien gewonnenen Ergebnisse darauf schließen lassen, dass der Zusammenhang zwischen dem Verzehr von Obst und Gemüse und der Verringerung des Tumorrisikos nicht so eng ist, wie zuvor angenommen, ist die Bedeutung einer ballaststoffreichen Kost auch heute noch nicht hoch genug zu bewerten. Ein regelmäßiger Konsum vermindert mit wahrscheinlicher Evidenz das Krebsrisiko in Mund, Rachen, Kehlkopf, Speiseröhre, Magen und Dickdarm. Für Lungenkrebs ist die Evidenz einer Reduktion des Risikos durch Obstkonsum wahrscheinlich und durch Gemüse möglich (DGE 2008; World Cancer Research Fund and American Institute for Cancer Research 2007). Obwohl die Ergebnisse zum

Einfluss der Ballaststoffe auf das colorectale Carcinom nicht immer einheitlich sind, kann man nach aktueller Datenlage davon ausgehen, dass ein risikosenkender Effekt, insbesondere von Ballaststoffen aus Getreide, hinsichtlich der Entwicklung von Dickdarmkrebs wahrscheinlich ist (Bingham 2006; DGE 2008). Ergebnisse der EPIC-(European Prospective Investigation into Cancer and Nutrition-)Studie zeigen, dass bei der Verdopplung der gegenwärtigen Ballaststoffaufnahme eine Risikoreduktion von bis zu 40 % möglich erscheint (Bingham et al. 2003).

Aber auch tierische Produkte können zur Risikoverminderung beitragen, wie inzwischen für Milch- und Milchprodukte gezeigt werden konnte. So führt auch deren reichlicher Verzehr wahrscheinlich zu einem geringeren Darmkrebsrisiko. Allerdings erhöhen zu viel Milch- und Milchprodukte möglicherweise das Risiko für Prostatakrebs (DGE 2008).

Die Deutsche Gesellschaft für Ernährung hat im Jahr 2009 eine aktuelle Risikobewertung des Zusammenhanges zwischen bösartigen Tumoren verschiedener Organe und Ernährungsfaktoren vorgenommen, die in der ◘ Tab. 11.1 zusammengefasst ist und auf dem Ernährungsbericht 2008 basiert (DGE 2008).

Inzwischen gibt es auch valide Daten, die belegen, dass regelmäßige körperliche Aktivität nicht nur Übergewicht entgegenwirkt und damit das Risiko für z. B. Herz-Kreislauf-Erkrankungen senkt, sondern auch zu einem geringeren Risiko für die Entwicklung von Dickdarmtumoren beiträgt. Darüber hinaus gilt es als wahrscheinlich, dass sich dem Risiko für Tumore der Brust und Gebärmutter durch Sport entgegenwirken lässt (World Cancer Research Fund and American Institute for Cancer Research 2007).

Sowohl der aktuelle Bericht des WCRF (2007) als auch die Metaanalysen der Deutschen Gesellschaft für Ernährung (2008) spiegeln deutlich wider, dass trotz umfangreicher Studien kaum definitive Beweise für eine krebspräventive Wirkung von einzelnen Lebensmitteln vorliegen. Allerdings gilt ein Zusammenhang zwischen dem Konsum bestimmter Nahrungsmittel/-gruppen/-inhaltsstoffe und einem verminderten Risiko, einzelne Krebserkrankungen zu entwickeln, als wahrscheinlich. Nachfolgend werden Effekte ausgewählter biofunktioneller Lebensmittel bzw. deren bioaktiver Inhaltsstoffe kritisch dargestellt.

11.5 Ballaststoffe/Präbiotika, Probiotika, Synbiotika

Die vorliegenden Ergebnisse aus experimentellen Studien deuten darauf hin, dass der Konsum von Probiotika und Ballaststoffen/Präbiotika präventive Effekte auf die Entwicklung von Dickdarmkrebs hat. Aufgrund der verstärkten Wirkung wird in Zukunft vor allem der Einsatz einer Kombination geeigneter Pro- und Präbiotika (Synbiotika) von Bedeutung sein.

Es ist davon auszugehen, dass die Reduktion der Carcinogenbelastung im Dickdarm bei der Chemoprävention von Dickdarmtumoren eine wichtige Rolle spielt. Dies wird zum Beispiel durch eine Verminderung der Aktivität bestimmter bakterieller Enzyme, die an der Transformation von Procarcinogenen zu Carcinogenen beteiligt sind (Buddington et al. 1996; Rowland et al. 1998; Rowland und Tanaka 1993; Silvi et al. 1999), durch Bindung von Carcinogenen an die Zellwand von Probiotika (Bolognani et al. 1997; Zhang und Ohta 1991, 1993), die Verringerung der Bildung von tumorpromovierenden sekundären Gallensäuren (Borowicki et al. 2009) oder durch die Aktivierung von Entgiftungsenzymen in der Mucosa (Ebert et al. 2003) erreicht. Als weitere Mechanismen, die an der chemopräventiven Wirkung beteiligt sind, werden die Förderung der Apoptose, um DNA-geschädigte Epithelzellen zu entfernen (Borowicki et al. 2009; Hughes und Rowland 2001; Le Leu et al. 2002, 2003), die Wachstumshemmung dysplastischer Zellen (Bauer-Marinovic et al. 2006; Beyer-Sehlmeyer et al. 2003), die möglicherweise über

Tab. 11.1 Evidenz der Risikobeziehung zwischen Ernährungsfaktoren und bösartigen Tumoren in verschiedenen Organen

hoher Konsum/ Aufnahme von	überzeugend		wahrscheinlich		möglich	
Alkohol	↑↑↑	Mund, Rachen, Kehlkopf, Leber, Speiseröhre, Dickdarm, Mastdarm, Brust	↑↑	Magen	↕	Lunge, Eierstock, Prostata
			↕↕	Niere		
Obst und Gemüse gesamt			↓↓	Mund, Rachen, Kehlkopf, Speiseröhre, Magen, Dickdarm	↓	Mastdarm, Niere
					↕	Brust
Obst			↓↓	Lunge	↓	Blase, Pankreas
Gemüse					↓	Lunge
rotes Fleisch			↑↑	Dick- und Mastdarm	↑	Speiseröhre, Pankreas, Brust
Fleischwaren			↑↑	Dick- und Mastdarm	↑	Speiseröhre, Magen, Brust
Fisch					↓	Dick- und Mastdarm
					↕	Brust, Prostata
Milch und Milchprodukte			↓↓	Dick- und Mastdarm	↑	Prostata
Fett gesamt			↕↕	Dick- und Mastdarm, Lunge, Eierstock, Prostata, Gebärmutterschleimhaut, Pankreas	↑	Brust (postmenopausal)
gesättigte Fettsäuren			↕↕	Dick- und Mastdarm, Lunge, Eierstock, Prostata, Gebärmutterschleimhaut, Pankreas	↑	Brust (postmenopausal)
langkettige n-3 Fettsäuren					↓	Dick- und Mastdarm
					↕	Eierstock, Prostata
Ballaststoffe			↓↓	Dickdarm	↓	Magen, Mastdarm
					↕	Brust (postmenopausal)

↑ Risikoerhöhung, ↓ Risikosenkung, ↕ keine Risikobeziehung

einen induzierten Zellzyklusarrest in G_0/G_1 induziert wird (Borowicki et al. 2009), die Förderung der Zelldifferenzierung (Borowicki et al. 2009), eine Verbesserung der Barrierefunktion des Epithels (Commane et al. 2005), eine Aktivierung des Immunsystems (Seifert und Watzl 2007) sowie die Modulation von Genen, die mit oxidativem und metabolischem Stress (Sauer et al. 2007; Stein et al. 2010) assoziiert sind, diskutiert.

Weiterhin wird spekuliert, ob Pro- und Präbiotika neben dem Darmkrebsrisiko auch das Auftreten anderer Tumoren beeinflussen können, doch liegen entsprechende Daten bis jetzt nur für die präventive Wirkung von Probiotika auf Blasenkrebs vor. Weitere Studien sind notwendig, um den Einsatz von Probiotika und Ballaststoffen/Präbiotika als präventive Maßnahme in Personen z. B. mit erhöhtem Darmkrebsrisiko zu etablieren.

11.5.1 Ballaststoffe

Ballaststoffe sind Nahrungsbestandteile, die der Hydrolyse durch Verdauungsenzyme vollständig oder teilweise entgehen. Sie werden im Dünndarm nicht resorbiert und gelangen somit in den Dickdarm, wo sie teilweise oder vollständig fermentiert werden. Chemisch handelt es sich hauptsächlich um Kohlenhydrate. Sie kommen natürlicherweise in pflanzlichen Lebensmitteln vor, wobei hohe Konzentrationen vor allem in wenig verarbeitetem Getreide, Leguminosen sowie Obst und Gemüse nachweisbar sind. Darüber hinaus werden Lebensmittel zunehmend unter anderem mit synthetischen oder aus Pflanzen isolierten Ballaststoffen angereichert.

Die Mehrzahl der epidemiologischen Untersuchungen befasst sich mit dem Einfluss von Ballaststoffen auf das Dickdarmkrebsrisiko. Dies erscheint sehr schlüssig, da es verschiedene potenzielle Wirkmechanismen im Darm gibt (◘ Abb. 11.4). Ballaststoffe erhöhen das Stuhlvolumen, verkürzen die Transitzeit der Faeces, verdünnen potenzielle procarcinogene/carcinogene Substanzen und binden Gallensäuren. Zudem führen sie zur verstärkten Bildung von anticancerogen wirkenden, kurzkettigen Fettsäuren (SCFA), vor allem Butyrat (Scharlau et al. 2009), was zu einer Verminderung des pH-Wertes im Dickdarm führt und die Aktivität bakterieller Enzyme beeinflusst. Während tierexperimentelle Studien vorwiegend ein darmkrebsrisikosenkendes Potenzial von Ballaststoffen nachgewiesen haben (Corpet und Pierre 2003, 2005), sind epidemiologische Studien beim Menschen weniger klar. Hinzu kommt die häufig fehlende Übereinstimmung der Ergebnisse von randomisierten klinischen Studien und Beobachtungsstudien. Die Gründe dafür sind vielfältig. Hierzu zählen Unterschiede in den Studienpopulationen, Zeit und Dosis der Applikation, Länge des Beobachtungszeitraumes oder die untersuchten Endpunkte (Gibson et al. 2010). Während einige prospektive Kohortenstudien keine Anhaltspunkte für eine bedeutende Assoziation zwischen Ballaststoffaufnahme und Dickdarmkrebsrisiko lieferten (Michels et al. 2005a) und andere ergaben, dass nicht die Gesamtaufnahme an Ballaststoffen entscheidend ist, sondern die Art der Ballaststoffquelle (Schatzkin et al. 2007), bestätigte die EPIC-Studie an über 500.000 Teilnehmern aus zehn europäischen Ländern einen klaren inversen Zusammenhang (Bingham et al. 2003, 2005). Eine Verdopplung der gegenwärtigen Ballaststoffaufnahme lässt ein etwa um 40 % vermindertes Risiko für Colonkrebs erwarten. Dabei ist durchaus von einer Dosis-Wirkungs-Beziehung auszugehen, wofür auch Untersuchungen zur Rekurrenz von Adenomen als Vorstufen für Tumore sprechen. So wiesen nur die Probanden mit der höchsten Ballaststoffaufnahme im Vergleich zur Kontrolle ein um 35 % geringeres Risiko für erneute Polypen auf (Sansbury et al. 2009). Fehlende Effekte von »reinen« Ballaststoffen im Vergleich zur protektiven Wirkung von Vollkornprodukten (Schatzkin et al. 2007, 2008) lassen den Schluss zu, dass neben den Ballaststof-

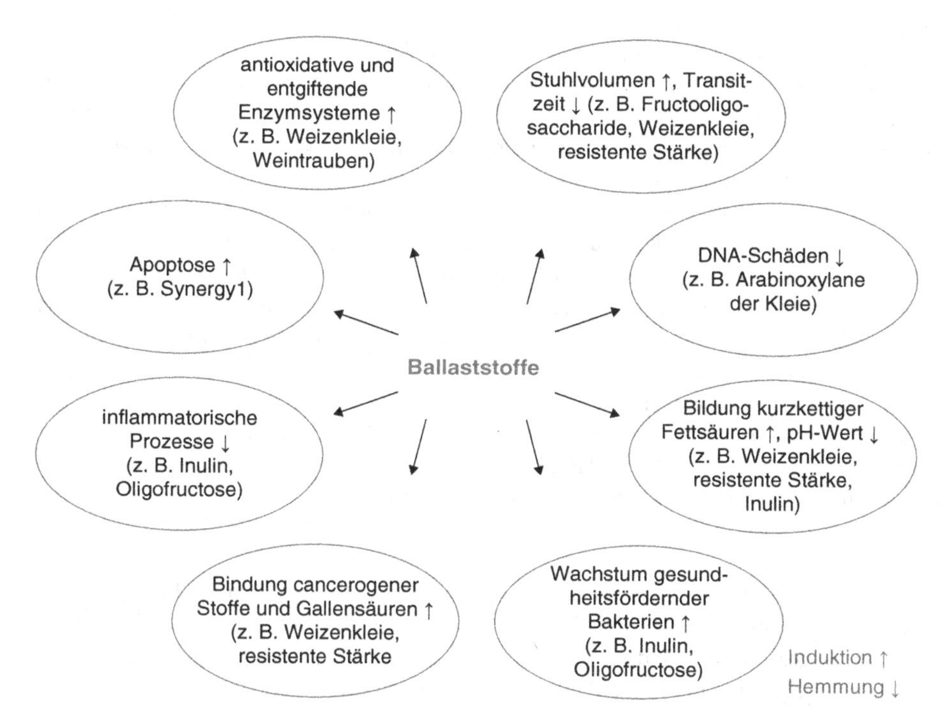

Abb. 11.4 Potenzielle Wirkmechanismen von Ballaststoffen.

fen andere Komponenten wie Mikronährstoffe oder Polyphenole synergistisch wirken. Weitere Arbeiten unter Berücksichtigung der Ballaststoffquelle sind notwendig, um den Einfluss der Ballaststoffe auf das Colonkrebsrisiko besser zu verstehen.

Laut WCRF (World Cancer Research Fund and American Institute for Cancer Research 2007) ist es nach den vorliegenden Studien wahrscheinlich, dass ballaststoffhaltige Lebensmittel invers mit dem Risiko für Colonkrebs assoziiert sind. Dagegen ist die epidemiologische Beweislage für einen Zusammenhang zwischen Ballaststoffen und anderen Tumorformen weniger klar. So gibt es bisher lediglich sehr schwache Hinweise auf einen vermutlich protektiven Effekt für die Entwicklung von Speiseröhrenkrebs.

11.5.2 Probiotika, Präbiotika, Synbiotika

Nach der gegenwärtigen Datenlage senkt der Konsum von Pro- und Präbiotika, von ballaststoffreichen Lebensmitteln und mit großer Wahrscheinlichkeit auch von Milch und Knoblauch lokal im Dickdarm das Risiko für die Entstehung von Krebs. Ballaststoffreiche Lebensmittel enthalten meist zahlreiche Pro- und Präbiotika. Bei Milch und Milchprodukten spielt zusätzlich die präventive Wirkung von Calcium eine Rolle (World Cancer Research Fund and American Institute for Cancer Research 2007 und 2012). Bei der Bewertung der epidemiologischen Daten lässt sich allerdings nur schwer abschätzen, welche Probiotika in welcher Menge und Vitalität ins Colon gelangen. Darüber hinaus ist anzunehmen, dass normalen Jogurtbakterien (z. B. *Streptococcus thermophilus* und *Lactobacillus bulgaricus*) die gesundheitsfördernden Eigenschaften von probiotischen Bakterien fehlen. So wurde zwar ein inverser Zusammenhang zwischen dem Risiko, an Darmkrebs zu erkranken, und dem Verzehr von Milchprodukten mit *Lactobacillus* oder *Bifidobacterium* festgestellt (Shahani und Ayebo 1980), jedoch ergab eine genauere Auswertung der einzelnen Studien, dass dieses nur in zwei von zehn Kohortenstudien der Fall war und von neun Fallkontrollstudien drei Studien protektive Effekte, zwei ein erhöhtes Risiko und vier keine Effekte für Milchprodukte nachweisen konnten (Capurso et al. 2006).

Wie bereits in ◘ Abschnitt 11.5.1 dargestellt, sind die epidemiologischen Befunde für den Effekt einer ballaststoffreichen Kost auf das Darmkrebsrisiko ähnlich uneinheitlich (Rock 2007). Erschwerend kommt hier hinzu, dass die Definition für *dietary fibre* nicht einheitlich ist, sodass gelegentlich unverdauliche Oligosaccharide, d. h. Präbiotika und resistente Stärke unter »Fasern« erfasst werden, während andere Definitionen diese ausschließen (Englyst et al. 2007; Jones et al. 2006).

Die protektive Wirksamkeit von Pro-, Prä- und Synbiotika vor Krebserkrankungen anhand epidemiologischer Daten abzuschätzen hat sich als schwierig erwiesen. Daher ist es notwendig, besonders auf Befunde aus *in vitro*-Studien und Tiermodellen zurückzugreifen, aber auch die wenigen humanen Interventionsstudien zu berücksichtigen.

Probiotika

Schon im Ames-Test bzw. im *Salmonella*-Mutagenitätstest, mit dem sich das Risiko einer Induktion von Mutationen in *Salmonella typhimurium* durch chemische Substanzen bestimmen lässt, konnte gezeigt werden, dass Milchprodukte, die mit unterschiedlichen Milchsäurebakterien hergestellt wurden, die Induktion von Mutationen unterdrücken (Abdelali et al. 1995; Hosoda et al. 1992; Pool-Zobel et al. 1993; Renner und Münzner 1991). Auch *in vivo* wurden an Nagetieren antimutagene Eigenschaften von Probiotika nachgewiesen. So verringerte die orale Gabe von *Bifidobacterium longum, B. breve, Lactobacillus acidophilus, L. gasserii, L. confusus* oder *Streptococcus thermophilus* DNA-Schäden, die durch N-Methyl-N'-nitro-N-nitrosoguanidin (MNNG) oder 1,2-Dimethylhydrazin (DMH) in Colonzellen von Ratten induziert worden waren (Pool-Zobel et al. 1996). Diese Hemmung erwies sich als speziesabhängig: Während der Effekt, der von *Streptococcus thermophilus* hervorgerufen wurde, nicht signifikant war, hemmten *Lactobacillus acidophilus* und *L. confusus* die Schäden am effektivsten. Auch für ein probiotisches Mischpräparat aus *Streptococcus faecalis* T-110, *Clostridium butyricum* TO-A und *Bacillus mesentericus* TO-A wurde ein antimutagener Effekt beschrieben. Es reduzierte die Bildung von DNA-Addukten im Colonepithel von Mäusen, welche durch das in der Nahrung vorkommende Mutagen 2-Amino-9H-pyrido[2,3-b]indol induziert wurden, signifikant (Horie et al. 2003).

Daten zur Chemoprävention durch Probiotika stammen vor allem aus Tiermodellen mit chemisch induzierten Tumoren im Dickdarm. Goldin und Gorbach zeigten schon 1980, dass das Auftreten von DMH-induzierten Colontumoren in Ratten durch die Gabe von *Lactobacillus acidophilus* nach 20 Wochen deutlich vermindert war. Nach 36 Wochen war jedoch in einer weiteren Gruppe kein protektiver Effekt mehr nachweisbar. Azoxymethan-(AOM-)induzierte, präneoplastische Läsionen (Arimochi et al. 1997) und die Anzahl von DMH-induzierten Tumoren in Ratten (Tumorinzidenz 3 versus 10 in Kontrolltieren; McIntosh et al. 1999) ließen sich durch *Lactobacillus acidophilus* reduzieren. Auch das Probiotikum *Bifidobacterium longum* konnte in Ratten sowohl die Entstehung kleiner, AOM-induzierter, aberranter Krypten (Rowland et al. 1998) als auch die durch 2-Amino-3-methylimidazol-[4,5-f]-chinolin (IQ), einem in gebratenem Fleisch sowie Fisch vorkommenden Mutagen, induzierte Carcinogenese (Reddy 1999) unterdrücken. In mit DMH behandelten

Ratten reduzierte *Lactobacillus rhamnosus* GG die Entstehung von Tumoren, wobei der Effekt in der mit einer fettreichen Diät ernährten Studiengruppe am deutlichsten war (Goldin et al. 1996).

Eine Verabreichung von *Lactobacillus acidophilus* verminderte die durch den Verzehr von gebratenem Fleisch bedingte Steigerung der mutagenen Aktivität in Urin- und Stuhlproben. Die nachweisbare Erhöhung der Mengen an *Lactobacillus* in den Faeces korrelierte dabei mit einer verminderten Ausscheidung von Mutagenen (Lidbeck et al. 1992). *L. casei* verringerte die durch den Verzehr von gebratenem Hackfleisch bedingte Mutagenität von Urinproben (Hayatsu et al. 1985). Der Verzehr von 300 g eines probiotischen Joghurts pro Tag (>10^3 cfu g^{-1} *Bifidobacterium longum*, 10^6–10^8 cfu g^{-1} *L. acidophilus*) über sechs Wochen verminderte die Genotoxizität von Stuhlwasser auch bei normaler Diät signifikant (Oberreuther-Moschner et al. 2004).

Die Rezidivrate für Adenome im Colon nach Gabe eines *Lactobacillus casei*-Präparats oder Placebos wurde in einer randomisierten Studie mit 40 bis 65 Jahre alten Patienten, denen Dickdarmtumoren entfernt worden waren, untersucht. Während der Anteil von Adenomen mit verstärkter Atypie nach vierjähriger Intervention in der *L. casei*-Gruppe deutlich geringer war als in der Placebogruppe, unterschied sich die Rezidivrate für Adenome im Allgemeinen nur insignifikant (Ishikawa et al. 2005).

In der Literatur wird neben dem Einfluss von Probiotika auf die Entstehung von Coloncarcinomen auch ihre protektive Wirkung auf die Entstehung von Blasenkrebs diskutiert. An 180 Patienten und 445 Kontrollen einer japanischen Fallkontrollstudie wurde ein signifikant geringeres Blasenkrebsrisiko durch den regelmäßigen Konsum von Milchprodukten, die mit *Lactobacillus casei* fermentiert worden waren, nachgewiesen (OR 0,46 für einen ein- bis zweimaligen Konsum pro Woche, OR 0,61 für einen drei- bis viermaligen oder häufigeren Konsum pro Woche; Ohashi et al. 2002). Zwei Doppelblindstudien (randomisiert und placebokontrolliert) zur Rekurrenzrate bei oberflächlichen Blasentumoren zeigten, dass die Verwendung eines *L. casei*-Präparats sowohl die Rückfallrate deutlich verminderte (Aso et al. 1995) als auch die Dauer bis zum Auftreten neuer Tumoren von 195 Tagen nach Tumorresektion in der Kontrollgruppe auf 350 Tage nach Entfernung in der *L. casei*-Gruppe verlängerte (Aso und Akazan 1992). Zwei Studien an Mausmodellen mit implantierten Blasenkrebszellen weisen auf die Mechanismen hin, die eine Bedeutung für die Antitumorwirkung von Probiotika haben könnten. Sowohl die durch intravesikale Applikation von hitzeinaktiviertem *L. casei* (Takahashi et al. 2001) als auch die durch orale Gabe von *L. rhamnosus* GG (Lim et al. 2002) beobachtete Verminderung der Krebsinzidenz war in beiden Studien mit einer verstärkten Antwort des Immunsystems gegenüber Tumorzellen assoziiert.

Präbiotika

Wirkungen von Präbiotika resultieren wahrscheinlich sowohl aus ihrer Selektivität für bestimmte Bakterienspezies als auch aus den gebildeten Fermentationsprodukten, vor allem den kurzkettigen Fettsäuren. Untersuchungen mit zellfreien Überständen aus *in vitro*-Fermentationen konnten belegen, dass diese Überstände sowohl die Aktivität von Phase-II-Enzymen wie Glutathion-S-Transferasen erhöhen (Ebert et al. 2003), die Proliferation von Coloncarcinomzellen hemmen (Beyer-Sehlmeyer et al. 2003; Glei et al. 2006; Klinder et al. 2004), die Expression von Genen wichtiger Biotransformationsenzyme modulieren als auch DNA-Schäden verhindern, die durch das natürlich vorkommende Mutagen Hydroxynonenal hervorgerufen werden (Glei et al. 2006; Klinder et al. 2004; Sauer et al. 2007). Darüber hinaus wurden Tumormarker wie die Invasivität von Coloncarcinomzelllinien und die Barrierefunktion des Darmepithels durch Fermentationsprodukte positiv moduliert (Commane et al. 2005; Klinder et al. 2004).

Es gibt eine Vielzahl an Studien zu den *in vivo*-Effekten von Präbiotika, sowohl in Tiermodellen mit chemisch induzierten Dickdarmtumoren als auch in genetisch modifizierten Mäusen, welche spontan Tumore im Darm, vor allem im Dünndarm, ausbilden. Die Mehrzahl der Untersuchungen belegte für Präbiotika ein chemopräventives Potenzial. Dabei ist zu beachten, dass Präbiotika konzentrationsabhängig wirken (Verghese et al. 2002a; Wijnands et al. 1999) und dass sie vor allem in der Promotionsphase der Carcinogenese effektiv zu sein scheinen (Verghese et al. 2002b; Wijnands et al. 2001). Dies erklärt auch das Ausbleiben von Effekten bei Verwendung geringer Mengen und in der Initiationsphase.

Humane Interventionsstudien zum Einfluss der Ernährung auf die Coloncarcinogenese werden meist an Personen mit erhöhtem Risiko für Darmkrebs, entweder Probanden mit genetischer Prädisposition oder Polypenpatienten, durchgeführt. Eine Intervention von polypektomierten Patienten mit dem Präbiotikum Lactulose (20 g pro Tag) war mit einer um 14,7 % signifikant niedrigeren Rezidivrate für Adenome im Vergleich zur Kontrollgruppe (35,9 %) verbunden (Ponz de Leon und Ronucci 1997). Demgegenüber ergab eine randomisierte placebokontrollierte Studie zum Einfluss von 30 g resistenter Stärke pro Tag auf das Auftreten von Dickdarmkrebs bei genetisch vorbelasteten Personen (Lynch-Syndrom) keine chemopräventive Wirkung (Burn et al. 2008). Eine Studie mit gesunden Männern untersuchte den Effekt von Brot, das mit Präbiotika angereichert worden war, auf die Belastung mit Carcinogenen im Darm anhand der Stuhlwassergenotoxizität. Sie ergab eine signifikant verminderte Genotoxizität im Vergleich zu Stuhlproben vor der Intervention, wobei dieser Effekt nur bei Nichtrauchern und nicht bei Rauchern nachzuweisen war (Glei et al. 2005).

Synbiotika

Obwohl Prä- wie auch Probiotika das Auftreten von Tumoren in Tiermodellen erfolgreich unterdrücken konnten, wurden die deutlichsten protektiven Effekte bei gemeinsamer Applikation von Prä- und Probiotika nachgewiesen. Die Kombination aus dem Fructooligosaccharid Neosugar und *Bifidobacterium* senkte die Anzahl an präneoplastischen Läsionen in carcinogenbehandelten CF1-Mäusen signifikant (Koo und Rao 1991). Auch für eine Kombination aus Inulin und *B. longum* war eine synergistische Wirkung auf das Auftreten kleiner präneoplastischer Läsionen (1–3 Krypten/ACF) in Ratten nachweisbar, die mit AOM-behandelt worden waren. Während die einzelne Verabreichung von Inulin und *B. longum* die Zahl abberanter Krypten um 41 % bzw. 26 % reduzierte, ergab die Kombination eine deutlich höhere Reduktion (80 %) (Rowland et al. 1998). In vergleichbarer Weise verminderte eine Kombination aus Oligofructose und *Bifidobacterium* die Anzahl an DMH-induzierten abberanten Krypten in fünf von sechs Experimenten. Die Einzelkomponenten hatten dagegen keinen Effekt (Gallaher und Khil 1999). Ein Gemisch aus Inulin und Oligofructose sowie den Probiotika *Lactobacillus rhamnosus* GG und *B. lactis* Bb12 reduzierte die Zahl von Tumoren im Colon ebenfalls stärker als die Intervention mit den einzelnen Prä- bzw. Probiotika (Femia et al. 2002). Im Vergeich zu den einzelnen Synbiotika konnten in Ratten mit cacinogeninduziertem Darmkrebs für die Kombinationen aus 2 % Weizenkleieoligosaccharide (Arabinoxylane) und 10^8 cfu g^{-1} *Bifidobacterium* (Gallaher und Khil 1999), 2,5 % Lactulose und 10^8 cfu g^{-1} *B. longum* (Challa et al. 1997) und 20 % resistente Maisstärke mit hohem Amylosegehalt und *Clostridium butyricum* (Nakanishi et al. 2003) deutlichere protektive Effekte nachgewiesen werden. Somit stellen Interventionen mit Synbiotika den bisher erfolgreichsten chemopräventiven Ansatz dar.

Bisher liegt für Synbiotika nur eine Humanstudie, die SYNCAN-Studie, vor. Im Rahmen dieser Studie erhielten 43 polypektomierte und 37 Krebspatienten für zwölf Wochen entweder die synbiotische Kombination aus 12 g pro Tag oligofructoseangereichertem Inulin und den Probiotika *Bifidobacterium lactis* Bb12 und *Lactobacillus rhamnosus* GG (10^{10} cfu pro Tag) oder Placebo und es wurden verschiedene potenzielle Krebsbiomarker in Faeces, Blut und Colongewebe gemessen. Vor allem in Polypenpatienten führte die synbiotische Intervention zu günstigen Veränderungen der Colonkrebsbiomarker. So wurden sowohl die Proliferationsrate als auch das Ausmaß der DNA-Schäden im Colongewebe signifikant vermindert und die Barrierefunktion des Epithels erhöht (Rafter et al. 2007).

11.6 Antioxidative Nährstoffe

Ein reichlicher Verzehr von Obst und Gemüse als natürliche Quellen für biofunktionelle, antioxidative Nährstoffe wird seit Langem empfohlen. Dies unter anderem auch deshalb, da viele Fallkontrollstudien einen klaren inversen Zusammenhang zwischen Obst- und Gemüsekonsum und Krebsrisiko aufgezeigt hatten (Willett 2008a). Umfassende prospektive Kohortenstudien der letzten Jahre bestätigten diesen deutlichen Zusammenhang allerdings nicht (Gonzalez und Riboli 2010; World Cancer Research Fund and American Institute for Cancer Research 2007), was sich unter anderem auf methodische Unterschiede bei der Auswahl der Probanden zurückführen lässt (Gibson et al. 2010). So verwundert es nicht, dass der aktuelle WCRF-Bericht aus dem Jahr 2007, im Unterschied zu den Aussagen des 1997 veröffentlichten ersten Berichtes (World Cancer Research Fund and American Institute for Cancer Research 1997), schlussfolgert, dass die Beweislage für einen protektiven Effekt von Obst und Gemüse auf Krebserkrankungen nicht überzeugend ist. Allerdings gilt es als wahrscheinlich, dass Tumore in Mund, Rachen, Kehlkopf, Speiseröhre sowie Magen durch einen hohen Verzehr im Mittel der Bevölkerung vermindert werden können und Früchte auch das Risiko für Lungentumore günstig beeinflussen, wobei dies nach neuesten Erhebungen vor allem auf Raucher zutrifft (Gonzalez und Riboli 2010). Moderate Effekte wurden auch für Nierentumore beschrieben. So ergab eine gemeinsame Analyse von 13 prospektiven Studien, dass ein erhöhter Konsum sowohl von Obst als auch von Gemüse mit einem verminderten Risiko für Tumore der Niere assoziiert ist, wobei den Carotinoiden ein Anteil an diesen Effekten zugesprochen werden kann (Lee et al. 2009). Problematisch ist, dass unberücksichtigte Störfaktoren das Ergebnis von Beobachtungsstudien beeinflussen können, da z. B. Personen mit einem gesünderen Lebensstil wie Nichtraucher häufig auch mehr Obst und Gemüse verzehren. So ergab eine prospektive Studie mit 483.338 Teilnehmern, dass der Konsum von Gemüse bei Männern mit einem verringerten Risiko für Krebserkrankungen verbunden ist, dieser Zusammenhang aber verschwindet, wenn nur männliche Nichtraucher berücksichtigt werden (George et al. 2009).

Die zumindest teilweise belegte Hypothese, dass Obst und Gemüse das Krebsrisiko vermindern können, führte zur Suche nach den spezifischen, für die protektiven Effekte verantwortlichen aktiven Komponenten. Ergebnisse aus Beobachtungsstudien und ermutigende Befunde aus *in vitro*-Experimenten und Tierstudien bildeten die Basis für randomisierte klinische Studien zur Wirkung von Nahrungssupplementen, von denen nachfolgend die wesentlichen Vertreter besprochen werden.

11.6.1 β-Carotin

Epidemiologische Studien zeigten, dass Personen mit einer guten, durch den Verzehr von Obst- und Gemüse bedingten Versorgung mit β-Carotin ein geringeres Krebsrisiko, insbesondere für Lungenkrebs, aufwiesen (Peto et al. 1981; World Cancer Research Fund and American Institute for Cancer Research 1997). Dies war der Anlass zur Durchführung der ATBC-(α-Tocopherol-β-Carotene-)Krebspräventionsstudie (The Alpha Tocopherol Group 1994). In Finnland wurden 29.133 männliche Raucher nach dem Zufallsprinzip in vier Gruppen eingeteilt: tägliche Aufnahme von 50 mg α-Tocopherol, von 20 mg β-Carotin, von beidem oder eines Placebos. Entgegen den Erwartungen wiesen Männer nach fünf- bis achtjähriger Intervention mit β-Carotin eine 16 % höhere Lungenkrebsinzidenz auf. Nur zwei Jahre später ergab die CARET-Studie (β-Carotene Retinol Efficacy Trial) nach einer im Mittel vierjährigen Gabe von 30 mg β-Carotin und 25 IU Retinol pro Tag an 18.314 Raucher, ehemalige Raucher und Asbest-exponierte Arbeiter ein im Vergleich zur Placebogruppe um 28 % erhöhtes Lungenkrebsrisiko (Omenn et al. 1996). Diese Ergebnisse unterstreichen die Tatsache, dass hohe Dosen bioaktiver Substanzen auch unvorhersehbare negative Effekte haben können. Entgegen den erwarteten antioxidativen, vor DNA-Schäden schützenden Effekten wurde deutlich, dass β-Carotin unter bestimmten Umständen auch prooxidativ und damit krebsfördernd wirken kann (Mayne et al. 1996). Obwohl die negativen Effekte vor allem bei Rauchern beobachtet wurden, bestätigten nachfolgende Interventionsstudien die generell fehlenden protektiven Effekte einer Supplementation mit β-Carotin hinsichtlich des Krebsrisikos (Hennekens et al. 1996). Die vorliegenden Studien verdeutlichen, dass unphysiologisch hohe Dosen an isoliertem β-Carotin nicht vor Lungenkrebs schützen und das Risiko für Raucher sogar erhöhen. Klar ist aber auch, dass eine hohe Aufnahme Carotinoid-haltiger Lebensmittel mit einer moderaten Risikoverminderung für Lungenkrebs verbunden ist (Mannisto et al. 2004). Somit sollte von der Aufnahme von β-Carotinsupplementen zur Krebsprävention abgeraten werden, der reichliche Verzehr von Carotinoid-haltigen Lebensmitteln ist aber zu empfehlen. Passend dazu schlussfolgerte der WCRF (2007), dass Carotinoid-haltige Lebensmittel wahrscheinlich das Risiko für das Auftreten von Tumoren in Mund, Rachen, Kehlkopf und Lunge, solche mit β-Carotin das von Speiseröhrenkrebs vermindern. β-Carotinsupplemente jedoch erhöhen mit überzeugender Evidenz das Risiko für Lungenkrebs bei Rauchern.

11.6.2 Lycopin

Lycopin, ein Vertreter der Carotinoide, wird hauptsächlich mit Tomaten bzw. daraus hergestellten Produkten aufgenommen. Es ist das Carotinoid mit dem höchsten antioxidativen Potenzial und fungiert als Quencher von Singulettsauerstoff. Dies hilft DNA-Schäden zu vermindern, die zu Neoplasien führen können (Trottier et al. 2010). Lycopin wirkt proliferationshemmend, verstärkt Immunfunktionen und reduziert Entzündungsprozesse (Di et al. 1990). Gemeinsam tragen diese Eigenschaften offensichtlich dazu bei, dass lycopinhaltige Lebensmittel laut der epidemiologischen Datenlage wahrscheinlich das Risiko für Tumore der Prostata vermindern (World Cancer Research Fund and American Institute for Cancer Research 2007). Interventionsstudien mit gesunden Probanden zeigten, dass der tägliche Konsum einer Portion Tomaten oder Tomatenprodukte, nicht aber von Lycopinsupplementen, die Resistenz von mononucleären Leukocyten gegenüber ROS, die DNA-Strangbrüche induzieren, erhöht. Demgegenüber sind klinische Studien mit Prostatakrebspatienten selten und widersprüchlich (Ellinger et al.

2006). So ergab eine prospektive Untersuchung von 1536 Personen, dass der Serumspiegel an Lycopin nicht mit dem Risiko für eine Entwicklung von Prostatatumoren assoziiert ist (Peters et al. 2007). Passend dazu sieht auch eine kürzlich veröffentlichte Stellungnahme der FDA (U.S. Food and Drug Administration) keine zuverlässige Beweislage für einen positiven Einfluss der Lycopinversorgung auf das Risiko für Tumore von Prostata, Lunge, Darm, Magen, Brust, Ovarien, Endometrium oder Pankreas. Ebenso fehlen Hinweise für protektive Konsequenzen eines reichlichen Verzehrs von Tomaten hinsichtlich der Entwicklung von Lungen-, Darm-, Brust-, Cervix- und Endometriumtumoren. Demgegenüber verweist die FDA auf begrenzte Hinweise, die für einen tomatenbedingten Schutz vor Krebserkrankungen der Prostata, Ovarien, Magen und Pankreas sprechen (Kavanaugh et al. 2007). Während die EPIC-Studie (Key et al. 2007) eine Assoziation zwischen dem Lycopinspiegel im Plasma und der Häufigkeit fortgeschrittener Prostatakrebsfälle fand, bestätigte sich dies in der PLCO-Studie nicht (Peters et al. 2007). Da gut kontrollierte, randomisierte Studien zum Einfluss von Lycopin auf das Risiko für Prostatatumore fehlen, ist eine Supplementation bisher nicht zu empfehlen (Trottier et al. 2010).

Die wenigen Studien zum Einfluss von Lycopin bei Männern mit Prostatatumoren zeigten, dass Lycopin in der Prostata akkumuliert und biochemisch aktiv ist. Allerdings lässt sich noch nicht einschätzen, ob eine adjuvante Krebsbehandlung tatsächlich Effekte mit klinischer Relevanz bewirkt (Trottier et al. 2010).

11.6.3 Vitamin E

Die epidemiologische Datenlage zeigt, dass die Aufnahme von Vitamin E vermutlich das Risiko für das Auftreten von Tumoren der Prostata verringert. Das chemopräventive Potenzial ist dabei auf die Eigenschaft von Vitamin E als Radikalfänger und dem damit einhergehenden Schutz vor DNA-Schäden, Lipidperoxidation oder Aktivierung von Carcinogenen zurückzuführen (World Cancer Research Fund and American Institute for Cancer Research 2007). Hinzu kommt die durch Stärkung des Immunsystems verbesserte Abwehrkraft des Körpers gegenüber carcinogenen Aktivitäten (Willis und Wians 2003). Ermuntert durch diese Befunde wurden randomisierte klinische Studien zum Krebsrisiko mit täglicher Gabe von synthetischem α-Tocopherol durchgeführt. Nach einer mittleren Beobachtungsdauer von 6,1 Jahren und täglicher Aufnahme von 50 mg zeigte sich im Rahmen der ATBC-Studie, dass die Inzidenz für Lungenkrebs unverändert blieb, die für Prostatakrebs aber um 34 % signifikant verringert wurde (The Alpha Tocopherol Group 1994). Dieses unerwartete Ergebnis bedurfte einer Bestätigung. Daher untersuchte die Physicians' Health Study (Gaziano et al. 2009) über einen Zeitraum von zehn Jahren an 14.641 Männern ab einem Alter von 50 Jahren den Einfluss einer täglichen Aufnahme von 400 IU α-Tocopherol sowie von 500 mg Vitamin C bzw. beider Präparate im Vergleich zu einem Placebo. Während einer mittleren Beobachtungsdauer von acht Jahren war kein Einfluss der Vitamin-E-Supplementation auf die Gesamtkrebsrate oder die Inzidenz an Prostatakrebs nachweisbar. Mögliche Ursachen für die im Vergleich zur ATBC-Studie ernüchternden Ergebnisse sind die unterschiedliche Vitamindosis (50 mg vs. 400 IU) und der geringere Anteil an Rauchern. Möglicherweise waren aber auch die Ergebnisse der ATBC-Studie nur zufälliger Natur, wofür die fehlende Signifikanz der Effekte in der Nachbeobachtungsphase spricht (Virtamo et al. 2003). Auch die bis heute größte Krebspräventionsstudie, die SELECT-Studie (Selenium and Vitamin E Cancer Prevention Trial) mit 35.533 Männern, die nach dem Zufallsprinzip eingeteilt wurden und α-Tocopherol (400 IU), Selen (200 µg), beides oder Placebo erhielten, fand keinen Zusammenhang. Nach 5,5 Jahren Nachbeobachtungszeit gab es keinen Hinweis auf einen protektiven Vitamin-E-Effekt hinsichtlich Prostatakrebs oder Gesamtkrebsrate (Virtamo et al. 2003). Die Vitamin-E-Gruppe wies sogar ein nichtsignifikant erhöhtes Risiko für Prostatakrebs auf.

In der Summe zeigen damit die vorliegenden Studien, dass α-Tocopherolsupplemente bei Männern im mittleren Lebensalter das Risiko für Prostatakrebs nicht vermindern. Berücksichtigt werden muss aber, dass in den Studien synthetisches α-Tocopherol und damit nur eine von vielen Vitamin-E-Formen verabreicht wurde. Obwohl die epidemiologische Datenlage eher dagegen spricht, kann nicht völlig ausgeschlossen werden, dass eine andere Vitamin-E-Form, eine höhere oder niedrigere Dosierung bzw. die Wahl eines anderen Probandenkollektivs anticancerogene Effekte nachweisen können.

11.6.4 Vitamin C

Vitamin C vermindert als Antioxidans durch die Reduktion des Spiegels an reaktiven Radikalen oxidativ bedingte Schäden der DNA sowie von Lipiden und Proteinen. Effekte von Vitamin-C-Supplementen auf Biomarker für oxidativen Stress wurden in einer Vielzahl an Studien untersucht (Duarte und Lunec 2005). Die meisten Untersuchungen befassten sich mit dem Einfluss von Vitamin C im Vergleich zu einem Placebo auf DNA-Strangbrüche oder oxidierte Basen in humanen Leukocyten von exponierten Probanden (z. B. Raucher). Alternativ wurden Blutzellen von Personen, die mit Vitamin C behandelt wurden, *ex vivo* oxidativem Stress ausgesetzt. Während die Strangbruchrate nicht beeinflusst wurde, zeigten die meisten Humanstudien eine inverse Assoziation zwischen der Plasmakonzentration an Vitamin C und dem Auftreten oxidierter Basen. Dies korrelierte mit einem Anstieg von 8-Oxo-7,8-dehydroguanin oder 8-Oxo-7,8-dehydro-2'-deoxyguanosin in Plasma oder Urin, der auf DNA-Reparaturprozesse zurückzuführen sein kann (Cooke et al. 1998). Vitamin C beeinflusst über den Spiegel an ROS die Expression relevanter Gene. Es inhibiert die Aktivierung der Transkriptionsfaktoren NFκB und AP1, stimuliert die Expression des Mismatch-Reparaturgens *MLH1* sowie der Apoptose-induzierenden Proteine p53 und p73 (Catani et al. 2002). Darüber hinaus ist Vitamin C an der Differenzierung verschiedener Zelltypen beteiligt (Alcain und Buron 1994; Duarte und Lunec 2005). Gemeinsam tragen die verschiedenen Effekte dazu bei, dass Vitamin C auch ein anticancerogenes Potenzial zugeschrieben wird. So zeigt die epidemiologische Datenlage, dass der Verzehr von Vitamin-C-reichen Lebensmitteln wahrscheinlich das Risiko für das Auftreten von Tumoren der Speiseröhre vermindert (World Cancer Research Fund and American Institute for Cancer Research 2007), und die aktuelle EPIC-Studie wies einen signifikant inversen Zusammenhang zwischen dem Plasmaspiegel an Vitamin C und dem Risiko für Magenkrebs nach. Demgegenüber hatte das Vitamin C aus der Nahrung keinen protektiven Effekt (Gonzalez und Riboli 2010). Randomisierte klinische Studien lieferten bisher jedoch keine Belege für das krebspräventive Potenzial von Vitamin C. So ergab eine Studie (Linxian General Population Trial) an 29.594 gesunden Erwachsenen aus einer Region mit einer der höchsten Raten an Tumoren von Speiseröhre und Magen, dass die über fünfjährige Gabe von 120 mg Vitamin C pro Tag in Kombination mit Molybdän keinen Einfluss auf das relative Krebsrisiko im Vergleich zum Placebo hatte (Coulter et al. 2006). Auch ergaben weitere doppelblinde und placebokontrollierte Studien mit oraler Vitamin-C-Applikation keine Hinweise auf Effekte. Hinzu kommt, dass es gegenwärtig keine Informationen darüber gibt, welcher Plasmaspiegel das Tumorwachstum möglicherweise beeinflusst und welche Dosis zu applizieren ist, um wirksame Konzentrationen zu erreichen (Cabanillas 2010). Damit fehlen bisher sichere Belege dafür, dass die Nutzung von Vitamin-C-Supplementen hilft, Krebserkrankungen vorzubeugen oder zu heilen. Die wenigen positiven Befunde bedürfen weiterer Bestätigung (Coulter et al. 2006).

11.6.5 Folat

Folat, ein wichtiger Vertreter der Vitamin-B-Gruppe, ist an vielen metabolischen Prozessen wie DNA- und RNA-Biosynthese, DNA-Replikation, -Reparatur und -Methylierung, Synthese von Nucleotiden und Aminosäuren beteiligt. Da Säugetiere Folat nicht synthetisieren können, ist eine exogene Zufuhr zur Erhaltung der Lebensfähigkeit zwingend notwendig. Obwohl Folat in unserer Nahrung allgegenwärtig ist, tritt auch in entwickelten Nationen heute noch häufig eine Unterversorgung mit diesem B-Vitamin auf (DGE 2008; O'Brien et al. 2001). Dabei kann ein schlechter Versorgungsstatus mit Folat mit einem erhöhten Risiko für Krebserkrankungen verbunden sein (Glynn und Albanes 1994). Ein durch Antagonisten oder Inhibitoren induzierter, funktioneller Folatmangel führt insbesondere in schnell wachsenden Tumoren mit einer hohen DNA-Syntheserate zu Effekten. Er ist mit einem Einbau von Uracil anstelle von Thymidin während der DNA-Synthese und daher mit einer erhöhten Frequenz an Chromosomenbrüchen verbunden, was sich durch eine Folatsupplementation wieder normalisiert (Giovannucci 2002).

Viele epidemiologische und klinische Studien aber auch Tierexperimente deuten auf eine Modellierung der Krebsentstehung in verschiedenen Organen (Brust, Pankreas, Magen, Lunge, Speiseröhre) durch Folat hin (Iyer und Tomar 2009). Während der WCRF in Auswertung der epidemiologischen Datenlage als wahrscheinlich ansieht, dass der Verzehr von folatreichen Lebensmitteln nur das Risiko für die Entstehung von Pankreastumoren vermindert (World Cancer Research Fund and American Institute for Cancer Research 2007), deuten verschiedene Studien besonders auf einen günstigen Einfluss bei der Entstehung von colorectalen Tumoren hin (Van et al. 2006). So zeigte auch die Nurses' Health Study (Giovannucci et al. 1998) unter Einbeziehung von 88.756 Frauen, dass eine hohe energieadjustierte Folataufnahme (>400 µg pro Tag) im Vergleich zu einer geringen (≥200 µg pro Tag) mit einem signifikant geringeren Colonkrebsrisiko assoziiert ist (RR=0,69). Während die Einnahme von Folsäurehaltigen Multivitaminpräparaten nach vier Jahren keinen und nach fünf bis 14 Jahren einen nur insignifikanten Effekt auf das Krebsrisiko im Colon hatte, war eine langfristige Nutzung (>15 Jahre) mit einer deutlichen und signifikanten Risikoverminderung (RR=0,25) verbunden.

Inzwischen gibt es auch Hinweise zum Einfluss der Folataufnahme auf das Auftreten einer Leukämie bei Kindern. Die Folatsupplementation während der Schwangerschaft reduzierte das Risiko für akute lymphoblastoide Leukämie bei Kindern signifikant (Thompson et al. 2001).

11.6.6 Selen

Das besondere Interesse an Selen als chemopräventiven Wirkstoff resultierte unter anderem aus der sekundären Analyse der NPC-(Nutrition Prevention of Cancer-)Studie (Clark et al. 1996), in der 1312 Patienten mit behandeltem Hautkrebs zufallsmäßig ein Placebo oder 200 µg Selen pro Tag erhielten. Während die Selensupplementation keinen Einfluss auf die Rekurrenz des Hautkrebses hatte, verminderte sich die Inzidenzrate für Tumore der Lunge, Darm und Prostata sowie die krebsbedingte Gesamtmortalitätsrate. Mögliche Selen-bedingte Mechanismen der Chemoprävention sind dabei antioxidative und antiinflammatorische Effekte der Selenoenzyme (Peters und Takata 2008). Tierstudien zeigten anticancerogene Wirkungen, wobei höhere Dosen deutlichere Effekte induzierten (Combs Jr und Gray 1998).

Nach der zusammenfassenden Bewertung der Datenlage durch den World Cancer Research Fund and American Institute for Cancer Research (2007) ist davon auszugehen, dass Selen-haltige Lebensmittel sowie Selensupplemente wahrscheinlich das Risiko für Prostatatumore verringern, wobei eine Dosis-Wirkungs-Beziehung besteht. Darüber hinaus erscheint eine Risikoverminderung für Lungen-, Magen- und Darmkrebs zumindest möglich. Allerdings wurden diese Zusammenhänge durch die SELECT-Studie nicht bestätigt (Virtamo et al. 2003). Selen hatte weder einen Einfluss auf das Risiko für Prostatakrebs, noch für Lungen- und Darmkrebs oder die Gesamtmortalität. Die möglichen Gründe dafür sind vielfältig. Vor allem scheint eine bereits gute Ausgangsversorgungslage an Selen, einhergehend mit einer optimalen Aktivität von Selenoenzymen, potenzielle Effekte verschleiert zu haben (Rayman 2009). Im Gegensatz dazu war in der NPC-Studie der Selenstatus geringer und protektive Effekte der Supplementation traten nur bei den Teilnehmern mit der schlechtesten Ausgangssituation auf (Duffield-Lillico et al. 2003). Damit wird deutlich, dass eine Supplementation mit Selen in gut versorgten, mittelalten Populationen keinen Schutz vor Prostatakrebs und anderen Tumoren bietet.

11.6.7 Milch und Calcium

Eine Vielzahl an Studien belegt die risikosenkende Bedeutung des Nahrungscalciums für das Auftreten von Colontumoren. Hintergrund dafür ist die Wirkung des intrazellulären Calciums auf Zellproliferation, Differenzierung und Apoptose. Hinzu kommt, dass Nahrungscalcium durch direkte Bindung von Gallensäuren Schäden des intestinalen Epithels verhindern kann (Appleton et al. 1987; Newmark et al. 1984; World Cancer Research Fund and American Institute for Cancer Research 2007). Auch epidemiologische Studien belegen die negative Assoziation. Es ist als wahrscheinlich anzusehen, dass der Konsum von Milch aber auch von Calciumsupplementen vor Colorectalkrebs schützt (World Cancer Research Fund and American Institute for Cancer Research 2007). Die Analyse von zehn Kohortenstudien ergab beim Vergleich von Personen mit der höchsten Aufnahme von Milch, Nahrungscalcium oder Gesamtcalcium und solchen mit dem geringstem Konsum ein signifikant reduziertes Risiko für Dickdarmkrebs. Das relative Risiko betrug dabei zwischen 0,78 und 0,86 (Cho et al. 2004). Im Gegensatz dazu fanden epidemiologische Studien zur Inzidenz oder Rekurrenz von Adenomen nur mäßige oder gar keine Assoziationen zum Nahrungscalcium oder Calciumsupplementen (Kesse et al. 2005; Martinez und Jacobs 2007).

Der Zusammenhang zwischen Calciumversorgung und colorectalen Neoplasien war auch Gegenstand von großen randomisierten klinischen Studien (Carroll et al. 2010). Im Rahmen der Calcium Polyp Prevention Study (Grau et al. 2007) erhielten 930 Personen mit entfernten colorectalen Adenomen zufallsmäßig entweder 1200 mg Calcium oder Placebo. Nach vier Jahren wies die Versuchsgruppe eine um 17 % signifikant verminderte Adenomrekurrenz im Vergleich zur Kontrollgruppe auf. Dabei zeigte sich, dass die Effekte auf fortgeschrittene Adenome stärker ausgeprägt waren und eine hohe Vitamin-D-Versorgung synergistisch hinsichtlich der Reduktion des Adenomrisikos wirkte (Grau et al. 2003; Wallace et al. 2004). Die European Cancer Prevention Organisation Intervention Study (Bonithon-Kopp et al. 2000) mit 665 Adenompatienten, die 2000 mg Calcium oder Placebo erhielten, ergab nach drei Jahren ein um 34 % insignifikant reduziertes Risiko der Adenomrekurrenz. Dabei scheint die Wirksamkeit einer Calciumsupplementation von der basalen Versorgungslage abhängig zu sein. Bereits sehr gut versorgte Populationen profitieren möglicherweise von einer zusätzlichen Calciumgabe nicht. Prospektive Kohortenstudien lassen einen Schwellenwerteffekt vermuten. Demnach vermindert eine Calciumaufnahme von bis zu 1000 mg pro Tag das Risiko für Colorectalkrebs, höhere Dosen haben keinen zusätzlichen Effekt (Martinez und Jacobs 2007).

Im Unterschied zu einer protektiven Wirkung auf Colorectalkrebs, verstärkt eine hohe Calciumaufnahme das Risiko für Prostatatumore. Auf der Basis von Kohorten- und Fallkontrollstudien schlussfolgerte der WCRF, dass eine Calcium-reiche Kost wahrscheinlich die Entstehung von malignen Veränderungen der Prostata fördert, wobei eine Dosis-Wirkungs-Beziehung besteht (World Cancer Research Fund and American Institute for Cancer Research 2007). Ergebnisse der EPIC-Studie (Gonzalez und Riboli 2010) verweisen auf eine positive Assoziation zwischen der Serumkonzentration an IGF-1 (*insulin-like growth factor 1*) und dem Risiko für Prostatakrebs. Die Analysen zeigten auch, dass Männer mit dem höchsten Verzehr an Milchprotein und Calcium einen relativ hohen Blutspiegel an IGF-1 aufweisen. Übereinstimmend damit korrelierte eine starke Milchprotein- und Calciumaufnahme mit einem höheren Risiko für Prostatakrebs. Eine weitere Ursache für die negative Assoziation scheint die Verstärkung der Zellproliferation in der Prostata zu sein, die aus einer Calcium-bedingten Hemmung der Konversion von Vitamin D zum 1,25-Dihydroxyvitamin D_3 resultiert (Rodriguez et al. 2003). Allerdings gibt es auch Studien, die diesen tumorfördernden Effekt trotz hoher Calciumaufnahme nicht bestätigen (Park et al. 2009). Die Amerikanische Krebsgesellschaft empfiehlt Männern nicht mehr als 1500 mg Calcium pro Tag aufzunehmen (Kushi et al. 2006), was sich mit der Beobachtung deckt, dass protektive Effekte bei 1000 mg pro Tag ein Plateau erreichen.

11.6.8 Polyphenole und polyphenolhaltige Lebensmittel

Polyphenole sind die am häufigsten in unserer Nahrung vorkommenden Antioxidantien und in Früchten, Gemüse, Getreide, Leguminosen, Schokolade sowie Getränken wie Tee, Kaffee oder Wein vorhanden. Obwohl Polyphenole nicht essenziell sind, scheinen sie für das Erreichen der vollen Lebensspanne von Relevanz zu sein (Holst und Williamson 2008). Experimentelle Studien an kultivierten humanen Zellen oder Tieren lassen auf eine Rolle der Polyphenole nicht nur bei der Prävention von kardiovaskulären und neurodegenerativen Erkrankungen, Diabetes oder Osteoporose, sondern auch von Krebserkrankungen schließen. Dabei ist die epidemiologische Datenlage zum Einfluss der Polyphenole auf das Krebsrisiko bisher als eher unklar zu bezeichnen (Scalbert et al. 2005).

Zahlreiche *in vitro*-Studien belegen einen Polyphenol-bedingten Schutz von Blut-, Lungen-, Brust-, Gehirn- oder Hautzellen vor chemisch und durch Strahlen induzierte DNA-Schäden. Außerdem wiesen *in vivo*-Experimente an Ratten oder Mäusen den Schutz vor chemisch induzierten Tumoren in Brust, Colon, Ösophagus, Magen, Blase, Leber, Prostata, Haut oder Lunge durch verschiedene Polyphenole wie Catechine, Quercetin, Isoflavone, Flavanone, Ellagsäure oder Resveratrol nach (Kunnumakkara et al. 2009). Die Ergebnisse aus Humanstudien sind allerdings weniger klar (Arts et al. 2001, 2002; Garcia-Closas et al. 1998; Knekt et al. 2002; Scalbert et al. 2005; Su und Arab 2002; Sun et al. 2002). Dabei sind die potenziellen Mechanismen vielfältig (◘ Abb. 11.5). Hierzu zählen die Aktivität der Polyphenole als Radikalfänger und Metallchelator, als Hemmer der Aktivierung von carcinogenen Stoffen, als Induktor

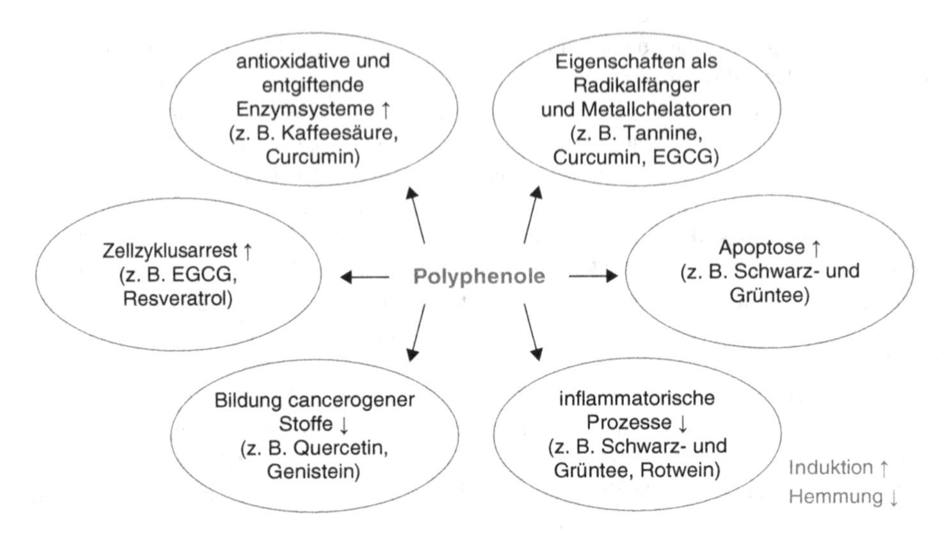

Abb. 11.5 Potenzielle Wirkmechanismen von Polyphenolen.

antioxidativer und entgiftender Enzymsysteme, als Inhibitor inflammatorischer Prozesse sowie als Auslöser von Zellzyklusarrest und Apoptose (Fresco et al. 2005; Ramos 2008).

Ungeachtet dessen gibt es aus *in vitro*-Untersuchungen und Tierstudien auch Hinweise auf potenziell schädliche Effekte und damit auf mögliche Risiken einer zu hohen Aufnahme insbesondere isolierter Komponenten. So können bestimmte Polyphenole auch carcinogen wirken oder die Schilddrüsenhormonsynthese nachteilig beeinflussen. Isoflavone weisen östrogene Aktivität auf, mit sowohl positiven als auch negativen Konsequenzen. Darüber hinaus kann die verstärkte Aufnahme von Polyphenolen die Resorption von Eisen verschlechtern oder die Wirksamkeit von Medikamenten erhöhen (Mennen et al. 2005).

11.6.9 Resveratrol

Resveratrol, ein natürlich vorkommendes polyhydroxyliertes Stilben, ist unter anderem in Weintrauben und Maulbeeren zu finden. Als Inhaltsstoff von Rotwein findet es nicht nur als potenziell chemopräventiver Wirkstoff, sondern auch als mögliche Ursache für das sogenannte Französische Paradoxon (einem trotz hoher Aufnahme gesättigter Fettsäuren reduzierten Risiko für Herz-Kreislauf-Erkrankungen bei Bewohnern im Süden Frankreichs) Beachtung (Renaud und de Lorgeril 1993). Die Verbindung weist protektive Effekte gegenüber experimentell induzierten Tumoren auf, die zumindest teilweise auf die antioxidative und antiinflammatorische Aktivität zurückzuführen sein dürften. Resveratrol schützt vor induziertem Hautkrebs bei Mäusen, wobei es in allen Stadien der Krebsentwicklung effektiv war (Jang et al. 1997). Die prophylaktische Gabe reduzierte die Anzahl und die Tumorgröße in Speiseröhre, Intestinum und Colon (Athar et al. 2007). Die Verbindung war bei Modellorganismen darüber hinaus auch effektiv gegenüber anderen Krebsformen, so in Leber, Pankreas oder Lunge (Carbo et al. 1999; Ding und Adrian 2002). Eine Supplementation von Resveratrol reduzierte die spontane Brustkrebsentwicklung bei transgenen Mäusen und die Empfindlichkeit von Ratten gegenüber chemisch induziertem Brustkrebs (Provinciali et al. 2005; Whitsett et al. 2006). In der Summe hat sich Resveratrol vor allem in verschiedenen murinen Modellen der humanen Krebsenstehung als effektive chemopräventive Substanz erwiesen. Gegenwärtig werden verschiedene Phase-I-Studien durchgeführt, um die Pharmakokinetik und Sicherheit einer Applikation zu überprüfen (Athar et al. 2007). So ergab die orale Applikation von 0,5 bis 5 g Resveratrol als Einzeldosis keine Anhaltspunkte für Nebenwirkungen. Resveratrol und dessen Metabolite wurden im Plasma und Urin identifiziert. Bei höchster Dosierung wurden nach 1,5 Stunden Maximalwerte (2,4 μM) im Plasma gemessen. Die Konzentration an Metaboliten war wesentlich höher. Da chemopräventive Effekte *in vitro* erst bei Konzentrationen von 5 μM nachweisbar sind, scheint es schwierig, systemisch wirksame Resveratrolkonzentrationen mittels Supplementation zu erreichen. Weitere Studien, insbesondere auch zu den Metaboliten, sind daher dringend notwendig (Boocock et al. 2007).

11.6.10 Tee

Nach Wasser ist Tee das weltweit am häufigsten konsumierte Getränk. Tee zeichnet sich durch einen hohen Gehalt an Catechinen aus. Die vier wichtigsten Komponenten sind Epigallocatechin-3-gallat (EGCG), Epigallocatechin (EGC), Epicatechin-3-gallat (ECG) und Epicatechin (EC) (Glei et al. 2003), die sowohl im grünen als auch im schwarzen Tee und in anderen Teesorten vorkommen (Gullett et al. 2010). Die Wirkungsmechanismen der Teecatechine sind vielfältig. Sie inhibieren die Mutagenese (Muto et al. 1999), Genotoxizität (Sasaki et al. 1993), Transformation (Komatsu et al. 1997), Zellproliferation (Ahmad et al. 1997) sowie die Angiogenese (Jung und Ellis 2001), wobei dem EGCG die stärkste Aktivität zugesprochen wird.

Insbesondere Tierstudien haben gezeigt, dass Tee die Carcinogenese in verschiedenen Organen inhibiert. So verminderte die orale Gabe von Tee bei Nagern die Entwicklung von experimentell (z. B. durch UVB-Strahlung) induzierten Hauttumoren (Wang et al. 1992), das Wachstum von implantierten Tumorzellen, die Invasion und Metastasierung bei malignen Tumoren (Kuroda und Hara 1999; Liu et al. 2001) sowie die Angiogenese (Cao und Cao 1999). Jedoch spiegeln sich diese Ergebnisse bis heute noch nicht in der epidemiologischen Datenlage wider. So haben epidemiologische Studien bisher kaum schlüssige Zusammenhänge zwischen Teekonsum und krebsprotektiven Effekten beim Menschen ergeben (Blot et al. 1996; Yang und Wang 1993). Allerdings deutet auch eine begrenzte Anzahl an Studien darauf hin, dass Personen mit einem hohen Teekonsum ein geringeres Risiko für Tumore der Prostata (Heilbrun et al. 1986), Brust (Inoue et al. 2001) oder Magen (Ji et al. 1996) und Speiseröhre (Sun et al. 2002) haben. Unter Berücksichtigung der bisher vorliegenden Studien lautet das Fazit aber, dass die meisten Untersuchungen keinen krebspräventiven Effekt durch Teekonsum fanden. Zukünftige Studien müssen die konsumierte Teemenge genauer erfassen und Störfaktoren wie Rauchen oder Alkohol sowie genetische Polymorphismen stärker berücksichtigen (Yang et al. 2008), um die Aussagekraft zu verbessern.

Phase-I-Studien zur Pharmakokinetik und Sicherheit kurzzeitiger oraler Gaben von Grünteepräparaten haben gezeigt, dass bis zu 1 g Grüntee-haltige Präparate (das entspricht ca. 900 ml Grüntee) ohne Risiko konsumiert werden können (Pisters et al. 2001). Allerdings ist zu berücksichtigen, dass es auch deutliche Hinweise darauf gibt, dass zu hohe Dosen an Nahrungssupplementen mit grünem Tee oder Teepolyphenolen toxische Effekte in der Leber und im Gastrointestinaltrakt haben können (Bonkovsky 2006; Galati et al. 2006).

11.6.11 Kaffee

Kaffee zählt seit dem 16. Jahrhundert zu den weltweit am häufigsten verzehrten Getränken und gilt in einigen Ländern als wichtige Quelle für Antioxidantien (Svilaas et al. 2004). Kaffee ist für Erwachsene die wichtigste Coffeinquelle. Seine vielfältigen Inhaltsstoffe haben in zellulären und bakteriellen Testsystemen potenziell genotoxische, mutagene aber auch antimutagene Aktivität gezeigt. *In vivo* ist aber sowohl Kaffee als auch Coffein frei von mutagenen Effekten (Nehlig und Debry 1994). Neben einer Vielzahl an flüchtigen Komponenten (>1400) enthält Kaffee verschiedene nichtflüchtige Verbindungen, zu denen vor allem Coffein, Melanoidine, Hydroxyzimtsäuren (z. B. Kaffeesäure, Ferulasäure, Cumarsäure) sowie die Diterpene Cafestol und Kahweol zählen (IARC Working Group on the Evaluation of Carcinogenic Risks to Humans 1991). Als wesentliche chemoprotektive Mechanismen werden die Inhibition oxidativer DNA-Schäden (Stadler et al. 1994) und die Modifikation von Enzymen angesehen, die an der Biotransformation von DNA-reaktiven Verbindungen beteiligt sind. Kaffee und seine Inhaltsstoffe induzieren sowohl Enzyme der Phase I (CYP1A1, CYP1A2) als auch der Phase II (UDPGT, GST) (Huber und Parzefall 2005; Huber et al. 2008), die entscheidend am Fremdstoffmetabolismus beteiligt sind.

Der Konsum von Kaffee wurde sowohl für höhere als auch für niedrigere Risiken, an verschiedenen Tumoren zu erkranken, verantwortlich gemacht. Viele dieser Assoziationen bestätigten sich allerdings in späteren, sorgfältiger gestalteten Studien nicht (van Dam 2008).

Die epidemiologischen Hinweise auf den Zusammenhang zwischen Kaffeekonsum und Krebserkrankungen basieren inzwischen auf mehr als 500 Studien (Arab 2010). In der Summe zeigen sie, dass für Tumore der Leber und des Endometriums eine deutlich protektive Assoziation und für Colorectalkrebs eine neutrale bis schwach positive Beziehung besteht. Alle Studien einer Metaanalyse (vier Kohorten- und fünf Fallkontrollstudien) ergaben eine inverse Assoziation zwischen Kaffeekonsum und Leberkrebs, unabhängig von Lebervorerkrankungen der Teilnehmer. Eine Aussage, ob für die protektiven Effekte das Coffein oder andere Kaffeebestandteile verantwortlich sind, kann bisher aber noch nicht getroffen werden (van Dam 2008). Auch die Mehrzahl der Kohorten- und Fallkontrollstudien zum Einfluss des Kaffeekonsums auf das Risiko für Tumore im Endometrium sind eindeutig. Sie belegen eine signifikant inverse Beziehung mit deutlicher Dosis-Wirkungs-Beziehung (Bravi et al. 2009).

Eine auf zwölf Kohortenstudien basierende Metaanalyse mit 646.848 Teilnehmern zeigte beim Vergleich der Gruppen mit niedrigem oder hohem Verzehr nur insignifikant risikosenkende Effekte für Colorectalkrebs, wobei das Geschlecht der Probanden keinen Einfluss hatte und kein Unterschied hinsichtlich der Tumorlokalisation bestand (Je et al. 2009). Auch die Nurses' Health Study an Frauen und die Health Professionals' Follow-up Study an Männern ergab keine Hinweise auf einen Einfluss des Konsums von Coffein-haltigem Kaffee, Tee mit Coffein oder der Coffeinaufnahme auf das Risiko für Tumore in Colon oder Rectum. Interessanterweise wiesen aber Personen, die regelmäßig zwei oder mehr Tassen entcoffeinierten Kaffee tranken, im Vergleich zu Nichtkonsumenten ein um 52 % signifikant geringeres Risiko für Rectumkrebs auf (Michels et al. 2005b).

Während Kaffee keinen Einfluss auf Krebserkrankungen in Brust, Pankreas, Nieren, Ovarien, Prostata und Magen zu haben scheint (Arab 2010; Park et al. 2010), gibt es Hinweise, dass hoher Kaffeekonsum das Risiko für Blasenkrebs in einigen Populationen und vor allem bei Männern erhöht. In den meisten Studien wurde beim Vergleich von Kaffeetrinkern und solchen, die darauf verzichten, allerdings nur eine Tendenz der Risikoerhöhung, die weder zeit- noch dosisabhängig war, gefunden. Damit ist eine strenge Assoziation eher auszuschließen (Tavani und La 2000).

Obwohl der Einfluss von Kaffee auf das Auftreten von Leukämie bei Kindern eher unklar ist, gibt es Anzeichen aus retrospektiven Fallkontrollstudien, dass ein hoher täglicher Konsum während der Schwangerschaft bei deutlicher Dosis-Wirkungs-Beziehung risikoerhöhend wirkt (Menegaux et al. 2005).

11.6.12 Äpfel

Äpfel sind in Deutschland das beliebteste Frischobst. Mit 0,1 bis 10 g Polyphenolen pro kg Frischfrucht liefern sie in Abhängigkeit von Apfelsorte, Reife, Anbaugebiet, Jahrgang und Lagerbedingungen einen nicht zu vernachlässigenden Anteil an Polyphenolen innerhalb der menschlichen Ernährung (Manach et al. 2004). Der höchste Gehalt an Polyphenolen befindet sich in der Schale (Escarpa und Gonzalez 1998; Thielen et al. 2004). Das Polyphenolprofil von Äpfeln ist gut untersucht und für alle Sorten nahezu identisch. Die Gehalte variieren allerdings sortenabhängig beträchtlich. Die wichtigsten Polyphenole des Apfels sind die Flavanole (71 bis 90 %), Hydroxyzimtsäuren (4 bis 18 %), Flavonole (1 bis 11 %), Dihydrochalkone wie das Phloridzin (2 bis 6 %) und in rotschaligen Äpfeln auch die Anthocyanidine (1 bis 3 %) (Vrhosek et al. 2004). Neben dem Verzehr der Früchte ist der daraus hergestellte Saft mit einem Pro-Kopf-Verbrauch von über 9 l pro Jahr der beliebteste Fruchtsaft in Deutschland (Verband der deutschen Fruchtsaftindustrie e.V. 2005; Forschungskreis der Ernährungsindustrie e.V. 2006). Zwischen den Säften und der Frischware gibt es allerdings erhebliche Unterschiede im Polyphenolmuster und -gehalt. Aufgrund der technischen Verarbeitungsschritte sind in den Säften deutliche Einbußen an phenolischen Verbindungen zu verzeichnen. Dafür verantwortlich sind beispielsweise die Aktivität der Phenol-Oxidase sowie Oxidationsprozesse während des Pressens und des Zermahlens der Früchte. Des Weiteren führen Schönungs- und Filtrationsprozesse zu klaren Apfelsäften unvermeidlich zum Verlust an Polyphenolen (Guyot et al. 2003; Thielen et al. 2004). Auch verbleiben Polyphenole aus den festen Bestandteilen des Apfels (Schale und Gehäuse) häufig im Trester zurück (van der Sluis et al. 2002). Trotzdem sind sortenabhängig noch Polyphenolkonzentrationen von bis zu 180 mg l^{-1} für Säfte aus Tafeläpfeln bzw. bis zu etwa 1 g l^{-1} für Säfte aus »alten« Apfelsorten nachzuweisen, wobei für Granny Smith der geringste und für Boskoop der höchste Gehalt detektiert werden konnte (Kahle et al. 2005).

Während vor allem ältere Kohorten- und Fallkontrollstudien belegen, dass eine inverse Beziehung zwischen dem Konsum von Obst und Gemüse und der Inzidenz an Colonkrebs zu erkranken (Terry et al. 2001) besteht, konnten jüngere Untersuchungen diesen Zusammenhang nicht oder nur teilweise bestätigen (Lin et al. 2005; Sato et al. 2005; Tsubono et al. 2005; Wakai et al. 2006). Nachweisbar scheint hingegen die inverse Korrelation zwischen der Apfel- bzw. Apfelsaftaufnahme und dem Colonkrebsrisiko.

Im Rattenmodell zeigte sich, dass eine Intervention mit trübem Apfelsaft die 1,2-Dimetylhydrazin-(DMH-)induzierten DNA-Schäden in isolierten Mucosazellen des distalen Colons, aber auch die Ausbildung sogenannter ACF (*aberrant crypt foci*), mögliche Vorstufen von Adenomen und Carcinomen, signifikant reduzierte. Auch die bioaktiven Komponenten des Apfelsaftes (Polyphenolfraktion, Trubfraktion oder eine Kombination aus beiden) hemmten die DMH-induzierte Hyperproliferation und minimierten DNA-Schäden tendenziell. Allerdings waren diese Effekte in ihrer Intensität nicht mit dem des trüben Apfelsaftes vergleichbar (Barth et al. 2005, 2007). Es gibt Hinweise, dass vor allem die Procyanidine des Apfels die entscheidende Rolle in der Prävention von Colonkrebs spielen (Gosse et al. 2005). So konnte durch die Gabe einer procyanidinreichen Fraktion die durch Azoxymethan (AOM) induzierte Ausbildung von ACF im Rattenmodell signifikant um 50 % reduziert werden.

Neben den Erkenntnissen im Nagermodell gibt es ebenso Hinweise auf präventive Effekte des Apfelverzehrs beim Menschen. In einer Fallkontrollstudie aus Uruguay konnte sowohl für Frauen als auch für Männer eine inverse Beziehung zwischen dem Konsum von Äpfeln und dem Dickdarmkrebsrisiko festgestellt werden (Deneo-Pellegrini und Ronco 1996). Auch verweist die Auswertung einer Reihe von Fallkontrollstudien aus Italien auf ein reduziertes Erkrankungsrisiko bei einer Aufnahme von einem oder mehr Äpfeln pro Tag (Gallus et al. 2005). Dabei korrelieren die Menge an täglich verzehrten Äpfeln und die Inzidenz von colorectalen Carcinomen invers (Jedrychowski und Maugeri 2009; Jedrychowski et al. 2010).

Ferner bestätigte zudem die Nurses' Health Study den protektiven Effekt eines hohen Apfelkonsums (Michels et al. 2006). Unter Berücksichtigung von 36.467 Frauen zeigte sich, dass der regelmäßige Verzehr von Äpfeln mit einer signifikant geringeren Prävalenz von Polypen im Darm einhergeht.

11.7 Generelle Empfehlungen zur Verminderung des Krebsrisikos

Durch eine geeignete Lebensweise, insbesondere durch die Beachtung von Ernährungsempfehlungen, kann der Prozess der Krebsentstehung verhindert oder zumindest verlangsamt werden. Der WCRF hat im Jahr 2007 einen auf der Auswertung von über 20.000 wissenschaftlichen Veröffentlichungen basierenden Bericht zum krebspräventiven Potenzial von Lebensmitteln, Ernährung und körperlicher Aktivität vorgelegt (World Cancer Research Fund and American Institute for Cancer Research 2007). Auch die Neubewertung der Zusammenhänge unter Berücksichtigung aktueller Studien durch die Deutsche Gesellschaft für Ernährung (2008) sowie die umfassenden Ergebnisse aus der EPIC-Studie (Gonzalez und Riboli 2010) haben zu keiner prinzipiellen Änderung der Einschätzungen geführt. Es ist davon auszugehen, dass die Umsetzung der nachfolgend aufgeführten Empfehlungen das Risiko, Tumore zu entwickeln, im Mittel der Bevölkerung deutlich reduziert.

1. Übergewicht vermeiden: innerhalb des normalen Körpergewichtsbereiches so schlank wie möglich bleiben!
2. Sport treiben: körperliche Aktivität am besten jeden Tag integrieren!
3. energiereiche Lebensmittel meiden: vor allem auf zuckerhaltige Getränke verzichten!
4. überwiegend pflanzliche Lebensmittel verzehren: mindestens fünf Portionen von verschiedenem Obst und Gemüse je Tag!
5. Verzehr von rotem Fleisch einschränken und konserviertes Fleisch meiden: möglichst weniger als 500 g Fleisch pro Woche essen!
6. Alkoholkonsum begrenzen: wenn überhaupt, dann maximal ein Glas pro Tag für Frauen und zwei Gläser pro Tag für Männer!
7. Salzkonsum einschränken und Verzehr verschimmelter Lebensmittel ausschließen: möglichst wenig gepökelte, gesalzene oder salzige Produkte essen!
8. Verzicht auf Nahrungsergänzungsmittel: wenn keine spezielle Indikation vorliegt, sollte der Nährstoffbedarf ausschließlich durch Lebensmittel gedeckt werden!
9. Mütter sollten ihre Säuglinge möglichst sechs Monate lang stillen: Das schützt Mutter (vermindert das Brustkrebsrisiko) und Kind (stärkt das Immunsystem)!
10. Krebsbetroffene sollten sich im Allgemeinen auch an die Empfehlungen 1 bis 8 halten!

Außerdem kann das Risiko deutlich verringert werden, indem man eine Belastung durch Tabakrauch vermeidet und auch auf andere Tabakerzeugnisse verzichtet.

Literatur

Abdelali H et al. (1995) Antimutagenicity of components of dairy products. *Mutat Res* 331:133–141
Ahmad N et al. (1997) Green tea constituent epigallocatechin-3-gallate and induction of apoptosis and cell cycle arrest in human carcinoma cells. *J Natl Cancer Inst* 89:1881–1886
Alcain FJ, Buron MI (1994) Ascorbate on cell growth and differentiation. *J Bioenerg Biomembr* 26:393–398
Anand P et al. (2008) Cancer is a preventable disease that requires major lifestyle changes. *Pharm Res* 25:2097–2116
Appleton GV et al. (1987) Inhibition of intestinal carcinogenesis by dietary supplementation with calcium. *Br J Surg* 74:523–525
Arab L (2010) Epidemiologic evidence on coffee and cancer. *Nutr Cancer* 62:271–283
Arimochi H et al. (1997) Effect of intestinal bacteria on formation of azoxymethane-induced aberrant crypt foci in the rat colon. *Biochem Biophys Res Commun* 238:753–757
Arts IC et al. (2001) Catechin intake and associated dietary and lifestyle factors in a representative sample of Dutch men and women. *Eur J Clin Nutr* 55:76–81
Arts IC et al. (2002) Dietary catechins and cancer incidence: the Iowa Women's Health Study. *IARC Sci Publ* 156:353–355
Aso Y et al. (1995) Preventive effect of a *Lactobacillus casei* preparation on the recurrence of superficial bladder cancer in a double-blind trial. BLP Study Group. *Eur Urol* 27:104–109
Aso Y, Akazan H (1992) Prophylactic effect of a Lactobacillus casei preparation on the recurrence of superficial bladder cancer. BLP Study Group. *Urol Int* 49:125–129
Athar M et al. (2007) Resveratrol: a review of preclinical studies for human cancer prevention. *Toxicol Appl Pharmacol* 224:274–283
Barth SW et al. (2007) Cloudy apple juice is more effective than apple polyphenols and an apple juice derived cloud fraction in a rat model of colon carcinogenesis. *J Agric Food Chem* 55:1181–1187
Barth SW et al. (2005) Cloudy apple juice decreases DNA damage, hyperproliferation and aberrant crypt foci development in the distal colon of DMH-initiated rats. *Carcinogenesis* 26:1414-–1421
Bauer-Marinovic M et al. (2006) Dietary resistant starch type 3 prevents tumor induction by 1,2-dimethylhydrazine and alters proliferation, apoptosis and dedifferentiation in rat colon. *Carcinogenesis* 27:p. 1849–1859
Beyer-Sehlmeyer G et al. (2003) Butyrate is only one of several growth inhibitors produced during gut flora-mediated fermentation of dietary fibre sources. *Br J Nutr* 90:1057–1070
Bingham S (2006) The fibre-folate debate in colo-rectal cancer. *Proc Nutr Soc* 65:19–23
Bingham S et al. (2003) Dietary fibre in food and protection against colorectal cancer in the European Prospective Investigation into Cancer and Nutrition (EPIC): an observational study. *Lancet* 361:1496–1501
Bingham S et al. (2005) Is the association with fiber from foods in colorectal cancer confounded by folate intake? *Cancer Epidemiol Biomarkers Prev* 14:1552–1556
Blot WJ et al. (1996) Tea and cancer: a review of the epidemiological evidence. *Eur J Cancer Prev* 5:425–438
Bolognani F et al. (1997) Influence of carcinogen binding by lactic acid-producing bacteria on tissue distribution and in vivo mutagenicity of dietary carcinogens. *Food Chem Toxicol* 35:535–545
Bonithon-Kopp C et al. (2000) Calcium and fibre supplementation in prevention of colorectal adenoma recurrence: a randomised intervention trial. European Cancer Prevention Organisation Study Group. *Lancet* 356:1300–1306
Bonkovsky HL (2006) Hepatotoxicity associated with supplements containing Chinese green tea (*Camellia sinensis*). *Ann Intern Med* 144:68–71
Boocock DJ et al. (2007) Phase I dose escalation pharmacokinetic study in healthy volunteers of resveratrol, a potential cancer chemopreventive agent. *Cancer Epidemiol Biomarkers Prev* 16:1246–1252
Borowicki A et al. (2009) Fermentation supernatants of wheat (*Triticum aestivum* L.) aleurone beneficially modulate cancer progression in human colon cells. *J Agric Food Chem* 58:2001–2007
Bravi F et al. (2009) Coffee drinking and endometrial cancer risk: a metaanalysis of observational studies. *Am J Obstet Gynecol* 200:130–135

Buddington RK et al. (1996) Dietary supplement of neosugar alters the fecal flora and decreases activities of some reductive enzymes in human subjects. *Am J Clin Nutr* 63:709–716
Burn J et al. (2008) Effect of aspirin or resistant starch on colorectal neoplasia in the Lynch syndrome. *N Engl J Med* 359:2567–2578
Cabanillas F (2010) Vitamin C and cancer: what can we conclude–1,609 patients and 33 years later? *P R Health Sci J* 29:215–217
Cao Y, Cao R (1999) Angiogenesis inhibited by drinking tea. *Nature* 398:381
Capurso G et al. (2006) Probiotics and the incidence of colorectal cancer: when evidence is not evident. *Dig Liver Dis* 38 Suppl 2:S277–S282
Carbo N et al. (1999) Resveratrol, a natural product present in wine, decreases tumour growth in a rat tumour model. *Biochem Biophys Res Commun* 254:739–743
Carroll C et al. (2010) Supplemental calcium in the chemoprevention of colorectal cancer: a systematic review and meta-analysis. *Clin Ther* 32:789–803
Catani MV et al. (2002) Ascorbate up-regulates MLH1 (Mut L homologue-1) and p73: implications for the cellular response to DNA damage. *Biochem J* 364:441–447
Challa A et al. (1997) Bifidobacterium longum and lactulose suppress azoxymethane-induced colonic aberrant crypt foci in rats. *Carcinogenesis* 18:517–521
Cho E et al. (2004) Dairy foods, calcium, and colorectal cancer: a pooled analysis of 10 cohort studies. *J Natl Cancer Inst* 96:1015–1022
Clark LC et al. (1996) Effects of selenium supplementation for cancer prevention in patients with carcinoma of the skin. A randomized controlled trial. Nutritional Prevention of Cancer Study Group. *JAMA* 276:1957–1963
Combs GF Jr, Gray WP (1998) Chemopreventive agents: selenium. *Pharmacol Ther* 79:179–192
Commane DM et al. (2005) Effects of fermentation products of pro- and prebiotics on trans-epithelial electrical resistance in an in vitro model of the colon. *Nutr Cancer* 51:102–109
Cooke MS et al. (1998) Novel repair action of vitamin C upon in vivo oxidative DNA damage. *FEBS Lett* 439:363–367
Corpet DE, Pierre F (2003) Point: From animal models to prevention of colon cancer. Systematic review of chemoprevention in min mice and choice of the model system. *Cancer Epidemiol Biomarkers Prev* 12:391–400
Corpet DE, Pierre F (2005) How good are rodent models of carcinogenesis in predicting efficacy in humans? A systematic review and meta-analysis of colon chemoprevention in rats, mice and men. *Eur J Cancer* 41:1911–1922
Coulter ID et al. (2006) Antioxidants vitamin C and vitamin e for the prevention and treatment of cancer. *J Gen Intern Med* 21:735–744
Deneo-Pellegrini H et al. (1996) Vegetables, fruits, and risk of colorectal cancer: a case-control study from Uruguay. *Nutr Cancer* 25:297–304
DGE (2008) Ernährungsbericht 2008. Deutsche Gesellschaft für Ernährung, Medienservice, Bonn
Di MP et al. (1990) Carotenoids, tocopherols and thiols as biological singlet molecular oxygen quenchers. *Biochem Soc Trans* 18:1054–1056
Ding XZ, Adrian TE (2002) Resveratrol inhibits proliferation and induces apoptosis in human pancreatic cancer cells. *Pancreas* 25:e71–e76
Doll R, Peto R (1981) The causes of cancer: Quantitative estimates of avoidable risks of cancer in the United States today. *J Natl Cancer Inst* 66:1191–1308
Duarte TL, Lunec J (2005) Review: When is an antioxidant not an antioxidant? A review of novel actions and reactions of vitamin C. *Free Radic Res* 39:671–686
Duffield-Lillico AJ et al. (2003) Selenium supplementation, baseline plasma selenium status and incidence of prostate cancer: an analysis of the complete treatment period of the Nutritional Prevention of Cancer Trial. *BJU Int* 91:608–612
Ebert MN et al. (2003) Expression of glutathione S-transferases (GSTs) in human colon cells and inducibility of GSTM2 by butyrate. *Carcinogenesis* 24:1637–1644
Ellinger S et al. (2006) Tomatoes, tomato products and lycopene in the prevention and treatment of prostate cancer: do we have the evidence from intervention studies? *Curr Opin Clin Nutr Metab Care* 9:722–727
Englyst KN et al. (2007) Nutritional characterization and measurement of dietary carbohydrates. *Eur J Clin Nutr* 61:S19–S39
Escarpa A, Gonzalez MC (1998) High-performance liquid chromatography with diode-array detection for the determination of phenolic compounds in peel and pulp from different apple varieties. *J Chromatogr A* 823:331–337

Femia AP et al. (2002) Antitumorigenic activity of the prebiotic inulin enriched with oligofructose in combination with the probiotics *Lactobacillus rhamnosus* and *Bifidobacterium lactis* on azoxymethane-induced colon carcinogenesis in rats. *Carcinogenesis* 23:1953–1960

Forschungskreis der Ernährungsindustrie e.V. (2006) Einfluss von Sorte und Herstellungsverfahren auf veränderungen in wertgebenden Aromastoffen von Apfelsäften. Schlussbericht. FEI, Bonn

Fresco P et al. (2006) New insights on the anticancer properties of dietary polyphenols. *Med Res Rev* 26:747–766

Galati G et al. (2006) Cellular and in vivo hepatotoxicity caused by green tea phenolic acids and catechins. *Free Radic Biol Med* 40:570–580

Gallaher DD, Khil J (1999) Effects of synbiotics on colon carcinogenesis in rats. *J Nutr* 129:1483S–1487S

Gallus S et al. (2005) Does an apple a day keep the oncologist away? *Ann Oncol* 16:1841–1844

Garcia-Closas R et al. (1998) Intake of specific carotenoids and flavonoids and the risk of lung cancer in women in Barcelona, Spain. *Nutr Cancer* 32:154–158

Gaziano JM et al. (2009) Vitamins E and C in the prevention of prostate and total cancer in men: the Physicians' Health Study II randomized controlled trial. *JAMA* 301:52–62

George SM et al. (2009) Fruit and vegetable intake and risk of cancer: a prospective cohort study. *Am.J Clin Nutr* 89:347-–353

Gibson TM et al. (2010) Epidemiological and clinical studies of nutrition. *Semin Oncol* 37:282–296

Giovannucci E (2002) Epidemiologic studies of folate and colorectal neoplasia: a review. *J Nutr* 132:2350S–2355S

Giovannucci E et al. (1998) Multivitamin use, folate, and colon cancer in women in the Nurses' Health Study. *Ann Intern Med* 129:517–524

Glei M et al. (2005) Assessment of DNA damage and its modulation by dietary and genetic factors in smokers using the Comet assay: a biomarker model. *Biomarkers* 10:203–217

Glei M et al. (2006) Both wheat (Triticum aestivum) bran arabinoxylans and gut flora-mediated fermentation products protect human colon cells from genotoxic activities of 4-hydroxynonenal and hydrogen peroxide. *J Agric Food Chem* 54:2088–2095

Glei M et al. (2003) Initial in vitro toxicity testing of functional foods rich in catechins and anthocyanins in human cells. Toxicol. *In Vitro* 17:723–729

Glynn SA, Albanes D (1994) Folate and cancer: a review of the literature. *Nutr Cancer* 22:101–119

Goldin BR, Gorbach SL (1980) Effect of *Lactobacillus acidophilus* dietary supplements on 1,2-dimethylhydrazine dihydrochloride-induced intestinal cancer in rats. *J Natl Cancer Inst* 64:263–265

Goldin BR et al. (1996) The effect of *Lactobacillus* GG on the initiation and promotion of DMH-induced intestinal tumors in the rat. *Nutr Cancer* 25:197–204

Gonzalez CA., Riboli E (2010) Diet and cancer prevention: Contributions from the European Prospective Investigation into Cancer and Nutrition (EPIC) study. *Eur J Cancer* 46:2555–2562

Gosse F et al. (2005) Chemopreventive properties of apple procyanidins on human colon cancer-derived metastatic SW620 cells and in a rat model of colon carcinogenesis. *Carcinogenesis* 26:1291–1295

Grau MV et al. (2003) Vitamin D, calcium supplementation, and colorectal adenomas: results of a randomized trial. *J Natl Cancer Inst* 95:1765–1771

Grau MV et al. (2007) Prolonged effect of calcium supplementation on risk of colorectal adenomas in a randomized trial. *J Natl Cancer Inst* 99:129–136

Gullett NP et al. (2010) Cancer prevention with natural compounds. *Semin Oncol* 37:258–281

Guyot S et al. (2003) Variability of the polyphenolic composition of cider apple (Malus domestica) fruits and juices. *J Agric Food Chem* 51:6240–6247

Hanahan D, Weinberg RA (2000) The hallmarks of cancer. *Cell* 100:57–70

Hayatsu H et al. (1985) Mutagenicity of human urine caused by ingestion of fried ground beef. *Japan J Cancer Res* 76:445–448

Heilbrun LK et al. (1986) Black tea consumption and cancer risk: a prospective study. *Br J Cancer* 54:677–683

Hennekens CH et al. (1996) Lack of effect of long-term supplementation with beta carotene on the incidence of malignant neoplasms and cardiovascular disease. *N Engl J Med* 334:1145–1149

Holst B, Williamson G (2008) Nutrients and phytochemicals: from bioavailability to bioefficacy beyond antioxidants. *Curr Opin Biotechnol* 19:73–2

Hong WK, Sporn MB (1997) Recent advances in chemoprevention of cancer. *Science* 278:1073–1078

Horie H et al. (2003) Probiotic mixture decreases DNA adduct formation in colonic epithelium induced by the food mutagen 2-amino-9H-pyrido(2,3-b)indole in a human flora associated mouse model. *Eur J Cancer Prev*12:101–107

Hosoda M et al. (1992) Studies on antimutagenic effects of milk cultured with lactic acid bacteria on Trp-P2-induced mutagenicity to TA98 strain of *Salmonella thyphimurium*. *J Dairy Res* 59:543–549
Huber WW, Parzefall W (2005) Modification of N-acetyltransferases and glutathione S-transferases by coffee components: possible relevance for cancer risk. *Methods Enzymol* 401:307–341
Huber WW et al. (2008) Effects of coffee and its chemopreventive components kahweol and cafestol on cytochrome P450 and sulfotransferase in rat liver. *Food Chem Toxicol* 46:1230–1238
Hughes R, Rowland IR (2001) Stimulation of apoptosis by two prebiotic chicory fructans in the rat colon. *Carcinogenesis* 22:43–47
IARC Working Group on the Evaluation of Carcinogenic Risks to Humans (1991) Coffee, tea,mate, methylxanthines and methylglyoxal. *IARC Monogr Eval Carcinog Risks Hum* 51:1–513
Inoue M et al. (2001) Regular consumption of green tea and the risk of breast cancer recurrence: follow-up study from the Hospital-based Epidemiologic Research Program at Aichi Cancer Center (HERPACC), Japan. *Cancer Lett* 167:175–182
Irigaray P et al. (2007) Lifestyle-related factors and environmental agents causing cancer: an overview. *Biomed Pharmacother* 61:640–658
Ishikawa H et al. (2005) Randomized trial of dietary fiber and *Lactobacillus casei* administration for prevention of colorectal tumors. Int J Cancer 116:p. 762-767
Iyer R, Tomar SK (2009) Folate: a functional food constituent. *J Food Sci* 74:R114–R122
Jang M et al. (1997) Cancer chemopreventive activity of resveratrol, a natural product derived from grapes. *Science* 275:218–220
Je Y et al. (2009) Coffee consumption and risk of colorectal cancer: a systematic review and meta-analysis of prospective cohort studies. *Int J Cancer* 124:1662–1668
Jedrychowski W, Maugeri U (2009) An apple a day may hold colorectal cancer at bay: recent evidence from a case-control study. *Rev Environ Health* 24:59–74
Jedrychowski W et al. (2010) Case-control study on beneficial effect of regular consumption of apples on colorectal cancer risk in a population with relatively low intake of fruits and vegetables. *Eur J Cancer Prev* 19:42–47
Ji BT et al. (1996) The influence of cigarette smoking, alcohol, and green tea consumption on the risk of carcinoma of the cardia and distal stomach in Shanghai, China. *Cancer* 77:2449–2457
Jones JR et al. (2006) Dietary reference intakes: implications for fiber labeling and consumption: a summary of the International Life Science Institute North America Fiber Workshop. *Nutr Rev* 64:31–38
Jung YD, Ellis LM (2001) Inhibition of tumour invasion and angiogenesis by epigallocatechin gallate (EGCG), a major component of green tea. *Int J Exp Pathol* 82:309–316
Kahle K et al. (2005) Polyphenol profiles of apple juices. *Mol Nutr Food Res* 49:797–806
Kavanaugh CJ et al. (2007) The U.S. Food and Drug Administration's evidence-based review for qualified health claims: tomatoes, lycopene, and cancer. *J Natl Cancer Inst* 99:1074–1085
Kesse E et al. (2005) Dietary calcium, phosphorus, vitamin D, dairy products and the risk of colorectal adenoma and cancer among French women of the E3N-EPIC prospective study. *Int J Cancer* 117:137–144
Key J et al. (2006) Meta-analysis of studies of alcohol and breast cancer with consideration of the methodological issues. *Cancer Causes Control* 17:759–770
Key TJ et al. (2007) Plasma carotenoids, retinol, and tocopherols and the risk of prostate cancer in the European Prospective Investigation into Cancer and Nutrition study. *Am J Clin Nutr* 86:672–681
Klinder A et al. (2004) Gut fermentation products of inulin-derived prebiotics beneficially modulate markers of tumour progression in human colon tumour cells. *Int J Cancer Prev* 1:19–32
Knekt P et al. (2002) Flavonoid intake and risk of chronic diseases. *Am J Clin Nutr* 76:560–568
Komatsu K et al. (1997) Inhibitory action of (-)-epigallocatechin gallate on radiation-induced mouse oncogenic transformation. *Cancer Lett* 112:135–139
Konings EJ et al. (2001) Folate intake of the Dutch population according to newly established liquid chromatography data for foods. *Am J Clin Nutr* 73:765–776
Koo M, Rao AV (1991) Long-term effect of bifidobacteria and neosugar on precursor lesions of colonic cancer in CF1 mice. *Nutr Cancer* 16:249–257
Kunnumakkara AB et al. (2009) DNA Damage and Cancer Chemoprevention by Polyphenols. In: Knasmuller S et al. (Hrsg) Chemoprevention of Cancer and DNA Damage by Dietary Factors. Wiley-Backwell
Kuroda Y, Hara Y (1999) Antimutagenic and anticarcinogenic activity of tea polyphenols. *Mutat Res* 436:69-97
Kushi LH et al. (2006) American Cancer Society Guidelines on Nutrition and Physical Activity for cancer prevention: reducing the risk of cancer with healthy food choices and physical activity. *CA Cancer J Clin* 56:254–281

Le Leu RK et al. (2002) Effects of resistant starch and nonstarch polysaccharides on colonic luminal environment and genotoxin-induced apoptosis in the rat. *Carcinogenesis* 23:713–719

Le Leu RK et al. (2003) Effect of resistant starch on genotoxin-induced apoptosis, colonic epithelium, and lumenal contents in rats. *Carcinogenesis* 24:1347–1352

Lee JE et al. (2009) Intakes of fruit, vegetables, and carotenoids and renal cell cancer risk: a pooled analysis of 13 prospective studies. *Cancer Epidemiol Biomarkers Prev* 18:1730–1739

Lidbeck A et al. (1992) Effect of *Lactobacillus acidophilus* supplements on mutagen excretion in faeces and urine in humans. *Microb Ecol Health Dis* 5:59–67

Lim BK et al. (2002) Chemopreventive effect of *Lactobacillus rhamnosus* on growth of a subcutaneously implanted bladder cancer cell line in the mouse. *Jpn J Cancer Res* 93:36–41

Lin J et al. (2005) Dietary intakes of fruit, vegetables, and fiber, and risk of colorectal cancer in a prospective cohort of women (United States). *Cancer Causes Control* 16:225–233

Liu JD et al. (2001) Inhibition of melanoma growth and metastasis by combination with (-)-epigallocatechin-3-gallate and dacarbazine in mice. *J Cell Biochem* 83:631–642

Manach C et al. (2004) Polyphenols: food sources and bioavailability. *Am J Clin Nutr* 79:727–747

Mannisto S et al. (2004) Dietary carotenoids and risk of lung cancer in a pooled analysis of seven cohort studies. *Cancer Epidemiol Biomarkers Prev* 13:40–48

Martinez ME, Jacobs ET (2007) Calcium supplementation and prevention of colorectal neoplasia: lessons from clinical trials. *J Natl Cancer Inst* 99:p. 99–100

Mayne ST et al. (1996) Beta-Carotene and lung cancer promotion in heavy smokers - a plausible relationship? *J Natl Cancer Inst* 88:1513–1515

McIntosh GH et al. (1999) A probiotic strain of L. acidophilus reduces DMH-induced large intestinal tumors in male Sprague-Dawley rats. *Nutr Cancer* 35:153–159

Menegaux F et al. (2005) Maternal coffee and alcohol consumption during pregnancy, parental smoking and risk of childhood acute leukaemia. *Cancer Detect Prev* 29:487–493

Mennen LI et al. (2005) Risks and safety of polyphenol consumption. *Am J Clin Nutr* 81:326S–329S

Michels KB et al. (2005a) Fiber intake and incidence of colorectal cancer among 76,947 women and 47,279 men. *Cancer Epidemiol Biomarkers Prev* 14:842–849

Michels KB et al. (2006) Fruit and vegetable consumption and colorectal adenomas in the Nurses' Health Study. *Cancer Res* 66:3942–3953

Michels KB et al. (2005b) Coffee, tea, and caffeine consumption and incidence of colon and rectal cancer. *J Natl Cancer Inst* 97:282–292

Muto S et al. (1999) Inhibition of benzo[a]pyrene-induced mutagenesis by (-)-epigallocatechin gallate in the lung of rpsL transgenic mice. *Carcinogenesis* 20:421–424

Nakanishi S et al. (2003) Effects of high amylose maize starch and *Clostridium butyricum* on metabolism in colonic microbiota and formation of azoxymthane-induced aberrant crypt foci in the rat colon. *Microbiol Immunol* 47:951–958

Nehlig A, Debry G (1994) Potential genotoxic, mutagenic and antimutagenic effects of coffee: a review. *Mutat Res* 317:145–162

Newmark HL et al. (1984) Colon cancer and dietary fat, phosphate, and calcium: a hypothesis. *J Natl Cancer Inst* 72:1323–1325

O'Brien MM et al. (2001) The North/South Ireland Food Consumption Survey: vitamin intakes in 18-64-year-old adults. *Public Health Nutr* 4:1069–1079

Oberreuther-Moschner D et al. (2004) Dietary intervention with the probiotics *Lactobacillus acidophilus* 145 and *Bifidobacterium longum* 913 modulates the potential of human faecal water to induce damage in HT29clone19A cells. *Br J Nutr* 91:925–932

Ohashi Y et al. (2002) Habitual intake of lactic acid bacteria and risk reduction of bladder cancer. *Urol Int* 68:273–80

Omenn GS et al. (1996) Effects of a combination of beta carotene and vitamin A on lung cancer and cardiovascular disease. *N Engl J Med* 334:1150–1155

Park CH et al. (2010) Coffee consumption and risk of prostate cancer: a meta-analysis of epidemiological studies. *BJU Int* 106:762–769

Park Y et al. (2009) Dairy food, calcium, and risk of cancer in the NIH-AARP Diet and Health Study. *Arch Intern Med* 169: 391–401

Peters U et al. (2007) Serum lycopene, other carotenoids, and prostate cancer risk: a nested case-control study in the prostate, lung, colorectal, and ovarian cancer screening trial. *Cancer Epidemiol Biomarkers Prev* 16:962–968

Peters U, Takata Y (2008) Selenium and the prevention of prostate and colorectal cancer. *Mol Nutr Food Res* 52:1261–1272

Peto R et al. (1981) Can dietary beta-carotene materially reduce human cancer rates? *Nature* 290:201–208

Pisters KM et al. (2001) Phase I trial of oral green tea extract in adult patients with solid tumors. *J Clin Oncol* 19:1830–1838

Ponz de Leon M, Roncucci L (1997) Chemoprevention of colorectal tumors: role of lactulose and of other agents. *Scand J Gastroenterol Suppl* 222:72–75

Pool-Zobel BL et al. (1993) Antigenotoxic properties of lactic acid bacteria in the Salmonella typhimurium mutagenicity assay. *Nutr Canc* 20:261–270

Pool-Zobel BL et al. (1996) *Lactobacillus*- and *Bifidobacterium*-mediated antigenotoxicity in colon cells of rats: Prevention of carcinogen-induced damage *in vivo* and elucidation of involved mechanisms. *Nutr Canc* 26:365–380

Provinciali M et al. (2005) Effect of resveratrol on the development of spontaneous mammary tumors in HER-2/neu transgenic mice. *Int J Cancer* 115:36–45

Rafter J et al. (2007) Dietary synbiotics reduce cancer risk factors in polypectomized and colon cancer patients. *Am J Clin Nutr* 85:488–496

Ramos S (2008) Cancer chemoprevention and chemotherapy: dietary polyphenols and signalling pathways. *Mol Nutr Food Res* 52:507–526

Rayman MP (2009) Selenoproteins and human health: insights from epidemiological data. *Biochim Biophys Acta* 1790:1533–1540

Reddy BS (1999) Possible mechanisms by which pro- and prebiotics influence colon carcinogenesis and tumor growth. *J Nutr* 129:1478S–1482S

Renaud S., de Lorgeril M (1993) The French paradox: dietary factors and cigarette smoking-related health risks. *Ann N Y Acad Sci* 686:299–309

Renner HW, Münzner R (1991) The possible role of probiotics as dietary antimutagens. *Mutation Res* 262:239–245

RKI (2010) Krebs in Deutschland 2005/2006, Häufigkeiten und Trends. Robert Koch-Institut, Berlin

Rock CL (2007) Primary dietary prevention: is the fiber story over? *Recent Results Cancer Res* 174:171–177

Rodriguez C et al. (2003) Calcium, dairy products, and risk of prostate cancer in a prospective cohort of United States men. *Cancer Epidemiol Biomarkers Prev* 12:597–603

Rowland IR et al. (1998) Effect of Bifidobacterium longum and inulin on gut bacterial metabolism and carcinogen-induced aberrant crypt foci in rats. *Carcinogenesis* 19:281–285

Rowland IR, Tanaka R (1993) The effects of transgalactosylated oligosaccharides on gut flora metabolism in rats associated with a human faecal microflora. *J Appl Bacteriol* 74:667–674

Sansbury LB et al. (2009) The effect of strict adherence to a high-fiber, high-fruit and -vegetable, and low-fat eating pattern on adenoma recurrence. *Am J Epidemiol* 170:576–584

Sasaki YF et al. (1993) The clastogen-suppressing effects of green tea, Po-lei tea and Rooibos tea in CHO cells and mice. *Mutat Res* 286:221–232

Sato Y et al. (2005) Fruit and vegetable consumption and risk of colorectal cancer in Japan: The Miyagi Cohort Study. *Public Health Nutr* 8:309–314

Sauer J et al. (2007) Physiological concentrations of butyrate favorably modulate genes of oxidative and metabolic stress in primary human colon cells. J.Nutr.Biochem. 18:p. 736-745

Scalbert A et al. (2005) Dietary polyphenols and the prevention of diseases. *Crit Rev Food Sci Nutr* 45:287–306

Scharlau D et al. (2009) Mechanisms of primary cancer prevention by butyrate and other products formed during gut flora-mediated fermentation of dietary fibre. *Mutat Res* 682:39–53

Schatzkin A et al. (2007) Dietary fiber and whole-grain consumption in relation to colorectal cancer in the NIH-AARP Diet and Health Study. *Am J Clin Nutr* 85:1353–1360

Schatzkin A et al. (2008) Prospective study of dietary fiber, whole grain foods, and small intestinal cancer. *Gastroenterology* 135:1163–1167

Seifert S, Watzl B (2007) Inulin and oligofructose: a review of experimental data on immune modulation. *J Nutr* 137:2563S–2567S

Shahani KM, Ayebo AD (1980) Role of dietary lactobacilli in gastrointestinal microecology. *Am J Clin Nutr* 33:2448–2457

Silvi S et al. (1999) Resistant starch modifies gut microflora and microbial metabolism in human flora-associated rats inoculated with faeces from Italian and UK donors. *J Appl Microbiol* 86:521–530

Stadler RH et al. (1994) The inhibitory effects of coffee on radical-mediated oxidation and mutagenicity. *Mutat Res* 308:177–190
Stein K et al. (2010) Fermented wheat aleurone induces enzymes involved in detoxification of carcinogens and in antioxidative defence in human colon cells. *Br J Nutr* 104:1–11
Su LJ, Arab L (2002) Tea consumption and the reduced risk of colon cancer – results from a national prospective cohort study. *Public Health Nutr* 5:419–425
Sun CL et al. (2002) Urinary tea polyphenols in relation to gastric and esophageal cancers: a prospective study of men in Shanghai, China. *Carcinogenesis* 23:1497–1503
Surh Y-J (2003) Cancer chemoprevention with dietary phytochemicals. *Nat Rev Cancer* 3:768–780
Svilaas A et al. (2004) Intakes of antioxidants in coffee, wine, and vegetables are correlated with plasma carotenoids in humans. *J Nutr* 134:562–567
Takahashi T et al. (2001) Antitumor effects of the intravesical instillation of heat killed cells of the *Lactobacillus casei* strain Shirota on the murine orthotopic bladder tumor MBT-2. *J Urol* 166:2506–2511
Tavani A, La VC (2000) Coffee and cancer: a review of epidemiological studies, 1990–1999. *Eur J Cancer Prev* 9:241–256
Terry P et al. (2001) Fruit, vegetables, dietary fiber, and risk of colorectal cancer. *J Natl Cancer Inst* 93:525–533
The Alpha Tocopherol, Beta-carotene Cancer Prevention Study Group (1994) The effect of vitamin E and beta carotene on the incidence of lung cancer and other cancers in male smokers. *N Engl J Med* 330:1029–1035
Thielen C et al. (2004) Polyphenole in Äpfeln: Verteilung von Polyphenolen im Apfelgewebe und Vergleich der Frucht mit Apfelsaft. *Dtsch Lebensmitt Rundsch* 100:389–398
Thompson JR et al. (2001) Maternal folate supplementation in pregnancy and protection against acute lymphoblastic leukaemia in childhood: a case-control study. *Lancet* 358:1935–1940
Trottier G et al. (2010) Nutraceuticals and prostate cancer prevention: a current review. *Nat Rev Urol* 7:21–30
Tsubono Y et al. (2005) No association between fruit or vegetable consumption and the risk of colorectal cancer in Japan. *Br J Cancer* 92:1782–1784
van Dam RM (2008) Coffee consumption and risk of type 2 diabetes, cardiovascular diseases, and cancer. *Appl Physiol Nutr Metab* 33:1269–1283
Van Der Sluis AA et al. (2002) Activity and concentration of polyphenolic antioxidants in apple juice. 1. Effect of existing production methods. *J Agric Food Chem* 50:7211–7219
Van GB et al. (2006) Low folate levels may protect against colorectal cancer. *Gut* 55:1461–1466
Verband der deutschen Fruchtsaftindustrie e.V. (2005) Apfelsaft in aller Munde. VdF, Bonn
Verghese M et al. (2002a) Dietary inulin suppresses azoxymethane-induced preneoplastic aberrant crypt foci in mature Fisher 344 rats. *J Nutr* 132:2804–2808
Verghese M et al. (2002b) Dietary inulin suppresses azoxymethane-induced aberrant crypt foci and colon tumors at the promotion stage in young Fisher 344 rats. *J Nutr* 132:2809–2813
Virtamo J et al. (2003) Incidence of cancer and mortality following alpha-tocopherol and beta-carotene supplementation: a postintervention follow-up. *JAMA* 290:476–485
Vrhovsek U et al. (2004) Quantitation of polyphenols in different apple varieties. *J Agric Food Chem* 52:p. 6532–6538
Wakai K et al. (2006) Dietary risk factors for colon and rectal cancers: a comparative case-control study. *J Epidemiol* 16:125–135
Wallace K et al. (2004) Effect of calcium supplementation on the risk of large bowel polyps. *J Natl Cancer Inst* 96:921–925
Wang ZY et al. (1992) Inhibitory effect of green tea in the drinking water on tumorigenesis by ultraviolet light and 12-O-tetradecanoylphorbol-13-acetate in the skin of SKH-1 mice. *Cancer Res* 52:1162–1170
Whitsett T et al. (2006) Resveratrol, but not EGCG, in the diet suppresses DMBA-induced mammary cancer in rats. *J Carcinog* 5:15
WHO (2007) The World Health Organization's fight against cancer: strategies that prevent, cure and care. WHO Library Cataloguing-in-Publication Data. World Health Organization, Genf
Wijnands MV et al. (1999) A comparison of the effects of dietary cellulose and fermentable galacto-oligosaccharide, in a rat model of colorectal carcinogenesis: fermentable fibre confers greater protection than non-fermentable fibre in both high and low fat backgrounds. *Carcinogenesis* 20:651–656
Wijnands MV et al. (2001) Effect of dietary galacto-oligosaccharides on azoxymethane-induced aberrant crypt foci and colorectal cancer in Fischer 344 rats. *Carcinogenesis* 22:127–132
Willett WC (2000) Diet and cancer. *Oncologist* 5:393–404
Willett WC (2008a) Nutrition and cancer: the search continues. *Nutr Cancer* 60:557–559

Willett WC (2008b) Overview and perspective in human nutrition. *Asia Pac J Clin Nutr* 17 Suppl 1:1–4

Willis MS, Wians FH (2003) The role of nutrition in preventing prostate cancer: a review of the proposed mechanism of action of various dietary substances. *Clin Chim Acta* 330:57-83

Wood LD et al. (2007) The genomic landscapes of human breast and colorectal cancers. *Science* 318:1108–1113

World Cancer Research Fund and American Institute for Cancer Research (1997) Food, nutrition and the prevention of cancer: a global perspective. AICR, Washington DC

World Cancer Research Fund and American Institute for Cancer Research (2007) Food, nutrition, physical activity, and the prevention of cancer: a global perspective. AICR, Washington DC

World Cancer Research Fund and American Institute for Cancer Research (2012) Online-update Food, nutrition, physical activity, and the prevention of cancer: a global perspective. AICR, Washington DC http://www.dietandcancerreport.org/cup/current_progess/colorectal_cancer.php (letzter Zugriff: 02.09.2012)

Yang CS et al. (2008) Cancer prevention by tea and tea polyphenols. *Asia Pac J Clin Nutr* 17 Suppl 1:245–248

Yang CS, Wang ZY (1993) Tea and cancer. *J Natl Cancer Inst* 85:1038–1049

Zhang XB, Ohta Y (1991) Binding of mutagens by fractions of the cell wall skeleton of lactic acid bacteria on mutagens. *J Dairy Sci* 74:1477–1481

Zhang XB, Ohta Y (1993) Microorganisms in the gastrointestinal tract of the rat prevent absorption of the mutagen-carcinogen 3-amino-1,4-dimethyl-5H-pyrido(4,3-b)indole. *Can J Microbiol* 39:841–845

Knochengesundheit

Hans Bröll

12.1 Einleitung

Die Festigkeit und somit die Tragfähigkeit des knöchernen Skeletts wird durch eine Vielzahl von Faktoren bestimmt. Neben Risikofaktoren, die nicht beeinflusst werden können, wie:
- Geschlecht,
- ethnische Zugehörigkeit,
- Körperbau und
- genetische Disposition,

stellen der Lebensstil und die Ernährungsgewohnheiten wesentliche Faktoren im Rahmen der physiologischen Knochenremodellierung dar.

Daneben kommt dem Bewegungsverhalten sowie dem Zigaretten- und Alkoholkonsum eine zentrale Bedeutung zu. Die häufigste metabolische Knochenerkrankung, die Osteoporose, die einen enormen sozialmedizinischen und sozialökonomischen Aspekt besitzt, kann wesentlich präventiv beeinflusst werden (◘ Abb. 12.1).

Die National Osteoporosis Foundation (NOF) berechnete 2002 einen extremen Anstieg der Osteoporose in den USA wie aus ◘ Abb. 12.1 hervorgeht. Demnach wurde ein Anstieg der Zahl an Osteoporosepatienten von 10,1 Millionen im Jahre 2002 auf 13,9 Millionen im Jahre 2020 hochgerechnet (National Osteoporosis Foundation 2002).

Epidemiologen berichten in einer bevölkerungsbasierten Studie, dass die definierten Kriterien der Osteoporose (Knochendichte um mehr als zwei Standardabweichungen unter der mittleren Knochendichte von jungen gesunden Frauen; T-Score) bei 45 % der Teilnehmer an den Messorten Hüfte, Wirbelkörper oder Unterarm vorlagen (Matkovic et al. 1995; Melton et al. 1992). Das Risiko einer Fraktur im Bereich dieser Messorte wird nach dieser Untersuchung für Frauen auf 40 % und für kaukasische Männer auf 13 % hochgerechnet. Basierend auf den ICD-codierten Diagnosen für Osteoporose (M80 und M81) und den osteoporoseassoziierten Frakturen, muss man davon ausgehen, dass im Jahre 2003 in Deutschland 7,8 Millionen Menschen von einer Osteoporose betroffen waren. Insgesamt hatten 4,3 % eine klinische Fraktur erlitten, nur 21,7 % der Patientinnen und Patienten mit Osteoporose wurden therapiert (Haussler et al. 2007; Melton et al. 1992).

Schätzungen gehen davon aus, dass im Jahr 2000 mit 9 Millionen osteoporotischen Frakturen zu rechnen war, darunter 1,6 Millionen Hüftfrakturen, 1,7 Millionen Frakturen des Unterarms und 1,4 Millionen Wirbelkörperfrakturen. Das größte Kollektiv stellt Europa mit 34 % dar (Johnell und Kanis 2006).

Die Inzidenz der Hüftfrakturen unterliegt großen geografischen Unterschieden. Bezogen auf das Alter liegen die Inzidenzraten bei weißen skandinavischen Frauen bedeutend höher als bei Frauen gleichen Alters in Amerika oder Ozeanien. Auch die europäischen Daten variieren bis zum Siebenfachen. Auffällig ist, dass in den städtischen Gebieten die Frakturinzidenz deutlich höher ist als bei der ländlichen Bevölkerung.

Im Hinblick auf die demografischen Daten ist mit einem Anstieg von Hüftfrakturen von geschätzten 1,7 Millionen im Jahr 1990 auf 6,3 Millionen im Jahr 2050 zu rechnen, wobei für Asien die meisten Hüftfrakturen vorausgesagt werden. Die Häufigkeit von Hüftfrakturen nimmt in den meisten Gebieten um 1 bis 3 % jährlich zu, wobei in Europa und der finnischen sowie niederländischen weiblichen Bevölkerung der größte Zuwachs zugeordnet wird (Cummings und Melton 2002). Dieselben Autoren berichten auch, dass die Mortalität bei Frauen nach einer Hüftfraktur im ersten Jahr um 10 bis 20 % steigt. Frauen mit Wirbelkörperfrakturen besitzen ein höheres Mortalitätsrisiko für kardiovaskuläre und pulmonale Erkrankungen.

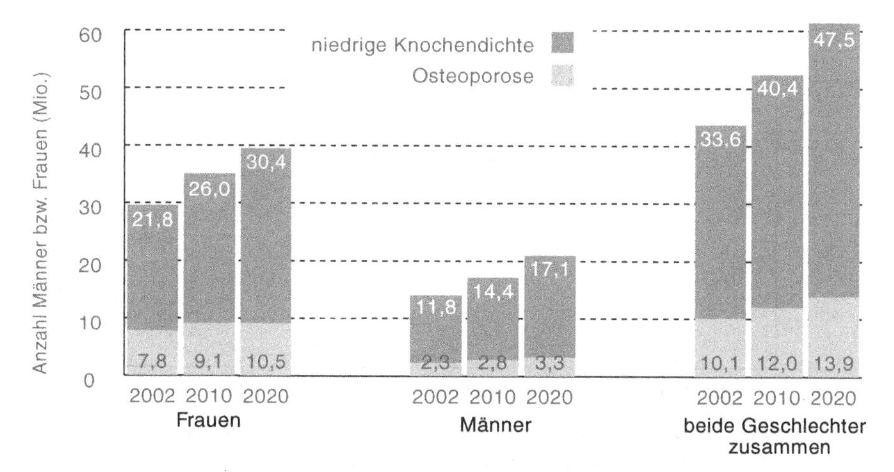

Abb. 12.1 Projizierte Prävalenz von Osteoporose und/oder niedriger Knochendichte bei amerikanischen Frauen und Männern über 50 Jahre. (National Osteoporosis Foundation 2002.)

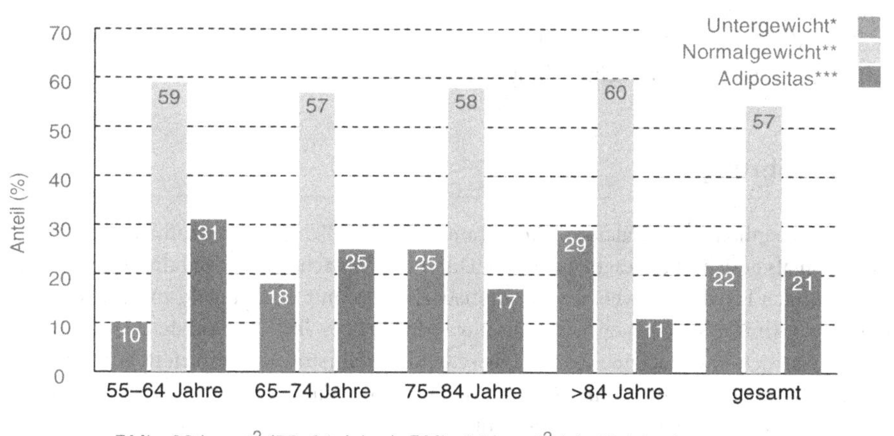

Abb. 12.2 Prävalenz von Unter-, Normal- und Übergewicht bei Wiener Senioren nach Alter. (Elmadfa et al. 2003; Verein Altern mit Zukunft 2006.)

12.2 Lebensstilfaktoren

Wie oben bereits erwähnt, kann eine ungünstige Lebensweise einen beachtlichen Einfluss auf die Knochengesundheit besitzen. Die Zusammenhänge bezüglich Lebensstilfaktoren und der Entwicklung einer Osteoporose sind durch zahlreiche Studien gestützt.

Obwohl Untergewichtigkeit (niedriger BMI) ein Risikofaktor für die Entstehung einer Osteoporose darstellt, spielt sie beim Jugendlichen in den westlichen Industrieländern beim Normalkollektiv keine wesentliche Rolle. Elmadfa et al. (2003) konnten feststellen, dass lediglich bei 1,1 % der männlichen und bei 4,4 % der weiblichen Jugendlichen ein niedriger BMI gemessen wurde. Abb. 12.2 zeigt die Prävalenz von Unter-, Normal- und Übergewicht bei der

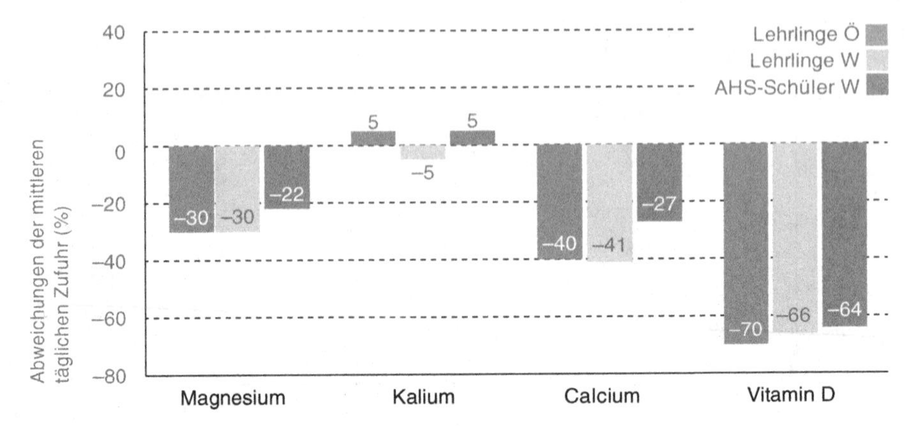

Abb. 12.3 Abweichung der mittleren täglichen Zufuhr an Magnesium, Kalium, Calcium und Vitamin D von den D-A-CH-Referenzwerten bei weiblichen Lehrlingen und AHS-Schülern (15 bis 18 Jahre) aus Wien (W) und Österreich (Ö). (Elmadfa et al. 2003; Elmadfa und Leitzmann 2004.)

älteren Wiener Bevölkerung, aus der geschlossen werden kann, dass mit zunehmendem Alter mit einer Abnahme des Körpergewichts zu rechnen ist. Bei Jugendlichen scheint dies in den westlichen Industrieländern keine sehr große Rolle zu spielen.

12.3 Ernährung

Der Zusammenhang von Calcium und Vitamin D bezüglich Knochenaufbau und Frakturrisiko kann als gesichert angesehen werden. Durch die Tatsache, dass Calcium und Vitamin D in der heutigen Ernährungsweise in den Industrieländern nur ungenügend zugeführt werden, kann eine optimale Knochenentwicklung nur reduziert gewährleistet werden. Das Hauptaugenmerk hat sich in der letzten Zeit auf diese beiden Nährstoffe konzentriert. Auch anderen Nährstoffen wie Proteinen, Zink, Kupfer, Mangan, Bor, Vitamin A, C, K und B-Vitamine, Kalium und Natrium wird im Knochenstoffwechsel eine mehr oder weniger wichtige Rolle zugeschrieben. Es gibt jedoch nur wenige Daten aus physiologischen und klinischen Studien und die vorhandenen Daten sind häufig schwer zu interpretieren (WHO/FAO of the United Nations 2003, 2004).

Unbestritten ist jedoch, dass sowohl Calcium als auch Vitamin D bei Jugendlichen und Erwachsenen im hohen Prozentsatz erniedrigt sind, was für die Knochengesundheit, wie nachfolgend ausgeführt wird, von essenzieller Bedeutung ist (Abb. 12.3). Die niedrigen Magnesiumwerte, die bei Jugendlichen im Gegensatz zu Erwachsenen gefunden wurden, könnten im Hinblick auf die Skelettentwicklung eine Rolle spielen. Konklusive Studien liegen jedoch nicht vor.

12.3.1 Calcium

Im Organismus eines Gesunden sind 97 % des gesamten Calciums im Skelett in Form von unlöslichem Hydroxylapatit gespeichert. Dieses Molekül ist notwendig, um die Festigkeit des

Knochens zu gewährleisten. Der gesunde Knochen unterliegt physiologischen Remodellierungsprozessen, die sich mit einer positiven bzw. ausgeglichenen Bilanz abspielen.

Das von den Osteoblasten zurückgelassene Minus an Knochen wird von den Osteoblasten zunächst über die Vorstufe des Osteoids aufgefüllt, das erst nach Einlagerung von Hydroxylapatit die für den Knochen notwendige Festigkeit erhält.

Der Calciumpool im Knochen hat einen durchschnittlichen Umsatz von fünf bis sechs Jahren und dient neben seiner Stützfunktion auch als Reservoir, auf das der Körper bei geringerer Zufuhr zurückgreifen kann (Elmadfa 2003).

Das extraskelettale Calcium wird für zahlreiche metabolische Prozesse benötigt. Es gelangt durch Absorption aus dem Intestinaltrakt und durch Resorption aus dem Knochen und verlässt die Extrazellulärflüssigkeit durch Ausscheidung über den Gastrointestinaltrakt, die Nieren und die Haut. Dieser Mineralstoff wird im Rahmen der Knochenneubildung dem menschlichen Skelett zur Remodellierung wieder zugeführt. Nach dem US-Department of Health and Human Services spielt die Aufnahme von Calcium eine essenzielle Rolle im Hinblick auf die Knochengesundheit, wobei es je nach Alter eine differente Bedeutung hat.

Eine calciumadäquate Ernährung in der Wachstumsphase führt zu einer optimalen Knochenentwicklung und trägt zum Aufbau einer maximalen Knochenmasse bei. Bei älteren und alten Erwachsenen sollte der Knochenabbau so gering wie möglich gehalten werden, um der Tendenz zur negativen Knochenbilanz entgegenzuwirken. Die Calciumaufnahme sowohl in Kindheit und Jugend als auch im höheren Alter wird als wichtiger präventiver Faktor zur Verhinderung der Osteoporose angesehen. Obwohl die Entwicklung der Osteoporose nicht von Calcium alleine beeinflusst wird, ist eine positive Calciumbilanz für den Knochenaufbau dennoch von Bedeutung, da auch dem Knochenabbau entgegengewirkt wird. Eine dauerhafte Unterversorgung führt zwangsläufig zu einer negativen Knochenbilanz und leistet der Osteoporose Vorschub. Verloren gegangenes Knochengewebe wird nur langsam ersetzt, auch wenn ausreichend Calcium zugeführt wird.

Zufuhr, Aufnahme und Absorption sowie Ausscheidung von Calcium bestimmen die Calciumbilanz. Die Absorption von Calcium ist stark abhängig von der Aufnahme und kann von 70 % auf etwa 35 % bei sehr geringer Calciumaufnahme fallen. Bei den für Industrieländer typischen Aufnahmemengen werden nur 25 % bis max. 30 % des Calciums aus Lebensmitteln absorbiert. Die Absorption von Calcium wird durch Vitamin D gesteigert. Die Abnahme der Calciumabsorption im Alter leistet dem Osteoporoseproblem Vorschub. Des Weiteren kann auch die Bioverfügbarkeit von Calcium vermindert sein, wenn die Ausscheidung über die Nieren erhöht ist. Ein Anstieg kann bei exzessiv proteinreicher Kost, der Aufnahme größerer Mengen an Kochsalz sowie bei exzessivem Alkoholkonsum und einer Störung des Säure/Basen-Gleichgewichts beobachtet werden (Elmadfa 2003).

12.3.2 Calcium und Knochengesundheit in verschiedenen Lebensabschnitten

Bei Kindern und Jugendlichen, die sich im Knochenwachstum befinden, ist eine adäquate Calciumversorgung notwendig. Wie Elmadfa und Leitzmann (2004) berichteten, befinden sich im Körper eines Neugeborenen 25 bis 30 g Calcium. Bei einem Erwachsenem Mann sind es zwischen 900 und 1300 g, bei einer erwachsenen Frau zwischen 750 und 1100 g (D-A-CH [DGE, ÖGE, SGE, SVE] 2000). Etwa 90 % der maximalen Knochenmasse (*bone mineral density*, BMD) wird bis zum Ende der Adoleszenz aufgebaut. Daher ist es individuell von wesent-

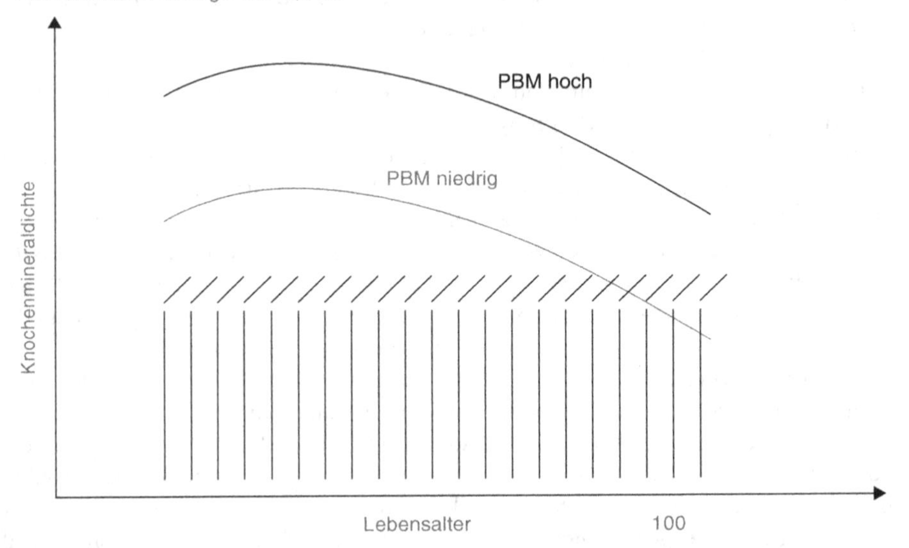

Abb. 12.4 Verlauf der altersbedingten Abnahme der Knochenmineraldichte in Abhängigkeit von der Knochenmasse. PBM, *peak bone mass* (Bröll 1996.)

licher Bedeutung, dass das Knochenkonto in diesem Lebensabschnitt einen möglichst hohen Ausgangswert erreicht.

Obwohl die Empfehlungen für eine tägliche Calciumzufuhr, die für die Knochengesundheit adäquat ist, differieren, ist laut mitteleuropäischen Richtlinien (D-A-CH [DGE, ÖGE, SGE, SVE] 2000) davon auszugehen, dass Kinder und Jugendliche je nach Alter zwischen 600 und 1200 mg Calcium pro Tag zu sich nehmen sollten. Eine zusätzliche Supplementierung mit Calcium bei Kindern hat laut zahlreichen verschiedenen neuen Studien keinen positiven Effekt auf die Knochendichte und Knochenmasse ergeben (Gibson et al. 2004; Juliano-Burns et al. 2006; Winzenberg et al. 2006). All diesen Studien dürfte zugrunde liegen, dass die beurteilten Kinder durch die Calciumaufnahme über die Nahrung alleine schon ausreichend versorgt waren.

Nach Erreichen der maximalen Knochenmasse beginnt der Trend zum kontinuierlichen physiologischen Knochenabbau beim Erwachsenen, der in der Regel 0,5 % pro Jahr beträgt und das ganze Leben lang andauert (Bröll et al. 2006; Warming et al. 2002). Essenziell für die Aufrechterhaltung der Tragfähigkeit des knöchernen Skeletts ist der quantitative Aufbau der maximalen Knochenmasse, die im Allgemeinen um das 30. bis 32. Lebensjahr abgeschlossen ist (Abb. 12.4).

Im mittleren Lebensabschnitt kann eine ausreichende Calciumversorgung den Knochenabbau verlangsamen (Grant et al. 2005). Die länger zurückliegende Metaanalyse von Welton et al. (1995) hat nach wie vor Gültigkeit. Die hat den positiven Effekt auf die Knochendichte bei postmenopausalen Frauen wissenschaftlich gesichert.

Ab der fünften Dekade geht eine unzureichende Calciumzufuhr mit einem erhöhten Osteoporoserisiko einher (Bolland et al. 2010).

Obwohl der Einfluss von Calcium auf die Knochendichte gesichert ist (Dawson-Hughes et al. 1997; Reid et al. 1993; Storm et al. 1998), reicht der Einfluss auf das Frakturrisiko durch Calciumsupplementierung alleine nicht aus, was die Metaanalyse von Shea et al. (2002) aufzeigt.

12.3.3 Vitamin D

Groß angelegte, randomisierte, placebokontrollierte Studien bei Personen im höheren Lebensabschnitt weisen deutlich in die Richtung, dass die Kombination von Calcium mit Vitamin D verabreicht werden muss. Ein signifikanter Effekt auf die Reduktion von Hüftfrakturen und nichtvertebralen Frakturen bei geriatrischen Patienten wurde nachgewiesen. Im Gegensatz dazu konnte bei Patientinnen ab dem 70. Decenium, die mindestens einen Risikofaktor für Osteoporose aufwiesen und mit 1000 mg Calcium und 800 IE Vitamin D supplementiert wurden, keine Reduktion des Frakturrisikos festgestellt werden (Porthouse et al. 2005). Ähnliche Ergebnisse ergaben sich bei Untersuchungen von Grant et al. (2005) und im Rahmen der WHO-Studie, wobei eine geringe BMD-Zunahme erfolgte, jedoch die Frakturinzidenz nicht signifikant reduziert war. Bei einer Subgruppe von Personen mit hoher Compliance (80%ige Einnahme der Supplemente) konnte eine signifikante Reduktion der Hüftfrakturrate nachgewiesen werden (Juliano-Burns et al. 2006).

Die Calciumsupplementation kam 2010 durch eine Studie von Bolland et al. (2010) in Verruf, da ein um 30 % höheres Herzinfarktrisiko beschrieben wurde. Im Gegensatz dazu wiesen Lewis et al. (2011) eindeutig nach, dass eine Calciumzufuhr von 1200 mg pro Tag mit keinem kardiovaskulären Risiko verbunden ist. Zur Verringerung der Frakturinzidenz ist nur in seltenen Fällen eine alleinige Calciumzufuhr sinnvoll, da gleichzeitig ein optimaler Vitamin-D-Status vorliegen sollte, was jedoch im Hinblick auf die Vitamin-D-Insuffizienz der Bevölkerung kaum der Fall ist. Aus umfassenden Studien geht hervor, dass die Supplementierung von Calcium und Vitamin D mit keinem erhöhten Risiko für kardiovaskuläre Ereignisse einhergeht.

Die Studie von Boonen (2006) weist in die Richtung, dass eine universelle Supplementierung mit Calcium und Vitamin D in dieser Bevölkerungsgruppe weder sinnvoll noch notwendig ist, dass jedoch bei älteren Personen mit dem Risiko einer Calcium- und Vitamin-D-Unterversorgung eine Supplementierung zwingend notwendig wird.

Bei adäquater Sonneneinstrahlung wird im Körper Vitamin D in ausreichender Menge produziert, was zu der Diskussion führt, dass Vitamin D kein Vitamin im eigentlichen Sinne darstellt. Da jedoch in nördlichen Breitengraden, ungefähr ab der Tag- und Nachtgleiche, die Sonneneinstrahlung im Winterhalbjahr für die Synthese einer ausreichenden Menge an Vitamin D nicht ausreicht, geht die akademische Diskussion ins Leere, ob Vitamin D als Vitamin angesehen werden darf. Aufgrund der Definition sind Vitamine organische Verbindungen, die nicht vom Körper selbst oder nur in ungenügender Menge synthetisiert werden können, was zumindest im Winterhalbjahr auf Vitamin D in unseren Breiten zutrifft.

Vitamin D spielt bei Kleinkindern bei der Entstehung der Rachitis eine kausale Rolle. Es gibt jedoch nur wenige Studien über die Vitamin-D-Supplementierung und Knochendichte bei Kindern. Studien, die die Eigenproduktion von Vitamin D in Abhängigkeit von der saisonalen Schwankung der Sonnenexposition betreffen, sind inkonklusiv. Vor allem in Hinblick auf die Sorge um ein verringertes Längenwachstum im Winter konnte auf Basis dieser vorliegenden Daten eine generelle Supplementierung von Vitamin D im Winterhalbjahr nicht empfohlen werden (Schou et al. 2003). Eine Supplementierung um 800 IE Vitamin D pro Tag bei Hypovitaminose, untersucht an einem pubertierenden Mädchenkollektiv, führte zu einer

Normalisierung des Vitamin-D-Spiegels. Es konnte auch gezeigt werden, dass im Sommer eine ausreichende Sonnenexposition wirksamer war, als eine Supplementierung im Winter (Lehtonen-Veromaa et al. 2002; Schou et al. 2003). Auch für das sonnenreiche Griechenland konnte gezeigt werden, dass Jugendliche aus Städten mit einem hohen Risiko für eine Vitamin-D-Hypovitaminose behaftet sind (Lapatsanis et al. 2005).

Im jungen und mittleren Lebensalter (Frauen vor der Menopause) ist eine ausreichende Vitamin-D-Versorgung im Hinblick auf die Knochenmasse wichtig. Die Calciumabsorption aus dem Darm im Winter, aufgrund reduzierter 25-(OH)-D-Spiegel im Serum, war geringer als im Sommer. Der Knochenumsatz unterlag jedoch keiner jahreszeitlich bedingten Schwankung (Zittermann et al. 1998). Diese Feststellung impliziert, dass bei ausreichender Versorgung mit Calcium eine Supplementierung von Vitamin D im Winter bei diesem Projektiv nicht notwendig erscheint. Bei älteren Personen ist die Vitamin-D-Synthesekapazität der Haut reduziert und es kommt auch zu einer Abnahme der Vitamin-D-Resorption im Darm. Einen weiteren negativen Einfluss besitzen auch die Lebensgewohnheiten der Älteren, wie geringe Sonnenexposition und Bewegungsarmut (Boonen 2006).

Bei geriatrischen Patienten ist die ausreichende Vitamin-D-Zufuhr im Rahmen der Prävention von osteoporosebedingten Frakturen gesichert. Daten aus einer großen österreichischen Multicenterstudie (Kudlacek et al. 2003) zeigen, dass die tägliche Calciumzufuhr mit der Nahrung im Durchschnitt der Bevölkerung nur 600 mg pro Tag beträgt und deutlich unter der international empfohlenen Mindestmenge von 1000 bis 1300 mg liegt. Die tägliche Vitamin-D-Zufuhr liegt bei 100 IE weit unter dem Tagesbedarf von 600 bis 800 IE, die auch bei körperlich aktiven Erwachsenen, besonders im Winterhalbjahr, kaum möglich sind.

Bei älteren und bewegungslosen Personen muss mit einer ganzjährig bestehenden Hypovitaminose gerechnet werden. International anerkannte Richtlinien, insbesondere die DVO-Leitlinie 2009 (Haussler et al. 2007), sieht eine adäquate Zufuhr von Calcium und Vitamin D als essenzielle Maßnahme zur Reduktion des Sturzrisikos und der Frakturrate vor. Die tägliche Einnahme von mindestens 800 Einheiten Vitamin D und 1200 mg Calcium ist bei Hinweisen auf ein hohes Frakturrisiko sowie als Basistherapie bei Osteoporose mit Frakturen angezeigt.

Daneben ist jedoch die Tatsache richtig, dass die Wirkung von Vitamin D neben dem Syntheseort auch andere Gewebe betrifft, wie es Hormonen eigen ist. Ob die Vorstufe von Vitamin D_3 (7-Dehydrocholesterol) aus Cholesterol im Darm gebildet wird, ist Gegenstand der wissenschaftlichen Diskussion (Glossmann 2010). Gesichert ist jedoch, dass Keratinocyten der Haut über einen Cholesterolbiosyntheseweg verfügen, der im Rahmen multipler enzymatischer Reaktionen zu Provitamin D_3 führt. Unter Einwirkung von UVB-Licht (Wellenlänge 280 bis 315 nm) entsteht durch Spaltung des B-Ringes von 7-Dehydrocholesterol das Prävitamin D_3, von dem unter UVB-Licht bis zu 5 % in Cholecalciferol umgewandelt werden können. Die Intensität der UVB-Strahlung ist nach Glossmann (2010) entscheidend für die Bildung von Vitamin D in der Haut, abhängig von verschiedenen Faktoren wie geografischer Breitengrad, Seehöhe, Luftverschmutzung usw. Durch Bindung an DBP (*D-binding protein*) gelangt Vitamin D_3 in die Leber und nach Hydrolyse wird 25-(OH)-Vitamin D_3 in der Niere durch 1-α-Hydrolase in 1,25-Dihydroxyvitamin D_3 (Calcitriol) gebildet. Dieses Molekül besitzt die eigentliche Hormonwirkung am Knochen.

Im Hinblick auf das hohe Risiko einer Vitamin-D-Unterversorgung im Winter wird von zahlreichen Autoren vorgeschlagen, beliebte Nahrungsmittel mit Vitamin D anzureichern. Die positive Wirkung konnte durch das Programm einer landesweiten Anreicherung von Lebensmitteln in Finnland bewiesen werden (Piirainen et al. 2007).

12.4 Weitere Ernährungsfaktoren

Laut Weltgesundheitsorganisation zählen neben Calcium und Vitamin D auch Zink, Kupfer, Mangan, Bor, Vitamin A, Vitamin C, Vitamin K, B-Vitamine, Kalium und Natrium zu Nährstoffen, die für die Knochengesundheit des Menschen von Bedeutung sind. Es liegen jedoch kaum Studien vor, die die Zusammenhänge dieser Substanzen mit dem Knochenstoffwechsel beschreiben, wodurch die Interpretation erschwert wird. Ein Grund dafür könnte sein, dass in den Industrieländern kaum Mangel an diesen Substanzen vorliegt.

12.4.1 Protein

Eine zu hohe Aufnahme von tierischen Proteinen beeinflusst den Knochenmetabolismus negativ (Whiting et al. 2002). Im Gegensatz dazu führt eine verminderte Proteinaufnahme zu einer höheren Knochendichte bei älteren Personen (Promislow et al. 2002). Eine Metaanalyse kann einen negativen Einfluss von tierischem Protein auf den menschlichen Knochen nicht bestätigen und spricht im Gegensatz dazu für die Bedeutung einer ausreichenden Proteinversorgung auf die Knochengesundheit (Bonjour 2005). Uenishi et al. (2007) berichtet, dass Milchproteine in der Lage sind, die Knochendichte bei jungen Frauen zu steigern, was auf eine verstärkte Knochenbildung und eine Hemmung des Knochenabbaus zurückzuführen ist.

Proteinen aus Fleisch und Milchprodukten wird eine unterschiedliche Wirkung auf den Knochenmetabolismus zugeschrieben (Budek et al. 2007). Milchprodukte dürften eine positivere Wirkung auf den Knochen besitzen als tierische Proteine. Eine geringe Eiweißaufnahme bei alten Menschen wirkt sich negativ auf die Knochengesundheit aus und reduziert die Mobilität (Europäische Kommission 1998).

Eine moderate Phosphataufnahme (1741 mg ± 535 mg) bei erwachsenen Männern ergab in einer Studie eine Zunahme der Knochendichte, wenn gleichzeitig eine adäquate Calciumaufnahme vorlag (Whiting et al. 2002). Im Gegensatz dazu hat eine hohe kurzfristige Aufnahme von Phosphor einen negativen Effekt auf die Knochenbildung (Kemi et al. 2006). Es ist gesichert, dass die Phosphatzufuhr von 1,5 bis 2,5 g pro Tag zu einer Aktivierung des Parathormons und einer damit einhergehenden Reduktion des Calciumspiegels im Serum einhergeht (D-A-CH [DGE, ÖGE, SGE, SVE] 2000). Die D-A-CH-Referenzwerte weisen darauf hin, dass die Einhaltung eines bestimmten Calcium-Phosphor-Verhältnisses nicht notwendig ist.

12.4.2 Natrium/Kochsalz

Eine höhere Natriumchloridaufnahme korreliert mit einer erhöhten Natrium- und auch Calciumausscheidung (Carbone et al. 2003, Lin et al. 2003; Matkovic et al. 1995). Die erhöhte Calciumexkretion bei erhöhtem Kochsalz-Intac hat bei jungen Frauen keinen Einfluss auf den Knochenumsatz (Ginty et al. 1998). Es wird vermutet, dass die verstärkte Ausscheidung von Calcium durch eine Adaption der Absorption ausgeglichen werden kann. Im Rahmen einer von Hypertonikern eingehaltenen DASH-Diät, konnte ein positiver Einfluss einer verringerten Kochsalzaufnahme auf den Knochenumsatz nachgewiesen werden. Die Studien zur Natriumaufnahme und Knochendichte sind inkonklusiv (Carbone et al. 2003, Devine et al. 1995; Lin et al. 2003; Matkovic et al. 1995).

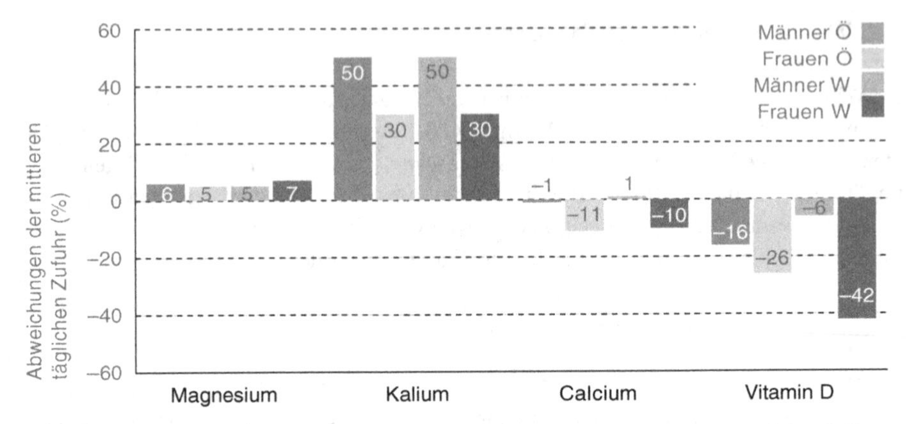

Abb. 12.5 Abweichung der mittleren täglichen Zufuhr an Magnesium, Kalium, Calcium und Vitamin D von den D-A-CH-Referenzwerten bei Erwachsenen (19 bis 65 Jahre) aus Wien (W) und Österreich (Ö). (Elmadfa et al. 2003; Elmadfa und Leitzmann 2004.)

Während der Pubertät konnte bei Kindern kein Zusammenhang zwischen Natriumausscheidung und Knochendichte festgestellt werden (Jones et al. 2001).

12.4.3 Magnesium/Kalium

Die geringe Anzahl von wissenschaftlichen Arbeiten, die die Magnesium- und Kaliumaufnahme in Hinblick auf die Knochengesundheit untersuchten, ergab einen positiven Effekt auf die Knochendichte (Abb. 12.5; New et al. 2000; Tucker et al. 1999). Interessant ist, dass es ethnische Unterschiede zu geben scheint, da bei einem weißen Studienkollektiv ein positiver Effekt im Gegensatz zu den Schwarzafrikanern beobachtet werden konnte (Ryder et al. 2005). Analog zum Magnesium wurde auch ein positiver Zusammenhang zwischen Kalium und Knochengesundheit festgestellt (New et al. 2000; Ryder et al. 2005). Ein leicht positiver Effekt auf die Knochendichte (McDonald et al. 2005) könnte – über ein Leben lang gesehen – zu einem verminderten Osteoporoserisiko führen.

12.5 Danksagung

Der Verfasser dankt der Österreichischen Gesellschaft zur Erforschung des Knochen- und Mineralstoffwechsels unter der Patronanz der IOF für die Erstellung des Österreichischen Osteoporoseberichtes 2007, Projektleitung Univ. Prof. Dr. Anita Rieder, Autorin Dr. Elisabeth Weichselbaum und Dr. Thomas Dorner, an dem der Autor als Mitarbeiter fungierte.

Literatur

Bonjour JP (2005) Dietary Protein: an essential nutrient for bone health. *J Am Coll Nutr* 24 Suppl6:S526–S36

Bolland MJ et al. (2010) Effect of calcium supplements on risk of myocardial infarction and cardiovascular events: meta-analysis. *BMJ* 341:c3691

Boonen S (2006) Calcium and vitamin D in the prevention and treatment of osteoporosis – a clinical update. *J Intern Med* 259: 539–552
Bröll H, Dambacher MA (Hrsg) (1996) Osteoporosis: A Guide to Diagnosis and Treatment. Rheumatology Basel, Karger
Bröll H et al. (2006) Konsensus-Statement Therapie der postmenopausalen Osteoporose – Anwendungsbereiche von parenteralen Bisphosphonaten. J Mineralstoffw 13:3–6
Budek AZ et al. (2007) Associations of total dairy and meat protein with markers of bone turnover in healthy, prepubertal boys. *J Nutr* 137:930–934
Carbone LD et al. (2003) The relationship of sodium intake to calcium and sodium excretion and bone mineral density of the hip in postmenopausal Africa-American and Caucasian women. *J Bone Miner Metab* 21:415–420
Cummings SR, Melton LJ (2002) Epidemiology and outcomes of osteoporotic fractures. *Lancet* 359:1761–1767
D-A-CH (DGE, ÖGE, SGE, SVE) (2000) Referenzwerte für die Nährstoffzufuhr. Umschau, Frankfurt/Main
Dawson-Hughes B et al. (1997) Effect of calcium and vitamin D supplementation on bone density in men and women 65 years of age or older. *N Engl J Med* 337:670–676
Devine A et al. (1995) A longitudinal study of the effect of sodium and calcium intakes on regional bone density in postmenopausal women. *Am JClin Nutr* 62:740–745
Dachverband Osteologie e.V. (2009) DVO-Leitlinie 2009 zur Prophylaxe, Diagnostik und Therapie der Osteoporose bei Erwachsenen. *Osteologie* 18:304–328
Elmadfa I et al. (2003) Österreichischer Ernährungsbericht 2003, 1. Aufl. Wien
Elmadfa I, Leitzmann C (2004) Ernährung des Menschen, 4. Aufl. Eugen Ulmer, Stuttgart
Europäische Kommission (1998) Report on osteoporosis in the European Community. Office for Official Publications of the European Communities, Luxemburg
Gibson JH et al. (2004) Nutritonal and exercise-related determinants of bone density in elite female runners. *Osteoporos Int* 15:611–618
Ginty F et al. (1998) The effect of dietary sodium intake on biochemical markers of bone metabolism in young women. *Br J Nutr* 79:343–350
Glossmann H (2010) Vitamin D-Update. *Osteologie Forum* 16:1623–1635
Grant AM et al. (2005) Oral vitamin D3 and calcium for secondary prevention of low-trauma fractures in elderly people (Randomised Evaluation of Calcium or vitamin D, RECORD); a randomised placebo-controlled trial. *Lancet* 365:1621–1628
Haussler B et al. (2007) Epidemiology, treatment and costs of osteoporosis in Germany – the BoneEVA Study. *Osteoporos Int* 18:77–84 Epub 2006 Sep 19
Heaney RP (1993) Thinking straight about calcium. *N Engl J Med* 328:503
Iuliano-Burns S et al. (2006) Skeletal benefits from calcium supplementation are limited in children with calcium intakes near 800 mg daily. *Osteoporos Int* 17:1794–1800
Jackson RD et al.(2006) Calcium plus vitamin D supplementation and the risk of fractures. *N Engl Med* 354:669–683
Johnell O, Kanis JA (2006) An estimate of the worldwide prevalence and disability associated with osteoporotic fractures. *Osteoporos Int* 17:1726–1733 Epub 2006 Sep 16
Jones G et al. (2001) Association between urinary potassium, urinary sodium, current diet, and bone density in prepubertal children. *Am J Clin Nutr* 73:839–844
Kemi VE et al. (2006) High phosphorus intakes acutely and negatively affect Ca and bone metabolism in a dose-dependent manner in healthy young females. *Br J Nutr* 96:545–552
Kudlacek S et al. (2003) Assessment of vitamin D and calcium status in healthy adult Austrians. *Eur J Clin Invest* 33:323–331
Lapatsanis D et al. (2005) Vitamin D : a necessity for children and adolescents in Greece. *Calcif Tissue Int* 77:348–355
Lehtonen-Veromaa M et al. (2002) The effect of conventional vitamin D(2) supplementation on serum 25(OH)D concentration is weak among peripubertal Finnish girls: a 3-y prospective study. *Eur J Clin Nutr* 56:431–437
Lewis JR et al. (2011) Response to «calcium supplements and cardiovascular risk«. *JBMR* 26:900–901
Lin PH et al. (2003) The DASH diet and sodium reduction improve markers of bone turnover and calcium metabolism in adults. *J Nutr* 133:3130–3136
Matkovic C et al. (1995) Urinary calcium, sodium and bone mass of young females. *Am J clin Nutr* 62:417–425

McDonald HM et al. (2005) Low dietary potassium intakes and high dietary estimates of net endogenous acid production are associated with low bone mineral density in premenopausal women and increased markers of bone resorption in postmenopausal women. *Am J Clin Nutr* 81:923–933

Melton LJ 3rd et al. (1992) Perspective. How many women have osteoporosis? *J Bone Miner Res* 7:1005–1010

New SA et al. (2000) Dietary influences on bone mass and bone metabolism: further evidence of a positive link between fruit and vegetable consumption and bone health. *Am J Clin Nutr* 71:142–151

National Osteoporosis Foundation (2002) America´s Bone Health: The State of osteoporosis and low bone mass in our nation. Prevalence Report. NOF, Washington, DC

Piirainen T et al. (2007) Impact of national fortification of fluid milks and margarines with vitamin D on dietary intake and serum 25-hydroxyvitamin D concentration in 4-year-old children. *Eur J Clin Nutr* 61:123–128

Porthouse J et al. (2005) Randomised controlled trial of calcium and supplementation with cholecalciferol (vitamin D3) for prevention of fractures in primary care. *BMJ* 330:1003–1008

Promislow JH et al. (2002) Protein consumption and bone mineral density in the elderly. The Rancho Bernardo Study. *Am J Epidemiol* 155:636–644

Reid IR et al. (1993) Effect of calcium supplementation on bone loss in postmenopausal women. *N Engl J Med* 328:460

Ryder KM et al. (2005) Magnesium intake from food and supplements is associated with bone mineral density in healthy older subjects. *J Am Geriatr Soc* 53:1875–1880

Schou AJ et al. (2003) A randomized controlled lower leg growth study of vitamin D supplementation to healthy children during the winter season. *Ann Hum Biol* 30:214–219

Shea B et al. (2002) VII Meta-analysis of calcium supplementation for the prevention of postmenopausal osteoporosis. *Endocr Rev* 23:552–559

Storm D et al. (1998) Calcium supplementation prevents seasonal bone loss and changes in biochemical markers of bone turnover in eldery New England women: a randomized placebo-controlled trial. *J Clin Endocrinol Metab* 83:3817

Tucker KL et al. (1999) Potassium, magnesium and fruit and vegetable intakes are associated with greater bone mineral density in elderly men and women. *Am J Clin Nutr* 69:727–736

Uenishi K et al. (2007) Milk basic protein increases bone mineral density and improves bone metabolism in young healthy women. *Osteoporos Int* 18:385–390

Verein Altern mit Zukunft (ED). Erster Österreichischer Adipositasbericht 2006. Grundlage für zukünftige Handlungsfelder: Kinder, Jugendliche, Erwachsene. Wien, 2006 http://www.alternmitzukunft.at/upload/3352_AMZ_Adipositas_RZ_Screen_09_02_07.pdf

Warming L et al. (2002) Changes in bone mineral density with age in men and women: a longitudinal study. *Osteoporos Int* 13:105

Welton DC et al. (1995) A meta-analysis of the effect of calcium intake on bone mass in young and middle aged females and males. *J Nutr* 125:2802–2813

Whiting SJ et al. (2002) Dietary protein, phosphorus and potassium are beneficial to bone mineral density in adult men consuming adequate dietary calcium. *J Am Coll Nutr* 21:402–409

WHO/FAO of the United Nations (2003) Diet, nutrition and the prevention of chronic diseases. Report of a joint WHO/FAO expert consultation. World Health Organization, Genf

WHO/FAO of the United Nations (2004) Vitamin and mineral requirements in human nutrition. Report of a joint FAO/WHO expert consultation, 2. Aufl. World Health Organization, Genf

Winzenberg T et al. (2006) Effects of calcium supplementation on bone density in healthy children: meta-analysis of randomized controlled trials. *BMJ* 333:775

Zittermann A et al. (1998) Seasonal variations in vitamin D status and calcium absorption do not influence bone turnover in young women. *Eur J Clin Nutr* 52:501–506

Steckbriefe zur Biofunktionalität von Lebensmittelinhaltsstoffen

Polyphenole

Name
Quercetin

Bezeichnung nach IUPAC 3,3',4',5,7-Pentahydroxyflavon

Molekülmasse 302,24 g mol^{-1}

Strukturformel

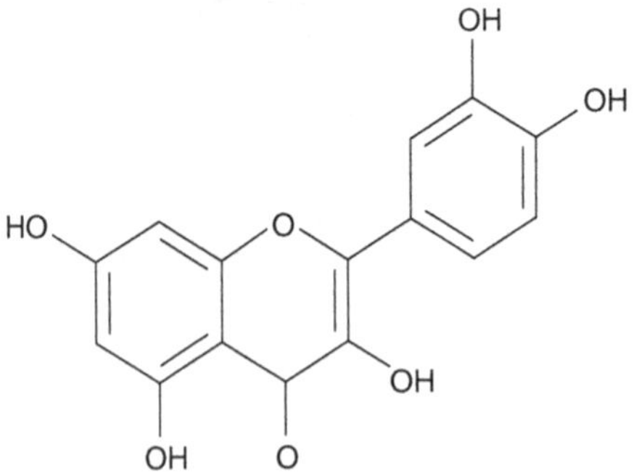

Vorkommen in Lebensmitteln
Quercetin kommt reichlich in Äpfeln, Zwiebeln und Beeren vor. Dabei ist die Quercetinkonzentration insbesondere in den Randschichten dieser pflanzlichen Lebensmittel deutlich erhöht. Ein weiteres quercetinreiches Lebensmittel sind Weintrauben – so verleiht Quercetin dem Weißwein seine charakteristische gelbe Farbe.

Plasmakonzentration
Die Plasmakonzentration von Quercetin liegt, auch nach hoher Dosierung, im Allgemeinen unterhalb von 1 µmol l^{-1}, ist aber deutlich höher als die anderer Polyphenole wie von Catechinen oder Anthocyanen.

Biologische Wirkung und Mechanismen der Biofunktionalität
In der Literatur werden antioxidative Effekte von Quercetin diskutiert. *In vitro* wirkt Quercetin dabei als sogenannter Radikalfänger: So kann Quercetin aufgrund seiner Molekülstruktur (fünf Hydroxylgruppen) als Protonendonator fungieren und somit reaktive Sauerstoffspezies inaktiveren. Es ist jedoch fraglich, ob und inwieweit Quercetin auch *in vivo* als Radikalfänger wirkt. Dies ist aufgrund seiner niedrigen Plasma- und Gewebekonzentration relativ unwahrscheinlich. Vielmehr wird eine Induktion zellulärer antioxidativer Schutzsysteme über Nrf2-abhängige Signaltransduktionsmechanismen diskutiert. Es wurde gezeigt, dass Quercetin die Nrf2-Zielgene Hämoxygenase-1, Glutathion-Peroxidase und Superoxid-Dismutase induziert.

Quercetin induziert darüber hinaus die Paraoxonase 1 (PON-1), ein HDL-assoziiertes Enzym, welches die Oxidation von LDL verhindert bzw. verzögert. Auch wird berichtet, dass Quercetin die Thrombocytenaggregation hemmt. Die Induktion der PON-1 sowie die Hemmung der Thrombocytenaggregation scheinen putative Mechanismen zu sein, über die Quercetin antiatherogene Effekte vermittelt.

Quercetin ist ein moderater Induktor der Genexpression der γ-Glutamyl-Cysteinyl-Synthetase (γ-GCS), ein Schlüsselenzym der Glutathionbiosynthese. Das Tripeptid Glutathion ist eines der wichtigsten cytosolischen Antioxidantien; seine Konzentration nimmt mit dem Alter ab.

Quercetin reguliert zudem Phase-II-Enzyme (z. B. Glutathion-S-Transferasen, NADPH-Chinon-Oxidoreduktase), die in der Chemo- und Krebsprävention eine wichtige Rolle spielen.

Auf der Basis von Zellkulturstudien werden antiinflammatorische Effekte des Quercetins beschrieben. So inhibiert Quercetin die Expression von Genen, die inflammatorische Proteine (iNOS, IL-1β, IL-6, TNF-α) und Zelladhäsionsmoleküle (ICAM-1, VCAM-1, E-Selektin) codieren, über die Hemmung NFκB-abhängiger Signalwege.

Quercetin besitzt darüber hinaus östrogene Eigenschaften und kann vermutlich die Aktivität der endothelialen Stickstoffmonoxid-Synthetase (eNOS) steigern. Eine Aktivitätssteigerung der eNOS ist häufig mit einer Vasodilatation sowie einer Reduktion des Blutdrucks assoziiert.

Es bleibt zu berücksichtigen, dass die meisten Studien zur biologischen Wirkung des Quercetins an Zellkulturen oder am Labornager durchgeführt wurden. Großangelegte Humanstudien zur gesundheitlichen Bewertung des Quercetins liegen bislang kaum vor, scheinen aber für eine abschließende Betrachtung der Biofunktionalität von Quercetin erforderlich.

▪ Toxikologische Effekte

In vitro-Studien, bei denen sehr hohe Quercetinkonzentrationen eingesetzt wurden, beschreiben zum Teil toxikologische Effekte (chromosomale Aberrationen, DNA-Einzelstrangbrüche), die möglicherweise auf die Bildung sogenannter Quercetinchinone zurückzuführen sind. Etwaige toxikologische Effekte beim Menschen infolge der Aufnahme quercetinreicher Lebensmittel sind jedoch nicht zu erwarten.

▪ Nahrungsergänzungsmittel/Einsatz in funktionellen Lebensmitteln

In eigenen Studien wurden funktionelle Lebensmittel (z. B. Brot, Müsliriegel) mit quercetinreichen Zwiebel- sowie Apfelschalenextrakten supplementiert. Ein Problem ist die Bitternote des Quercetins, die den Einsatz hoher Quercetinkonzentrationen in funktionellen Lebensmitteln grundsätzlich limitiert.

Quercetinsupplemente sind darüber hinaus auch als Nahrungsergänzungsmittel erhältlich. Hierbei werden Dosierungen (bis zu 500 mg) eingesetzt, die die Aufnahme von Quercetin über natürliche Lebensmittel um ein Vielfaches überschreiten. Bei solch hohen Quercetinapplikationen müssen Sicherheitsaspekte beachtet werden.

▪▪ Name

Catechine

Bezeichnung nach IUPAC (+)-Catechin: (2*R*,3*S*)-2-(3,4-Dihydroxyphenol)-3,4-dihydro-2-benzopyran-3,5,7-triol

Molekülmasse

290,26 g mol^{-1} (Catechin und Epicatechin)
458,36 g mol^{-1} (Epigallocatechingallat)
442,4 g mol^{-1} (Epicatechingallat)
306 g mol^{-1} (Epigallocatechin)

Strukturformeln

(+)-Catechin

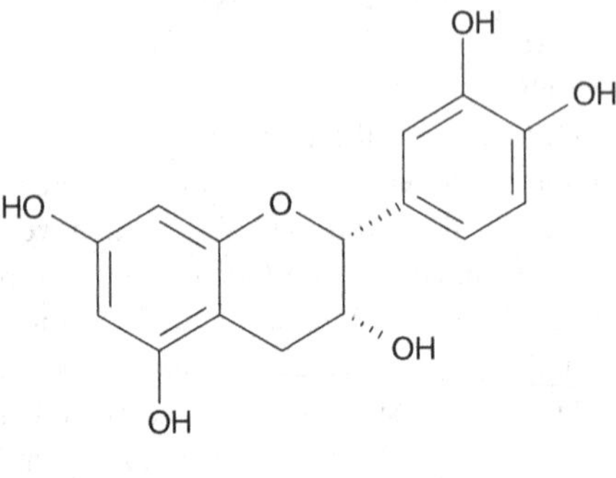

(–)-Epicatechin (Ec)

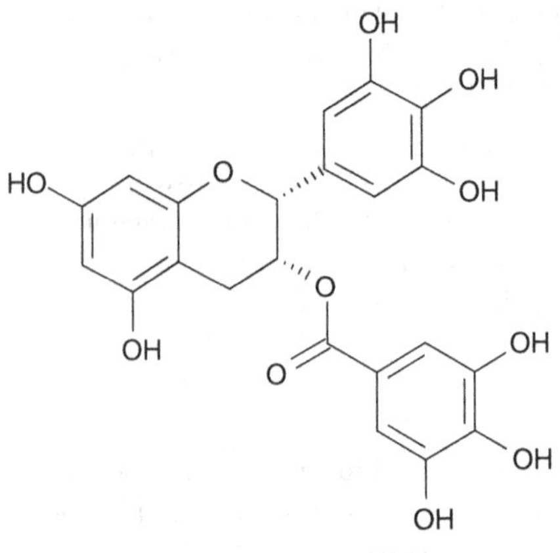

(–)-Epigallocatechingallat (EGCG)

(–)-Epicatechingallat (ECG)

(–)-Epigallocatechin (EGC)

▪ Vorkommen in Lebensmitteln

Catechine kommen vor allem in grünem Tee vor. Im Schwarztee ist die Konzentration an freien Catechinen gering, da diese infolge der Fermentation zu höhermolekularen Theaflavinen kondensieren.

Plasmakonzentration

Die Bioverfügbarkeit von Catechinen ist im Allgemeinen sehr gering; die Plasmakonzentration liegt im nanomolaren Bereich.

Biologische Wirkung und Mechanismen der Biofunktionalität

Catechine sind *in vitro* potente Radikalfänger. Insbesondere für Epigallocatechingallat (neun Hydroxylgruppen) wurden sehr deutliche Effekte als Scavenger freier Radikale in verschiedenen *in vitro*-Testverfahren zur Quantifizierung der radikalfangenden Eigenschaften (z. B. FRAP-, TEAC-, ORAC-, DPPH-Assay, Elektronenspinresonanzspektroskopie und Spin-Trapping) beschrieben. Aufgrund der sehr geringen Plasma- und Gewebespiegel von Catechinen scheint eine direkte Wirkung als Radikalfänger *in vivo* jedoch fraglich. Ähnlich wie für andere Flavonoide postuliert, wird für Catechine die Induktion einer Nrf2-abhängigen Genexpression beschrieben.

Zellkulturstudien weisen auf einen Vitamin-E-sparenden Effekt von Catechinen hin – diese konnten beim Monogaster (Ratte, Schwein, Mensch) jedoch bislang nicht eindeutig verifiziert werden.

Auf der Basis von Zellkulturstudien sowie Studien an Maus und Ratte werden für Catechine anticancerogene Effekte diskutiert. Catechine sollen über eine Induktion von Caspasen in Tumorzellen den programmierten Zelltod (Apoptose) induzieren. Catechine hemmen möglicherweise den Zellzyklus, indem sie die Expression von Cyclinen reprimieren. Außerdem wird eine Hemmung der Angiogenese durch Catechine diskutiert. Angiogenetische Prozesse werden u. a. durch die vom Transkriptionsfaktor HIF-1 (hypoxieinduzierbarer Faktor 1) abhängige VEGF-Expression reguliert. Catechine scheinen dabei die HIF-1-vermittelte Expression von VEGF zu inhibieren.

Weitere wichtige molekulare Zielmoleküle der Catechine sind Cytochrom-P_{450}-abhängige Phase-I-Enzyme, die durch Catechinapplikation in ihrer Aktivität teilweise gehemmt werden. Phase-I-Enzyme spielen eine wichtige Rolle bei der Aktivierung von Xenobiotika und Procancerogenen.

Potenziell antiinflammatorische Effekte von Catechinen werden u. a. über die Hemmung der Cyclooxygenase 2 vermittelt.

Grünteeextrakte sollen einen positiven Effekt auf Energieumsatz, Körperzusammensetzung und das Körpergewicht haben. Die Studienlage hierzu ist jedoch bislang uneinheitlich. Darüber hinaus werden derzeit verschiedene klinische Studien zu potenziell antidiabetogenen Effekten von Grünteecatechinen durchgeführt.

Toxikologische Effekte

In eigenen Studien wurden bei der Applikation von ca. 700 mg Grünteecatechinen pro Tag keine toxischen Effekte beim Menschen beobachtet. Auf der Basis von Zellkulturstudien wird von Interaktionen zwischen Grünteecatechinen und dem Folattransport sowie -metabolismus berichtet.

Nahrungsergänzungsmittel/Einsatz in funktionellen Lebensmitteln

Grünteekapseln werden als Nahrungsergänzungsmittel angeboten. Darüber hinaus gibt es verschiedene Lebensmittel (z. B. Joghurt, Getränke), die mit Grünteeextrakten supplementiert werden. Es ist jedoch fraglich, ob es ernährungsphysiologisch sinnvoll ist, zuckerhaltige und energiereiche Limonaden oder Colagetränke mit Grünteeextrakten zu versetzen.

Name
Resveratrol

Bezeichnung nach IUPAC 3,4,5-Trihydrostilben

Molekülmasse 228,25 g mol^{-1}

Strukturformel

Vorkommen in Lebensmitteln
Resveratrol kommt vor allem in roten Weintrauben vor. Die Resveratrolkonzentration ist u. a. von der Rebsorte, vom Standort, Klima und der UV-Exposition abhängig. Resveratrol ist besonders in den Beerenhäutchen enthalten. Rotweine enthalten mehr Resveratrol als Rose- und Weißweine. Auch Heidelbeeren und Himbeeren sowie Erdnüsse und Kakao enthalten Resveratrol – die Konzentration in diesen Lebensmitteln ist jedoch wesentlich geringer als in roten Weintrauben. Resveratrol kommt darüber hinaus im japanischen Knöterich (*Polygonum cuspidatum*) vor und wurde hieraus erstmals isoliert.

Plasmakonzentration
Die Plasmakonzentration von Resveratrol liegt häufig im nanomolaren Bereich; Resveratrol wird vor allem in der Leber glucuronidiert und sulfatiert und liegt somit im Blut primär in konjugierter Form vor.

Biologische Wirkung und Mechanismen der Biofunktionalität
Neben potenziell antiinflammatorischen, anticancerogenen und antiatherogenen Eigenschaften des Resveratrols werden in jüngster Zeit auch Effekte auf die Lebensspanne von Modellorganismen berichtet. So konnte in mehreren Experimenten an *Saccharomyces cerevisiae* (Hefe), *Caenorhabditis elegans* (Fadenwurm) und *Drosophila melanogaster* (Taufliege) gezeigt werden, dass Resveratrol bei diesen Modellorganismen die Lebensspanne verlängert. Eine effektive Maßnahme zur Verlängerung der Lebensspanne in Modellorganismen ist die Kalorienrestriktion. Verschiedene Studien zum Einfluss des Resveratrols auf die differenzielle Genexpression deuten darauf hin, dass es möglicherweise eine transkriptionelle Überlappung zwischen kalorischer Restriktion und Resveratrolapplikation gibt. Das bedeutet, durch Resveratrol werden in Modellorganismen zum Teil ähnliche Gene an- bzw. ausgeschaltet, wie es bei der kalorischen Restriktion der Fall ist. Mittlerweile wurde auch eine Studie zum Einfluss des Resveratrols auf die Lebensspanne bei der Labormaus durchgeführt. Eine Resveratrolapplikation führte dabei zu einer deutlichen Reduktion des Altersphänotyps, der durch eine reduzierte Albuminurie, reduzierte Inflammation, erhöhte Elastizität der Aorta, geringere Kataraktbildung, bessere Koordination und gesteigerte Knochenmineralisierung gekennzeichnet war. Bei der Maus konnte jedoch,

anders als bei Hefe, Fadenwurm und Taufliege, keine signifikante Steigerung der Lebensspanne festgestellt werden. Dies bedeutet, dass sich Befunde aus Modellorganismen zum Resveratrol nicht ohne Weiteres auf die Situation beim Labornager oder den Menschen übertragen lassen.

Die zugrunde liegenden Wirkmechanismen der Biofunktionalität von Resveratrol sind vielfältig. Verschiedene Autoren postulieren eine resveratrolvermittelte Induktion der Autophagie (Abbau zelleigener Strukturen durch Lysosomen), die möglicherweise mit gesteigerter Zellfunktion einhergeht. Darüber hinaus werden sogenannte Hormesiseffekte diskutiert. Resveratrol induziert einen »milden« (oxidativen) Stress der zeitlich nachgelagert dann zu einer verbesserten Stressantwort führt. Resveratrol steigert möglicherweise die Biogenese der Mitochondrien. Wichtige molekulare Schalter des Resveratrols scheinen zudem die Sirtuine zu sein. Sirtuine sind Histon-Deacetylasen, die in epigenetische Regulationsmechanismen involviert sind und eine wichtige Funktion in der Regulation von zellulärem Stress übernehmen. Sirtuine haben u. a. den Transkriptionsfaktor FOXO3A als Zielgen. FOXO3A ist ein Langlebigkeitsgen, das an der Induktion apoptotischer Prozesse beteiligt ist. Die antioxidativen Enzyme Superoxid-Dismutase und Katalase sind weiter stromabwärts liegende Zielmoleküle von FOXO3A.

▪ Toxikologische Effekte

Resveratrol besitzt eine geringe Toxizität und auch relativ hohe Resveratroldosen werden gut toleriert, was wiederum auch auf die niedrige Bioverfügbarkeit dieses Stilbens zurückzuführen ist.

▪▪ Name

Curcumin

Bezeichnung nach IUPAC 1,7-Bis(4-hydroxy-3-methoxyphenyl)hepta-1,6-dien-3,5,dion

Molekülmasse 368,39 g mol^{-1}

Strukturformeln

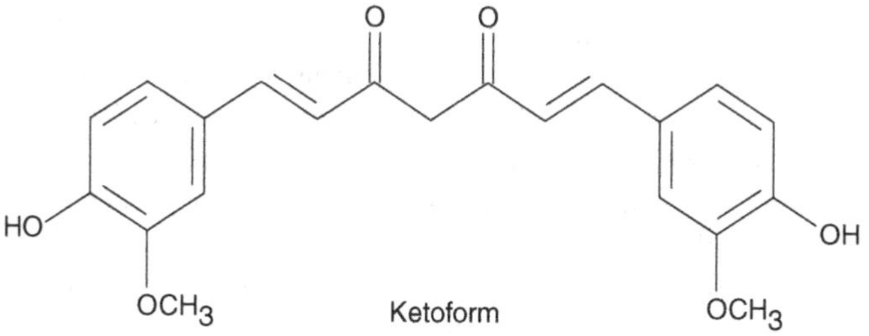

O O
HO OH
OCH_3 Ketoform OCH_3

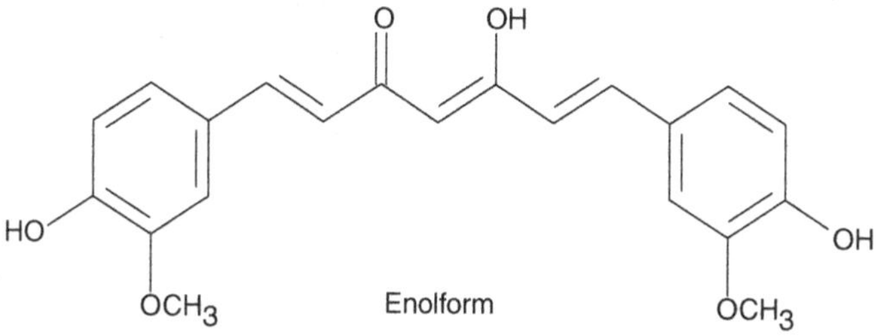

O OH
HO OH
OCH_3 Enolform OCH_3

Vorkommen in Lebensmitteln

Curcumin kommt in Gelbwurz (*Curcuma longa*) vor und ist für die charakteristische gelbe Farbe des Currypulvers verantwortlich.

Plasmakonzentration

Die Plasmakonzentration von Curcumin ist sehr gering, da Curcumin relativ schlecht bioverfügbar ist und einem intensiven Metabolismus (Biotransformation) in Darm und Leber unterliegt. Selbst wenn Curcumin im Grammbereich appliziert wird, liegt sie nur im nanomolaren Bereich. In mehreren Studien war auch bei hoher Curcuminkonzentration in der Diät häufig kein oder ein nur sehr niedriger Plasmaspiegel nachweisbar. Verschiedene Studien haben zum Ziel, die Bioverfügbarkeit des Curcumins über Nanopartikel, Liposomen, Verkapselung mit Cyclodextrinen oder Piperin (Hemmung des Curcuminmetabolismus) zu steigern.

Biologische Wirkung und Mechanismen der Biofunktionalität

Für Curcumin werden in mehreren Studien anticancerogene Effekte beschrieben, die teilweise mit einer Induktion des Tumorsuppressorgens p53 sowie der Hemmung diverser Cycline einhergehen. Curcumin induziert die Poly-(ADP-Ribose-)Polymerase 1 (PARP-1), was möglicherweise zu einer verstärkten DNA-Reparatur und Aufrechterhaltung genetischer Integrität beiträgt.

Curcumin scheint epigenetische Regulationsmechanismen via Modulation von DNA-Methylierung, Histonmodifikation und Mikro-RNAs zu bedienen, die eine wichtige Rolle in der Krebsprävention spielen.

In den USA werden derzeit verschiedene Studien zu potenziell anticancerogenen Effekten des Curcumins (Darm, Pankreas, Brust) durchgeführt.

Analog zu anderen sekundären Pflanzenstoffen induziert Curcumin intrazelluläre antioxidative Schutzsysteme sowie Phase-II-Enzyme über Nrf2-abhängige Signalwege. Curcumin zeigt dabei eine ähnlich potente Induktion wie Resveratrol, das häufig als Positivkontrolle in entsprechenden Zellkulturassays eingesetzt wird.

Es werden auch neuroprotektive Effekte des Curcumins postuliert. So soll Curcumin chronisch neuroinflammatorische Prozesse über Hemmung der COX-2 verhindern. Auf der Basis von Zellkulturstudien an kultivierten Neuronen und Astrocyten wird zudem postuliert, dass Curcumin die Exocytotoxizitat von Glutamat reduziert. Darüber hinaus antagonisiert Curcumin den wasserstoffperoxidinduzierten neuronalen Zelltod. Die dabei eingesetzten Curcuminkonzentrationen in Zellkulturstudien *in vitro* sind im Allgemeinen vielfach höher als die Plasmakonzentration von Curcumin *in vivo*. Neben Curcumin *per se* vermitteln möglicherweise auch synthetische Curcuminanaloga biologische Aktivität.

Einige Studien am Labornager weisen darauf hin, dass Curcumin sowohl die Dichte als auch die Konzentration von Amyloid-β-Plaques im Gehirn von Labornagern reduziert. Studien zu neuroprotektiven Effekten von Curcumin beim Menschen liegen bislang kaum vor. Aufgrund der sehr geringen Bioverfügbarkeit und niedrigen Gewebekonzentration im Gehirngewebe sind potenziell neuroprotektive Effekt des Curcumins beim Menschen bislang fraglich.

Toxikologische Effekte

Wird Curcumin in üblichen Konzentrationen über die Diät z.B. als Bestandteil des Currygewürzes aufgenommen, so sind keine toxischen Effekte zu erwarten. Curcumin ist als Lebensmittelzusatzstoff (E100) zum Färben von Lebensmitteln (z. B. Senf) zugelassen. Die tägliche Aufnahme von Curcuma in Indien beträgt bis zu 2,5 g. In klinischen Studien wurden bis zu 8 g Curcumin je Tag über 12 Wochen appliziert, dabei wurde von einigen Probanden über gastrointestinale Beschwerden berichtet.

Literatur

Esatbeyoglu T et al. (2012) Curcumin – from molecule to biological function. *Angew Chem Int Ed Engl* 51:5308–5332

Egert S et al. (2008) Daily quercetin supplementation dose-dependently increase quercetin concentration in healthy humans. *J Nutr* 138:1615–21

Egert S, Rimbach G (2011) Which sources of flavonoids: complex diets or dietary supplements? *Adv Nutr* 2(1):8–14

Egert S, Whisker E (2011a) Quercetin – Chemical structure, content in foods, daily intake and bioavailability. *Ernährungsumschau* 58:416

Egert S, Whisker E (2011b) Quercetin – Biological Efficacy, Safety and Toxicity. *Ernährungsumschau* 58: 467-471

Frank J et al. (2009) Daily consumption of an aqueous green tea extract supplement does not impair liver function or alter cardiovascular disease risk biomarkers in healthy men. *J Nutr* 139:58–62

Pearson KJ et al. (2008): Resveratrol delays age-related deterioration and mimics transcriptional aspects of dietary restriction without extending life span. *Cell Metab* 8:157–68

14

Phytosterole

Allgemeines

Name Phytosterole (Synonyme: Phytosterine, Pflanzensterole, Pflanzensterine)

Stoffgruppe Zu den Phytosterolen zählen mehr als 40 verschiedene Vertreter aus sieben Pflanzengruppen. Die spezifische cholesterolsenkende Wirkung der Phytosterole ist seit etwa 50 Jahren bekannt und führte in jüngster Zeit zur Entwicklung funktioneller Lebensmittel.

Chemische Struktur Phytosterole weisen eine strukturelle Ähnlichkeit zum Cholesterol auf. Mit ihrem C_{28}- oder C_{29}-Kohlenstoffgerüst unterscheiden sie sich von Cholesterol (C_{27}) durch eine zusätzliche Methyl- oder Ethylseitengruppe am C24-Atom. Durch Reduktion der Phytosterole entstehen Phytostanole, die keine Doppelbindung am C5-Atom tragen.

Hauptvertreter

Name Campesterol

Bezeichnung nach IUPAC (3S,8S,9S,10R,13R,14S,17R)-17-[(2R,5R)-5,6-Dimethylheptan-2-yl]-10,13-dimethyl-2,3,4,7,8,9,11,12,14,15,16,17-dodecahydro-1H-cyclopenta[a]phenanthren-3-ol

Molekülmasse 400,7 g mol^{-1}

Strukturformel

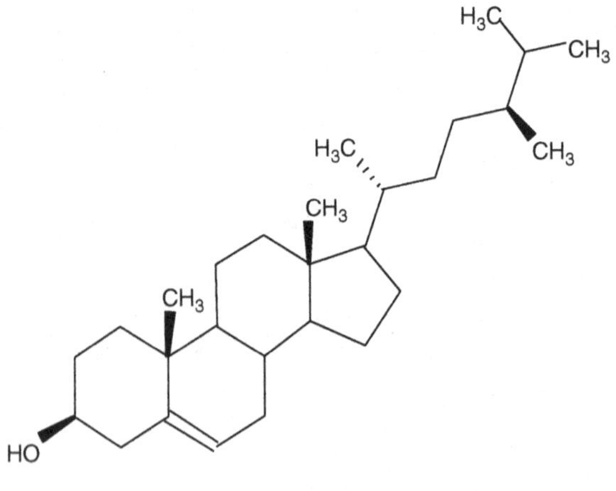

H3C
CH3
CH3
H3C
CH3
CH3
HO

■■ Name

β-Sitosterol

Bezeichnung nach IUPAC (3S,8S,9S,10R,13R,14S,17R)-17-[(2S,5S)-5-Ethyl-6-methyl-heptan-2-yl]-10,13-dimethyl-2,3,4,7,8,9,11,12,14,15,16,17-dodecahydro-1H-cyclopenta[a]phenanthren-3-ol

Molekülmasse 414,7 g mol^{-1}

Strukturformel

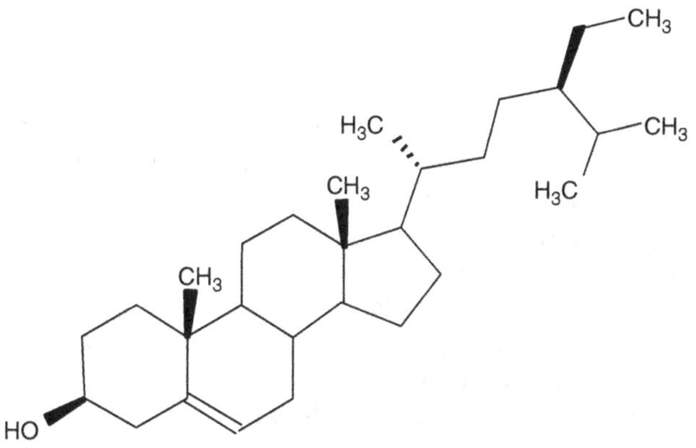

■■ Name

Stigmasterol

Bezeichnung nach IUPAC (3S,8S,9S,10R,13R,14S,17R)-17-[(E,2R,5S)-5-Ethyl-6-methylhept-3-en-2-yl]-10,13-dimethyl-2,3,4,7,8,9,11,12,14,15,16,17-dodecahydro-1H-cyclopenta[a]phenanthren-3-ol

Molekülmasse 412,7 g mol^{-1}

Strukturformel

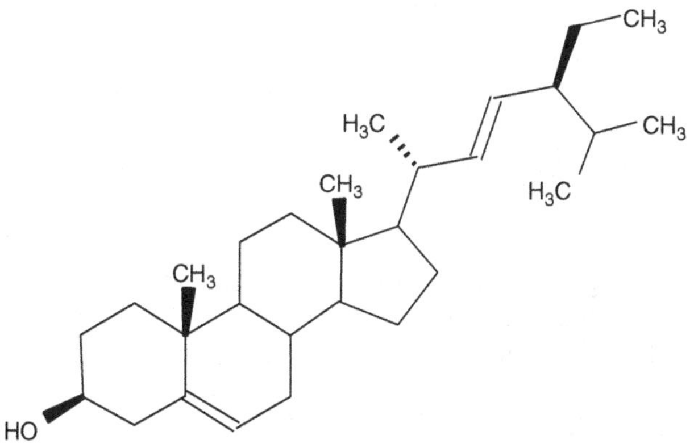

Tab. 14.1 Phytosterolgehalt verschiedener Lebensmittelgruppen (Watzl und Rechkemmer 2001)

Lebensmittel	Phytosterolgehalt (mg pro 100 g)
Nüsse und Saaten	~20–700
Getreide	<200
Gemüse	<100
Obst	<30

Eigenschaften der Phytosterole

Vorkommen in Lebensmitteln

Phytosterole sind natürliche Bestandteile pflanzlicher Zellmembranen, in denen sie in freier oder mit langkettigen Fettsäuren veresterter Form vorliegen. In geringen Mengen können Phytosterole auch mit Glycosiden oder Ferulaten verestert sein.

Da der Mensch nicht in der Lage ist, Phytosterole zu synthetisieren, werden diese ausschließlich über die pflanzliche Nahrung aufgenommen. Hauptquelle für die Phytosterolaufnahme sind pflanzliche Öle, aber auch Nüsse und Saaten. Fettarme Pflanzen wie Obst, Gemüse und Getreide weisen einen relativ geringen Phytosterolgehalt auf (Tab. 14.1). Aufgrund ihrer hohen Verzehrmenge tragen auch diese Lebensmittel sowie daraus hergestellte Produkte wie Brot und Backwaren zu 10 bis 20 % der gesamten Phytosterolaufnahme des Menschen bei.

Der Phytosterolanteil in Pflanzenölen liegt bei ca. 0,15 bis 0,8 %, in Maiskeimöl auch etwas höher. Raffinierte Pflanzenöle enthalten deutlich weniger Phytosterole als native. Die phytosterolreichsten Pflanzenöle sind natives Maiskeim-, Sonnenblumen-, Soja- und Rapsöl. Die Mengenverhältnisse der drei Hauptvertreter der Phytosterole β-Sitosterol (65 % der Nahrungsphytosterole), Campesterol (30 %) und Stigmasterol (5 %) sind dabei charakteristisch für das jeweilige Öl (Abb. 14.1). Eine Vielzahl weiterer, jedoch mengenmäßig wenig bedeutender Phytosterole, ist bekannt.

Phytostanole kommen in Lebensmitteln in geringeren Mengen als Phytosterole vor, entsprechen in ihrer biologischen Wirkung aber den Phytosterolen.

Aufnahme über die Nahrung

Bei einer durchschnittlichen westeuropäischen Ernährung werden etwa 200 bis 400 mg pro Tag aufgenommen, bei Vegetariern sind es bis zu 800 mg pro Tag.

Absorptionsrate

<3,5 % für Phytosterole
<0,3 % für Phytostanole
(zum Vergleich: Absorptionsrate von Cholesterol >40 %)

Plasmakonzentration

Nach einer Aufnahme von 160 bis 360 mg Phytosterolen pro Tag wird eine Serumkonzentration von ca. 0,3 bis 1,7 mg pro 100 ml (das entspricht 73 bis 415 nmol l^{-1}) erreicht. Das entspricht weniger als 1 % der gesamten Serumkonzentration an Sterolen.

Maiskeimöl
Gesamtsterolgehalt 952 mg/100 g Öl

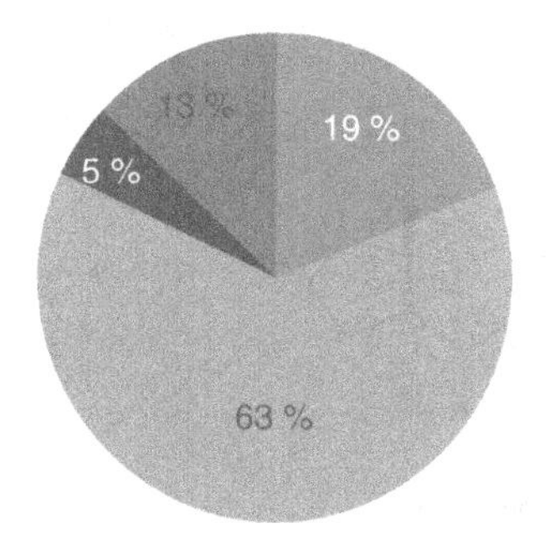

Sonnenblumenöl
Gesamtsterolgehalt 350 mg/100 g Öl

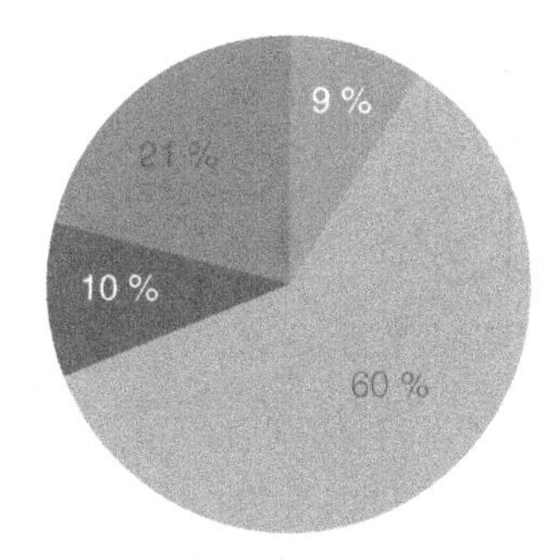

Sojaöl
Gesamtsterolgehalt 340 mg/100 g Öl

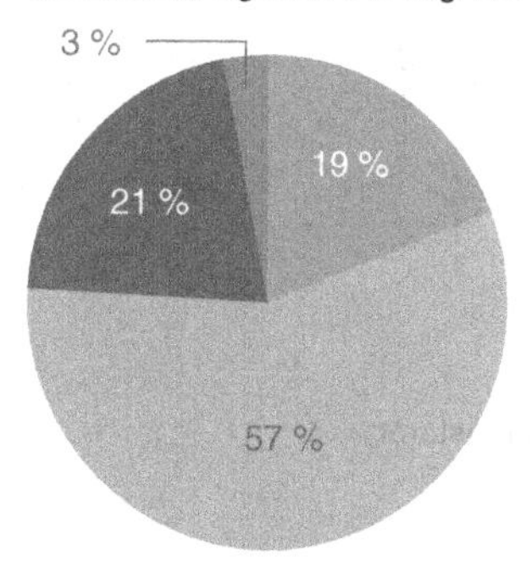

Rapsöl
Gesamtsterolgehalt 253 mg/100 g Öl

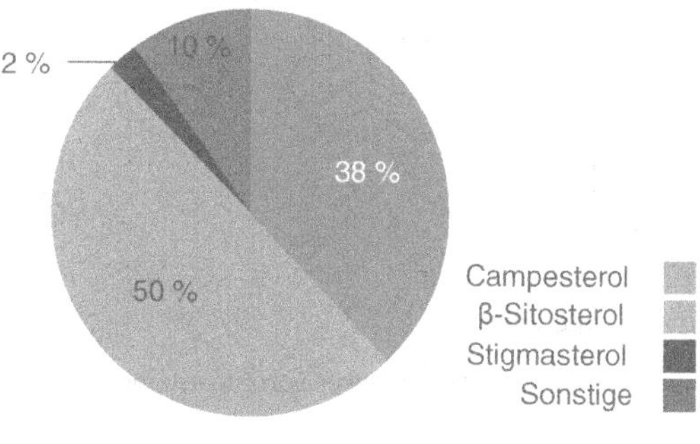

Abb. 14.1 Anteil der wichtigsten Phytosterole am Gesamtsterolgehalt der einzelnen Ölsorten (Souci et al. 2008).

Biologische Wirkung und Mechanismen der Biofunktionalität

Die bedeutendste biologische Wirkung von Phytosterolen ist die Senkung der Cholesterolkonzentration im Plasma. Kontrollierte Ernährungsstudien zeigten, dass bereits eine Aufnahme von 900 mg pro Tag an veresterten Phytosterolen den LDL-(*low density*-Lipoprotein-)Spiegel deutlich messbar senkt. (LDL ist die Transportform des Cholesterols in die Peripherie und bedeutendster Risikofaktor für Atherosklerose.) Bis zu einer Dosis von 2 g pro Tag an Phytosterolestern ist der cholesterolsenkende Effekt weitgehend proportional zur aufgenommenen Phytosterolmenge, eine Dosis über 3 g pro Tag senkt die Cholesterolkonzentration im Serum nicht weiter.

Eine Aufnahme von 2 g pro Tag reduziert die LDL-Spiegel durchschnittlich um 10 %, während der HDL-(*high density*-Lipoprotein-) und der Triacylglyceridspiegel konstant bleiben. Das Risiko einer Herz-Kreislauf-Erkrankung in der Primärprävention wird dadurch möglicherweise reduziert. Tierstudien zeigen teilweise eine inverse Beziehung zwischen Phytosterolaufnahme und Plaquebildung. In der Sekundärprävention von Herz-Kreislauf-Erkrankungen können Phytosterole in Kombination mit Statinen zur Senkung des Cholesterolspiegels eingesetzt werden.

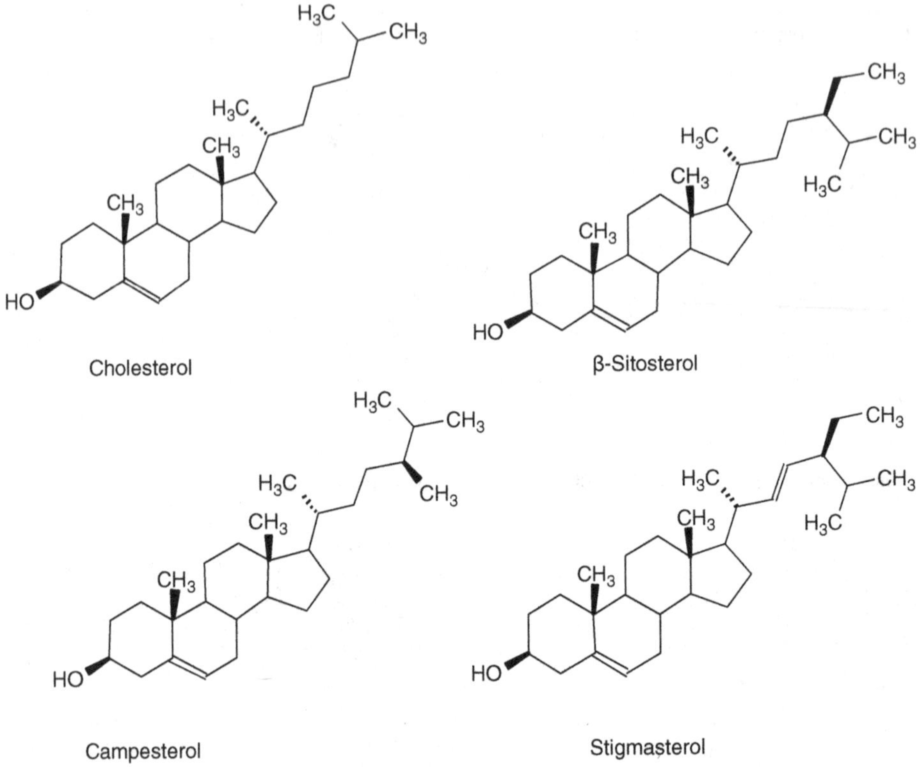

Cholesterol β-Sitosterol

Campesterol Stigmasterol

Abb. 14.2 Strukturelle Ähnlichkeit von Cholesterol und Phytosterolen.

Entscheidend für die Biofunktionalität der Phytosterole ist ihr Veresterungsgrad. Unveresterte und damit schlechter fettlösliche Phytosterole haben nur einen geringen Effekt auf den Cholesterolspiegel. Eine tägliche Aufnahme von 40 g geringfügig veresterter Phytosterole ist in ihrer Wirkung äquivalent mit der Aufnahme von 1 g veresterten Phytosterolen und kann durch diese ersetzt werden.

Hemmung der Cholesterolabsorption Aufgrund ihrer strukturellen Ähnlichkeit zu Cholesterol (Abb. 14.2) hemmen Phytosterole die Cholesterolabsorption und steigern somit dessen Ausscheidung über die Faeces.

Der verstärkten Ausscheidung über die Faeces liegen verschiedene Mechanismen zugrunde:

- Kompetitive Hemmung der Cholesterolabsorption. Phytosterole sind hydrophober als Cholesterol und haben daher eine höhere Affinität zu den sogenannten gemischten Micellen der Fettverdauung, über die die Sterole in die Enterocyten aufgenommen werden. Infolge der Verdrängung des Cholesterols aus diesen Micellen wird die Absorption des Cholesterols (Nahrungscholesterol sowie mit der Gallenflüssigkeit in den Darm sezerniertes Cholesterol) reduziert.
- Erhöhter Rücktransport des Cholesterols aus den Enterocyten in den Intestinaltrakt. Phytosterole oder einige ihrer Derivate steigern vermutlich die Expression der ABC-(*ATP-binding cassette*)-Transporter. Diese können freies, unverestertes Cholesterol aus den Enterocyten wieder in das Darmlumen überführen und verhindern so die Veresterung

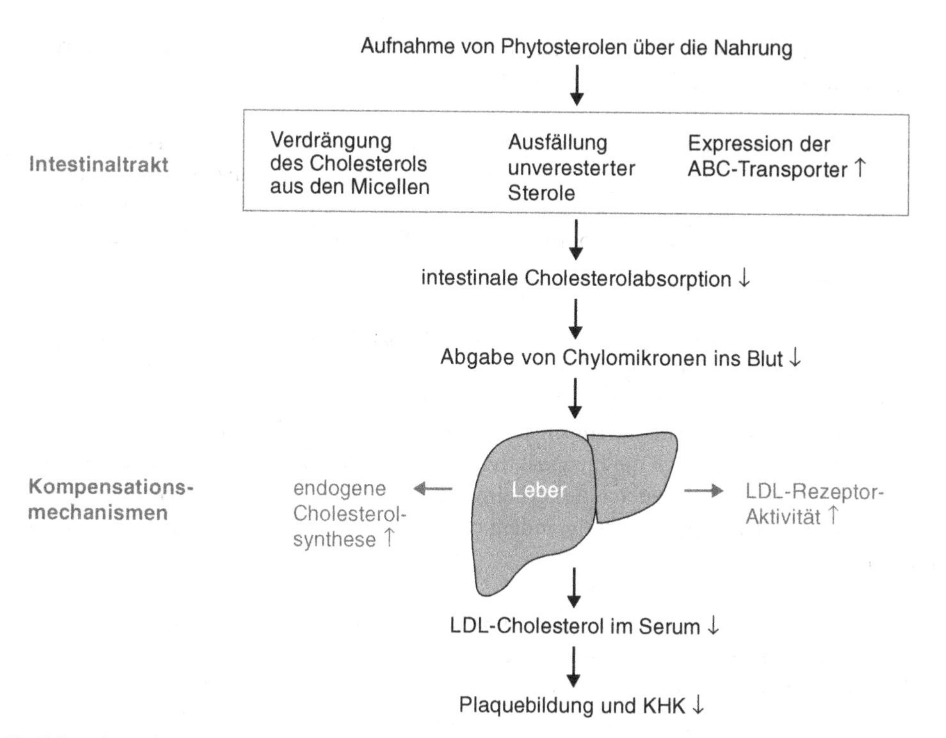

Abb. 14.3 Mechanismen und Auswirkungen der reduzierten Cholesterolabsorption durch Phytosterole.

und den anschließenden Einbau des Cholesterols in Chylomikronen sowie dessen Abgabe in den Blutkreislauf.

- Ausfallen der Phytosterole zusammen mit Cholesterol. Wichtig für die Löslichkeit und damit die Absorption der Sterole ist ihr Veresterungsgrad, der bei Phytosterolen deutlich geringer ist als beim Cholesterol. Im Darm wird daher nur ein geringer Anteil der Phytosterole absorbiert, der überwiegende Anteil verbleibt im Intestinaltrakt. Die Konzentration weniger löslicher Sterole (Phytosterole und Cholesterol) steigt, sie bilden Kristalle und fallen anschließend zusammen aus.

Abb. 14.3 fasst die Wirkung der Phytosterole auf die Cholesterolabsorption sowie deren Effekt auf den Cholesterolmetabolismus zusammen.

Um die verminderte Cholesterolabsorption zu kompensieren, werden die endogene Cholesterolsynthese in der Leber sowie die Transkription der LDL-Rezeptoren zur erhöhten Cholesterolaufnahme aus dem Blutkreislauf ins periphere Gewebe gesteigert. Dabei erhöht ein niedriger Cholesterolspiegel die Proteolyse des inaktiven Prä-SREBP (*sterol regulatory element binding protein*) zur aktiven Form SREBP-2. SREBP-2 bindet anschließend an die regulatorischen Sterol-Response-Elemente (SRE) in den Promotorregionen der Gene, die LDL-Rezeptoren und HMG-CoA-Reduktase (3-Hydroxy-3-methylglutaryl-Coenzym-A-Reduktase), ein Schlüsselenzym der Cholesterolsynthese, codieren. Aus der gesteigerten Transkription dieser Gene resultiert die Zunahme der endogenen Cholesterolsynthese sowie der gesteigerten Cholesterolaufnahme aus dem Blut durch die LDL-Rezeptoren.

Die endogene Cholesterolsynthese kann die verminderte Absorption jedoch nur teilweise ausgleichen. Netto sinkt daher der Colesterolspiegel im Serum.

Genetische Faktoren Neben der Zusammensetzung der Phytosterole beeinflussen auch der Gesamtcholesterolspiegel und genetische Faktoren die cholesterolsenkende Wirkung der Phytosterole. So ist der Effekt der Senkung des Cholesterolspiegels durch Phytosterole bei homozygoten Trägern des Apolipoprotein-E3-(ApoE3-)Allels stärker als bei Trägern des ApoE4-Alleles.

Systemische Wirkung Die cholesterolsenkende Wirkung der Phytosterole beschränkt sich vermutlich nicht nur auf die Hemmung der Cholesterolabsorption. Eine Senkung des Cholesterolspiegels durch intraperitoneal injizierte Phytosterole konnte ebenfalls gezeigt werden. *In vivo* beeinflussen Phytosterole sowohl Schlüsselenzyme des hepatischen Cholesterolstoffwechsels von Ratten als auch die Enzymaktivität der Lecithin-Cholesterol-Acetyltransferase (LCAT) bei Patienten mit Hypercholesterinämie. Die LCAT ist für den reversen Cholesteroltransport durch HDL von Bedeutung, indem diese Cholesterol aus dem peripheren Gewebe mit Fettsäuren verestert.

Anticancerogene Wirkung Es gibt erste Hinweise auf eine protektive Wirkung der Phytosterole in der Krebsprävention. So zeigen epidemiologische Studien einen Zusammenhang zwischen einer hohen Phytosterolaufnahme und einem verringerten Risiko für Dickdarmkrebs. Diese Beobachtung wird durch in vitro-Studien teilweise untermauert, in denen Phytosterole unterschiedliche Phasen des Zellzyklus der Dickdarmzellen hemmen, wodurch sich die Zellproliferation verlangsamt. Die distinkten anticancerogenen Mechanismen der Phytosterole sind im Detail jedoch noch nicht hinreichend untersucht.

In Tierstudien bewirkte eine Supplementierung mit Phytosterolen eine Reduktion der Expression von 5α-Reduktase und Aromatase in der Prostata, wodurch vermutlich der Metabolismus und das Wachstum von Prostatakrebszellen gemindert werden. Zudem konnte bei Nagetieren durch Gabe von β-Sitosterol die Proliferation der Dickdarmzellen gehemmt und somit die Häufigkeit von induziertem Dickdarmkrebs signifikant reduziert werden. Tierstudien lassen den Schluss zu, dass sekundäre Stoffwechselprodukte wie Abbauprodukte des Cholesterols und sekundäre Gallensäuren die Proliferation von Dickdarmzellen steigern und dadurch procancerogen wirken. Eine anticancerogene Wirkung von Phytosterolen könnte auf einer verminderten Bildung dieser sekundären Stoffwechselprodukte im Gastrointestinaltrakt beruhen.

Potenziell adverse Effekte Eine toxikologische Wirkung von Phytosterolen kann derzeit nicht eindeutig ausgeschlossen werden. Möglicherweise interagieren Phytosterole neben Cholesterol auch mit anderen fettlöslichen Komponenten. Die Absorption der fettlöslichen Vitamine D, K sowie von Retinol wird durch eine erhöhte Phytosterolaufnahme nicht beeinträchtigt. Carotinoide und Tocopherole werden allerdings wie Cholesterol mittels Lipoproteinen transportiert. Daher sinkt ihre Plasmakonzentration infolge einer erhöhten Phytosterolaufnahme.

Nach Standardisierung um die Lipidkonzentration im Blut reduziert eine zusätzliche Aufnahme von 1 bis 3 g Phytosterolen in veresterter Form die Absorption von α- und β-Carotin sowie Lycopin um ca. 10 bis 20 %.

Im seltenen Fall der rezessiv vererbten Phytosterinämie sollte die Aufnahme von Phytosterolen vermieden werden. Bei dieser Erkrankung werden 15 bis 60 % der aufgenommenen Phytosterole absorbiert. Die gleichzeitige verringerte Phytosterolausscheidung über die Gallenflüssigkeit führt zu erhöhten Plasmasterolkonzentrationen und einem bereits in jungen Jahren gesteigerten Atheroskleroserisiko.

Des Weiteren gibt es erste Hinweise auf mögliche adverse Effekte von Phytosterolen auf vaskuläre Reaktivität, vaskulären Tonus und Blutdruck.

Nahrungsergänzungsmittel/Einsatz in funktionellen Lebensmitteln

Phytosterole zur Anreicherung von Lebensmitteln werden aus verschiedenen pflanzlichen Ausgangsprodukten gewonnen. So wird ein Teil der in pflanzlichen Ölen enthaltenen Phytosterole bei der Ölraffination abgetrennt und durch anschließende Aufarbeitung als Nebenprodukt erzielt. Für die Gewinnung von 1 kg Phytosterolen sind 2,5 t Pflanzenöl notwendig. Zur Erhöhung der Wirksamkeit kann eine Veresterung mit Fettsäuren wie Linolsäure erfolgen. Für die Herstellung phytosterolangereicherter Margarine kann beispielsweise Sitostanol aus Baumrinde isoliert und anschließend mit Fettsäuren pflanzlicher Öle (z. B. Rapsöl) verestert werden.

Unter den mit Phytosterolen angereicherten Lebensmitteln befinden sich überwiegend pflanzliche Brotaufstriche wie Margarine, die einen Zusatz von bis zu 8 % Phytosterolester bezogen auf das Produktgewicht enthalten. Der tägliche Konsum von 20 g einer mit 8 % Phytosterolen angereicherten Margarine kann den LDL-Cholesterolspiegel möglicherweise um 10 % senken.

Weitere phytosterolangereicherte Produkte im Handel sind Milchprodukte wie Joghurtdrinks und Magermilch, Käse und Brot. Die Anreicherung von Lebensmitteln mit Phytosterolen wurde von der Europäischen Kommission auch für Fruchtgetränke auf Milchbasis, Sojagetränke, Gewürze und Salatsoßen genehmigt. Der Gehalt an Phytosterolen in diesen Produkten ist allerdings begrenzt, damit eine tägliche Aufnahme von 3 g Phytosterolen aus funktionellen Lebensmitteln nicht überschritten wird.

Literatur

Abumweis SS, Barake R, Jones PJH (2008) Plant sterols/stanols as cholesterol lowering agents: A meta-analysis of randomized controlled trials. *Food Nutr Res* doi: 10.3402/fnr.v52i0.1811.

Biasi F, Leonarduzzi G, Vizio B, Zanetti D, Sevanian A, Sottero B, Verde V, Zingaro B, Chiarpotto E, Poli G (2004) Oxysterol mixtures prevent proapoptotic effects of 7-ketocholesterol in macrophages: implications for proatherogenic gene modulation. *FASEB J* 18:693–5.

Bundesinstitut fur Risikobewertung (2007) Fragen und Antworten zu Phytosterinen – FAQ des BfR vom 25. Juni 2007. http://www.brf.bund.de/cm/276/fragen_und_antworten_zu_pflanzensterinen.pdf

de Jong A, Plat J, Mensink RP (2003) Metabolic effects of plant sterols and stanols (Review). *J Nutr Biochem* 14:362–9.

Geelen A, Zock PL, de Vries JH, Hatan MB (2002) Apolipoprotein E polymorphism and serum lipid response to plant sterols in humans. *Eur J Clin Invest* 32:738–42.

Maguire L, Konoplyannikov M, Ford A, Maguire AR, O'Brien NM (2003) Comparison of the cytotoxic effects of beta-sitosterol oxides and a cholesterol oxide, 7 beta-hydroxycholesterol, in cultured mammlian cells. *Br J Nutr* 90:767–75.

Ostlund RE Jr. (2002) Phytosterols in human nutrition. *Annu Rev Nutr* 22:533–549.

Plat J, Mensink RP (2002) Increased intestinal ABCAI expression contributes to the decrease in cholesterol absorption after plant stanol consumption. *FASEB J* 16:1248–53.

Pubchem Substance, http://www.ncbi.nlm.nih.gov/pcsubstance, Suchbegriffe: Campesterol, beta-Sitisterol, Stigmasterol.

Ragotzky K (1999) Fette und Fettbegleitstoffe. Pflanzensterole. In: Ebersdobler HF, Meyer AH (Hrsg.): Praxishandbuch Functional Food. Behr's Verlag, Hamburg.

Rousset X, Vaisman B, Amar M, Sethi AA, Remaley AT (2009) Lecithin: cholesterol acyltransferase – from biochemistry to role in cardiovascular disease. *Curr Opin Endocrinol Diabetes Obes* 16:163–71.

Rubis B, Paszel A, Kaczmarek M, Rudzinska M, Jelen H, Rybczynska M (2008) Beneficial or harmful influence of phytosterols on human cells? *Br J Nutr* 100:1183–91.

Souci SW, Fachmann W, Kraut H (2008) Food composotion and nutrition tables. Wisswnschaftliche Verlagsgesellschaft mbH, Stuttgart, 7. Auflage.

Sudhop T, Lutjohann D, von Bergmann K (2005) Sterol transporters: targets of natular sterols and new lipid loweing drugs, *Pharmacol Ther* 105:333–41.

Tapiero H, Townsend DM, Tew KD (2003) Phytosterols in the prevention of human pathologies. *Biomed Pharmacother* 57:321–5.

Watzl B, Rechkemmer G (2001) Phytosterine – Charakteristik, Vorkommen, Aufnahme, Stoffwechsel, Wirkungen. *Ernährungsumschau* 48:161–164.

Glucosinolate

[illegible]

[illegible]

[illegible]

[illegible]

Name

Glucosinolate (Senfölglycoside)

Bezeichnung nach IUPAC Glucosinolate bilden aufgrund ihrer variablen Seitenkette eine strukturell sehr vielfältige Gruppe sekundärer Pflanzenstoffe, die mehr als 120 verschiedene Einzelverbindungen umfasst. Als gemeinsame Strukturmerkmale weisen Glucosinolate neben der variablen Seitenkette eine β-Thiolglucosegruppe sowie eine sulfonierte Oximgruppe auf. Unter anderem bilden verschiedene Aminosäuren wie Methionin, Tryptophan oder Phenylalanin die Grundstruktur der variablen Seitenkette und können durch Kettenverlängerung, Einbau von Hydroxyl- oder Methoxylgruppen, Eliminierung spezifischer Gruppen oder Oxidation des Schwefels im Methionin verändert werden.

Benannt werden die einzelnen Verbindungen üblicherweise nach ihrem Trivialnamen oder der chemischen Struktur ihrer Seitenkette. Eine Bezeichnung der vollständigen Verbindung nach IUPAC ist in der Regel nicht üblich.

Strukturformeln

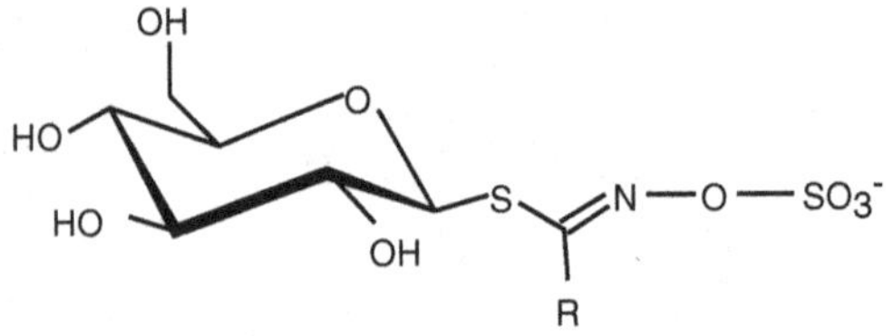

OH
HO
O
HO
OH
S
N — O — SO_3^-
R

Grundstruktur der Glucosinolate

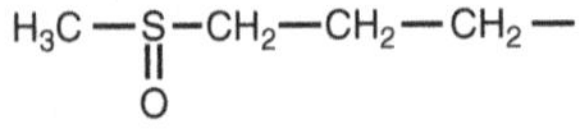

$H_3C-S(=O)-CH_2-CH_2-CH_2-$

3-Methylsulfinylpropyl-
(Glucoiberin)

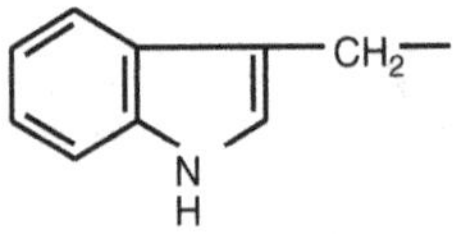

CH_2-
N
H

Indolyl-3-methyl-
(Glucobrassicin)

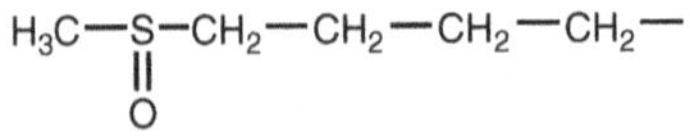

$H_3C-S(=O)-CH_2-CH_2-CH_2-CH_2-$

4-Methylsulfinylbutyl-
(Glucoraphanin)

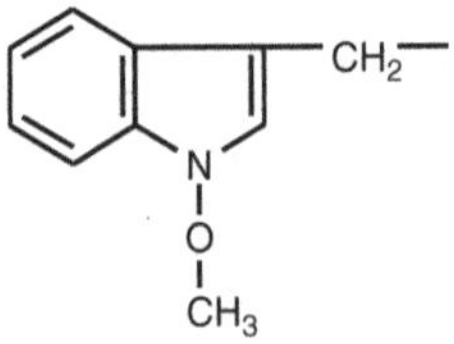

CH_2-
N
O
CH_3

1-Methoxyindolyl-3-methyl-
(Neoglucobrassicin)

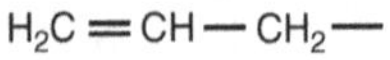

$H_2C=CH-CH_2-$

2-Propenyl-
(Sinigrin)

Indolglucosinolate

Beispiele für Seitenketten der Glucosinolate

Mögliche Seitenketten (R) der Glucosinolate auf der Basis der Aminosäuren Methionin, Tryptophan und Phenylalanin sowie der 2-Propenylseitenkette des Sinigrins.

Tab. 15.1 Gehalt an Glucosinolaten in rohen *Brassica*-Gemüsesorten (McNaughton und Marks 2003)

Gemüsesorte	Glucosinolatgehalt (mg pro 100 g Frischgewicht)		Zubereitungsverluste durch Kochen (%)
	Median	Spanne	
Rosenkohl	237	80–446	40
Brokkoli	62	19–126	39
Rotkohl	64	27–77	18
Chinakohl	54	17–55	k. A.
Kohlrabi	46	20–109	33
Blumenkohl	43	12–79	32
Weißkohl	38	8–90	k. A.

k. A., keine Angabe

Vorkommen in Lebensmitteln

Glucosinolate sind charakteristische sekundäre Pflanzenstoffe der Familie der Kreuzblütengewächse (Brassicaceae), zu denen gängige Gemüsesorten wie *Brassica oleracea*-Unterarten (Brokkoli, Kohlrabi, Blumenkohl, Rotkohl, Rosenkohl und Weißkohl), *Brassica rapa* ssp. *chinensis* (Chinakohl), *Brassica napus* ssp. *napus* (Raps), *Brassica nigra* (Schwarzer Senf) wie auch *Raphanus*-Arten (Rettich) und *Nasturtium officinale* (Echte Brunnenkresse) zählen. In einer Pflanzenart kommen üblicherweise immer mehrere Glucosinolate vor. Welche der vielfältigen Glucosinolatverbindungen gebildet werden wie auch deren Gehalt hängt von verschiedenen Faktoren ab. Neben der Pflanzenart und -sorte können auch das Klima sowie die beeinflussbaren Faktoren Düngung und Erntezeitpunkt den Gehalt an Glucosinolaten bestimmen. Zudem kann der Gehalt auch zwischen verschiedenen Pflanzenteilen variieren oder von den Entwicklungsstufen der Pflanze beeinflusst werden. So ist der Gesamtgehalt an Glucosinolaten in Brokkolisprossen wesentlich höher als in der als Gemüse verzehrten Brokkolipflanze. Durch die beschriebenen Einflussfaktoren kann es zu recht großen Unterschieden in den Gesamtgehalten an Glusosinolaten innerhalb einer Pflanzensorte kommen. Tab. 15.1 gibt einen Überblick über den Glucosinolatgehalt in verschiedenen unverarbeiteten *Brassica*-Arten sowie über die prozentualen Verluste, die beim Kochen dieser Gemüsesorten, insbesondere durch den Übertritt der Glucosinolate ins Kochwasser, entstehen können.

Aus der vielfältigen Gruppe der Glucosinolate sind vor allem Glucoraphanin, Sinigrin, Gluconapin, Glucobrassicanapin, Glucoiberin und Gluconasturtiin sowie die vom Tryptophan abgeleiteten Indolglucosinolate Glucobrassicin und Neoglucobrassicin häufig in Lebensmitteln vertreten.

Die Glucosinolate liegen in den Vakuolen der Pflanzenzellen als stabile Verbindungen vor. Eine Verletzung des intakten Pflanzengewebes, z. B. durch Schneiden oder Kauen, setzt aus den Myrosinzellen das Enzym Myrosinase (β-Thioglucosidase) frei, das die Glucosinolate hydrolytisch in äquimolare Mengen an Glucose, Sulfat und Aglykon spaltet. Das durch die Hydrolyse entstehende Aglykon ist chemisch instabil und zerfällt spontan zu Isothiocyanat, Nitril oder Thiocyanat (Abb. 15.1).

Welche Glucosinolatderivate gebildet werden, hängt neben der Struktur des Aglykons bzw. der Seitenkette der Glucosinolate stark von äußeren Faktoren wie der Lagerung und den Kon-

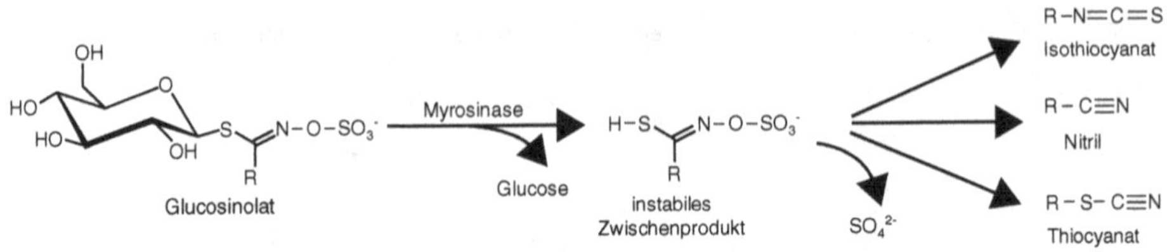

Abb. 15.1 Hydrolyse von Glucosinolat. Die Myrosinase katalysiert die Hydrolyse von Glucosinolat zu Glucose und einem instabilen Zwischenprodukt, das spontan zu Isothiocyanat, Nitril oder Thiocyanat umgesetzt wird.

servierungsverfahren des Gemüses und den Reaktionsbedingungen wie dem pH-Wert ab. So führt etwa ein neutraler pH-Wert vermehrt zur Bildung relativ instabiler Isothiocyanate, während im sauren Milieu vorrangig Nitrile gebildet werden. In Gegenwart von Eisenionen oder dem ESP (*epithiospecifier protein*) entstehen ebenfalls überwiegend Nitrile bzw. Epithionitrile und weniger Isothiocyanate.

Wird *Brassica*-Gemüse z. B. während der Verarbeitung erhitzt, können sowohl das ESP als auch die Myrosinase inaktiviert werden. Das ESP ist sehr hitzeempfindlich und wird bereits durch kurzes Dampfblanchieren denaturiert. Dieses milde Erhitzen hemmt die Entstehung von Nitrilen bzw. Epithionitrilen zugunsten der erwünschten Isothiocyanate. Durch längeres Erhitzen wird jedoch auch die Myrosinase inaktiviert und dadurch die Bildung von Isothiocyanaten unterbunden.

Beim Abbau der Indolglucosinolate durch Myrosinase entstehen ebenfalls instabile Zwischenprodukte, die allerdings in die entsprechenden Alkohole wie Indol-3-carbinol umgewandelt werden. Auch beim Abbau von Indolglucosinolaten bestimmen die vorliegenden Reaktionsbedingungen die Struktur der gebildeten Produkte. Im sauren Milieu können aus Indolglucosinolaten Indol-3-acetonitril und elementarer Schwefel entstehen, während in Gegenwart von Ascorbinsäure die Bildung von Ascorbigen möglich ist.

Tab. 15.2 gibt einen Überblick über verschiedene Glucosinolate als Ausgangssubstanzen für die Bildung einiger bioaktiver Hydrolyseprodukte sowie deren Vorkommen in ausgewählten *Brassica*-Arten.

Biologische Wirkung und Mechanismen der Biofunktionalität

Für die bioaktiven Effekte sind häufig nicht die Glucosinolate *per se*, sondern vor allem deren Hydrolyseprodukte verantwortlich. Insbesondere Isothiocyanate und die aus Indolglucosinolaten gebildeten Indole scheinen für die physiologischen Wirkungen beim Menschen von Bedeutung zu sein.

Isothiocyanate werden im oberen Verdauungstrakt sehr schnell absorbiert und erreichen bereits etwa zwei Stunden nach der Nahrungsaufnahme ihre Maximalkonzentration im Blut. Nach Aufnahme glucoraphaninreicher Brokkolisprossen wurden Plasmakonzentrationen an Sulforaphan von bis zu 1 bis 2 µmol l^{-1} gemessen. Die Halbwertszeit der Isothiocyanate im Blut ist allerdings relativ gering. Der überwiegende Anteil der Isothiocyanate unterliegt nach der Aufnahme in die Zellen einer spontanen oder enzymatisch durch Glutathion-S-Transferasen katalysierten Konjugation mit intrazellulären Thiolen. Intrazellulär vermitteln Isothiocyanate eine potenziell anticancerogene Aktivität über die Beeinflussung der sogenannten Phase-I- und Phase-II-Enzyme. Signifikante Gewebespiegel an Isothiocyanaten wurden vor allem in Leber, Niere und Darmschl. eimhaut aber auch in Lunge und Milz beobachtet.

Tab. 15.2 Die häufigsten Glucosinolate in ausgewählten *Brassica*-Arten und die daraus entstehenden bioaktiven Hydrolyseprodukte

Glucosinolat	Seitenkette	bioaktives Hydrolyseprodukt	Gemüsesorte
Glucoraphanin	4-Methylsulfinylbutyl-	Sulforaphan	Blumenkohl, Brokkoli, Rosenkohl
Sinigrin	2-Propenyl-	Allylisothiocyanat	Blumenkohl, Rosenkohl, Weißkohl
Gluconapin	3-Butenyl-	3-Butenylisothiocyanat	Chinakohl, Rosenkohl
Glucobrassicanapin	4-Pentenyl-	4-Pentenylisothiocyanat	Chinakohl
Glucoiberin	3-Methylsulfinylpropyl-	Iberin	Brokkoli, Blumenkohl, Rosenkohl, Weißkohl
Gluconasturtiin	2-Phenylethyl-	Phenylethylisothiocyanat	Echte Brunnenkresse (*Nasturtium officinale*)
Progoitrin	2-Hydroxy-3-butenyl-	Goitrin	Rosenkohl
Glucobrassicin	Indolyl-3-methyl-	Indol-3-carbinol u. a.	Brokkoli, Blumenkohl, Rosenkohl, Weißkohl
Neoglucobrassicin	1-Methoxyindolyl-3-methyl-	*N*-Methoxyindol-3-carbinol	Brokkoli, Blumenkohl, Rosenkohl

Durch die enzymatische Hydrolyse von Indolglucosinolaten entstehen verschiedene Hydrolyseprodukte, von denen Indol-3-carbinol aus Glucobrassicin am bekanntesten ist. Gelangen die Hydrolyseprodukte der Indolglucosinolate in den Gastrointestinaltrakt, können sie durch den sauren pH-Wert im Magen verschiedene Kondensationsreaktionen durchlaufen. Dadurch entsteht aus Indol-3-carbinol vornehmlich das relativ stabile Derivat 3,3'-Diindolylmethan, das im Anschluss an die Absorption vor allem in die Leber transportiert wird. 3,3'-Diindolylmethan ist ein moderater Induktor Nrf2-abhängiger Signalwege, die an einer Vielzahl regulatorischer Mechanismen beteiligt sind.

Für Isothiocyanate und Indole wurden in Zellkultur- und tierexperimentellen Studien folgende chemopräventive Effekte beschrieben:
- Inhibition von Phase-I-Enzymen,
- Induktion von Phase-II-Enzymen,
- Erhöhung des zellulären Glutathionspiegels,
- Hemmung der Proliferation von Krebszellen durch Blockierung des Zellzyklus und Induktion der Apoptose.

Phase-I-Enzyme Phase-I-Enzyme sind für die Umwandlung hydrophober Fremdstoffe (Xenobiotika) wie Nitrosaminen, Aflatoxinen, heterozyklischen Aminen oder auch polyzyklischen aromatischen Kohlenwasserstoffen zu reaktiven elektrophilen Verbindungen verantwortlich, die den ersten Schritt ihrer Entgiftung darstellt und zur Vorbereitung ihrer Ausscheidung dient. Die wichtigsten Phase-I-Enzyme gehören zur Gruppe der Cytochrom-P_{450}-Enzyme.

Für verschiedene Isothiocyanate konnte bisher eine inhibitorische Wirkung auf Phase-I-Enzyme nachgewiesen werden. *In vitro* zeigten isolierte Isothiocyanate eine Hemmung spezi-

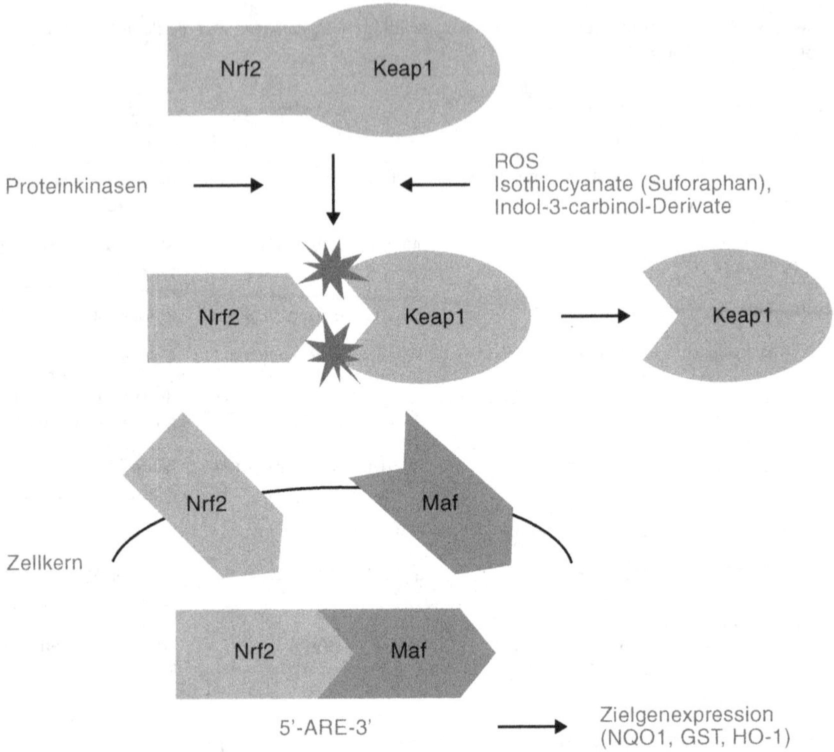

Abb. 15.2 Nrf2/Keap1-Signalkaskade. Nrf2, *nuclear factor erythroid 2-related factor 2*; Keap1, *kelch-like ECH-associated protein 1*; ROS, reaktive Sauerstoffspezies; Maf, *small Maf protein*; NQO1, NADPH:Chinon-Oxidoreduktase; GST, Glutathion-S-Transferase; HO-1, Hämoxygenase-1

fischer Cytochrom-P_{450}-Enzyme, die in die Aktivierung von Carcinogenen involviert sind. Dieser Effekt tritt vermutlich durch eine kovalente Bindung der Isothiocyanate an das Apoprotein der Enzyme auf, wodurch es zu strukturellen und folglich funktionellen Modifikationen des Proteins kommt. Denkbar ist auch eine reversible Bindung der Isothiocyanate an das aktive Zentrum der Enzyme, verbunden mit einer kompetitiven Inhibition.

Phenylisothiocyanat konnte auch *in vivo* die Aktivierung des Lungencarcinogens 4-Methylnitrosamino-1-(3-pyridyl)-1-butanon aus Zigarettenrauch unterdrücken und dessen Ausscheidung verstärken. Unterschiede im Ausmaß der Enzymhemmung zeigten sich jedoch in Abhängigkeit von den einzelnen Cytochrom-P_{450}-Enzymen, den eingesetzten Isothiocyanaten und den untersuchten Organen.

Phase-II-Enzyme Phase-II-Enzyme, zu denen unter anderem die Glutathion-S-Transferase oder die Sulfotransferasen zählen, konjugieren die Produkte der Phase-I-Reaktion zur erleichterten Ausscheidung als wasserlösliche Verbindungen.

Ergebnisse verschiedener Zellkultur-, Tier- und Humanstudien lassen vermuten, dass Glucosinolate bzw. deren Hydrolyseprodukte die Aktivität dieser Enzyme beeinflussen und somit potenziell chemopräventiv wirken.

Isolierte Isothiocyanate und Indol-3-carbinol-Derivate wie 3,3'-Diindolylmethan induzieren über den redoxregulierten Transkriptionsfaktor Nrf2 (*nuclear factor erythroid 2-related factor 2*) die Genexpression von Phase-II-Enzymen (Abb. 15.2).

Nrf2 liegt im Cytosol gebunden an das Inhibitorprotein Keap1 vor, das die Translokation des Transkriptionsfaktors Nrf2 in den Zellkern hemmt. Unter Einwirkung von Isothiocyanaten kann der Nrf2-Keap1-Komplex gelöst und Nrf2 freigesetzt werden. Nrf2 transloziert in den Zellkern, dimerisiert mit sogenannten *small Maf*-Proteinen und bindet mit einer hohen Affinität an das Antioxidans-Response-Element (ARE) in der Promotorbindungsregion von Genen, die antioxidative und Phase-II-Enzyme codieren. Dadurch wird die Transkription von Nrf2-Zielgenen initiiert. Nrf2 reguliert unter anderem die Expression der Glutathion-S-Transferasen, der NADPH:Chinon-Oxidoreduktase und der Hämoxygenase-1.

Unter den Isothiocyanaten ist vor allem Sulforaphan als potenter Induktor der Nrf2-Signalkaskade bekannt. Das elektrophile Sulforaphan kann mit den Thiolgruppen von Keap1 zu Thioacyladdukten reagieren, wodurch Nrf2 vom Keap1 gelöst und die Nrf2-abhängige Genexpression gesteigert wird.

Darüber hinaus sind Effekte der Isothiocyanate auf Proteinkinasen und die intrazelluläre Konzentration an reaktiven Sauerstoffspezies (ROS) beschrieben, die ebenfalls in die Nrf2-abhängige Signaltransduktion involviert sind.

Glutathionspiegel Nrf2 induziert als Transkriptionsfaktor die Genexpression der γ-Glutamylcystein-Synthetase, dem Schlüsselenzym der Glutathionsynthese. Eine Aktivierung der Nrf2-Signalkaskade durch Isothiocyanat führt somit zum Anstieg der intrazellulären Glutathionspiegel. Vorübergehend kann jedoch eine gesteigerte Ausschleusung von Isothiocyanat-Glutathion-Konjugaten zu einer Absenkung des intrazellulären Glutathionspiegels führen.

Zellproliferation und Apoptose *In vitro* zeigten verschiedene Isothiocyanate und Indole eine Inhibition der Zellproliferation transformierter Zellen sowie einen Zellzyklusarrest. Des Weiteren konnte durch Isothiocyanate die caspasevermittelte Apoptose maligner Zellen und eine Herabregulierung von antiapoptotischem Bcl-2 und Bcl-xl induziert werden.

Toxikologische Effekte Für verschiedene Glucosinolate bzw. deren Hydrolyseprodukte wurden bisher vereinzelt toxische Wirkungen beschrieben, wobei hier die goitrogenen Effekte im Vordergrund stehen.

- Goitrogene Wirkung: Einige Isothiocyanate sowie Thiocyanate mit einer β-Hydroxyalkenylseitenkette vermitteln eine schwach goitrogene Wirkung. Diese Verbindungen können mit Jod um die Einlagerung in der Schilddrüse konkurrieren. Auf die verminderte Einlagerung von Jodid, das zur Synthese der Schilddrüsenhormone Trijodthyronin und Tyroxin benötigt wird, reagiert die Schilddrüse mit vermehrtem Zellwachstum. Weitere goitrogene Verbindungen wie das Vinyloxazolidin-2-thion können die Thyroxinsynthese direkt hemmen.
- Tumorfördernde Wirkung: Mehrere tierexperimentelle Studien weisen auf eine mögliche anticancerogene Wirkung der Glucosinolate hin. Es gibt jedoch auch Hinweise, dass isolierte Isothiocyanate wie Phenylisothiocyanat und Benzylisothiocyanat eine chemisch induzierte Carcinogenese durch die Aktivierung von Phase-I-Enzymen möglicherweise auch fördern können. Für Indole konnte sowohl *in vitro* als auch *in vivo* eine Induktion der Expression von Genen der Cytochrom-P_{450}-Familie über das Xenobiotika-Response-Element (XRP) aufgezeigt werden. Bei einer langfristigen Gabe von Indol-3-carbinol scheinen die tumorfördernden Eigenschaften teilweise gegenüber den anticancerogenen Effekten zu überwiegen, wenn Indol-3-carbinol nach der Initiation der Cancerogenese durch krebserregende Substanzen verabreicht wurde. Allerdings

sind bisher keine negativen Auswirkungen einer langfristigen Aufnahme an Indol-3-carbinol oder anderer Glucosinolatderivate aus Lebensmitteln auf das Krebsrisiko beim Menschen bekannt.

- **Nahrungsergänzungsmittel/Einsatz in funktionellen Lebensmitteln**

Auf dem Markt sind verschiedene Produkte erhältlich, die entweder Extrakte aus Gemüse (überwiegend aus Brokkolisprossen) oder aufgereinigte Glucosinolate enthalten. Beim Einsatz von Glucosinolaten und Isothiocyanaten in funktionellen Lebensmitteln sind auch potenziell adverse sensorische Eigenschaften wie ein scharfer oder bitterer Geschmack zu berücksichtigen.

Literatur

Foo HL et al. (2000) Purification and characterisation of epithiospecifier protein from *Brassica napus*: enzymic intramolecular sulphur addition within alkenyl thiohydroximates derived from alkenyl glucosinolate hydrolysis. *FEBS Lett* 468:243–246

Haack M et al. (2010) Breakdown products of neoglucobrassicin inhibit activation of Nrf2 target genes mediated by myrosinase-derived glucoraphanin hydrolysis products. *Biol Chem* 391:1281–1293

Itoh K et al. (1997) An Nrf2/small Maf heterodimer mediates the induction of phase II detoxifying enzyme genes through antioxidant response elements. *Biochem Biophys Res Commun* 236:313–322

Juge N et al. (2007) Molecular basis for chemoprevention by sulforaphane: a comprehensive review. *Cell Mol Life Sci* 64:1105–1127

Kwak MK, Kensler TW (2010) Targeting NRF2 signaling for cancer chemoprevention. *Toxicol Appl Pharmacol* 244:66–76

Lai RH et al. (2008) Evaluation of the safety and bioactivity of purified and semi-purified glucoraphanin. *Food Chem Toxicol* 46:195–202

Lin W et al. (2008) Sulforaphane suppressed LPS-induced inflammation in mouse peritoneal macrophages through Nrf2 dependent pathway. *Biochem Pharmacol* 76:967–973

Liu YC et al. (2008) Sulforaphane inhibition of monocyte adhesion via the suppression of ICAM-1 and NF-kappaB is dependent upon glutathione depletion in endothelial cells. *Vascul Pharmacol* 48:54–61

McNaughton SA, Marks GC (2003) Development of a food composition database for the estimation of dietary intakes of glucosinolates, the biologically active constituents of cruciferous vegetables. *Br J Nutr* 90:687–697

Park SY et al. (2007) Induction of apoptosis by isothiocyanate sulforaphane in human cervical carcinoma HeLa and hepatocarcinoma HepG2 cells through activation of caspase-3. *Oncol Rep* 18:181–187

Vermeulen M et al. (2008) Bioavailability and kinetics of sulforaphane in humans after consumption of cooked versus raw broccoli. *J Agric Food Chem* 56:10505–10509

Wagner AE et al. (2010) Sulforaphane but not ascorbigen, indole-3-carbinole and ascorbic acid activates the transcription factor Nrf2 and induces phase-2 and antioxidant enzymes in human keratinocytes in culture. *Exp Dermatol* 19:137–144

Watzl B (2001) Glucosinolate. *Ernährungsumschau* 48:330–333

Wisker E (2007) Glucosinolate. In: Ebersdorfer HF, Meyer AH (Hrsg) Praxishandbuch Functional Food. Behr´s, Hamburg

Zhang Y (2010) Allyl isothiocyanate as a cancer chemopreventive phytochemical. *Mol Nutr Food Res* 54:127–135

Zhang Y, Tang L (2007) Discovery and development of sulforaphane as a cancer chemopreventive phytochemical. *Acta Pharmacol Sin* 28:1343–1354

Vitamine und Vitaminoide

Name

Vitamin D

Bezeichnung nach IUPAC Ergocalciferol (Vitamin D_2), Cholecalciferol (Vitamin D_3)

Molekülmasse 396,63 g mol^{-1} (Vitamin D_2), 384,64 g mol^{-1} (Vitamin D_3)

Strukturformeln

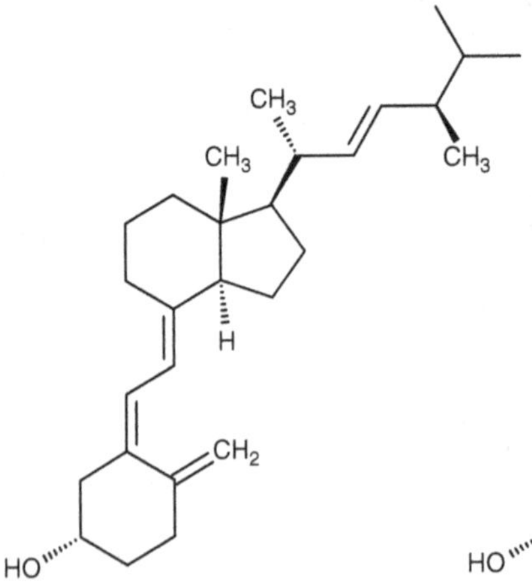

Vitamin D_2 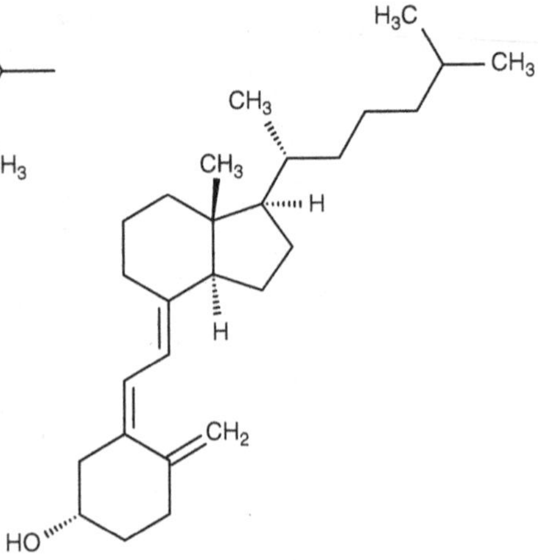 **Vitamin D_3**

Vorkommen in Lebensmitteln

Vitamin D_3 ist fettlöslich und kommt vor allem in fettreichen Lebensmitteln tierischer Herkunft wie fettem Fisch (z. B. Lachs, Thunfisch, Hering, Makrele) sowie in geringerer Konzentration in Milch- und Milchprodukten, Leber und Eigelb vor. Vitamin D_2 kommt nur in Lebensmitteln pflanzlichen Ursprungs (z. B. Pilzen) vor. Vitamin D ist ein Vitamin, das, in gewissem Umfang, vom menschlichen Körper selbst hergestellt werden kann. Diese Synthese erfolgt ausgehend vom Cholesterol in mehreren Schritten, von denen einer von der UVB-Strahlung der Sonne abhängig ist und in der Haut stattfindet. Da die Dosis der eindringenden UVB-Strahlung von vielen Faktoren abhängt (geografische Breite, Witterung und Jahreszeit, Hauttyp, Kleidung, kosmetische Behandlung der Haut), ist das Ausmaß der Eigensynthese von Vitamin D bisweilen schwer abzuschätzen und individuell unterschiedlich.

Plasmakonzentration

Ein Plasmaspiegel von mehr als 50 nmol l^{-1} kennzeichnet gemäß der Deutschen Gesellschaft für Ernährung (DGE) eine ausreichende Vitamin-D-Versorgung. Der Referenzbereich von 25-Hydroxyvitamin D liegt bei 30 bis 100 ng ml^{-1}.

Biologische Wirkung und Mechanismen der Biofunktionalität

Vitamin D hat eine zentrale Rolle im Mineralstoffwechsel. Es ist an der Regulation der Calciumabsorption und -verteilung beteiligt. Vitamin D trägt somit entscheidend zur Calciumhomöostase sowie Knochenmineralisierung und -stabilität bei. Neben der klassischen

Vitamin-D-Mangelerkrankung, der Rachitis, kann eine marginale bzw. unzureichende Vitamin-D-Versorgung zur Entstehung von Osteoporose und Osteomalazie führen. Der eigentliche aktive Metabolit des Vitamin D ist das 1,25-Dihydroxyvitamin D_3 [1,25$(OH)_2$-Vitamin-D_3]. 1,25-Dihydroxyvitamin-D_3 wird in zwei Hydroxylierungsschritten in Niere und Leber endogen gebildet und wirkt über molekulare Mechanismen, die denen der Steroidrezeptoren ähneln. Die intrazellulären Vitamin-D-Rezeptoren werden in verschiedenen Geweben stark exprimiert. In jüngster Zeit diskutiert man daneben auch weitere (pleiotrope) Funktionen von Vitamin D, die über den Calcium- und Knochenstoffwechsel hinausgehen. Diese umfassen vor allem Funktionen von Vitamin D im Immunsystem. So gibt es erste Hinweise auf einen Zusammenhang zwischen Vitamin D und Autoimmunerkrankungen wie Multiple Sklerose sowie Krebserkrankungen. Es sind zu dieser Thematik jedoch weitere großangelegte Interventionsstudien erforderlich.

■ **Toxikologische Effekte**

Eine normale Mischkost schließt eine Überversorgung mit Vitamin D in unseren Breiten praktisch aus, sodass eine Intoxikation mit Vitamin D über Lebensmittel *de facto* nicht möglich erscheint. Bei unsachgemäßer pharmakologischer Dosierung ist dagegen eine Hypervitaminose durchaus möglich. Eine Plasmakonzentration über 250 nmol l^{-1} signalisiert eine übermäßige Vitamin-D-Zufuhr. Bei einer Vitamin-D-Hypervitaminose kommt es vor allem zu Calciumablagerungen in der Niere (Nephrocalcinose) und teilweise auch in anderen Organen, die zu Organschädigungen führen können.

■ **Nahrungsergänzungsmittel/Einsatz in funktionellen Lebensmitteln**

Verschiedene Nahrungsergänzungsmittel sind erhältlich, die Vitamin D – meist als Öl oder in Kapselform – enthalten. In einigen Ländern werden Milchprodukte oder Säuglingsnahrung sowie Margarine mit Vitamin D angereichert. Die EFSA schätzt die Evidenz für eine Reduktion des altersbedingten Abfalls der Knochendichte durch Vitamin D und Calcium für nicht ausreichend ein, das Gleiche gilt für das Sturzrisiko.

■■ **Name**

Vitamin E (Tocolpherol- und Tocotrienolderivate; RRR-α-Tocopherol hat die höchste biologische Aktivität.)

Bezeichnung nach IUPAC 2-Methyl-2-4',8',12'-trimethyl-6-chromanol (Grundgerüst der Tocopherole und Tocotrienole)

Molekülmasse 430,71 g mol^{-1} (α-Tocopherol)

Strukturformeln

Grundgerüst Tocopherol

	R_1	R_2	R_3
α-Tocopherol	CH_3	CH_3	CH_3
β-Tocopherol	CH_3	H	CH_3
γ-Tocopherol	H	CH_3	CH_3
δ-Tocopherol	H	H	CH_3

Grundgerüst Tocotrienol

	R_1	R_2	R_3
α-Tocotrienol	CH_3	CH_3	CH_3
β-Tocotrienol	CH_3	H	CH_3
γ-Tocotrienol	H	CH_3	CH_3
δ-Tocotrienol	H	H	CH_3

▪ Vorkommen in Lebensmitteln

Vitamin E ist ein fettlösliches Vitamin und kommt deshalb in fettreichen Lebensmitteln vor. Zu diesen gehören vor allem Pflanzenöle wie Raps-, Oliven-, Weizenkeim- und Sonnenblumenöl aber auch andere Lebensmittel wie Nüsse, die die Hauptvertreter des Vitamin E, die Tocopherole, enthalten. Im asiatischen Raum werden vor allem Tocotrienole aufgenommen, da Tocotrienole vor allem in Palmöl vorkommen.

▪ Plasmakonzentration

10 bis 42 $\mu mol\ ml^{-1}$

▪ Biologische Wirkung und Mechanismen der Biofunktionalität

Von allen Vitamin-E-Derivaten hat das RRR-α-Tocopherol die potenteste Wirkung und kommt, in der Regel, auch in der höchsten Plasmakonzentration vor, da in der Leber durch das Tocopheroltransferprotein Tocopherole zugunsten des α-Tocopherols diskriminiert werden. Aufgrund der Fettlöslichkeit von Vitamin E entfaltet sich dessen antioxidative Wirkung primär in Zellmembranen bzw. Lipoproteinen, also in lipophilen Kompartimenten. Hier unterdrückt Vitamin E effizient die Lipidperoxidation als ein sogenanntes *chain-breaking antioxidant*. Vitamin E stoppt dabei die Kettenreaktionen der Lipidperoxidation, indem es vor allem Peroxylradikale inaktiviert. Bei der Lipidperoxidation wird *per se* Vitamin E verbraucht. Es kann aber über das wasserlösliche Vitamin C wieder regeneriert, d. h. reduziert, werden. Epidemiologische Studien dokumentieren teilweise einen Zusammenhang zwischen hoher Vitamin-E-Aufnahme (aus Lebensmitteln) und einer Risikoreduktion für Herz-Kreislauf-Erkrankungen. Interventionsstudien konnten diesen protektiven Effekt von Vitamin E hingegen nicht bestätigen. Ebenso ist die Datenlage zur Bedeutung von Vitamin E für die Prävention maligner Erkrankungen uneinheitlich. Verschiedene Wirkmechanismen, über die Vitamin E biofunktionelle Effekte vermittelt, werden beschrieben: direkte antioxidative Wirkung, Induktion endogener antioxidativer Schutzsyteme über Aktivierung des Transkriptionsfaktors Nrf2 (vor allem durch γ-Tocopherol und Tocotrienole), antiinflammatorische Wirkung durch die

Inhibition der COX-2 (v. a. γ-Tocopherol) und des Arachidonsäuremetabolismus, Inhibition der Proliferation glatter Muskelzellen durch α-Tocopherol, genregulatorische Einflüsse auf Phosphorylierungskaskaden (z. B. Proteinkinase C) und die Hemmung des Scavenger-Rezeptors CD36 in Makrophagen.

Toxikologische Effekte

Sehr hohe Vitamin-E-Dosierungen interferieren möglicherweise mit der Absorption und dem Stoffwechsel von Vitamin K.

Nahrungsergänzungsmittel/Einsatz in funktionellen Lebensmitteln

Verschiedene Lebensmittel können mit Vitamin E angereichert sein – oft in Kombination mit Vitamin C und β-Carotin (fälschlicherweise aber werbewirksam als Vitamin A bezeichnet). Ein Beispiel sind ACE-Getränke, die als funktionelle Lebensmittel vermarktet werden. Weiterhin gibt es eine Vielzahl von Vitamin-E-haltigen Nahrungsergänzungsmitteln sowie pharmakologische Vitamin-E-Präparate (Arzneimittel), meist als Kapseln. Die antioxidative Wirkung von Vitamin E ist seitens der EFSA akzeptiert.

Name

Vitamin K

Bezeichnung nach IUPAC Naphtochinone (Vitamin K_1 = Phyllochinon, Vitamin K_2 = Menachinon, Vitamin K_3 = Menadion)

Molekülmasse 450,7 g mol^{-1}

Strukturformeln

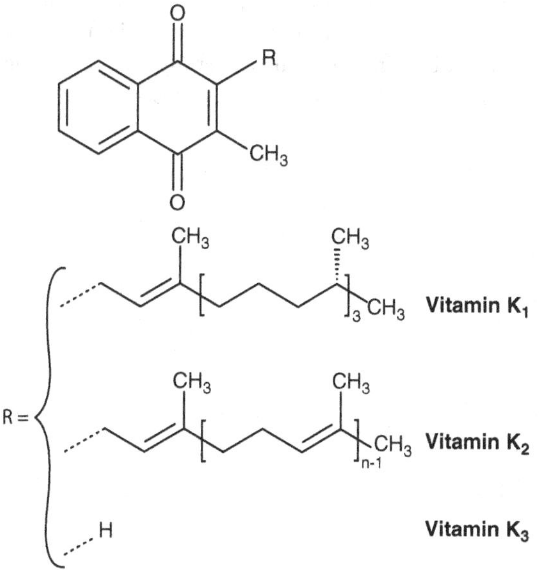

O
R
CH_3
O
CH_3 CH_3
$]_3$ CH_3 **Vitamin K_1**
R =
CH_3 CH_3
$]_{n-1}$ CH_3 **Vitamin K_2**
H **Vitamin K_3**

Vorkommen in Lebensmitteln

Phyllochinon (Vitamin K_1) wird in den Chloroplasten grüner Pflanzen gebildet und kommt somit in Lebensmitteln pflanzlicher Herkunft vor. Dazu gehören unter anderem grüne Blattgemüse wie Spinat, Mangold, Rosenkohl, Blumenkohl, Sauerkraut, Sonnenblumenöl und Weizenkeime. Auch tierische Produkte wie Leber und Eigelb enthalten Vitamin K. Vitamin K_2 wird erst durch den Metabolismus der Mikrobiota im Darm aus Vitamin K_1 gebildet. Vitamin K_3 wird synthetisch hergestellt. Vitamin K ist relativ thermostabil, sodass beim Garen und Kochen nur wenig Vitamin K verlorengeht.

Plasmakonzentration

50 bis 600 ng l^{-1} (0,1 bis 1,3 nmol l^{-1})

Biologische Wirkung und Mechanismen der Biofunktionalität

Im Darm und in der Leber können alle aufgenommenen Vitamin-K-Derivate in Vitamin K_2 umgewandelt werden. Nur Vitamin K_2 besitzt vermutlich biologische Aktivität. Vitamin K ist an der posttranslationalen Carboxylierung einiger Glutaminsäurereste zu proteingebundener γ-Carboxyglutaminsäure beteiligt. Da diese Carboxylierung vor allem bei einigen Gerinnungsfaktoren (II, VII, IX und X) und an dem Protein Osteocalcin erfolgt, hat Vitamin K eine wichtige Bedeutung für Blutgerinnung und Knochenmineralisierung.

Toxikologische Effekte

Nur außerordentlich hohe Mengen an aufgenommenem Vitamin K wirken toxisch. Toxikologische Effekte sind somit nur bei extremen pharmakologischen Dosierungen zu erwarten. Menadion kann prooxidativ wirken und über Schädigung der Blutzellen zu Anämien oder Ikterus bei Neugeborenen sowie zu Thrombosen und Erbrechen führen.

Nahrungsergänzungsmittel/Einsatz in funktionellen Lebensmitteln

Es sind pharmakologische Vitamin-K-Präparate als Arzneimittel erhältlich. Darüber hinaus sind Vitamin-K-reiche Nahrungsergänzungsmittel auf dem Markt vertreten. Die der EFSA vorgelegte Evidenz für die Rolle von Vitamin K bei Knochenmineralisierung, Blutgerinnung sowie für eine normale Herz- und Gefäßfunktion wurde als ausreichend angesehen.

Name

Vitamin A

Bezeichnung nach IUPAC Retinoide

Molekülmasse 286,44 g mol^{-1} (Retinol)

Strukturformeln

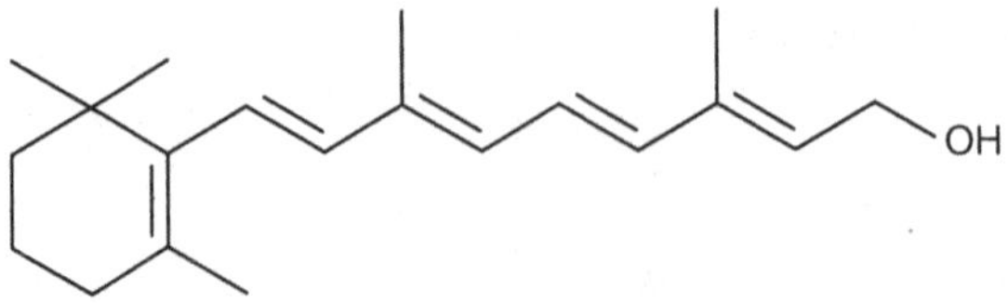

OH

Retinol

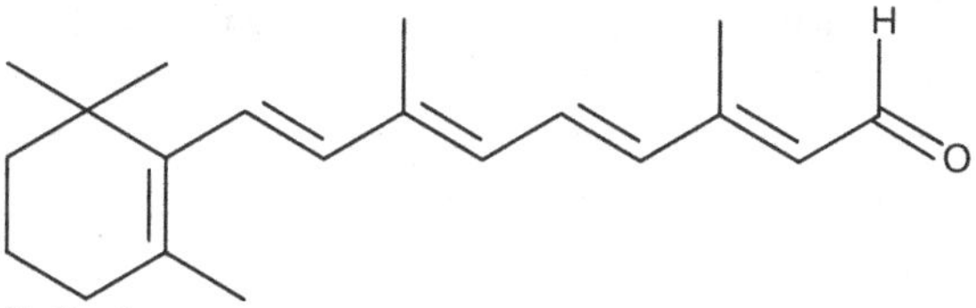

Retinal

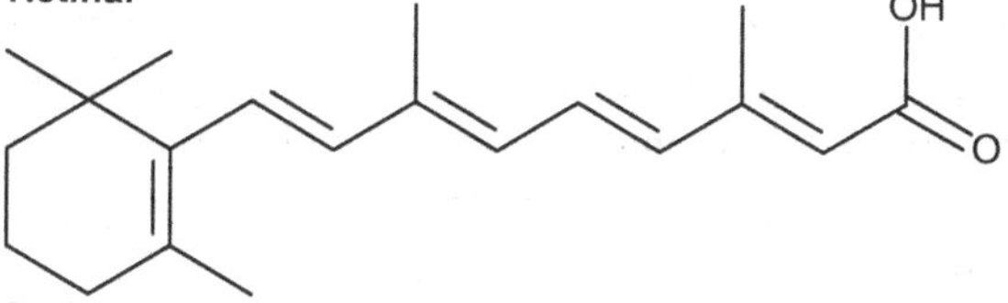

Retinsäure

Vorkommen in Lebensmitteln

Vitamin A ist ein fettlösliches Vitamin. In der Nahrung kommt Vitamin A nur in Lebensmitteln tierischer Herkunft vor. Sehr hohe Vitamin-A-Konzentrationen findet man in der Leber, aber auch Eigelb und Milchprodukte (z. B. Butter) enthalten nennenswerte Mengen an Vitamin A. In populärwissenschaftlichen Schriften oder Werbeaussagen wird fälschlicherweise häufig β-Carotin als Vitamin A bezeichnet. β-Carotin ist jedoch Provitamin A, d. h., aus dem zugeführten β-Carotin kann endogen Vitamin A gebildet werden. Die Effizienz dieser im Darm erfolgenden Umwandlung (Konversion) wird zurzeit noch diskutiert. Bei veganer Ernährung wird Vitamin A praktisch ausschließlich über seine Vorstufe β-Carotin, die aus Lebensmitteln pflanzlicher Herkunft (z. B. Gemüse) stammt, zur Verfügung gestellt.

Plasmakonzentration

0,3 bis 0,7 µg ml^{-1} (1,05 bis 2,44 µmol l^{-1})

Biologische Wirkung und Mechanismen der Biofunktionalität

Die in der Nahrung mengenmäßig am stärksten vertretenen Vitamin-A-Derivate sind das Retinol und seine verschiedenen Ester. Die Wirkformen Retinal und Retinsäure werden endogen aus diesen Vorstufen gebildet. Während Retinal als Bestandteil der Sehpigmente zentral am Sehprozess beteiligt ist, übernimmt Retinsäure Funktionen bei der Proliferation und der Differenzierung verschiedener Zelltypen. Hier wirkt Retinsäure über die intrazellulären Rezeptoren RXR und RAR, ähnlich den Steroidrezeptoren. Zu den Hauptklassen der Gene, die durch Retinsäure aktiviert werden, gehören solche, die Proteine codieren, welche in den Aufbau von *gap junctions* involviert sind und somit die Zell-Zell-Kommunikation regulieren. Retinsäure ist darüber hinaus an der Synthese von Glykoproteinen beteiligt und spielt eine wichtige Rolle bei der Aktivierung des Immunsystems und der Aufrechterhaltung der Integrität von Epithelien.

Toxikologische Effekte

Für Vitamin A sind eine Reihe toxischer Effekte beschrieben. Eine akute toxische Dosis wird mit einer Zufuhr von ca. 15 mg Vitamin A (Retinoläquivalente) erreicht. Typische Begleiterscheinungen sind unspezifische Vergiftungserscheinungen wie Übelkeit, Erbrechen und Durchfall. Chronische toxische Effekte von Vitamin A wurden ebenfalls beobachtet. Diese treten auf, wenn über längere Zeit Dosen von etwa 7 bis 10 mg Retinoläquivalente aufgenommen werden. Auch hier kommt es zu Erbrechen, Fieber und Kopfschmerz und bei lang anhaltenden Vergiftungen zu Gewichtsverlust. Vitamin A wirkt in sehr hoher Konzentration teratogen – daher sollten Schwangere auf den Konsum von Leber sowie Fischleberöl verzichten. Eine Vitamin-A-Überdosierung durch Provitamine wie β-Carotin ist nicht möglich.

▪ Nahrungsergänzungsmittel/Einsatz in funktionellen Lebensmitteln

Es werden diverse pharmakologische Vitamin-A-Präparate (Arzneimittel) sowie Retinsäurepräparate (als Cremes) angeboten. Funktionelle Lebensmittel sowie Nahrungsergänzungsmittel enthalten β-Carotin, oft in Kombination mit Vitamin C und E. Die EFSA schätzt die Evidenz für positive Auswirkungen von Vitamin A auf den Sehprozess und die Integrität von Haut und Schleimhäuten als ausreichend ein.

▪▪ Name

Vitamin C

Bezeichnung nach IUPAC Ascorbinsäure

Molekülmasse 176,13 g mol^{-1}

Strukturformel

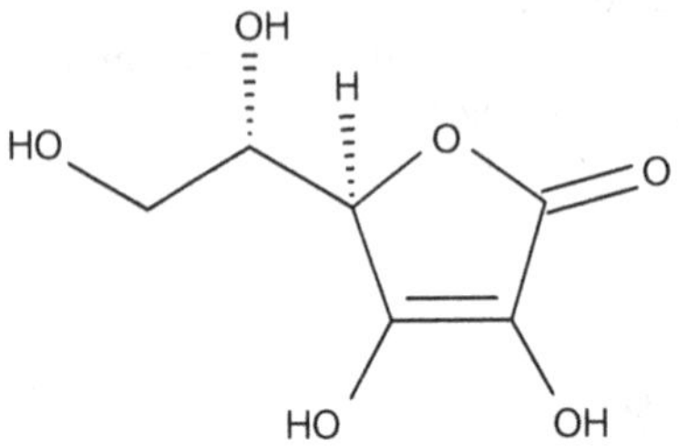

▪ Vorkommen in Lebensmitteln

Während Vitamin C ein essenzielles Vitamin für den Menschen darstellt, kann es von den meisten Tierarten (mit Ausnahme von Primaten und Meerschweinchen) endogen mithilfe der L-Gulonolacton-Oxidase aus Glucose synthetisiert werden. Vitamin C ist vor allem in pflanzlichen Lebensmitteln enthalten, wobei Obst (z. B. Zitrusfrüchte) und Beeren besonders reich an Vitamin C sind. Weitere wichtige Vitamin-C-Quellen sind Gemüse (z. B. Paprika) und Kartoffeln. Wie bei fast allen Vitaminen hängt der Vitamin-C-Gehalt in diesen Lebensmitteln von der Sorte, dem Erntezeitpunkt und den Wachstumsbedingungen, aber auch von der anschließenden Lagerung und Verarbeitung der entsprechenden Lebensmittel ab. Vitamin-C-Verluste entstehen u. a. durch Entfernen der Schalen (z. B. bei Äpfeln), thermische Behandlung (z. B. Kochen), enzymatischen Abbau durch Vitamin-C-Oxidasen sowie den Angriff von Luftsauerstoff. Die Vitamin-C-Verluste durch Tiefgefrieren sind im Allgemeinen gering.

▪ Plasmakonzentration

20 bis 100 μmol l^{-1}

■ Biologische Wirkung und Mechanismen der Biofunktionalität

Vitamin C wirkt als Reduktionsmittel und, aufgrund seiner Wasserlöslichkeit, als zelluläres, cytosolisches Antioxidans. Vitamin C schützt Makromoleküle vor Oxidation und vermag oxidiertes Vitamin E zu reduzieren. Damit trägt Vitamin C, über die Regeneration von Vitamin E, ebenfalls zum Schutz von Membranlipiden bei. Vitamin C fungiert darüber hinaus als Cofaktor für Enzyme, u. a. der Kollagen-, Carnithin- und Catecholaminsynthese.

Vitamin C reduziert die Menge an N-Nitrosoverbindungen, die im Magen gebildet werden. Somit senkt es möglicherweise das Tumorrisiko, da N-Nitrosoverbindungen mutagen sind. Über die Reduktion von Eisen (Fe^{3+}) zur resorbierbaren Form (Fe^{2+}) trägt Vitamin C zur Verbesserung der Bioverfügbarkeit von nicht-hämgebundenem Eisen, das eine pflanzliche Herkunft hat, bei.

■ Toxikologische Effekte

Einzelbeobachtungen erwähnen Verdauungsbeschwerden nach Zufuhr von mehreren Gramm Vitamin C. Über den Effekt der Aufnahme einer großen Menge an Vitamin C auf die Bildung von ascorbatbedingten Nierensteinen gibt es Berichte, die sich teilweise widersprechen.

■ Nahrungsergänzungsmittel/Einsatz in funktionellen Lebensmitteln

Es werden verschiedene, mit Vitamin C, teilweise zusätzlich mit Vitamin E und β-Carotin, angereicherte Lebensmittel angeboten. Außerdem gibt es eine Vielzahl von Vitamin-C-reichen Nahrungsergänzungsmitteln in Form von Tabletten, Kapseln oder Pulver. Die EFSA akzeptiert derzeit verschiedene Wirkungen des Vitamin C wie die Beteiligung an der Kollagensynthese, antioxidative Effekte, eine Stabilisierung des Immunsystems und des Energiemetabolismus sowie Schutz vor Ermüdung.

■■ Name

Folsäure

Bezeichnung nach IUPAC Pteroylmonoglutaminsäure

Molekülmasse 441,40 g mol^{-1}

Strukturformel

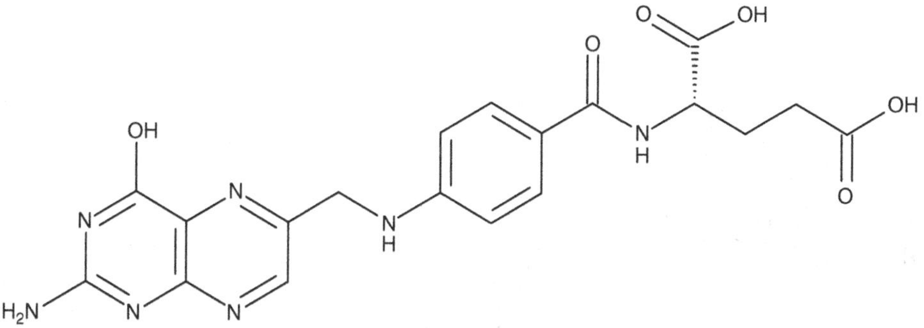

O OH O OH OH N N N H N N H H2N N N O

■ Vorkommen in Lebensmitteln

Folsäure (lateinisch *folium* – das Blatt) kommt in grünen Blattgemüsen, Kohlgemüsen, Salaten und Vollkornprodukten vor. Von den Lebensmitteln tierischer Herkunft weisen Eigelb und Leber nennenswerte Folsäurekonzentrationen auf.

■ **Plasmakonzentration**

7 bis 40 nmol l^{-1} (5 bis 20 ng ml^{-1})

■ **Biologische Wirkung und Mechanismen der Biofunktionalität**

Die verschiedenen Reduktionsstufen und Derivate der Folsäure sind an vielen biochemischen Prozessen beteiligt. So ist Folsäure im Intermediärstoffwechsel zentral an der Übertragung von C_1-Gruppen beteiligt. Diese C_1-Gruppen werden u. a. bei der Synthese von Aminosäuren, Pyrimidinen und Purinen, bei der Remethylierung des Homocysteins zu Methionin und bei der Synthese von Neurotransmittern benötigt. Die biologisch aktive Form der Folsäure ist dessen reduzierter Metabolit 5,6,7,8-Tetrahydrofolsäure.

■ **Toxikologische Effekte**

Folsäure besitzt keine relevante akute oder chronische Toxizität. Diskutiert wird die Maskierung eines Vitamin-B_{12}-Mangels durch eine Überversorgung mit Folsäure.

■ **Nahrungsergänzungsmittel/Einsatz in funktionellen Lebensmitteln**

Verschiedene Lebensmittel (z. B. Getreideprodukte, Müsli, Multivitaminsäfte) können mit Folsäure angereichert sein. Schwangere haben einen erhöhten Folsäurebedarf und es wird hier die Einnahme von Folsäuresupplementen empfohlen (400 µg pro Tag), um das Risiko eines Neuralrohrdefektes beim Fetus zu reduzieren. Eine Supplementierung mit Folsäure sollte idealerweise bereits vor der Schwangerschaft beginnen. Eine Rolle von Folsäure in der Stabilisation psychologischer Funktionen und gegen Ermüdung (Fatigue-Syndrom) ist seitens der EFSA akzeptiert. Es wird derzeit kritisch diskutiert, ob Folsäuresupplementierungen von Lebensmitteln möglicherweise das Risiko für das colorectale Carcinom erhöhen.

■■ **Name**

Ubichinon-10 (Coenzym Q10, Q10)

Bezeichnung nach IUPAC 6-all-*trans*-Decaprenyl-2,3-dimethoxy-5-methyl-1,4-benzochinon (Ubichinon-10)

Molekülmasse 863,34 g mol^{-1}

Strukturformel

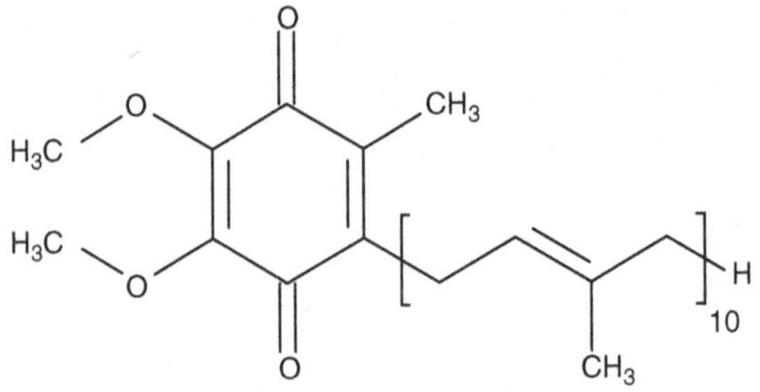

O
H_3C O CH_3
H_3C O H
10
O CH_3

Vorkommen in Lebensmitteln

Coenzym Q10 ist der Hauptvertreter der Ubichinone. Q10 kann durch endogene Biosynthese gebildet werden. Viele Lebensmittel wie Fleisch, Fisch, Nüsse, Öle, aber auch Gemüse enthalten nennenswerte Mengen an Q10.

Plasmakonzentration

Q10 liegt im Plasma hauptsächlich in reduzierter Form vor. Dem Plamaspiegel von Q10 kommt jedoch nur eine geringe Aussagekraft als Biomarker des Q10-Status zu, da er die Versorgung der Gewebe mit Q10 nur unzureichend reflektiert.

Biologische Wirkung und Mechanismen der Biofunktionalität

Q10 ist ein Ubichinon bestehend aus zehn Isoprenoideinheiten. Q10 übernimmt eine Schlüsselfunktion im mitochondrialen Elektronentransport und bei der ATP-Synthese und damit in der aeroben zellulären Energiegewinnung. Es ist jedoch unklar, ob eine Q10-Supplementierung die Mitochondrienfunktion steigert. Es werden zudem genregulatorische sowie antioxidative Effekte von Q10 beschrieben. Q10 reprimiert zudem möglicherweise chronisch entzündliche Prozesse in Makrophagen. Viele Studien zur Bedeutung von Q10 wurden bislang an Zellkulturen oder Modellorganismen durchgeführt. Da Q10 ausreichend endogen synthetisiert wird, ist eine Supplementierung nicht erforderlich. Lediglich bei der Gabe von Statinen ist mit einer Depletierung des zellulären Q10-Spiegels zu rechnen und gegebenenfalls eine Q10-Supplementierung angezeigt, da Statine die endogene Q10-Synthese hemmen.

Toxikologische Effekte

Q10 weist keine oder nur eine geringe Toxizität auf. Die Exposition von bis zu 1200 mg kg^{-1} Körpergewicht und Tag scheint gut toleriert zu werden.

Nahrungsergänzungsmittel/Einsatz in funktionellen Lebensmitteln

Q10 wird sowohl als pharmazeutisches Präparat als auch als Nahrungsergänzungsmittel, vor allem in Form von Kapseln, angeboten. Die EFSA schätzt die Evidenz für eine antioxidative Wirkung von Q10 als ausreichend ein.

Name

Liponsäure

Bezeichnung nach IUPAC 1,2-Dithiolan-3-pentansäure

Molekülmasse 206,33 g mol^{-1}

Strukturformel

Vorkommen in Lebensmitteln

Die natürlich vorkommende Liponsäureform ist die *R*-Liponsäure. Viele Lebensmittel enthalten Liponsäure, darunter Innereien, Fleisch und Gemüse, zu diesen gehören Brokkoli, Spinat und Tomaten. Bei der chemischen Synthese von Liponsäure wird ein Racemat aus *R*- und *S*-Form gebildet. Die biologische Wirkung der *R*-Form ist stärker als die der *S*-Form.

Liponsäure kann endogen in den Mitochondrien synthetisiert werden, doch der zugrunde liegende Stoffwechselweg ist noch nicht im Detail aufgeklärt.

Plasmakonzentration

1 bis 25 ng ml^{-1}

Biologische Wirkung und Mechanismen der Biofunktionalität

Liponsäure ist ein Cofaktor der α-Ketosäure-Dehydrogenasen, wobei die Liponsäure kovalent an die ε-Aminogruppe von Lysinresten gebunden ist. Somit besitzt Liponsäure eine zentrale Rolle im Intermediärstoffwechel und Energiemetabolismus. Liponsäure ist darüber hinaus ein potentes Antioxidans und wird, *in vivo* teilweise, zu Dihydroliponsäure (DHLA) reduziert. Eine synergistische Wechselwirkung mit anderen Antioxidantien wie Vitamin C und E ist in der Literatur vielfach beschrieben. Liponsäure sowie DHLA können zudem das Glutathion- und Thioredoxinsystem stabilisieren. Liponsäure ist aufgrund ihrer chemischen Struktur in der Lage, Übergangs- und Schwermetalle (z. B. Quecksilber) zu chelatieren.

Liponsäure moduliert redoxregulierte Signaltransduktionskaskaden. Zu den Signalwegen, die durch Liponsäure beeinflusst werden, gehören vor allem solche, die von NFκB und Nrf2 reguliert werden. Infolge der Hemmung von NFκB und der Induktion von Nrf2 wirkt Liponsäure antientzündlich und steigert die zelluläre Stressantwort. Liponsäure ist an der Rekrutierung des Glucosetransporters zur Plasmamembran in Muskel und Fettgewebe beteiligt, steigert die Phosphorylierung des Insulinrezeptors und fördert die insulinabhängige zelluläre Glucoseaufnahme. Liponsäure wird, vor allem bei diabetischen Komplikationen wie der diabetischen peripheren Polyneuropathie und einem Katarakt, ein protektiver Effekt zugesprochen.

Toxikologische Effekte

Einige klinische Studien beschreiben vereinzelt Nebenwirkungen nach oraler bzw. intravenöser Gabe von 2400 bzw. 600 mg Liponsäure pro Tag (gastrointestinale Störungen, Hautreaktionen).

Nahrungsergänzungsmittel/Einsatz in funktionellen Lebensmitteln

Derzeit wird Liponsäure ausschließlich als pharmakologisches Präparat (Arzneimittel), vorwiegend in Kapselform, angeboten. Die EFSA hat die Supplementierung von Patienten mit diabetischer Polyneuropathie mit Liponsäure geprüft, aber keine ausreichende wissenschaftliche Evidenz für einen positiven Effekt gefunden.

Literatur

Allen LH, Haskell M (2002) Estimating the potential for vitamin A toxicity in women and young children. *J Nutr* 132:2907S–2919S

Bässler KH et al. (2002) Vitamin-Lexikon. Urban & Fischer, München

Beaudet AL, Goin-Kochel RP (2010) Some, but not complete, reassurance on the safety of folic acid fortification. *Am J Clin Nutr* 92:p. 1287–1288

Berger MM (2009) Vitamin C Requirements in parenterals nutrition. *Gastroenterology* 137:70–78

Biesalski HK et al. (2002) Vitamine, Spurenelemente und Mineralstoffe – Prävention und Therapie mit Mikronährstoffen. Thieme, Stuttgart

Brigelius-Flohe R, Traber MG (1999) Vitamin E: function and metabolism. *FASEB J* 13:1145–1155

Chu MP et al. (2010) The cure of ageing: vitamin D – magic or myth? *Postgrad Med J* 86:608–616

Colombo ML (2010) An update on vitamin E, tocopherol and tocotrienol-perpectives. *Molecules* 15:2103–2113

FAO/WHO (2002a) Vitamin D. In: Human vitamin and mineral requirements – report of an expert consultation. Food and Agriculture Organization, Rom

FAO/WHO (2002b) Vitamin A. In: Human vitamin and mineral requirements – report of an expert consultation. Food and Agriculture Organization, Rom

FAO/WHO (2002c) Vitamin C. In: Human vitamin and mineral requirements – report of an expert consultation. Food and Agriculture Organization, Rom

FAO/WHO (2002d) Folate and folic acid. In: Human vitamin and mineral requirements – report of an expert consultation. Food and Agriculture Organization, Rom

FAO/WHO (2002e) Vitamin K. In: Human vitamin and mineral requirements – report of an expert consultation. Food and Agriculture Organization, Rom

FAO/WHO (2002f) Vitamin E. In: Human vitamin and mineral requirements – report of an expert consultation. Food and Agriculture Organization, Rom

Hathcock JN, Shao A (2006) Risk assessment for coenzyme Q10 (Ubichinone). *J Reg Toxicol Pharmacol* 45:282–288

Hidaka T et al. (2008) Safety assessment of Q10. *Biofactors* 32(1–4):199–208

Hylek EM et al. (1996) An analysis of the lowest effective intensity of prophylactic anticoagulation for patients with nonrheumatic atrial fibrillation. *N Engl J Med* 335:540–546

Ikeda S et al. (2012) Roles of one-carbon metabolism in preimplantation period – effects on short-term development and long-term programming. *J Reprod Dev* 58:38–43

Ju J et al. (2010) Cancer-preventive activities of tocopherols and tocotrienols. *Carcinogenesis* 31:533–542

Norman AW, Bouillon R (2010) Vitamin D nutritional policy needs a vision for the future. *Exp Biol Med (Maywood)* 235:1034–1045

Nowicka B, Kruk J (2010) Occurrence, biosynthesis and function of isoprenoid quinones. *Biochim Biophys Acta* 1797:1587–1605

Packer L et al. (2001) Molecular aspects of lipoic acid in the prevention of diabetes complications. *Nutrition* 17:888–895

Prentice A (2008) Vitamin D deficiency: a global perspective. *Nutr Rev* 66:S153–S164

Rampersaud GC et al. (2003) Folate: a key to optimizing health and reducing disease risk in the elderly. *J Am Coll Nutr* 22:1–8

Rimbach G et al. (2002) Regulation of cell signalling by vitamin E. *Proc Nutr Soc* 61(4):415–425

Shay KP et al. (2009) Alpha-lipoic acid as a dietary supplement: molecular mechanisms and therapeutic potential. *Biochim Biophys Acta* 1790:1149–1160

Singh U. Jialal I (2008) Alpha-lipoic acid supplementation and diabetes. *Nutr Rev* 66:646–657

Vanga SR et al. (2010) Impedance changes on defibrillation coils after atrial fibrillation ablation: lead damage or electromechanical interference? Pacing Clin Electrophysiol doi:10.1111/j.1540-8159.2010.02927.x

Wittner R (2000) Ubichinon - natürlicher Keimstoff mit antioxidativer und gerinnungshemmender Wirkung. *Bestfoods Nutrition Letter* 2

Mineralstoffe

[illegible]

[illegible]

[illegible]

[illegible]

[illegible]

Name
Calcium

Molekülmasse 40,08 g mol^{-1}

Vorkommen in Lebensmitteln
Der Mineralstoff Calcium ist in Milch und Milchprodukten in bedeutenden Mengen vorhanden. Zusätzlich enthalten Fisch und Getreideerzeugnisse, einige Blattgemüse wie Grünkohl und Kopfsalat sowie Nüsse dieses Mengenelement. Aus Lebensmitteln pflanzlicher Herkunft ist die Bioverfügbarkeit des Calciums im Allgemeinen geringer als aus Lebensmitteln tierischer Herkunft. Dies ist vor allem auf die Komplexierung des Calciums durch Phytate (bei Cerealien, Leguminosen, Ölsaaten) bzw. Oxalate (bei Spinat, Mangold, Rhabarber) zurückzuführen.

Plasmakonzentration
Gesamtcalcium: 2,2 bis 2,6 mmol l^{-1}, aktives ionisiertes Calcium: 1,2 bis 1,3 mmol l^{-1}

Biologische Wirkung und Mechanismen der Biofunktionalität
Eine ausreichende Versorgung mit dem essenziellen Mineral Calcium ist für ein normales Wachstum und eine normale Fruchtbarkeit wichtig. Calcium übernimmt im Stoffwechsel verschiedene Funktionen. So sind Calciumionen an einer Fülle biochemischer Reaktionen im Intermediärstoffwechsel beteiligt. Zusätzlich ist Calcium ein wesentlicher Bestandteil des Skeletts, wobei es in den Knochen in Form von Calciumphosphat eingelagert wird und für Ossifikationsprozesse von zentraler Bedeutung ist.

Aufgrund des vorhandenen Konzentrationsgradienten von Calciumionen zwischen dem Extrazellularraum und dem Cytosol einerseits und dem Cytosol und zellulären Kompartimenten (endoplasmatisches Retikulum und Mitochondrien) andererseits, kann sich die Calciumkonzentration im Cytosol bei Öffnung entsprechender Kanäle rasch erhöhen. Diese Prozesse spielen bei der neuronalen Erregungsleitung und der Muskelkontraktion eine wichtige Rolle.

Die Calciumkonzentration im Cytosol reguliert auch einige Stoffwechselwege, die Genexpression unterschiedlicher Zielgene und die Freisetzung von zellulären Faktoren, Neurotransmittern und Hormonen. Extrazelluläres Calcium ist ebenfalls bedeutsam u. a. für die Blutgerinnung, die Zelladhäsion und -proliferation.

Toxikologische Effekte
Auch nach Zufuhr sehr hoher Mengen sind kaum toxische Effekte von Calcium beobachtet worden. Calcium kann als Calciumcarbonat die Bildung von Nierensteinen hervorrufen und ist ebenfalls an der Sklerose von Blutgefäßen beteiligt. Deshalb sollte eine Zufuhr von mehr als 3 g Calcium täglich vermieden werden. Calcium kann die Bioverfügbarkeit von Zink und Eisen reduzieren.

Nahrungsergänzungsmittel/Einsatz in funktionellen Lebensmitteln
Auf dem Markt gibt es eine Reihe von Lebensmitteln (Säfte, Cerealien), die mit Calcium angereichert sind. Die Verwendung dieser Lebensmittel wird vor allem empfohlen, wenn nicht ausreichend Milchprodukte, etwa aufgrund einer Intoleranz gegenüber Milchweiß oder Lactose, konsumiert werden. Eine weitere Alternative zu Milchprodukten stellen calciumreiche Mineralwässer dar. Darüber hinaus gibt es calciumreiche Nahrungsergänzungsmittel – insbe-

sondere Calciumcitrate sowie Calciumcitratmalate sollen eine hohe Calciumbioverfügbarkeit aufweisen. Die EFSA erkennt die Datenlage, dass Calcium die normale Knochen- und Zahnbildung fördert, als ausreichend an. Weiterhin verlangsamt Calcium alleine oder in Kombination mit Vitamin D den altersbedingten Verlust an Knochendichte und unterstützt die normale Zellteilung und Differenzierung.

■■ Name
Magnesium

Molekülmasse 24,3 g mol^{-1}

■ Vorkommen in Lebensmitteln
Da Magnesium vor allem in pflanzlichem Chlorophyll enthalten ist, kommt es u. a. in grünem Blattgemüse vor. Einige Hülsenfrüchte sowie Vollkornprodukte, Samen, aber auch Milchprodukte enthalten Magnesium. Trink- und Mineralwasser sind ebenfalls Magnesiumquellen. Sogenanntes »hartes« Wasser enthält höhere Magnesiumkonzentrationen als »weiches« Wasser.

■ Plasmakonzentration
Gesamtmagnesium: 0,7 bis 1,1 mmol l^{-1}, aktives ionisiertes Magnesium: 0,54 bis 0,67 mmol l^{-1}

■ Biologische Wirkung und Mechanismen der Biofunktionalität
Bedeutend für die essenzielle physiologische Rolle des Magnesiums ist die Fähigkeit von Magnesiumionen, Chelate mit wichtigen anionischen Liganden wie ATP zu bilden, und seine Ähnlichkeit zu Calcium, die es ermöglicht, mit diesem um Bindungsstellen an Proteinen zu konkurrieren. Über verschiedene Chelate ist Magnesium an nahezu allen Stoffwechselwegen des Intermediärstoffwechsels beteiligt. Außerdem sind mehr als 300 Enzyme bekannt, die magnesiumabhängig sind, d. h. durch die Bindung von Magnesium reguliert werden. Das geschieht entweder durch die direkte Bindung von Magnesium an das aktive Zentrum des Enzyms (z. B. der Pyruvatkinase), durch Konformationsänderungen bei Bindung an das Enzym bzw. die Bildung und Stabilisierung von Multienzymkomplexen, oder durch die Chelatierung von Liganden wie ATP, die dann als Komplex an ein Enzym binden.

Magnesium beeinflusst auch die Permeabilität von Membranen und hat Auswirkungen auf physiologische Prozesse wie die Muskelkontraktion (z. B. die myokardiale Kontraktion), die Erregungsleitung wie auch die Regulation des Tonus der Gefäßmuskulatur. Viele dieser Prozesse laufen in enger Wechselwirkung mit Calciumionen ab. Auch besitzt Magnesium die Fähigkeit, die Gleichgewichte von Ionen wie Natrium, Kalium und Calcium zu verschieben.

■ Toxikologische Effekte
Mit der normalen Ernährung aufgenommenes Magnesium ist unbedenklich. Allerdings können pharmakologische Dosen von Magnesium zu Durchfall (infolge der Entstehung eines osmotischen Druckgefälles im Darm) und abdominalen Schmerzen führen. Bei Nierenerkrankungen erhöht sich das Risiko einer Magnesiumintoxikation. Auch einige Pharmaka, Abführmittel und Antazida enthalten Magnesium. Weitere Nebenwirkungen sind vor allem neuromuskuläre Störungen und Atemdepression, Beeinträchtigungen der Herzfunktion wie Bradykardie und Herzrhythmusstörungen aber auch neurologische Beschwerden wie Lethargie.

Nahrungsergänzungsmittel/Einsatz in funktionellen Lebensmitteln
Zahlreiche Firmen bieten Magnesiumsupplemente auf dem Markt an, u. a. als Granulat und Brausepulver. Die Anwendung wird vor allem bei Störungen der Muskelkontraktion empfohlen. Die Datenlage, dass Magnesium die Muskelkontraktion und normale physiologische Funktionen unterstützt, wurde von der EFSA als ausreichend bewertet. Weiterhin wurde eingeschätzt, dass Magnesium Müdigkeit und Erschöpfung (Fatigue-Syndrom) reduziert.

Name
Selen

Molekülmasse 78,96 g mol^{-1}

Vorkommen in Lebensmitteln
Selen ist in Cerealien und Hülsenfrüchten, aber auch in tierischen Produkten wie Fleisch, Eiern, Fisch und Meeresfrüchten enthalten. Der Selengehalt von Lebensmitteln ist abhängig vom geografischen Standort, da der Boden in verschiedenen Regionen der Erde sehr unterschiedliche Selenkonzentrationen aufweist. Pflanzen nehmen Selen in Abhängigkeit vom Selengehalt des Bodens auf. Da das auch für das Tierfutter gilt, hängt auch der Selengehalt von tierischen Produkten letztendlich vom Gehalt im Boden ab, auf dem die Futterpflanze gewachsen ist.

Plasmakonzentration
50 μg l^{-1}

Biologische Wirkung und Mechanismen der Biofunktionalität
Etwa 20 bis 25 Stellen des menschlichen Genoms codieren Selenocystein über das sogenannte SECIS-Element, das über eine spezielle tRNA den selektiven cotranslationalen Einbau der speziellen Aminosäure Selenocystein in Proteine erlaubt. Durch alternatives Spleißen entstehen dann die ca. 30 Selenoproteine, die im Menschen bekannt sind. Selenocystein kommt in Lebensmitteln tierischer Herkunft vor, während Pflanzen Selenomethionin enthalten. Diese beiden Aminosäuren sowie anorganisches Selen bilden die Selenquellen des Menschen. Es sei hier noch bemerkt, dass alle drei Selenformen eine unterschiedliche Bioverfügbarkeit aufweisen, aber die beiden Selenoaminosäuren erst abgebaut werden müssen, bevor die Synthese von Selenoproteinen erfolgen kann; der Mensch kann das Selenocystein aus der Nahrung nicht direkt verwerten. Die Nutzung von Selen anstelle von Schwefel in einigen Stoffwechselreaktionen ist notwendig, da das Selen reaktiver als Schwefel ist. So kommt Selen vor allem in antioxidativ wirkenden Enzymen (Glutathion-Peroxidasen, Thioredoxin-Reduktasen, Methioninsulfoxid-Reduktasen), aber auch im Enzym Deiodase vor. Einige Selenoproteine (z. B. Selenoprotein P) dienen offensichtlich der Speicherung und dem Transport von Selen.

Über die Selenoproteine ist Selen an den antioxidativen Schutzreaktionen beteiligt. Unter anderem werden Selen anticancerogene Eigenschaften zugeschrieben. Nach Bewertung der gegenwärtigen Datenlage ist davon auszugehen, dass Selen wahrscheinlich das Risiko für Prostatatumore verringert. Eine Risikoverminderung für Lungen-, Magen- und Darmkrebs erscheint zumindest möglich. Eine direkte antioxidative Wirkung von Selenit wurde diskutiert, scheint aber eher unbedeutend zu sein. Eine Selensupplementierung bei Probanden mit ausreichendem Selensatus erhöht möglicherweise das Risiko für einen Typ-2-Diabetes. Weiterhin ist Selen als Bestandteil der Deiodase an der Regulation der Schilddrüsenhormone und so an einer Vielzahl von Transkriptionsprozessen beteiligt.

■ Toxikologische Effekte
Eine normale Verwendung von Lebensmitteln schließt eine akute Selenintoxikation nahezu aus. Eine pharmakologische oder industrielle Exposition mit mehr als 1 mg pro Tag kann zu einer Vergiftung führen. Symptome sind vor allem ein starker knoblauchähnlicher Geruch, Bewusstseinstrübungen und Lähmungen, Leberschäden, abdominale Schmerzen und schwere Gastritis. Eine chronische Belastung mit Selen zeigt sich in roten Pigmenten auf Nägeln, Haut und Zähnen, Verlust von Haar und Nägeln sowie Karies. Als sichere Selenzufuhr für Erwachsene gelten 50 bis 200 µg pro Tag.

■ Nahrungsergänzungsmittel/Einsatz in funktionellen Lebensmitteln
Selenpräparate existieren vor allem als Tabletten, oft auch in Kombination mit (antioxidativen) Vitaminen. Meist finden hier anorganische Selenverbindungen (Selenit/Selenat) Anwendung, manchmal aber auch selenhaltige Aminosäuren. Die EFSA akzeptiert die Rolle von Selenomethionin als mögliche Selenquelle. Im Fall von Selen wurden die Hinweise, dass es für eine normale Schilddrüsenfunktion, für die Funktion des Immunsystems und für den antioxidativen Schutz benötigt wird, als ausreichend eingeschätzt. Weiterhin wurde die Bedeutung von Selen für die Erhaltung von normalem Haar und Nägeln bestätigt.

■■ Name
Zink

Molekülmasse 65,39 g mol^{-1}

■ Vorkommen in Lebensmitteln
Zink ist vor allem in tierischen Produkten, Fleisch und Innereien enthalten. So werden etwa 70 % der empfohlenen täglich aufzunehmenden Menge an Zink über Lebensmittel tierischer Herkunft gedeckt. Getreideprodukte gehören zu den wichtigen pflanzlichen Zinkquellen. Die Bioverfügbarkeit des Zinks ist jedoch infolge der Komplexierung mit Phytat in Getreiden, Leguminosen und Ölsaaten reduziert. Ein molarer Phytinsäure-Zink-Quotient über 20:1 oder auch 25:1 reduziert die Löslichkeit des Zinks und somit dessen Bioverfügbarkeit deutlich.

■ Plasmakonzentration
0,75 bis 1,25 µg ml^{-1}; diese Konzentration macht nur ca. 0,1 % des Zinkgehaltes des Körpers aus

■ Biologische Wirkung und Mechanismen der Biofunktionalität
Es ist bekannt, dass Zink in mehr als 300 Zinkmetalloenzymen vorkommt. Damit ist Zink essenziell für den Kohlenhydrat-, Lipid-, Protein- und den Nucleinsäurestoffwechsel. Auch zahlreiche Interaktionen mit anderen Mikronährstoffen wie Eisen oder Retinoiden sind beschrieben. Darüber hinaus ist Zink am Metabolismus anderer Mikronährstoffe (z. B. Kupfer) beteiligt. Zink kann aber nicht nur als Aktivator von zinkhaltigen Enzymen wirken, sondern hemmt auch einige Enzyme. So wirkt es durch die Hemmung von NADPH-Oxidasen antiinflammatorisch und antioxidativ. Diese Enzyme sind oft für eine überschießende Bildung reaktiver Sauerstoffspezies (z. B. Superoxidradikale) am Entzündungsherd verantwortlich. In diesem Zusammenhang sei noch erwähnt, dass Zink als Cofaktor der cytosolischen Cu-Zn-Superoxid-Dismutasen eine weitere antioxidative Wirkung besitzt.

Zink verfügt über strukturstabilisierende Eigenschaften an Membranen und der DNA und reguliert über Strukturen wie Zinkfingerdomänen die Genexpression. Auch wird Zink eine zentrale Rolle als Mikronährstoff zugeschrieben, der eine geregelte Funktion des Immunsystems sicherstellt. So ist Zink vor allem am Wachstum und an der Funktion von Zellen der unspezifischen Immunabwehr (Neutrophile und natürliche Killerzellen) und an einer geregelten Produktion von Antikörpern beteiligt.

■ Toxikologische Effekte

Zink ist kaum toxisch. Überdosierungen resultieren in unspezifischen Symptomen wie Übelkeit, Brechreiz und Diarrhö aber auch in Lethargie. Diese Erscheinungen werden bei einer Zufuhr von ca. 4 bis 8 g Zink beobachtet. Langfristige Überdosierungen können den Stoffwechsel anderer Mineralstoffe wie Kupfer negativ beeinflussen.

■ Nahrungsergänzungsmittel/Einsatz in funktionellen Lebensmitteln

Zink wird in Form von Tabletten oder Kapseln auf dem Markt angeboten. Die Bioverfügbarkeit von Zink wird durch niedermolekulare Liganden wie Citrat erhöht. Häufig wird auf eine positive Wirkung des Zinks auf Immunabwehr, Haare und Nägel hingewiesen.

■■ Name

Iod

Molekülmasse 126,90 g mol^{-1}

■ Vorkommen in Lebensmitteln

Das Iod der oberen Erdkruste wurde durch Auswaschung in die Meere gespült. Dadurch sind Meersalz, Meeresalgen und -fische sowie Schalentieren sehr reich an Iod. In anderen Lebensmitteln hängt der Iodgehalt von der Iodkonzentration des entsprechenden Bodens bzw. der Futtermittel ab. So sind Brot und Milch im Allgemeinen gute Iodquellen.

■ Plasmakonzentration

0,8 bis 4,0 nmol l^{-1}

■ Biologische Wirkung und Mechanismen der Biofunktionalität

Iod ist ein essenzielles Spurenelement. Es ist am höchsten in der Schilddrüse konzentriert. Hier erfolgt die Bildung der Schilddrüsenhormone. Triiodthyronin (T_3) und Tetraiodthyronin (Thyroxin, T_4) enthalten pro Molekül drei bzw. vier Iodatome. Das aktive Schilddrüsenhormon T_3 bindet an intrazelluläre Rezeptoren, ähnlich den Steroidrezeptoren, und vermittelt die Transkription einer Batterie verschiedener Gene. Die nachfolgend synthetisierten Proteine sind vor allem an Wachstums-, Differenzierungs- und Reifungsprozessen aber auch an der Kontrolle metabolischer Prozesse beteiligt. So sind die Entwicklung und das Wachstum des Gehirns und Zentralnervensystems im Wesentlichen von diesen Hormonen abhängig. Andere physiologische Aufgaben der Schilddrüsenhormone betreffen vor allem den Intermediärstoffwechsel.

■ Toxikologische Effekte

Überdosierungen von Iod sind beschrieben. Während Erwachsene die akute Gabe von bis zu 1 mg pro Tag meist tolerieren, bedeutet eine chronische Exposition von 0,5 mg pro Tag eine Überdosierung, die als Thyreotoxikose bezeichnet wird. Andere Erkrankungen wie Morbus Basedow können ebenfalls einen Hyperthyreodismus hervorrufen. Gastrointestinale Beschwerden, Schleimhautläsionen, Schmerzen in den Schleimhäuten (Mund-, Nasen-, Rachenbereich) und Kopfschmerzen sind typische Symptome einer Iodintoxikation.

▪ Nahrungsergänzungsmittel/Einsatz in funktionellen Lebensmitteln

Wesentlich häufiger als Überdosierungen sind Unterversorgungen mit Iod. Eine gute Möglichkeit sie zu vermeiden, besteht in der Verwendung von Speisesalz, das mit Iod angereichert wurde, insbesondere in der (industriellen) Lebensmittelproduktion (Bäckereien, Fleischereien) und der Gemeinschaftsverpflegung. Auch Tierfutter darf mit Iod angereichert werden. Zusätzlich sind vor allem für Schwangere und Kinder Iodtabletten auf dem Markt erhältlich. Die EFSA bestätigte die Bedeutung von Iod für ein normales Wachstum von Kindern. Weiterhin ist es laut EFSA erwiesen, dass Iod eine Rolle bei kognitiven und neurologischen Vorgängen spielt, am normalen Energiestoffwechsel beteiligt ist und für die Produktion der Schilddrüsenhormone benötigt wird.

▪▪ Name

Fluor

Molekülmasse 38,0 g mol^{-1}

▪ Vorkommen in Lebensmitteln

Die wichtigste Fluorquelle ist Trinkwasser, aber auch Meeresfische und schwarzer Tee enthalten Fluor in größeren Mengen.

▪ Plasmakonzentration

0,1 bis 0,45 µg ml^{-1}

▪ Biologische Wirkung und Mechanismen der Biofunktionalität

Fluor gehört zu den essenziellen Spurenelementen. Eine intrauterine Fluordepletion führte bei Ziegen u. a. zu schweren Wachstumsdepressionen, erhöhter Sterblichkeit sowie Knochen- und Gelenkschäden. Es wird vor allem in Hartgeweben wie Knochen und Zähnen zur Verfestigung der mineralischen Struktur benötigt. Hier wird Fluorid während der Mineralisation eingelagert. Später aufgenommenes Fluor kann nur noch in die obersten Schichten des Zahnschmelzes eingelagert werden. Dies soll einen zusätzlichen Schutz vor Karies darstellen. Die Einlagerung von Fluor härtet den Zahnschmelz, da das lösliche Hydroxyapatit in das schlecht wasserlösliche Fluorapatit umgewandelt wird. Fluorapatit kommt ebenfalls im Skelett vor und härtet dort die entsprechenden Knochenstrukturen. Fluor hemmt außerdem die Säurebildung kariogener Bakterien wie *Streptococus mutans*.

▪ Toxikologische Effekte

Fluor kann akut toxisch sein. Dabei kommt es zu Verdauungsstörungen wie Diarrhö, Übelkeit und Erbrechen, übermäßigem Speichelfluss und abdominalen Schmerzen. Eine einmalige orale Aufnahme exzessiv hoher Dosen (35 bis 70 mg kg^{-1} Körpergewicht) kann tödlich sein. Eine chronische Überexposition (1 bis 2 mg pro Tag) führt zu einer Fluorose, die sich in Fleckenbildung auf den Zähnen und Skelettveränderungen wie Osteoporose und Osteosklerose manifestiert. Bei einer chronischen Aufnahme von 2 bis 8 mg pro Tag und mehr kommen neuronale Defekte, Kopfschmerzen und evtl. Muskelschwund hinzu.

■ **Nahrungsergänzungsmittel/Einsatz in funktionellen Lebensmitteln**

In Deutschland ist die Fluorsupplementierung von Lebensmitteln auf die Zugabe zu Speisesalz beschränkt. Fluorpräparate sind als Arzneimittel erhältlich. Andere Länder gehen andere Wege zur Absicherung der Fluorversorgung; so ist in der Schweiz die Anreicherung von Trinkwasser mit Fluor möglich.

Literatur

Aktories K et al. (2005) Allgemeine und spezielle Pharmakologie und Toxikologie. Urban & Fischer, München

Barbier O et al. (2010) Molecular mechanisms of fluoride toxicity. *Chem Biol Interact* 188:319–333

Biesalski HK et al. (2002) Vitamine, Spurenelemente und Mineralstoffe – Prävention und Therapie mit Mikronährstoffen. Thieme, Stuttgart

BgVV (2002) Verwendung fluoridierter Lebensmittel und die Auswirkung von Flourid auf die Gesundheit. Bundesinstitut für gesundheitlichen Verbraucherschutz und Veterinärmedizin. http://www.bfr.bund.de/cm/343/verwendung_fluoridierter_lebensmittel_und_die_auswirkung_von_fluorid_auf_die_gesundheit.pdf (Stand 15.11.2010)

BfR (2004) Selenverbindungen in Nahrungsergänzungsmitteln. BfR Risiken erkennen – Gesundheit schützen. Bundesinstitut für Risikobewertung. http://www.bfr.bund.de/cm/343/selenverbindungen_in_nahrungsergaenzungsmitteln.pdf (Stand: 15.11.2010)

Dhar V, Bhatnagar M (2009) Physiology and toxicity of flouride. Indian J Dent Res 20:350–355

FAO/WHO (2002a) Selenium. In: Human vitamin and mineral requirements – report of an expert consultation. Food and Agriculture Organization, Rom

FAO/WHO (2002b) Zinc. In: Human vitamin and mineral requirements – report of an expert consultation. Food and Agriculture Organization, Rom

FAO/WHO (2002c) Iodine. In: Human vitamin and mineral requirements – report of an expert consultation. Food and Agriculture Organization, Rom

FAO/WHO (2002d) Magnesium. In: Human vitamin and mineral requirements – report of an expert consultation. Food and Agriculture Organization, Rom

FAO/WHO (2002e) Calcium. In: Human vitamin and mineral requirements – report of an expert consultation. Food and Agriculture Organization, Rom

Forcewille X (2006) Seleno-enzymes and seleno-compounds: the two faces of selenium. *Crit Care* 10:180

Kise Y et al. (2004) Acute selenium intoxication with ten times the lethal dose resulting in deep gastric ulcer. *J Emer Med* 26:183–187

Merian E et al. (2004) Elements and their compounds in the environment. Vol. 1, Whiley-VCH, Weinheim, S 318–321

Prasad AS (2008) Zinc in human health: effect of zinc on immune cells. *Mol Med* 14:353–357

Rimbach G, Pallauf J (1996) Zink – Update eines essentiellen Spurenelements. *Z Ernahrungswiss* 35:123–142

Robertson WG, Marshall RW (1981) Ionized calcium in body fluids. *Crit Rev Clin Lab Sci* 15;85–124

See KA et al. (2006) Accidental death from acute selenium poisoning. *Med J Aust* 185:388–389

Shankar AH, Prasad AS (1998) The macrophage, a pivotal cell in many immunologic functions, is adversely affected by zinc deficiency, which can dysregulate intracellular killing, cytokine production, and phagocytosis. *Am J Clin Nutr* 68:447S–63S

Swaminathan R (2003) Magnesium metabolism and its disorders. *Clin Biochem Rev* 24:47–66

Wörner B, Ziegenhagen R (2004) Verwendung von Mineralstoffen in Lebensmitteln. Toxikologische und ernährungsphysiologische Aspekte. BfR-Wissenschaft, Berlin

Zimmermann MB, Crill CM (2010) Iodine in Enteral and Parenteral Nutrition. *Best Pract Res Clin Endocrinol Metab* 26:143–158

http://ods.od.nih.gov/pdf/factsheets/Magnesium-HealthProfessional.pdf (2009)

ω-3-Fettsäuren

[illegible]

Name

ω-3-Fettsäuren (andere Schreibweisen: Omega-3-Fettsäuren, n-3-Fettsäuren)

Bezeichnung nach IUPAC Fettsäuren werden nach ihrer Kettenlänge (Anzahl der C-Atome), Anzahl der Doppelbindungen und Position der ersten Doppelbindung klassifiziert. Bei der ω-Zählweise wird die Position der ersten Doppelbindung vom Methylende der Fettsäure her bestimmt. Eine ω-3-Fettsäure weist somit die erste Doppelbindung am dritten C-Atom vom Methylende aus auf.

Bei der Bezeichnung der ungesättigten Fettsäuren nach IUPAC wird entgegen der ω-Zählweise die Position der Doppelbindungen vom Carboxylende her angegeben:

- α-Linolensäure: (9Z,12Z,15Z)-Octadeca-9,12,15-triensäure
- Eicosapentaensäure: (5Z,8Z,11Z,14Z,17Z)-Eicosa-5,8,11,14,17-pentaensäure
- Docosahexaensäure: (4Z,7Z,10Z,13Z,16Z,19Z)-Docosa-4,7,10,13,16,19-hexaensäure

Molekülmasse

- α-Linolensäure: 278,4 g mol^{-1}
- Eicosapentaensäure: 302,4 g mol^{-1}
- Docosahexaensäure: 328,4 g mol^{-1}

Strukturformeln

α-Linolensäure (C18:3)

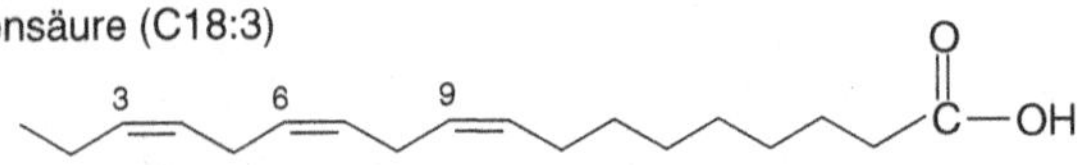

Eicosapentaensäure (C20:5)

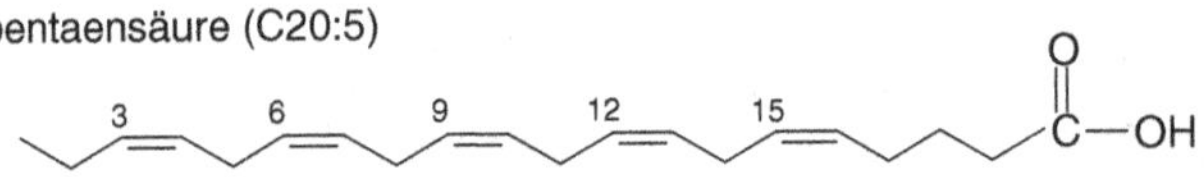

Docosahexaensäure (C22:6)

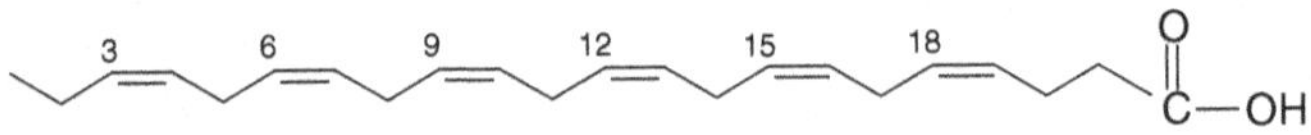

Vorkommen in Lebensmitteln

Die bedeutendsten Vertreter der ω-3-Fettsäuren α-Linolensäure (ALA), Eicosapentaensäure (EPA) und Docosahexaensäure (DHA) sind Bestandteile von Phospholipiden in Zellmembranen und Zellorganellen.

Mehrfach ungesättigte Fettsäuren der ω-3-Reihe kommen natürlicherweise in vielen Lebensmitteln vor, jedoch überwiegend in relativ geringen Mengen. Reichhaltige Quellen für ω-3-Fettsäuren sind Fisch und Fischöl sowie pflanzliche Öle und Samen. Diese Lebensmittel liefern unterschiedliche ω-3-Fettsäuren für die Ernährung des Menschen. EPA und DHA sind vor allem in Fisch und Fischöl zu finden, während ALA in Lebensmitteln pflanzlicher Herkunft enthalten ist. Insbesondere Leinsamen sind sehr reich an ALA, sodass Leinöl sogar zur Hälfte aus ALA besteht. ▪ Abb. 18.1 zeigt den Gehalt an ALA in verschiedenen pflanzlichen Ölen.

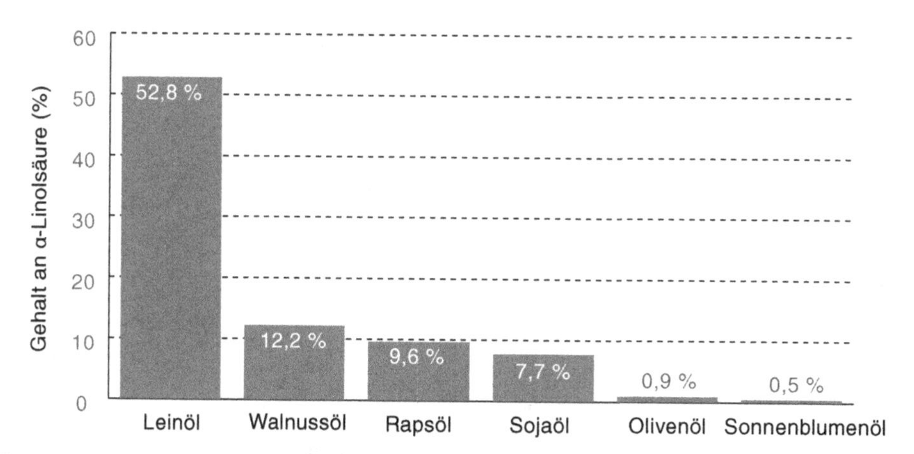

Abb. 18.1 Prozentualer Anteil an α-Linolensäure in verschiedenen pflanzlichen Ölen (Souci et al. 2008).

Tab. 18.1 Gehalt an Fett und den ω-3-Fettsäuren Eicosapentaensäure (EPA), Docosapentaensäure (DPA) und Docosahexaensäure (DHA) in ausgewählten Fischarten (Souci et al. 2008)

	Fettgehalt (g pro 100 g)	EPA (g pro 100 g)	DPA (g pro 100 g)	DHA (g pro 100 g)
Fettfische				
Aal	24,5	0,24	0,37	0,54
Hering	17,8	2,04	0,11	0,68
Thunfisch	15,5	1,39	0,26	2,08
Lachs	13,6	0,75	0,38	1,86
Makrele	11,9	0,64	0,13	1,14
mittelfette Fische				
Karpfen	4,8	0,19	0,05	0,10
Forelle	2,7	0,14	0,06	0,50
Heilbutt	1,6	0,14	0,03	0,37
Magerfische				
Zander	0,7	0,08	0,01	0,10
Kabeljau	0,7	0,07	0,01	0,19
Schellfisch	0,6	0,07	0,01	0,15

Auch grünes Blattgemüse weist einen hohen Anteil an ALA an den Gesamtfettsäuren auf, stellt jedoch wegen des äußerst geringen Gesamtfettgehaltes keine nennenswerte Quelle für ω-3-Fettsäuren dar.

Der hohe Gehalt an längerkettigen ω-3-Fettsäuren in Fisch ist auf das Phytoplankton in der Nahrungskette der Fische zurückzuführen. Zu den ω-3-Fettsäuren der Fische zählt neben EPA und DHA in geringem Maße auch die Docosapentaensäure (DPA, C22:5). Der Gehalt an ω-3-Fettsäuren im Fisch korreliert mit dem Gesamtfettgehalt der Fische (Tab. 18.1).

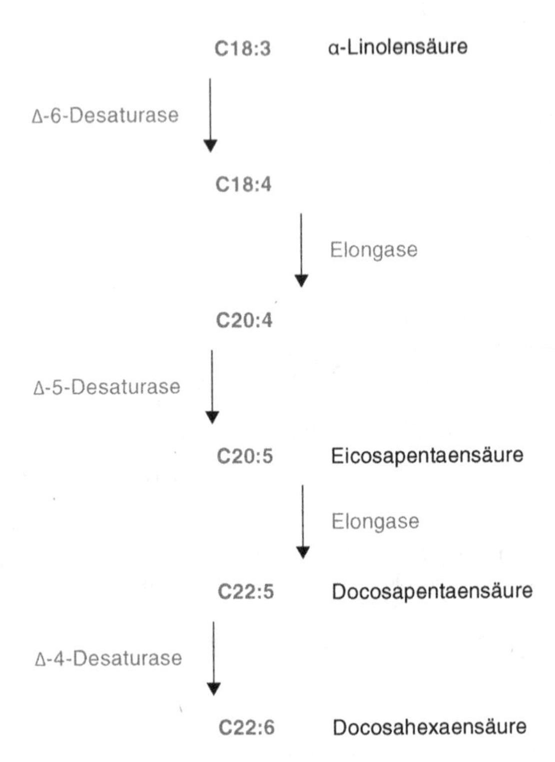

Abb. 18.2 Umwandlung von α-Linolensäure in Eicosapentaensäure, Docosapentaensäure und Docosahexaensäure durch die Enzyme Desaturase und Elongase.

Der durchschnittliche Fischkonsum in Deutschland liegt bei etwa 16 g pro Tag und damit deutlich unter der Empfehlung von zwei Portionen Fisch pro Woche. Dabei sollte eine Portion Fisch bevorzugt als fetter Seefisch konsumiert werden.

Als weiteres Lebensmittel mit einem natürlich hohen Gehalt an ω-3-Fettsäuren gelten Algen und daraus hergestellte Produkte. Diese neuartigen Quellen für ω-3-Fettsäuren werden zur Gewinnung EPA- und DHA-reicher *single cell*-Öle für die Lebensmittelanreicherung genutzt (siehe unten).

Die in Lebensmitteln pflanzlicher Herkunft vorkommende ALA kann im menschlichen Organismus nicht synthetisiert, jedoch als Ausgangssubstanz für die Bildung von Fettsäuren der ω-3-Reihe weiter verstoffwechselt werden. Mittels Kettenverlängerung über die Elongase und Einbau von Doppelbindungen durch die Desaturase entstehen aus ALA die längerkettigen und hochgradig ungesättigten Fettsäuren EPA und DHA (Abb. 18.2).

Bei der Zufuhr von ω-3-Fettsäuren ist auf eine hohe Aufnahme an EPA und DHA zu achten, da die enzymatische Umwandlung von ALA zu EPA auf maximal 10 bis 15 % und zu DHA auf etwa 4 % im menschlichen Organismus begrenzt ist. Entsprechend müssten etwa 10 g reine ALA aufgenommen werden, um die empfohlene Zufuhr von 1 g EPA zu erzielen. Die Umwandlungsrate ist dementsprechend zu gering, um den Bedarf an längerkettigen ω-3-Fettsäuren über die Aufnahme von ALA zu decken.

Des Weiteren sind ω-3- und ω-6-Fettsäuren aufgrund ihrer strukturellen Unterschiede nicht ineinander umwandelbar, konkurrieren aber um das Enzymsystem der Elongase und Desaturase. Die Aufnahme einer großen Mengen an ω-6-Fettsäuren, wie sie in der westeuropäischen Ernährung üblich ist, hemmt die Konversion der ALA in längerkettige ω-3-Fettsäuren zusätzlich. Somit beeinflusst auch die Ernährungsweise die Umwandlungsrate von ALA zu EPA und DHA.

■ Biologische Wirkung und Mechanismen der Biofunktionalität

Die Biofunktionalität der ω-3-Fettsäuren betrifft neben dem Herz-Kreislauf-System auch das Immun- und Zentralnervensystem. ω-3-Fettsäuren haben eine große Bedeutung in der Prävention und Therapie von kardiovaskulären Erkrankungen, Bluthochdruck und Diabetes mellitus und sind ebenso für neurologische Funktionen, speziell für die Entwicklung des Sehvermögens und die Gehirnentwicklung von Föten und Neugeborenen, wichtig.

Als strukturelle Komponenten von Phospholipiden in Zellmembranen haben ω-3-Fettsäuren einen Einfluss auf Membraneigenschaften wie Fluidität und Permeabilität sowie auf Zellfunktionen. Zusätzlich können ω-3-Fettsäuren immunologische und hormonelle Prozesse stimulieren. Die Wirkungsweisen der längerkettigen ω-3-Fettsäuren EPA und DHA lassen sich teilweise differenzieren. Während EPA vornehmlich in die Regulation von Zellfunktionen involviert ist, wird DHA überwiegend in Zellmembranen eingebaut. DHA ist, vor allem in der fötalen und postnatalen Phase, für den Sehvorgang und die Funktion des Gehirns von Bedeutung. DHA ist die mengenmäßig dominierende Fettsäure im Gehirn (40 % aller Fettsäuren) und der Netzhaut (60 % aller Fettsäuren).

Lipoproteinstoffwechsel Erste Hinweise auf einen positiven Effekt von ω-3-Fettsäuren auf den Plasmalipidspiegel zeigten epidemiologische Studien an der Inuit-Bevölkerung Grönlands, die im Vergleich zu einer dänischen Kontrollgruppe ein geringeres Atheroskleroserisiko, geringere Triacylglycerid-, *low density*-Lipoprotein-(LDL-) und *very low density*-Lipoprotein-(VLDL-) Spiegel sowie einen erhöhten *high density*-Lipoprotein-(HDL-)Spiegel bei vergleichbarer Gesamtfett- und Cholesterinzufuhr aufwiesen.

Die anschließenden Kohorten- und Fallkontrollstudien zur Wirkung von ω-3-Fettsäuren auf das Risiko kardiovaskulärer Erkrankungen zeigten teilweise inkonsistente Ergebnisse. Die Studienergebnisse lassen vermuten, dass insbesondere Personen mit einem erhöhten Risiko für Herz-Kreislauf-Erkrankungen von einer gesteigerten Zufuhr an ω-3-Fettsäuren profitieren. Bei diesen Personen könnte ein durchschnittlicher Fischkonsum von 40 bis 60 g pro Tag die Mortalität durch koronare Herzkrankheit möglicherweise um 40 bis 60 % reduzieren. Allerdings mangelt es an prospektiven Humanstudien zur protektiven Wirkung von ω-3-Fettsäuren in der Primärprävention. In der Sekundärprävention zeigen ω-3-Fettsäuren deutliche Effekte. Sie sind mit einer Senkung der Mortalität durch Herzinfarkt oder Schlaganfall assoziiert.

Während eine erhöhte Zufuhr an EPA und DHA meist nur einen geringen Einfluss auf den Gesamtcholesterol-, LDL- oder HDL-Spiegel hat, gilt der triacylglyceridsenkende Effekt dieser Fettsäuren als gesichert. Die längerkettigen ω-3-Fettsäuren aus Fisch und Fischöl senken sowohl nüchtern als auch postprandial den Triacylglyceridspiegel im Plasma. Bei hyperlipidämischen Personen führte eine Zufuhr von 3 g ω-3-Fettsäuren pro Tag zu einer signifikanten Reduktion des Triacylglyceridspiegels um bis zu 40 %. Zurückzuführen ist dieser Effekt insbesondere auf eine verminderte hepatische Synthese und anschließende Sekretion von VLDL-Triacylglyceriden.

EPA und DHA bewirken vermutlich eine Hemmung der Lipogenese sowie eine Verstärkung der β-Oxidation, indem sie Transkriptionsfaktoren beeinflussen, die die Expression von Enzymen der Triacylglyceridbildung und Fettsäureoxidation kontrollieren. Durch die Aufnahme der längerkettigen ω-3-Fettsäuren könnte die Bindung des LXR/RXR-Rezeptor-Hete-

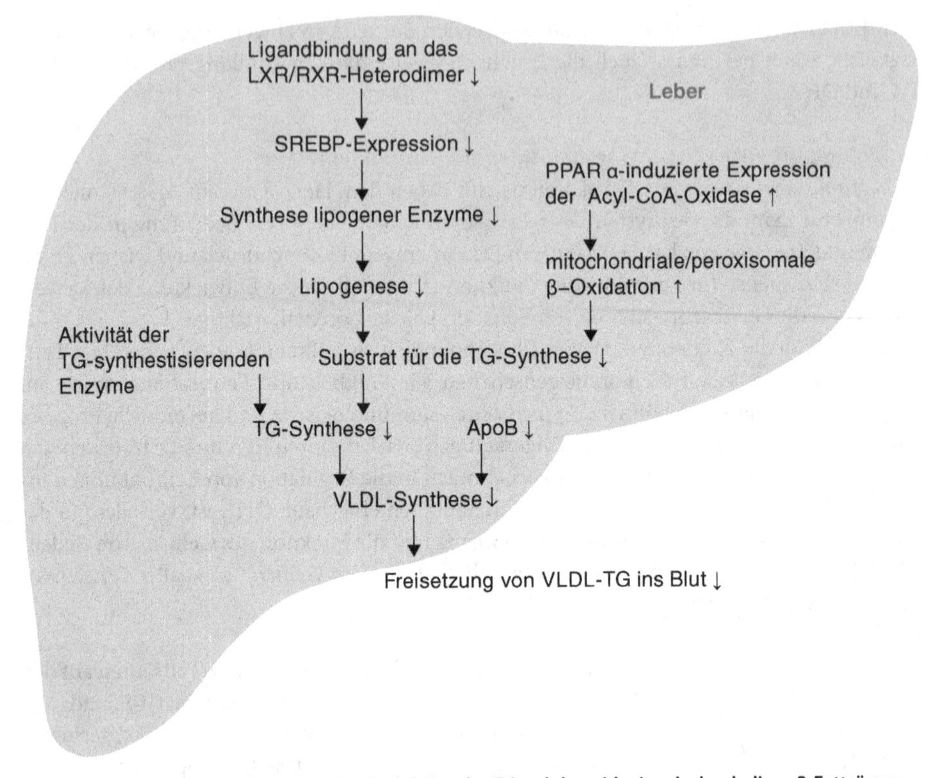

Abb. 18.3 Mögliche Mechanismen der Reduktion des Triacylglyceridspiegels durch die ω-3-Fettsäuren Eicosapentaensäuren und Docosahexaensäure in der Leber. LXR, Leber-X-Rezeptor; RXR, Retinoid-X-Rezeptor; SREBP, *sterol regulatory element binding protein*; PPAR, *peroxisome proliferator-activated receptor*; TG, Triacylglyceride; Apo, Apolipoprotein; VLDL, *very low density*-Lipoprotein. (Modifiziert nach Harris et al. 2008.)

rodimers an die Promotorregion des SREBP-(*sterol regulatory element binding protein-*)1c-Gens unterbunden und dessen Expression gehemmt werden. SREBP-1c stimuliert wiederum als Transkriptionsfaktor die Synthese der lipogenen Enzyme Acetyl-CoA-Carboxylase-1 und Fettsäure-Synthase. Die Lipogenese könnte somit durch eine erhöhte Zufuhr an EPA und DHA gehemmt werden.

Über einen Anstieg der Acyl-CoA-Oxidase, vermittelt durch den Transkriptionsfaktor PPARα (*peroxisome proliferator-activated receptor-α*), scheinen die längerkettigen ω-3-Fettsäuren die mitochondriale und/oder die peroxisomale β-Oxidation zu steigern. Als Substrat für die hepatische Triacylglyceridsynthese stehen neben langkettigen freien Fettsäuren aus dem Plasma auch rückgewonnene und/oder neu synthetisierte Fettsäuren zur Verfügung. Die Syntheserate wird dabei durch die Substratverfügbarkeit bestimmt. Beide Effekte, die verringerte Lipogenese sowie die gesteigerte β-Oxidation, verringern die Verfügbarkeit freier Fettsäuren für die Triacylglyceridsynthese.

Zudem haben EPA und DHA möglicherweise einen hemmenden Einfluss auf Schlüsselenzyme der Triacylglyceridsynthese und die Verfügbarkeit von Apolipoprotein B (ApoB). Da VLDL-Partikel in der Leber aus Cholesterol, Cholesterylester, Phospholipiden, ApoB und Triacylglyceriden gebildet werden, kann eine Hemmung der hepatischen Triacylglyceridsynthese zu einer verminderten Bildung und Freisetzung von VLDL führen. Abb. 18.3 fasst die hepatischen Mechanismen der verminderten VLDL-Freisetzung zusammen.

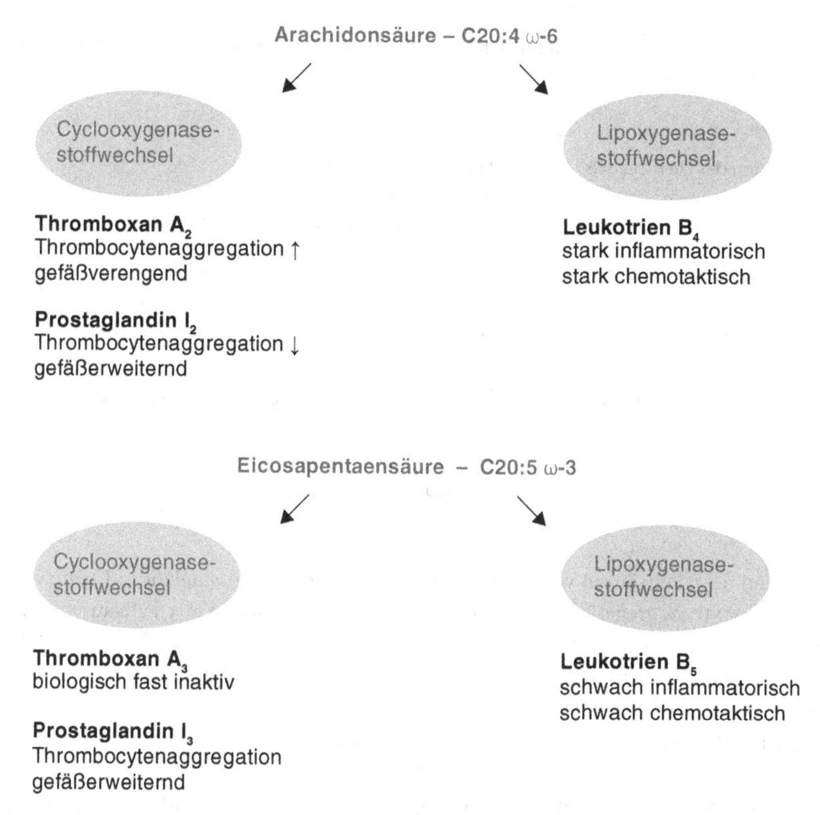

Abb. 18.4 Bildung der Eicosanoide aus den Ausgangssubstanzen Arachidonsäure und Eicosapentaensäure sowie die biologische Wirkung von Eicosanoiden. (Modifiziert nach Hahn et al. 2002.)

Bei einem hohen Triacylglyceridspiegel kann der LDL-Spiegel nach Supplementierung mit ω-3-Fettsäuren infolge einer PPARγ-induzierten Steigerung der Lipoproteinlipaseaktivität und entsprechend verstärkter Umwandlung von VLDL zu LDL vorrübergehend um 5 bis 10 % ansteigen.

Eicosanoidsynthese Eicosanoide sind als hormonähnlich wirkende Substanzen an einer Vielzahl zellulärer regulatorischer Prozesse beteiligt. Vorstufen der Eicosanoide sind sowohl langkettige essenzielle ω-3-Fettsäuren (EPA) als auch ω-6-Fettsäuren (Arachidonsäure, C20:4), die um die Enzymsysteme der Eicosanoidsynthese (Cyclooxygenase und Lipoxygenase) konkurrieren. Abhängig von der Ausgangssubstanz unterscheiden sich die gebildeten Eicosanoide deutlich in ihrer Wirkung voneinander und weisen zum Teil kompetitive Effekte auf (Abb. 18.4).

Eine verstärkte Zufuhr an ω-3-Fettsäuren verschiebt das Eicosanoidgleichgewicht durch kompetitive Hemmung der Eicosanoidsynthese aus Arachidonsäure zugunsten antithrombotischer, antiinflammatorischer, vasodilatorischer und antichemotaktischer Thromboxane, Prostaglandine und Leukotriene.

Die Eicosanoidsynthese wird neben der Zufuhrmenge insbesondere durch das Verhältnis von ω-6- zu ω-3-Fettsäuren beeinflusst. In den meisten westlichen Industrieländern liegt dieses Verhältnis heute bei bis zu 20:1 und ist damit weit entfernt von der aktuellen Empfehlung von 5:1.

Tab. 18.2 Protektive Wirkmechanismen der ω-3-Fettsäuren bei der Prävention von Herz-Kreislauf-Erkrankungen

Einflussbereiche	Effekt der ω-3-Fettsäuren
Beeinflussung des Lipidspiegels	Senkung des Triacylglyceridspiegels Senkung des VLDL-Spiegels vorübergehender Anstieg des LDL-Spiegels
antithrombotische Effekte	Verringerung der Thrombocytenaggregation Verlangsamung der Blutgerinnung
antiatherogene Effekte	Reduktion der Expression von Adhäsionsmolekülen und chemotaktischen Faktoren
Beeinflussung des inflammatorischen Potenzials	Hemmung der Bildung proinflammatorischer Cytokine
Beeinflussung des Gefäßtonus	erhöhte Stickstoffmonoxid-(NO-)Synthese und dadurch gesteigerte Vasodilatation

Blutgerinnung ω-3-Fettsäuren vermitteln über die Bildung von Prostaglandin I_3 eine verminderte Thrombocytenaggregation (siehe oben). Darüber hinaus stehen ω-3-Fettsäuren mit einer verringerten Konzentration des Blutgerinnungsfaktors Faktor VIII sowie des Faktor-VIII-assoziierten Antigens in Verbindung. Die antithrombotische Wirkung und die Beeinflussung der Gerinnungsfaktoren weisen auf eine verlangsamte Blutgerinnung und somit auf kardioprotektive Effekte bei Zufuhr großer Mengen an ω-3-Fettsäuren hin.

Gefäßendothel ω-3-Fettsäuren fördern als Ausgangssubstanz für die Bildung des gefäßerweiternden Eisosanoids Prostaglandin I_3 (siehe oben) die Vasodilatation der Gefäßwand, wodurch auch ein leicht erhöhter Blutdruck gesenkt werden kann.

Des Weiteren erhöhen EPA und DHA ebenso wie Arachidonsäure die Synthese des endothelialen Stickstoffmonoxids (NO), das die Gefäßrelaxation steigert und die Gefäßwand vor endothelialer Dysfunktion schützt.

Als weiterer Schutzmechanismus vor proinflammatorischen Veränderungen beeinflussen ω-3-Fettsäuren die Monocytenadhäsion. Vermittelt wird dieser Effekt durch eine verminderte Expression von Adhäsionsmolekülen wie E-Selectin und VCAM-1, die an der Rekrutierung von Monocyten in die Gefäßwand beteiligt sind, oder des proatherogenen Wachstumsfaktors PEGF, der eng mit der Monocytenaktivierung assoziiert ist. Somit werden proinflammatorische und proatherogene Prozesse signifikant gehemmt.

Immunsystem Die Synthese proinflammatorischer Cytokine wie TNF-α, IL-1β und IL-6 wird durch ω-3-Fettsäuren gesenkt. Ebenso bewirken ω-3-Fettsäuren eine verringerte Freisetzung des proinflammatorischen PAF (*platelet-activating factor*), der auch in die Thrombocytenaggregation involviert ist.

Tab. 18.2 fasst potenziell gesundheitsfördernde Effekte der ω-3-Fettsäuren bei der Prävention von Herz-Kreislauf-Erkrankungen zusammen.

Nervensystem und Sehvermögen Für das fötale und neonatale Wachstum sowie die Entwicklung des Zentralnervensystems in diesen Phasen sind langkettige ω-3- und ω-6-Fettsäuren von besonderer Bedeutung. Bereits in der fötalen Phase werden Arachidonsäure und DHA in

Netzhaut und Gehirn eingelagert. Ein Mangel an diesen Fettsäuren kann möglicherweise zu Störungen von neurologischen und visuellen Funktionen führen, die sich in der Beeinträchtigung von Lernfähigkeit, Motorik und Sehvermögen äußern.

Die Versorgung des Fötus über die Plazenta wird wie die Versorgung des Säuglings über die Muttermilch von der mütterlichen Ernährung beeinflusst. Da die Δ-6-Desaturase bei Neugeborenen nur eine geringe Aktivität aufweist, ist die Eigensynthese von EPA und DHA aus den Vorstufen begrenzt. Für Stillende und Schwangere wird daher eine tägliche Aufnahme von mindestens 200 mg DHA empfohlen sowie auf entsprechend mit ω-3-Fettsäuren supplementierte Säuglingsnahrung hingewiesen.

Potenziell toxikologische Effekte

Infolge einer erhöhten Zufuhr an ω-3-Fettsäuren steigt auch deren Konzentration in LDL, wodurch möglicherweise die oxidative Modifikation des LDL-Cholesterols gesteigert wird. Eine tägliche Aufnahme von 5 g ω-3-Fettsäuren, die damit deutlich über der durchschnittlichen Aufnahme liegt, über einen Zeitraum von vier Monaten zeigte jedoch keine nachteilige Wirkung auf die LDL-Oxidation.

Die Aufnahme großer Mengen an ω-3-Fettsäuren scheint die Blutgerinnung zu verlangsamen und könnte die Wirkung blutverdünnender und gerinnungshemmender Medikamente verstärken. In klinischen Studien zeigte eine Supplementierung mit ω-3-Fettsäuren von bis zu 4 g pro Tag jedoch kein erhöhtes Risiko für Blutungen bei gleichzeitiger Einnahme von Antikoagulantien.

Nahrungsergänzungsmittel/Einsatz in funktionellen Lebensmitteln

Die Deutschen Gesellschaft für Ernährung (DGE) empfiehlt eine tägliche Zufuhr von ω-3-Fettsäuren in einer Größenordnung von 0,5 % der Gesamtenergie, woraus sich bei einem zugrunde gelegten Energieverbrauch von 2400 kcal pro Tag eine Menge von 1,25 g pro Tag ergibt. Die optimale Aufnahme zur Prävention kardiovaskulärer Erkrankungen liegt jedoch darüber. Empfohlen wird zudem ein Verhältnis von ω-6- zu ω-3-Fettsäuren von 5:1. Mit den üblichen Verzehrgewohnheiten werden die genannten 1,25 g pro Tag allerdings kaum erzielt.

Eine Anreicherung funktioneller Lebensmittel mit ω-3-Fettsäuren ist relativ weit verbreitet. Neben den konventionellen Quellen für ω-3-Fettsäuren (z. B. Fischöl) sind auch biotechnologisch oder gentechnisch aus Algen, Plankton oder Pilzen gewonnene *single cell*-Öle zur Anreicherung von Lebensmitteln mit ω-3-Fettsäuren geeignet.

Vorreiter in der Anreicherung von Lebensmitteln mit ω-3-Fettsäuren ist Japan. Dort kamen 1993 die ersten DHA-angereicherten Produkte auf den Markt, 1997 waren es bereits über 40. Mittlerweile findet die Supplementierung der Nahrung mit ω-3-Fettsäuren auch in Deutschland breite Anwendung. Dank moderner Verfahren der Lebensmitteltechnologie können ganz unterschiedliche Lebensmittel mit ω-3-Fettsäuren angereichert werden. Dafür stehen verschiedene Produkte in Form von Ölen oder Pulver zur Verfügung. Für hydrophile Lebensmittel, die zur Einbringung einer lipophilen Phase ungeeignet sind, können mikroverkapselte Fischöle eingesetzt werden.

Die derzeitige Produktpalette der mit ω-3-Fettsäuren angereicherten Lebensmittel reicht von Streichfetten, Fleischwaren und Eiern über Milchprodukte, Teig- und Backwaren bis hin zu Erfrischungsgetränken. Eine Supplementierung von Säuglingsnahrung ist ebenfalls weit verbreitet.

Neben der direkten Anreicherung von Lebensmitteln durch den Zusatz von ω-3-Fettsäuren ist auch eine Anreicherung von Lebensmitteln tierischer Herkunft durch eine gezielte Fütterung der Nutztiere möglich. Leinsamen und Leinöl können für die Fütterung von Rindern, Schweinen, Geflügel und Fischen zur Erzeugung ALA-reicher Lebensmittel (Fleisch, Käse, Butter, Eier) eingesetzt werden. Die Anreicherung von Eiern mit ω-3-Fettsäuren erfolgt durch Zugabe von Fischöl oder getrockneter Algenmasse zum Futter, wodurch ein DHA-Gehalt von bis zu 150 mg DHA pro Ei erzielt werden kann.

Die Lebensmittelanreicherung mit Fischölen, wie es bei Margarine oder Eiern über die Fütterung der Fall ist, kann zu geschmacklichen oder geruchlichen Beeinträchtigungen führen sowie die Haltbarkeit der Produkte aufgrund der erhöhten Anfälligkeit gegenüber oxidativen Veränderungen mindern. Neuere Herstellungsverfahren ermöglichen jedoch eine Stabilisierung der Fischöle durch Zusatz von Antioxidantien sowie eine Desodorierung und Mikroverkapselung zur geruchs- und geschmacksneutralen Anreicherung.

Der kombinierte Verzehr von Fisch sowie Produkten, die mit einer adäquaten Menge an ω-3-Fettsäuren angereichert wurden, kann zur bedarfsdeckenden Zufuhr dieser Fettsäuren beitragen und die bestehende Versorgungslücke schließen.

Literatur

Das UN (2008) Essential fatty acids and their metabolites could function as endogenous HMG-CoA reductase and ACE enzyme inhibitors, anti-arrhythmic, anti-hypertensive, anti-atherosclerotic, anti-inflammatory, cytoprotective, and cardioprotective molecules. *Lipids Health Dis* 7:37

DGE (2000) D-A-C-H Referenzwerte für die Nährstoffzufuhr. Umschau/Braus, Deutsche Gesellschaft für Ernährung, Frankfurt am Main

Hahn A et al. (2002) Wirkstoffe funktioneller Lebensmittel in der Prävention der Arteriosklerose – Physiologische Grundlagen der Wirkung von ω-3-Fettsäuren. *Ernährungsumschau* 49:172–179

Harris WS, Bulchandani D (2006) Why do omega-3 fatty acids lower serum triglycerides? *Curr Opin Lipidol* 17:387–393

Harris WS et al. (2008) Omega-3 fatty acids and coronary heart disease risk: clinical and mechanistic perspectives. *Atherosclerosis* 197:12–24

Lobitz R (2006) Speisefette. aid Infodienst, Bonn

Mori TA, Woodman RJ (2006) The independent effects of eicosapentaenoic acid and docosahexaenoic acid on cardiovascular risk factors in humans. *Curr Opin Clin Nutr Metab Care* 9:95–104

Saravanan P et al. (2010) Cardiovascular effects of marine omega-3 fatty acids. *Lancet* 376:540–550

Schmitt B et al. (2002) Wirkstoffe funktioneller Lebensmittel in der Prävention der Arteriosklerose –ω-3-Fettsäuren – Versorgungssituation und Zufuhrempfehlung. *Ernährungsumschau* 49:223–229

Souci SW et al. (2008) Food composition and nutrition tables. Wissenschaftliche Verlagsgesellschaft, Stuttgart

Trautwein EA (1999) Fette und Fettbegleitstoffe. ω-3-Fettsäuren. In: Ebersdorfer HF, Meyer AH (Hrsg) Praxishandbuch functional food. Behr´s, Hamburg

Bioaktive Peptide und Aminosäuren

Name
Bioaktive Peptide

Bezeichnung nach IUPAC Bioaktive Peptide bestehen aus zwei (Dipeptid) bis 20 Aminosäuren, die über Peptidbindungen miteinander verknüpft sind. Die Nomenklatur der bioaktiven Peptide ergibt sich aus der Sequenz der verknüpften Aminosäuren. Die Benennung der einzelnen Aminosäuren erfolgt in der Regel nach ihrem Trivialnamen, dem sich daraus ergebenden Drei-Buchstaben-Code oder dem Ein-Buchstaben-Code (▪ Tab. 19.1). Die systematische Bezeichnung nach der chemischen Struktur ist unüblich.

Vorkommen in Lebensmitteln
Proteine und Peptide sind in Lebensmitteln weit verbreitet. Insbesondere die Proteinfraktionen von Kuhmilch (im Folgenden als Milch bezeichnet) und Milchprodukten sowie von Eiern stellen wichtige Quellen für bioaktive Peptide dar. Bisher konnten bioaktive Peptide entweder direkt oder nach einer Hydrolyse bzw. Fermentation auch in Fleisch und verschiedenen Fischarten sowie unter anderem in Weizen, Mais, Soja und Reis nachgewiesen werden.

Generell wird zwischen sogenannten nativ und latent bioaktiven Peptiden unterschieden. Nativ bioaktive Peptide liegen im Lebensmittel bereits in aktiver Form vor und vermitteln meist eine Schutzfunktion für das entsprechende Lebensmittel. Dazu gehören beispielsweise Wachstumsfaktoren, Immunglobuline oder auch Lysozym, Lactoferrin und Lactoperoxidase, die zum endogenen mikrobiellen System der Milch zählen. Es ist anzunehmen, dass diese bioaktiven Peptide auch eine regulatorische Funktion im menschlichen Organismus entfalten können.

Die latent bioaktiven Peptide, die auch für den Einsatz in funktionellen Lebensmitteln von Interesse sind, verbergen ihre Aminosäuresequenz in der Primärstruktur höhermolekularer Proteine. Insbesondere die beiden Hauptklassen der Milchproteine, Caseine und Molkeproteine, sind bedeutende Vorstufen bioaktiver Peptide. Durch enzymatische Proteolyse werden die bioaktiven Peptide aus den Milchproteinen freigesetzt und dadurch aktiviert. Dies kann während der Proteinverdauung sowohl durch die endogenen Proteasen Trypsin und Pepsin als auch durch proteolytische Enzyme intestinaler Mikroorganismen geschehen. Proteolytische Enzyme verschiedener Mikroorganismen werden auch bei der Verarbeitung von Milch bzw. Milchproteinen, wie etwa bei der Fermentation mit proteolytischen Milchsäurebakterien, eingesetzt. Da sich die genannten proteinspaltenden Enzyme in den spezifischen Schnittstellen voneinander unterscheiden, kann aus den Proteinfraktionen der Lebensmittel durch Verdauung und/oder Verarbeitung eine Vielzahl unterschiedlicher Peptide entstehen. Daher sind auch die bioaktiven Peptide in ihrer Primärstruktur sehr unterschiedlich aufgebaut.

Biologische Wirkung und Mechanismen der Biofunktionalität
Es werden verschiedene biofunktionelle Eigenschaften für bestimmte Proteine und Peptide beschrieben. Manche der bioaktiven Peptide sind multifunktionell und können unterschiedliche Wirkungen vermitteln.

Der am besten untersuchte biologische Mechanismus bioaktiver Peptide ist ihr hypotensiver bzw. antihypertensiver Effekt durch die Hemmung von ACE (*angiotensin converting enzyme*). Des Weiteren sind auch mineralstoffbindende Peptide bekannt, die möglicherweise die Bioverfügbarkeit einiger Mineralstoffe steigern, sowie Proteine und Peptide, die eine bakteriostatische bzw. antimikrobielle Wirkung haben können.

Tab. 19.1 Nomenklatur der proteinogenen Aminosäuren nach Trivialnamen, Drei- sowie Ein-Buchstaben-Code

Trivialname	Drei-Buchstaben-Code	Ein-Buchstaben-Code
Alanin	Ala	A
Arginin	Arg	R
Asparagin	Asn	N
Asparaginsäure	Asp	D
Cystein	Cys	C
Glutamin	Gln	Q
Glutaminsäure	Glu	E
Glycin	Gly	G
Histidin	His	H
Isoleucin	Ile	I
Leucin	Leu	L
Lysin	Lys	K
Methionin	Met	M
Phenylalanin	Phe	F
Prolin	Pro	P
Serin	Ser	S
Threonin	Thr	T
Tryptophan	Trp	W
Tyrosin	Tyr	Y
Valin	Val	V

Weitere komplexe bioaktive Wirkungen von speziellen Proteinen und Peptiden wie immunregulierende oder opioide Effekte werden vermutet, sind bislang jedoch noch nicht umfassend untersucht worden.

Hypotensive Wirkung Hypotensiv wirkende Peptide zeichnen sich durch einen hohen Anteil an hydrophoben und basischen Aminosäuren im C-Terminus der Aminosäuresequenz aus. Sie sind in der Lage, eine ACE-vermittelte Vasokonstriktion und die daraus folgende Blutdrucksteigerung zu unterbinden und tragen damit zu einer Senkung des Blutdrucks und möglicherweise zur Prävention kardiovaskulärer Erkrankungen bei.

ACE ist ein Bestandteil des Renin-Angiotensin-Systems, das eine bedeutende Funktion in der Blutdruckregulation einnimmt. Eine Stimulation des sympathischen Nervensystems oder ein absinkendes Blutvolumen induziert die Bildung von Renin in den Nieren. Dieses spaltet von dem aus der Leber stammenden, im Blutplasma zirkulierenden Angiotensinogen das Decapeptid Angiotensin I ab. Anschließend wird das C-terminale Dipeptid (Histidin-Leucin) von

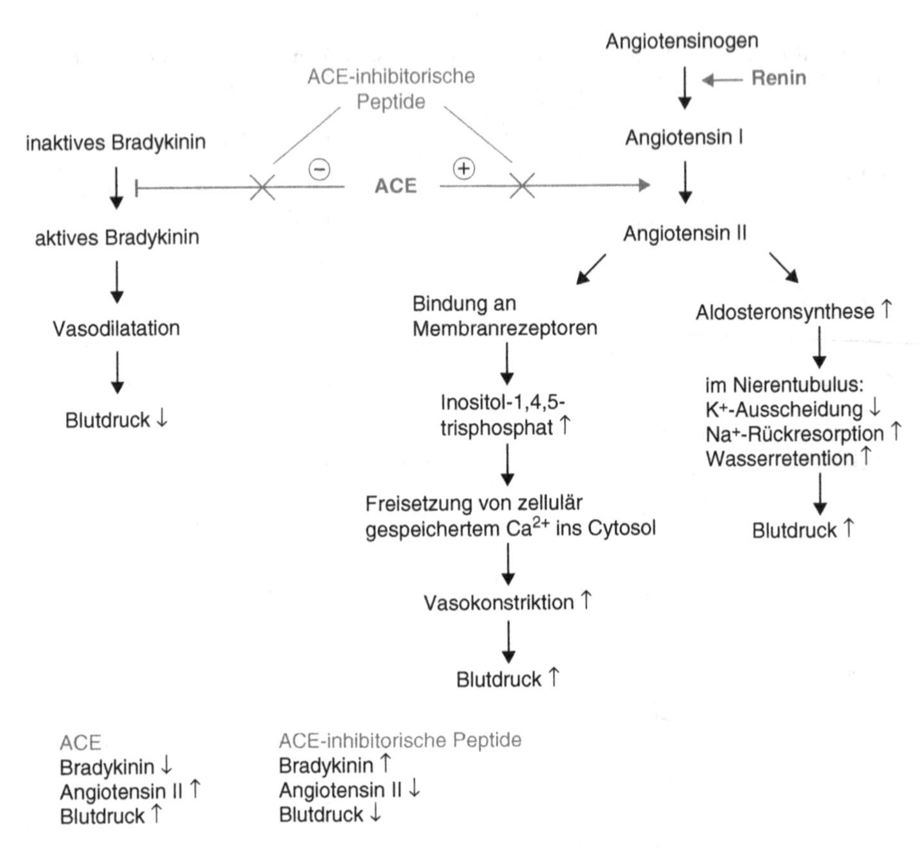

Abb. 19.1 Effekte der ACE-inhibierenden Peptide auf mögliche ACE-vermittelte Mechanismen der Blutdruckregulation.

Angiotensin I durch ACE abgetrennt, wodurch das vasokonstriktorisch wirkende Angiotensin II als Endprodukt der proteolytischen Umwandlung entsteht.

Angiotensin II zählt zu den stärksten körpereigenen blutdrucksteigernden Substanzen. Es aktiviert durch Bindung an spezifische Membranrezeptoren die Proteinkinase C sowie die Bildung von Inositol-1,4,5-trisphosphat, was wiederum zur Freisetzung von Calciumionen aus intrazellulären Speichern ins Cytosol führt. Aufgrund der erhöhten intrazellulären Calciumkonzentration kommt es zu einer Vasokonstriktion und einer Erhöhung des Blutdrucks. Ergänzend zur Calciumfreisetzung beeinflusst Angiotensin II auch über die Induktion der Biosynthese und Sekretion des Hormons Aldosteron die Regulation des Blutdrucks. In den Nierentubuli stimuliert Aldosteron die Kaliumausscheidung und Natriumrückresorption in Verbindung mit einer gesteigerten Wasserretention, wodurch der Blutdruck steigt.

Ergänzend zu der Blutdrucksteigerung unterdrückt ACE die Aktivierung des inaktiv vorliegenden Bradykinins. Als vasodilatorische und folglich blutdrucksenkende Substanz wirkt aktives Bradykinin dem Angiotensin II entgegen. Eine Hemmung von ACE durch hypotensiv wirkende Peptide verhindert die Bildung von Angiotensin II und fördert die Aktivierung des Bradykinins, wodurch die beschriebenen Mechanismen der Blutdrucksteigerung unterbrochen werden (Abb. 19.1).

Humanstudien haben gezeigt, dass eine regelmäßige Aufnahme ACE-inhibierender Peptide den Blutdruck bei hypertensiven Patienten senkt.

Neben der Beeinflussung des Blutdrucks werden proinflammatorische und atherogene Effekte von Angiotensin II diskutiert. Im vaskulären Endothel fördert Angiotensin II die Bildung reaktiver Sauerstoffspezies und induziert, teilweise über die Aktivierung des Transkriptionsfaktors NFκB, die Expression inflammatorischer Cytokine, wie Tumornekrosefaktor α (TNF-α) und IL-6, sowie die Expression von Zelladhäsionsproteinen und Chemokinen. Dadurch wird die Adhäsion der Monocyten, deren Translokation ins Endothel und anschließende Differenzierung zu Makrophagen in den Endothelzellen ermöglicht. Demnach ist Angiotensin II ein proinflammatorischer Faktor, der möglicherweise eine wichtige Rolle bei entzündlichen Prozessen des Bluthochdrucks und der Atherosklerose spielt.

Bindung von Mineralstoffen Ein charakteristisches Strukturmerkmal für mineralstoffbindende Proteine und Peptide sind Phosphatgruppen, die an die Aminosäure Serin gebunden sind. Durch diese vermögen Peptide bzw. Proteine Organophosphatsalze zu bilden und somit als Träger für Mineralstoffe wie Calcium, Magnesium, Eisen und Zink zu fungieren. An die phosphorylierten Bindungsstellen angrenzende Aminosäuren können die Bindungsaktivität verschiedener Phosphopeptide beeinflussen.

Caseine der Milch können beispielsweise Phosphat- und Calciumionen stabilisieren. Dazu werden im Verlauf des Verdauungsprozesses der Milch Caseinophosphopeptide gebildet. Diese sind in der Lage, Calcium zu binden und dadurch das Ausfallen von unlöslichem Calciumphosphat zu reduzieren sowie den passiven Calciumtransport in den distalen Dünndarm, den Ort der Calciumresorption, zu steigern. Infolge der erhöhten Bioverfügbarkeit nimmt die Calciumabsorption zu, wodurch die Mineralisierung des Skelettsystems gefördert und möglicherweise das Osteoporoserisiko gemindert wird. Neben den Caseinen wurden auch für Molkeproteine erste Hinweise auf positive Effekte in Bezug auf die Calciumabsorption und die Knochengesundheit beschrieben.

Durch die Bindung von Eisenionen vermitteln spezifische bioaktive Peptide eine bakteriostatische bzw. antimikrobielle Wirkung, indem sie Mikroorganismen, deren Wachstum von der Eisenverfügbarkeit abhängig ist, das benötigte Eisen entziehen.

■■ Potenziell toxikologische Effekte

Eine nachteilige oder gar toxikologische Wirkung von bioaktiven Peptiden wurde bisher weder in Tier- noch in Humanstudien beobachtet.

■■ Nahrungsergänzungsmittel/Einsatz in funktionellen Lebensmitteln

Der Einsatz bioaktiver Proteine und Peptide in funktionellen Lebensmitteln findet in Europa bislang nur in relativ begrenztem Umfang statt, da bis zum jetzigen Zeitpunkt nur für wenige bioaktive Proteine und Peptide eine gesundheitsfördernde Wirkung durch fundierte Ernährungsstudien nachgewiesen wurde. Aufgrund ausgeprägter Forschungsaktivitäten in diesem Bereich ist jedoch zeitnah mit Produktinnovationen und neuen Einsatzmöglichkeiten bioaktiver Proteine und Peptide in funktionellen Lebensmitteln zu rechnen.

Im Hinblick auf die Anreicherung funktioneller Lebensmittel haben Milchproteine als Quelle für bioaktive Peptide die größte Bedeutung. Vielversprechend für den Einsatz in diesen Lebensmitteln scheinen dabei sowohl die hypotensiv wirkenden Peptide, als auch die mineralstoffbindenden Phosphopeptide.

Tab. 19.2 Herkunft und physiologische Wirkung ausgewählter Peptide mit latenter Bioaktivität

Lebensmittel	Bioaktives Peptid	Proteinquelle	physiologische Wirkung
Milch	Albutensin	Serumalbumin	ACE-inhibitorisch
	Casokinine	α_{s1}-Casein	ACE-inhibitorisch
		β-Casein	ACE-inhibitorisch
	Lactoferrin	Lactoferricin	antimikrobiell
	Lactokinine	β-Lactoglobulin	ACE-inhibitorisch
	Phosphopeptide	α_{s1}-Casein	mineralstoffbindend
		β-Casein	mineralstoffbindend
Hühnerei	Ovokinine	Ovalbumin	ACE-inhibitorisch
	Ovotransferrin		antimikrobiell
Fleisch	Actinokinine	Actin	ACE-inhibitorisch
	Collagokinine	Kollagen	ACE-inhibitorisch
	Myokinine	Kollagen	ACE-inhibitorisch
Mais	Zeinokinine	α-, γ-Zein	ACE-inhibitorisch

Wie aus Tab. 19.2 ersichtlich wird, wurden bisher bereits verschiedene ACE-inhibierende Peptide, insbesondere in Milch und Milchprodukten wie Käse, identifiziert. Die hypotensiv wirkenden Peptide können durch Proteolyse aus Molkenproteinen und Caseinen freigesetzt werden, wobei die Spezifität der eingesetzten Proteasen von großer Bedeutung ist. Di- und Tripeptide sind die kleinsten der ACE-inhibierenden Peptide. Aufgrund ihrer potenziell hohen Verfügbarkeit sind sie die Zielstrukturen für die Gewinnung von Hydrolysaten und die Anreicherung in funktionellen Lebensmitteln. Die bekanntesten ACE-inhibierenden Di- und Tripeptide sind die Tripeptide Valin-Prolin-Prolin und Isoleucin-Prolin-Prolin, die insbesondere durch eine Fermentation von Milchprodukten durch *Lactobacillus helveticus*-Starterkulturen gebildet werden. Diese hypotensiv wirkenden Tripeptide sind beispielsweise in zwei funktionellen Sauermilchprodukten (Calpis und Evolus), die in Japan und Europa erhältlich sind, zu finden. Ergänzend dazu ist auch für das Tripeptid Tyrosin-Glycin-Leucin, die Dipeptide Tyrosin-Glycin und Leucin-Phenylalanin sowie verschiedene synthetische Peptide eine hypotensive Wirkung beschrieben worden. Die Strukturen dieser Peptide sind in Abb. 19.2 dargestellt.

Die mineralstoffbindenden Phosphopeptide werden ebenfalls mittels enzymatischer Freisetzung aus Caseinen gewonnen. Als Phosphopeptid-Mineralstoff-Komplex könnten sie verschiedenen Lebensmitteln wie Mehl, Brot, Backwaren und Getränken zugesetzt werden. Auch ein Einsatz in pharmazeutischen Produkten wie Zahnpasta, Zahnfüllungen und Tabletten ist denkbar.

In Japan werden bereits bioaktive Peptide aus Nahrungsproteinen zur Anreicherung von Lebensmitteln eingesetzt. Von den etwa 540 aufgelisteten funktionellen Lebensmitteln im Jahr 2005 enthielten neun Produkte (Sauermilch und Softdrinks) bioaktive Peptide aus Milchpro-

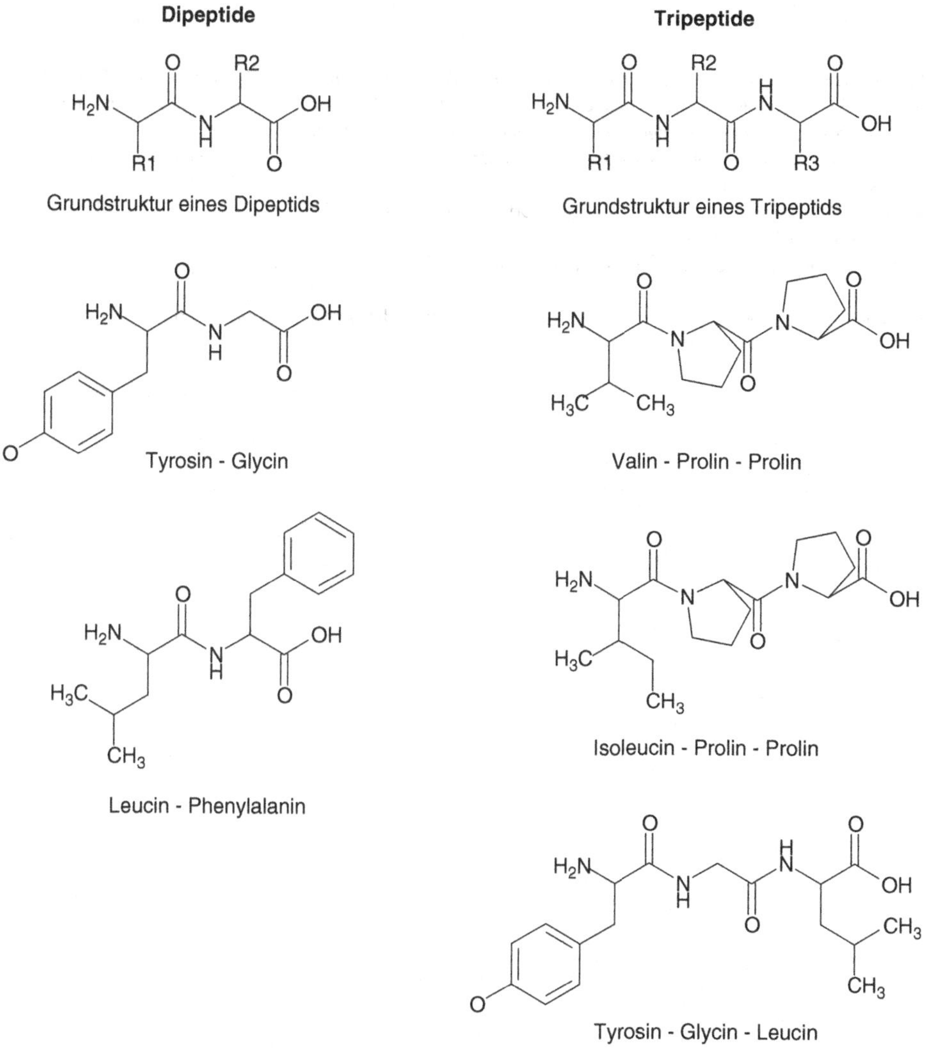

Dipeptide

O R2
H_2N OH
N
H
R1 O

Grundstruktur eines Dipeptids

O
H_2N OH
N
H
O
O

Tyrosin - Glycin

O
H_2N OH
N
H
H_3C O
CH_3

Leucin - Phenylalanin

Tripeptide

O R2 O
H
H_2N N
N OH
H
R1 O R3

Grundstruktur eines Tripeptids

O O
H_2N N
N OH
O
H_3C CH_3

Valin - Prolin - Prolin

O O
H_2N N
N OH
O
H_3C
CH_3

Isoleucin - Prolin - Prolin

O O
H
H_2N N
N OH
H
O CH_3
O
CH_3

Tyrosin - Glycin - Leucin

Abb. 19.2 Strukturformeln ausgewählter hypotensiv wirkender Peptide aus Nahrungsproteinen.

tein. Unter diesen Produkten waren sieben mit ACE-inhibierenden Caseinpeptiden und zwei mit calciumbindenden Caseinophosphopeptiden angereichert.

Möglicherweise ist eine große Anzahl an verschiedenen bioaktiven Peptiden zur Anreicherung in funktionellen Lebensmitteln geeignet. Jedoch ist bisher noch nicht hinreichend untersucht, welche Mengen an bioaktiven Peptiden konsumiert werden müssen, um einen gesundheitsfördernden Effekt zu erzielen. Zudem ist die Auswirkung von Verarbeitungsprozessen, z. B. einer Hitzebehandlung, auf die Bioaktivität der Peptide noch teilweise unklar.

Literatur

Bachmann HP et al. (2003) Über das Vorkommen von bioaktiven Peptiden in Käse. *Mitt Lebensm Hyg* 94:136–154

IUPAC-IU Joint Commission on Biochemical Nomenclature (JCBN) (1984) Nomenclature and symbolism for amino acids and peptides. Recommendations 1983. *Eur J Biochem* 138:9–7

Kris-Etherton PM et al. (2009) Milk products, dietary patterns and blood pressure management. *J Am Coll Nutr* 28 (Suppl 1):103S–119S

Meisel H (2008) Proteine und Peptide. In: Ebersdorfer HF, Meyer AH (Hrsg) Praxishandbuch Functional Food. Behr´s, Hamburg

Moller NP et al. (2008) Bioactive peptides and proteins from foods: indication for health effects. *Eur J Nutr* 47:171–182

Sprague AH, Khalil RA (2009) Inflammatory cytokines in vascular dysfunction and vascular disease. *Biochem Pharmacol* 78:p. 539–552

Präbiotika

Definition Präbiotika sind definiert als unverdauliche Nahrungsbestandteile, die durch bestimmte Bakterien der intestinalen Mikrobiota verstoffwechselt werden können, somit das Wachstum dieser Bakterien im Darm fördern und dadurch positive Effekte auf die Gesundheit des Wirtes haben.

Eigenschaften Präbiotika werden vom Wirt nicht verdaut oder absorbiert, sondern von bestimmten Bakterien zu kurzkettigen Fettsäuren (Butyrat, Propionat, Acetat) und Lactat metabolisiert. Sie fördern das Wachstum potenziell protektiver Bakterien

Hauptvertreter Die wichtigsten Präbiotika sind:
- Inulin
- Fructooligosaccharide (FOS)
- Galactooligosaccharide (GOS)
- Lactulose

Potenzielle Präbiotika sind:
- resistente Stärke
- Oligodextrane
- Isomaltooligosaccharide
- Zuckeralkohole
- Mannanoligosaccharide
- Lactosucrose
- Lactoferrinpeptide
- Glucooligosaccharide

Die überwiegende Anzahl der nach Aufnahme von Präbiotika beobachteten positiven Effekte werden indirekt über die Modulierung der Darmmikrobiota und die Metabolisierung der Präbiotika durch die intestinale Mikrobiota hervorgerufen. Nur wenige Wirkungen sind direkt auf die aufgenommenen Präbiotika zurückzuführen. Die Effekte von Präbiotika sind somit neben der Dosis und der Dauer der Einnahme auch stark von der individuell vorhandenen Mikrobiota abhängig (◘ Abb. 20.1).

Bisher gibt es im Kontext der meisten Erkrankungen nicht genügend qualitativ hochwertige Studien, um Metaanalysen durchführen und gesicherte Rückschlüsse auf die Verwendbarkeit von Präbiotika zur Prävention und Therapie der Erkrankung ziehen zu können (◘ Tab. 20.1). Aus diesem Grund ist die Durchführung hochqualitativer klinischer Studien mit höheren Studienteilnehmerzahlen in den verschiedenen potenziellen Einsatzgebieten absolut notwendig. Der Einsatz von Präbiotika wird allgemein als sehr sicher angesehen, allerdings gibt es einige experimentelle Studien, die eine erhöhte Translokation von Bakterien nach der Aufnahme spezifischer Präbiotika aufzeigen.

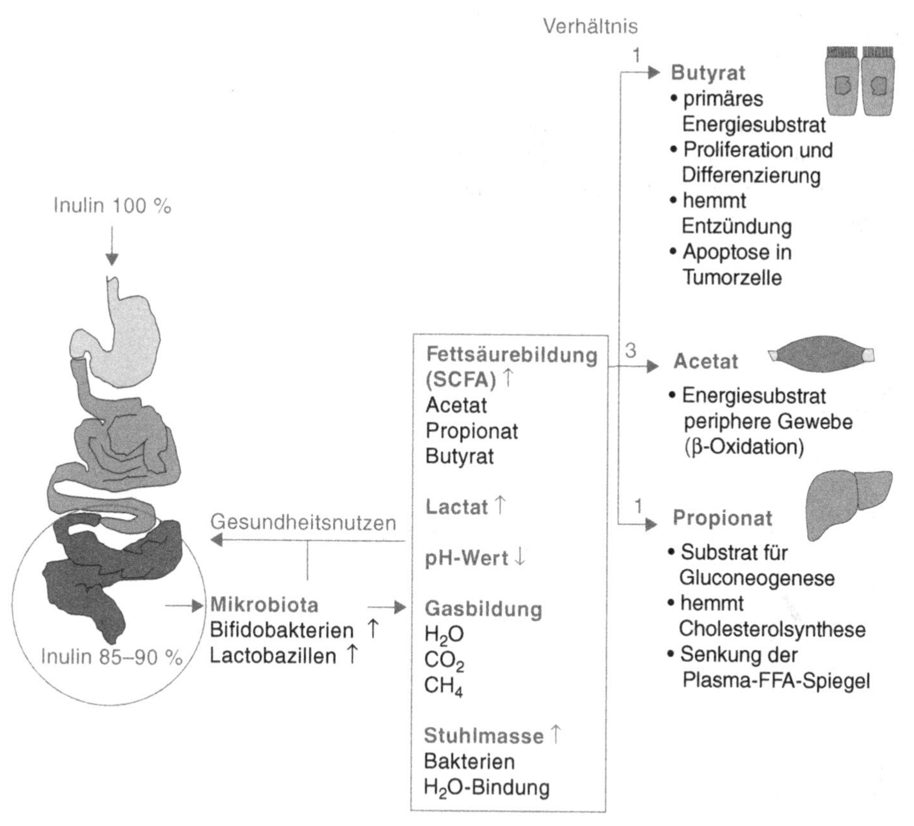

Abb. 20.1 Effekte der Aufnahme von Präbiotika am Beispiel von Inulin.

Tab. 20.1 Metaanalysen zur klinischen Wirksamkeit von Präbiotika

Einsatzgebiet der Präbiotika	Ergebnis	syst. Review/Metaanalyse
Behandlung der hepatischen Enzephalopathie	positiver Effekt von Lactulose	Shukla et al. 2011
Behandlung der akuten Pankreatitis	kein Effekt	Zhang et al. 2010
Zusatz bei formulagefütterten Neugeborenen	Angleichung an Darmmilieu gestillter Neugeborener	Rao et al. 2009
Prävention allergischer Erkrankungen bei Kindern	kein Effekt	Osborn et al. 2007
Reduktion des Triacylglyceridspiegels im Blut	positiver Effekt durch Inulintyp-fructane	Brighenti et al. 2007

Name

Inulin und FOS

Strukturformel Inuline bestehen aus 10 bis 140 β2,1-glykosidisch verknüpften Fructoseuntereinheiten mit einer Glucoseuntereinheit am Ende. Oligofructosen (FOS) sind Abbauprodukte von Inulin und bestehen aus weniger als zehn β2,1-glykosidisch verknüpften Fructoseuntereinheiten.

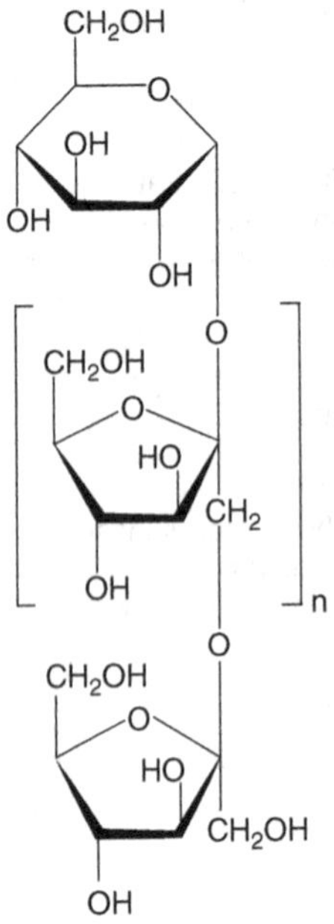

Vorkommen in Lebensmitteln

Inulin und FOS kommen in zahlreichen pflanzlichen Lebensmitteln wie Weizen, Chicoree, Bananen, Knoblauch, Artischocken, Spargel und Zwiebeln vor und haben daher den sogenannten GRAS-(*generally recognized as safe*-)Status. Kommerziell genutzte Inuline und FOS werden häufig aus Saccharose synthetisiert oder aus der Chicoreewurzel isoliert und als Fett- oder Zuckerersatz in Nahrungsmitteln wie Süßigkeiten, Backwaren oder Fruchtsäften eingesetzt. Ein niedriger pH-Wert sowie erhöhte Temperatur (z. B. Pasteurisierungsprozesse) führen allerdings zu einem Verlust an Inulinen und FOS, wobei die kurzkettigen FOS weniger stabil als Inuline sind.

Name

Galactooligosaccharide (GOS)

Strukturformel Galactooligosaccharide umfassen Oligomere aus β1,3-, β1,4- oder β1,6-glykosidisch verknüpften Galactoseuntereinheiten. Die Galactoseoligomere weisen häufig eine endständige Glucoseeinheit auf.

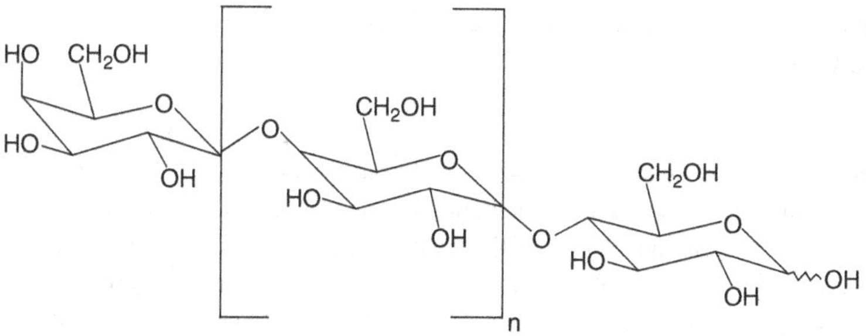

Vorkommen in Lebensmitteln

Galactooligosaccharide kommen in der humanen Muttermilch vor und haben daher ebenfalls den GRAS-Status. Sie können industriell mithilfe der β-Galactosidase aus Lactose synthetisiert werden.

Name

Lactulose

Strukturformel Lactulose ist ein Disaccharid aus β1,4-glykosidisch verknüpfter Galactose und Fructose.

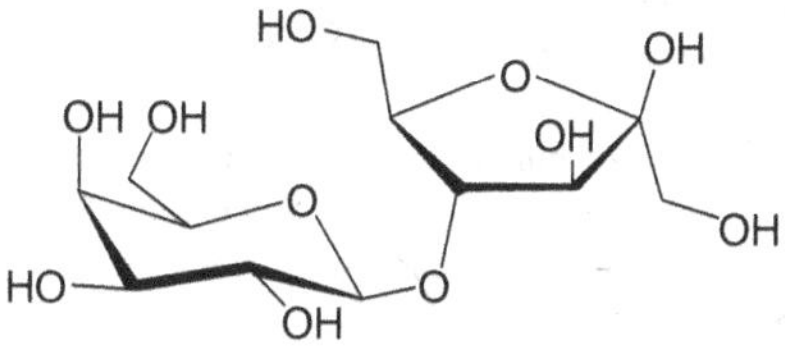

Vorkommen in Lebensmitteln

Lactulose wird durch chemische Modifikation von Lactose produziert und entsteht in geringen Mengen bei der thermischen Behandlung von Milch.

Allgemeine Wirkungen von Präbiotika

Inulin, FOS, GOS und Lactulose fördern nachweislich das Wachstum von potenziell protektiven Milchsäurebakterien und Bifidobakterien (Gibson et al. 1995; Kruse et al. 1999). Es wird vermutet, dass diese Bakterien die Ansiedlung von Infektionserregern verhindern und immunregulatorische Effekte haben sowie die intestinale Barrierefunktion stärken können. Eine Aufnahme von Präbiotika führt nachweislich zu einer Absenkung des intestinalen pH-Wertes (Rao et al. 2009). Ein niedriger intestinaler pH-Wert ist mit einer reduzierten Ansiedlung und reduziertem Wachstum von potenziellen Pathogenen assoziiert. Präbiotika aktivieren die Darmperistaltik und führen durch osmotische Effekte zu einem »weichen« Stuhlgang (Rao et al. 2009). Präbiotika führen durch die Erhöhung der Biomasse zu einer Steigerung des Stuhlvolumens. Ein hohes Stuhlvolumen ist mit einem reduzierten Risiko für Colonkrebs assoziiert. Die Aufnahme von Präbiotika führte in Humanstudien zu einer erhöhten Calciumabsorption (Griffin et al. 2002; Van den Heuvel et al. 1999) und kann somit zum Ausgleich eines Calciummangels beitragen. Die Aufnahme von Präbiotika kann zu einer Reduktion des Cholesterinspiegels sowie des LDL-Spiegels führen (Larkin et al. 2009). Bisher gibt es allerdings keine

Humanstudien, die eine langfristige gesundheitsfördernde Wirkung dieser nachgewiesenen Effekte von Präbiotika zeigen.

- **Präventive und therapeutische Effekte von Präbiotika in klinischen Studien**

Erste Studien liefern Hinweise, dass die Aufnahme von Präbiotika protektive Effekte auf die Inzidenz und Schwere von Durchfallerkrankungen haben können (Drakoularakou et al. 2010). Die Aufnahme von Lactulose führt nachweislich zu einer verringerten Produktion von toxischem Ammoniak durch die Darmmikrobiota. Dieser protektive Effekt ist vor allem bei der portal-systemischen Enzephalopathie (PSE) klinisch relevant (Atterbury et al. 1978; Shukla et al. 2011). Hier wird Lactulose in der Praxis bereits erfolgreich eingesetzt. Erste Studien lassen vermuten, dass der Einsatz von Synbiotika (Mischungen aus Präbiotika und Probiotika) zur Entzündungsreduktion bei Colitis ulcerosa beitragen kann (Furrie et al. 2005). Die Aufnahme von Präbiotika kann zu reduziertem Auftreten allergischer Ekzeme bei Kindern mit hohem Risiko für diese Erkrankung führen (Moro et al. 2006), allerdings ist auch hier die Studienlage nicht eindeutig (Osborn und Sinn 2007). Die Verabreichung von Lactulose führte in einer ersten Studie zu einer geringeren Rezidivrate bei Adenomen (Mathers et al. 2003).

Literatur

Atterbury CE et al. (1978) Neomycin-sorbitol and lactulose in the treatment of acute portal-systemic encephalopathy. A controlled, double-blind clinical trial. *Am J Dig Dis* 23:398–406

Brighenti F (2007) Dietary fructans and serum triacylglycerols: a meta-analysis of randomized controlled trials. *J Nutr* 137 (Suppl 11):2552S–2556S

Drakoularakou A et al. (2010) A double-blind, placebo-controlled, randomized human study assessing the capacity of a novel galacto-oligosaccharide mixture in reducing travellers' diarrhoea. *Eur J Clin Nutr* 64:146–152

Furrie E et al. (2005) Synbiotic therapy (*Bifidobacterium longum*/Synergy 1) initiates resolution of inflammation in patients with active ulcerative colitis: a randomised controlled pilot trial. Gut 54:242–249

Gibson GR et al. (1995) Selective stimulation of bifidobacteria in the human colon by oligofructose and inulin. *Gastroenterology* 108:975–982

Griffin IJ et al. (2002) Non-digestible oligosaccharides and calcium absorption in girls with adequate calcium intakes. *Br J Nutr* 87 (Suppl 2):S 187–S191

Kruse HP et al. (1999) Effects of inulin on faecal bifidobacteria in human subjects. *Br J Nutr* 82:375–382

Rao S et al. (2009) Prebiotic supplementation in full-term neonates: a systematic review of randomized controlled trials. *Arch Pediatr Adolesc Med* 163:755–764

Larkin TA (2009) Dietary combination of soy with a probiotic or prebiotic food significantly reduces total and LDL cholesterol in mildly hypercholesterolaemic subjects. *Eur J Clin Nutr* 63:238–245

Mathers JC et al. (2003) Can resistant starch and/or aspirin prevent the development of colonic neoplasia? The Concerted Action Polyp Prevention (CAPP) 1 Study. *Proc Nutr Soc* 62:51–57

Moro G et al. (2006) A mixture of prebiotic oligosaccharides reduces the incidence of atopic dermatitis during the first six months of age. *Arch Dis Child* 91:814–819

Osborn DA, Sinn JK (2007) Prebiotics in infants for prevention of allergic disease and food hypersensitivity. *Cochrane Database Syst Rev* 2007:CD006474

Shukla S et al. (2011) Meta-analysis: the effects of gut flora modulation using prebiotics, probiotics and synbiotics on minimal hepatic encephalopathy. *Aliment Pharmacol Ther* 33:662–671

Van Den Heuvel EG et al. (1999) Oligofructose stimulates calcium absorption in adolescents. *Am J Clin Nutr* 69:544–548

Zhang MM et al. (2010) Use of pre-, pro- and synbiotics in patients with acute pancreatitis: a meta-analysis. *World J Gastroenterol* 16:3970–3978

Probiotika

[illegible]

[illegible]

[illegible]

[illegible]

- [illegible]
- [illegible]
- [illegible]
- [illegible]
- [illegible]
- [illegible]
- [illegible]
- [illegible]

[illegible]

[illegible]

[illegible]

Definition Laut der aktuell gültigen WHO/FAO-Definition aus dem Jahr 2001 sind Probiotika lebende Mikroorganismen, die bei oraler Aufnahme in ausreichender Menge einen protektiven Effekt auf die Gesundheit des Wirtes haben.

Eigenschaften Probiotische Mikroorganismen überleben die Magen-Darm-Passage, kolonisieren aber nicht dauerhaft. Nachgewiesene protektive Effekte eines bestimmten probiotischen Mikroorganismus sind nicht *per se* auf andere Probiotika übertragbar.

Hauptvertreter Am häufigsten sind Spezies der Gattungen *Lactobacillus* und *Bifidobacterium.*

Außerdem gibt es Spezies der Gattungen:
- *Lactococcus*
- *Enterococcus*
- *Streptococcus*
- *Leuconostoc*
- *Pediococcus*
- *Clostridium*
- *Propionibacterium*
- *Escherichia*

Die protektive Wirkung der Probiotika wird u. a. auf die direkte Interaktion zwischen Probiotika und den Mikroorganismen wie die Exklusion von Pathogenen oder die Reduktion toxischer sowie cancerogener Stoffwechselprodukte zurückgeführt. Spezifische Probiotika haben aber auch durch die Modulation von Wirtsfunktionen protektive Effekte. In Zellkultur sowie in tierexperimentellen Studien wurde bereits mehrfach gezeigt, dass Probiotika zu einer Stärkung der Darmbarrierefunktion sowie zur Regulation der Immunantwort beitragen können. Neben diesen direkten Effekten geht man davon aus, dass Probiotika zum Erhalt bzw. zum Wiederaufbau einer protektiven Mikrobiota beitragen können und durch diesen Mechanismus indirekt wirksam sind (■ Abb. 21.1).

Spezifische Probiotika zeigten bei verschiedenen Erkrankungen gute klinische Wirksamkeit, die protektiven Effekte sind jedoch stammspezifisch. Die zugrunde liegenden Wirkmechanismen (molekulare Mechanismen und aktive bakterielle Strukturen) der spezifischen Probiotika sowie die optimalen Dosen sind allerdings nur unzureichend bekannt, was einen gezielten Einsatz von Probiotika bisher verhindert.

■■ Name

Lactobacillus Spezies der Gattung *Lactobacillus* sind fakultativ anaerobe grampositive Stäbchen, gehören zum Phylum Firmicutes und kommen in großer Anzahl ubiquitär im menschlichen Gastrointestinaltrakt vor. Lactobazillen sind Milchsäurebakterien. Zahlreiche Vertreter von *Lactobacillus* sind seit jeher in Form fermentierter Lebensmittel Bestandteil der menschlichen Nahrung und haben somit den GRAS-(*generally recognized as safe-*)Status. Verschiedene *Lactobacillus*-Stämme wurden bereits auf ihre probiotische Aktivität hin untersucht. Die am häufigsten verwendeten Spezies sind *L. casei/paracasei, L. rhamnosus, L. johnsonii, L. delbrueckii, L. acidophilus* und *L. plantarum.*

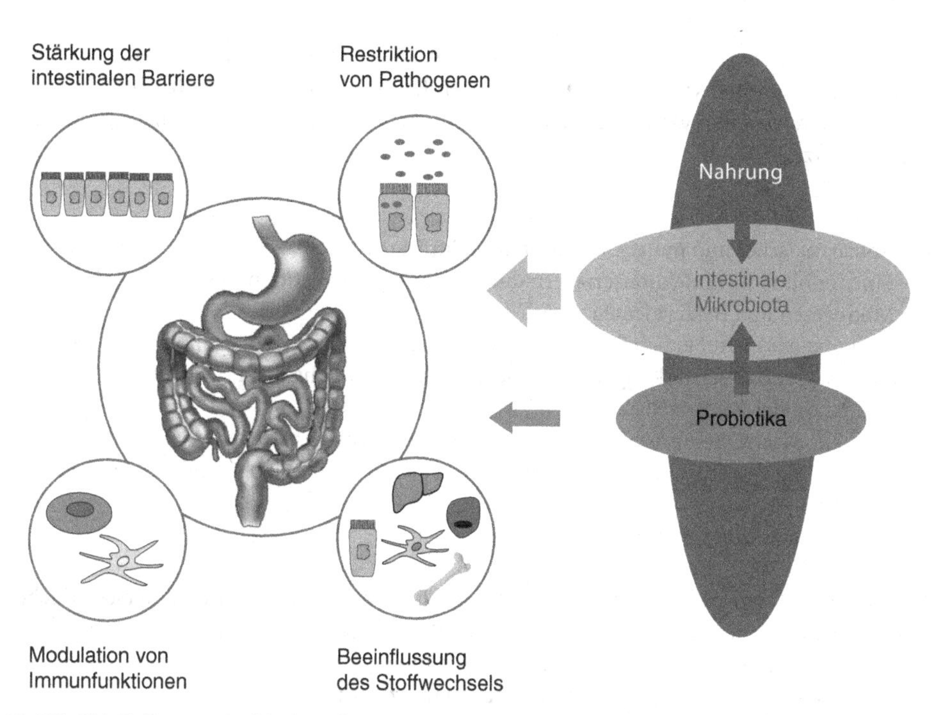

Abb. 21.1 Einfluss von Probiotika auf die Gesundheit des Wirtes. Probiotika können die Gesundheit des Wirtes über die Grenzfläche »Darm« entweder direkt oder durch die Modulation der intestinalen Mikrobiota positiv beeinflussen.

Bifidobacterium Spezies der Gattung *Bifidobacterium* sind anaerobe grampositive Stäbchen und gehören zum Phylum der Actinobakterien. Die Gattung *Bifidobacterium* spielt eine wichtige Rolle bei der Erstkolonisierung des Gastrointestinaltrakts. Trotz ihrer Dominanz in den ersten Lebensjahren ist ihr relativer Anteil an der Gesamtmikrobiota des Darmes bei Erwachsenen relativ niedrig. Bifidobakterien produzieren Lactat, zählen aber nicht zu den klassischen Milchsäurebakterien. Die meisten Bifidobakterien haben ebenfalls den GRAS-Status, sie werden sehr häufig Milchprodukten zugesetzt und ihre probiotische Aktivität wird intensiv untersucht. Die am häufigsten untersuchten Vertreter sind *B. infantis*, *B. breve*, *B. animalis* und *B. longum*.

VSL#3 VSL#3 ist eine klinisch relevante probiotische Mischung aus acht verschiedenen Spezies: *Lactobacillus acidophilus*, *Lactobacillus bulgaricus*, *Lactobacillus paracasei*, *Lactobacillus plantarum*, *Streptococcus thermophilus*, *Bifidobacterium infantis*, *Bifidobacterium breve* und *Bifidobacterium longum*. Die probiotische Mischung zeigt vor allem in der Prävention und Therapie von Pouchitis und Colitis ulcerosa gute klinische Wirksamkeit.

Escherichia coli Nissle 1917 *Escherichia coli* Nissle 1917 wurde 1917 aus humanem Faeces isoliert und seither zur Prävention und Therapie von Durchfallerkrankungen eingesetzt. *Escherichia coli* Nissle 1917 ist ein klinisch relevantes gramnegatives Stäbchen und gehört zu den Enterobakterien, von denen es auch einige pathogene Vertreter gibt. *Escherichia coli* Nissle 1917 zeigt vor allem in der Therapie von Colitis ulcerosa gute therapeutische Effekte.

Saccharomyces boulardii *Saccharomyces boulardii* ist ein eukaryotisches Probiotikum des Phylums Ascomycota und wurde 1934 aus tropischen Lycheen und Mangostanfrüchten isoliert. *Saccharomyces boulardii* wird häufig zur Prävention und Reduktion von Durchfallerkrankungen eingesetzt.

Protektive Effekte von Probiotika in Zellkultur und tierexperimentellen Studien

- Abbau toxischer und mutagener Substanzen im Darm
- Eindämmung von Infektionserregern durch Nährstoffkompetition sowie Produktion von Mikrocinen und Bakteriocinen
- Stärkung der Darmbarrierefunktion (Erhöhung der IgA-Sekretion, Erhöhung der Defensinsekretion, Verstärkung der Mucinexpression, Erhöhung der TJ-Proteinexpression, Reduktion der Epithelzellapoptose im Darm)
- Reduktion der Cytokin/Chemokinsekretion durch Darmepithelzellen
- Aktivierung von Toleranzmechanismen über regulatorische Zellen (dendritische Zellen, T-Zellen)
- Abbau von entzündungsfördernden Chemokinen

Die protektiven Interaktionen der Probiotika mit dem Wirt werden durch unterschiedliche bakterielle Komponenten (sekretierte Faktoren, DNA, Zellwandbestandteile) induziert; nicht immer sind lebende Bakterien notwendig. Die physiologische Relevanz der in Zellkulturstudien beobachteten Effekte sowie die klinische Relevanz der in experimentellen Studien beobachteten Effekte sind meist ungeklärt.

Nachgewiesene präventive und therapeutische Effekte von Probiotika in klinischen Studien

Die orale Aufnahme von Probiotika (vor allem von Bifidobakterien und Laktobazillen) führt nachweislich zu einer reduzierten Inzidenz von nekrotisierender Enterokolitis bei Frühgeborenen (Alfaleh et al. 2011). Spezifische Probiotika (VSL#3, *Escherichia coli* Nissle 1917) haben nachweislich protektive Effekte bei bestimmten CED-Indikationen (Pouchitis, Colitis ulcerosa) (Gionchetti et al. 2007; Lee et al. 2008). Verschiedene Probiotika (*Saccharomyces boulardii*, *Lactobacillus rhamnosus* GG, probiotische Mischungen) führen zu einer Reduktion von antibiotikaassoziierten (AAD) und anderen Durchfallerkrankungen. Bei antibiotikaassoziierten Infektionen mit *Clostridium difficile* (CDAD) konnte bisher nur durch *Saccharomyces boulardii* eine Reduktion festgestellt werden (McFarland 2006, 2007). Mehrere Studien zeigten einen guten Effekt verschiedener Probiotika in der Prävention und Therapie von atopischer Dermatitis in Kindern (Michail et al. 2008; Lee et al. 2008; Avadhani und Miley 2011). Verschiedene Probiotika führen zu einer Reduktion der Symptome bei Reizdarmsyndrom (IBS) (Moayyedi et al. 2010). Probiotika können zur Eradikation von *Helicobacter pylori* beitragen (Szajewska 2010). Probiotika können zur Prävention beatmungsassoziierter Lungenentzündungen beitragen (Siempos et al. 2010). Die Aufnahme von Probiotika kann zu einer reduzierten Inzidenz von Erkältungskrankheiten bei Senioren führen (Makino et al. 2010). Probiotika können zu einer Reduktion der Symptome bei Lactoseintoleranz führen (Rampengan et al. 2010).

Um zu analysieren, ob Probiotika für die Prävention und Therapie in der klinischen Praxis tatsächlich sinnvoll eingesetzt werden können, werden häufig Metastudien in dem jeweiligen Indikationsgebiet durchgeführt (■ Tab. 21.1). Diese bei definierten pharmakologischen Substanzen etablierte Herangehensweise hat allerdings im Kontext von Probiotika den gravierenden Nachteil, dass in den Metastudien zahlreiche klinische Studien, die mit den unter-

Tab. 21.1 Metaanalysen zur klinischen Wirksamkeit von Probiotika

Einsatzgebiet der Probiotika	Ergebnis	syst. Review/Metaanalyse
Prävention der Reisediarrhoe	positive Effekte	McFarland 2007
Prävention der AAD und Behandlung der CDAD	positive Effekte bei AAD, positive Effekte von *S. boulardii* bei CDAD	McFarland 2006, Avadhani et al. 2011
Behandlung von akutem infektiösem Durchfall	positive Effekte	Allen et al. 2010
Prävention der nekrotisierenden Enterocolitis bei Frühgeborenen	positive Effekte	Alfaleh et al. 2011
Prävention der beatmungsassoziierten Lungenentzündung	positive Effekte	Siempos et al. 2010
Eradikation von *H. pylori* durch *S. boulardii*	positive Effekte	Szajewska et al. 2010
Prävention allergischer Erkrankungen bei Kindern	unklare Studienlage	Osborn et al. 2007
Prävention und Behandlung atopischer Dermatitis bei Kindern	positive Effekte bei Prävention, unklare Studienlage bei Behandlung	Doege et al. 2012; Lee et al. 2008; Michail et al. 2008
Behandlung von Ekzemen	unklare Studienlage	Boyle et al. 2009
Behandlung von IBS	positive Effekte	Moayyedi et al. 2010; Hoveyda et al. 2009; McFarland et al. 2008
Remissionserhalt bei Morbus Crohn	kein Effekt	Rolfe et al. 2006
Remissionserhalt und Prävention von Pouchitis, Remissionserhalt bei Colitis ulcerosa	positive Effekte	Elahi et al. 2008; Sang et al. 2010

schiedlichsten probiotischen Stämmen durchgeführt wurden, zusammengefasst und ausgewertet werden. Die intrinsische Heterogenität von Probiotika trägt entscheidend zu den häufig negativ ausfallenden Ergebnissen der Metastudien bei, obwohl einzelne klinische Studien mit spezifischen probiotischen Stämmen durchaus eine signifikante Protektion beschreiben. Der ausschließliche Einschluss von stammspezifischen Studien würde die Aussagekraft von Metastudien deutlich erhöhen, dafür müssen allerdings noch eine Vielzahl hochqualitativer klinischer Studien durchgeführt werden. Aussagen zur Dosis-Wirkungs-Beziehung von Probiotika sind in Metaanalysen untersucht (Ritchie und Romanuk 2012), allerdings sind die Angaben aufgrund der geringen Zahl an Studien nur eingeschränkt verwertbar.

Literatur

Alfaleh K et al. (2011) Probiotics for prevention of necrotizing enterocolitis in preterm infants. *Cochrane Database Syst Rev* (3):CD005496

Allen SJ et al. (2010) Probiotics for treating acute infectious diarrhoea. *Cochrane Database Syst Rev* (11):CD003048

Avadhani A, Miley H (2011) Probiotics for prevention of antibiotic-associated diarrhea and Clostridium difficile-associated disease in hospitalized adults–a meta-analysis. *J Am Acad Nurse Pract* 23:269–274
Boyle RJ et al. (2009) Probiotics for the treatment of eczema: a systematic review. *Clin Exp Allergy* 39:1117–1127
Doege K et al. (2012) Impact of maternal supplementation with probiotics during pregnancy on atopic eczema in childhood – a meta-analysis. *Br J Nutr* 107:1–6
Elahi B et al. (2008) On the benefit of probiotics in the management of pouchitis in patients underwent ileal pouch anal anastomosis: a meta-analysis of controlled clinical trials. *Dig Dis Sci* 53:1278–1284
Gionchetti P et al. (2007) High-dose probiotics for the treatment of active pouchitis. *Dis Colon Rectum* 50:2075–2082; Diskussion 2082–2084
Hoveyda N et al. (2009) A systematic review and meta-analysis: probiotics in the treatment of irritable bowel syndrome. *BMC Gastroenterol* 9:15
Lee J et al. (2008) Meta-analysis of clinical trials of probiotics for prevention and treatment of pediatric atopic dermatitis. *J Allergy Clin Immunol* 121:116–121 e11
Makino S et al. (2010) Reducing the risk of infection in the elderly by dietary intake of yoghurt fermented with *Lactobacillus delbrueckii* ssp. *bulgaricus* OLL1073R-1. *Br J Nutr* 104:998–1006
McFarland LV (2006) Meta-analysis of probiotics for the prevention of antibiotic associated diarrhea and the treatment of *Clostridium difficile* disease. *Am J Gastroenterol* 101:812–822
McFarland LV (2007) Meta-analysis of probiotics for the prevention of traveler's diarrhea. *Travel Med Infect Dis* 5:97–105
McFarland LV, Dublin S (2008) Meta-analysis of probiotics for the treatment of irritable bowel syndrome. *World J Gastroenterol* 14:2650–2661
Michail SK et al. (2008) Efficacy of probiotics in the treatment of pediatric atopic dermatitis: a meta-analysis of randomized controlled trials. *Ann Allergy Asthma Immunol* 101:508–516
Miele E et al. (2009) Effect of a probiotic preparation (VSL#3) on induction and maintenance of remission in children with ulcerative colitis. *Am J Gastroenterol* 104:437–443
Moayyedi P et al. (2010) The efficacy of probiotics in the treatment of irritable bowel syndrome: a systematic review. *Gut* 59:325–332
Osborn DA, Sinn JK (2007) Probiotics in infants for prevention of allergic disease and food hypersensitivity. *Cochrane Database Syst Rev* (4):CD006475
Rampengan NH et al. (2010) Comparison of efficacies between live and killed probiotics in children with lactose malabsorption. *Southeast Asian J Trop Med Public Health* 41:474–481
Rolfe VE et al. (2006) Probiotics for maintenance of remission in Crohn's disease. *Cochrane Database Syst Rev* (4):CD004826
Ritchie ML, Romanuk TN (2012) A meta-analysis of probiotic efficacy for gastrointestinal diseases. *PLoS One* 7(4) e34938
Sang LX et al. (2010) Remission induction and maintenance effect of probiotics on ulcerative colitis: a meta-analysis. *World J Gastroenterol* 16:1908–1915
Siempos II et al. (2010) Impact of the administration of probiotics on the incidence of ventilator-associated pneumonia: a meta-analysis of randomized controlled trials. *Crit Care Med* 38:954–962
Szajewska H et al. (2010) Meta-analysis: the effects of *Saccharomyces boulardii* supplementation on *Helicobacter pylori* eradication rates and side effects during treatment. *Aliment Pharmacol Ther* 32:1069–1079

Sicherheitsaspekte funktioneller Lebensmittel

Regulatorische Rahmenbedingungen und Prinzipien der Sicherheitsbewertung funktioneller Lebensmittel

Karl-Heinz Engel

22.1 Lebensmittelrechtliche Grundlagen

Bei funktionellen Lebensmitteln stehen zwei Aspekte im Mittelpunkt des Interesses. Zum einen sind es die regulatorischen Bedingungen, die erfüllt werden müssen, um einen »Zusatznutzen« bewerben zu dürfen. Die Voraussetzungen für nährwert- und gesundheitsbezogene Angaben über Lebensmittel sind in der Verordnung (EG) Nr. 1924/2006 vom 20. Dezember 2006 (EU 2007), der sogenannten Health-Claims-Verordnung, festgelegt. Zum anderen ist die Sicherheit der Produkte auch bei funktionellen Lebensmitteln, wie bei allen anderen Lebensmitteln, aus Gründen des gesundheitlichen Verbraucherschutzes die primäre Voraussetzung für das Inverkehrbringen. Daher gelten auch für diese Erzeugnisse die entsprechenden grundlegenden Vorschriften europarechtlicher Regelungen, z. B. der Lebensmittelrahmenverordnung (EG) Nr. 178/2002 (EU 2002), sowie nationaler Gesetzgebungen, z. B. des Lebensmittel- und Futtermittelgesetzbuches (LFGB 2009). Artikel 14 der Rahmenverordnung verbietet das Inverkehrbringen unsicherer Lebensmittel; das LFGB verbietet, Lebensmittel für andere derart herzustellen oder zu behandeln, dass ihr Verzehr gesundheitsschädlich ist.

Eine Kategorie »Funktionelle Lebensmittel« gibt es weder in den lebensmittelrechtlichen Vorschriften der Europäischen Union (EU) noch auf nationaler Ebene. Für Vorschriften zum Inverkehrbringen und zur Sicherheitsbewertung funktioneller Lebensmittel, die über die allgemeinen Anforderungen der Basisverordnung hinausgehen, gibt es kein gesondertes Gesetzwerk; die Vorgaben finden sich vielmehr in unterschiedlichen rechtlichen Regelungen. ◘ Tab. 22.1 führt Lebensmittelgruppen auf, denen funktionelle Lebensmittel, d. h. solche, die sich durch einen über den Nähr- und Genusswert hinausgehenden gesundheitsfördernden Zusatznutzen auszeichnen, zugeordnet werden können und für die spezifische Regelungen festgelegt wurden.

22.1.1 Neuartige Lebensmittel und neuartige Lebensmittelzutaten (*novel food*)

Viele funktionelle Lebensmittel fallen in den Geltungsbereich der EU-Verordnung über neuartige Lebensmittel und neuartige Lebensmittelzutaten (EU 1997). Als »neuartig« im Sinne dieser sogenannten Novel-Food-Verordnung gelten Lebensmittel und Lebensmittelzutaten, die vor dem Inkrafttreten der Verordnung am 15. Mai 1997 noch nicht in nennenswertem Umfang für den menschlichen Verzehr in der Europäischen Gemeinschaft verwendet wurden und einer der in ◘ Tab. 22.2 aufgeführten Gruppen von Erzeugnissen angehören.

Lebensmittel oder Lebensmittelzutaten, die unter die Novel-Food-Verordnung fallen, dürfen 1) keine Gefahr für den Verbraucher darstellen, 2) keine Irreführung des Verbrauchers bewirken und 3) sich von Lebensmitteln oder Lebensmittelzutaten, die sie ersetzen sollen, nicht so unterscheiden, dass ihr normaler Verbrauch Ernährungsmängel für den Verbraucher mit sich brächte.

Zulassungsverfahren

Für neuartige Lebensmittel und neuartige Lebensmittelzutaten wurde das Grundelement der Sorgfaltspflicht des Inverkehrbringenden ergänzt durch das »Verbotsprinzip mit Erlaubnisvorbehalt«. Das heißt, vergleichbar mit den Regelungen für Zusatzstoffe bedürfen diese Lebensmittel einer expliziten Zulassung und müssen vor dem Inverkehrbringen einer Sicherheitsbewertung unterzogen werden. Das für neuartige Lebensmittel und neuartige Lebensmittel-

Tab. 22.1 Lebensmittelgruppen, denen funktionelle Lebensmittel zugeordnet werden können, und entsprechende lebensmittelrechtliche Regelungen

Lebensmittelgruppe	lebensmittelrechtliche Regelung	Referenz
neuartige Lebensmittel und neuartige Lebensmittelzutaten (*novel food*)	Verordnung (EG) Nr. 258/97 des Europäischen Parlaments und des Rates vom 27. Januar 1997 über neuartige Lebensmittel und neuartige Lebensmittelzutaten	EU 1997
mithilfe gentechnischer Verfahren hergestellte Lebensmittel	Verordnung (EG) Nr. 1829/2003 des Europäischen Parlaments und des Rates vom 22. September 2003 über genetisch veränderte Lebensmittel und Futtermittel	EU 2003b
angereicherte Lebensmittel	Verordnung (EG) Nr. 1925/2006 über den Zusatz von Vitaminen und Mineralstoffen sowie bestimmten anderen Stoffen zu Lebensmitteln	EU 2006b
Nahrungsergänzungsmittel	Verordnung über Nahrungsergänzungsmittel vom 24. Mai 2004	NemV 2004
diätetische Lebensmittel	Verordnung über diätetische Lebensmittel	Diät-VO 2010
Lebensmittel für besondere medizinische Zwecke (bilanzierte Diäten)	Richtlinie 1999/21/EG vom 25. März 1999 über diätetische Lebensmittel für besondere medizinische Zwecke	EU 1999

Tab. 22.2 Gruppen neuartiger Lebensmittel und neuartiger Lebensmittelzutaten nach Artikel 1, Absatz 2 der Novel-Food-Verordnung (EU 1997)

Kategorie	Beispiel
c) Lebensmittel und Lebensmittelzutaten mit neuer oder gezielt veränderter primärer Molekularstruktur	Fettersatzstoffe
d) Lebensmittel und Lebensmittelzutaten, die aus Mikroorganismen, Pilzen oder Algen bestehen oder aus diesen isoliert worden sind	Öl aus Mikroalgen
e) Lebensmittel und Lebensmittelzutaten, die aus Pflanzen bestehen oder aus Pflanzen isoliert worden sind, und aus Tieren isolierte Lebensmittelzutaten, außer Lebensmittel oder Lebensmittelzutaten, die mit herkömmlichen Vermehrungs- und Zuchtmethoden gewonnen wurden und die erfahrungsgemäß als unbedenkliche Lebensmittel gelten können	mit Phytosteryl-/Phytostanylestern angereicherte Lebensmittel
f) Lebensmittel und Lebensmittelzutaten, bei deren Herstellung ein nicht übliches Verfahren angewandt worden ist und bei denen dieses Verfahren eine bedeutende Veränderung ihrer Zusammensetzung oder der Struktur der Lebensmittel oder Lebensmittelzutaten bewirkt hat, was sich auf den Nährwert, ihren Stoffwechsel oder auf die Menge unerwünschter Stoffe im Lebensmittel auswirkt	mit Hochdruck behandelte Lebensmittel

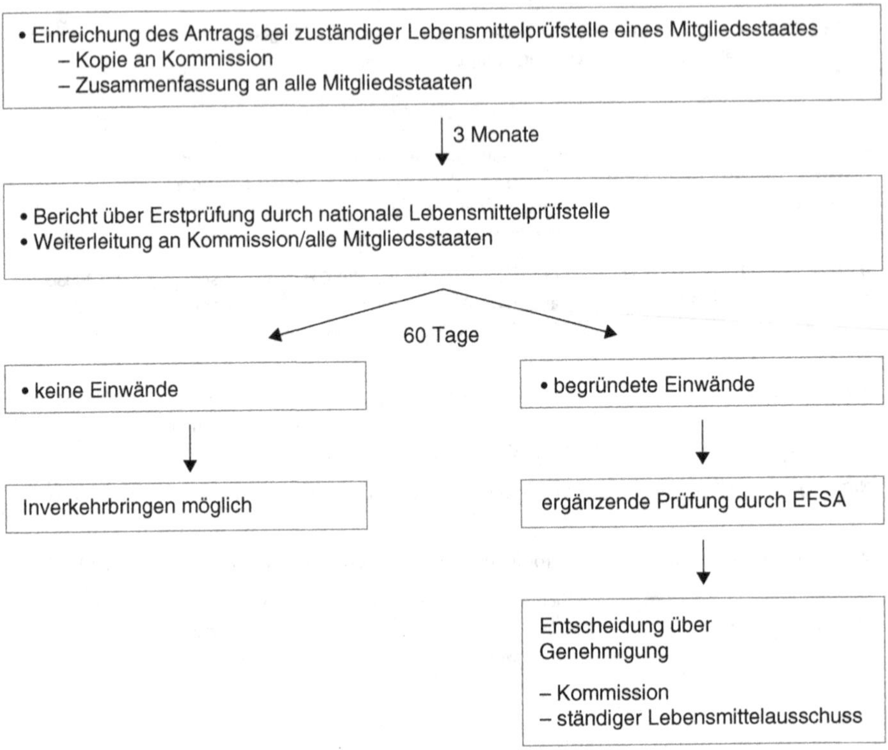

- Einreichung des Antrags bei zuständiger Lebensmittelprüfstelle eines Mitgliedsstaates
  - Kopie an Kommission
  - Zusammenfassung an alle Mitgliedsstaaten

↓ 3 Monate

- Bericht über Erstprüfung durch nationale Lebensmittelprüfstelle
- Weiterleitung an Kommission/alle Mitgliedsstaaten

60 Tage

- keine Einwände

↓

Inverkehrbringen möglich

- begründete Einwände

↓

ergänzende Prüfung durch EFSA

↓

Entscheidung über Genehmigung

- Kommission
- ständiger Lebensmittelausschuss

Abb. 22.1 Genehmigungsverfahren für neuartige Lebensmittel und neuartige Lebensmittelzutaten.

zutaten vorgesehene Zulassungsverfahren ist in Abb. 22.1 dargestellt. Es gewährleistet, dass die jeweiligen Produkte eine einheitliche Sicherheitsprüfung in einem Gemeinschaftsverfahren durchlaufen, bevor sie in der EU in Verkehr gebracht werden dürfen. Das Verfahren kombiniert einzelstaatliche Elemente (Erstbewertung der Unterlagen durch die zuständige Prüfbehörde eines Mitgliedsstaates, z. B. in der Bundesrepublik Deutschland durch das Bundesinstitut für Risikobewertung [BfR]) mit gemeinschaftsrechtlichen Vorgaben (ergänzende Prüfung durch die Europäische Behörde für Lebensmittelsicherheit [EFSA] bei begründeten Einwänden der Mitgliedsstaaten).

Die Entscheidung zur Genehmigung kann gegebenenfalls Folgendes vorschreiben: 1) Bedingungen für die Verwendung des Lebensmittels oder der Lebensmittelzutat, 2) die Bezeichnung des Lebensmittels oder der Lebensmittelzutat sowie seine/ihre genauen Merkmale und 3) spezifische Etikettierungsvorschriften. Tab. 22.3 zeigt Beispiele für funktionelle Lebensmittel, die in den Geltungsbereich der Novel-Food-Verordnung fallen und dem beschriebenen Verfahren einer Sicherheitsbewertung und Zulassung unterworfen wurden. Eine Auflistung der gemäß Artikel 4 der Novel-Food-Verordnung zugelassenen neuartigen Lebensmittel und Lebensmittelzutaten ist auf der Homepage des BfR verfügbar (http://www.bfr.bund.de/cm/343/110428-antraege-auf-zulassung-neuartiger-lebensmittel-gemaess-artikel-4-der-verordnung-eg-nr-258-97.pdf).

Tab. 22.3 Beispiele für funktionelle Lebensmittel, die in den Geltungsbereich der Novel-Food-Verordnung fallen und einer Sicherheitsbewertung unterzogen wurden

Funktionelle Lebensmittel	Sicherheitsbewertung
Novel-Food-Verordnung (Art. 1, Abs. 2c)	
Fettersatzstoffe: Salatrims	SCF 2002c
modifizierte pflanzliche Öle: konjugierte-Linolsäure-(CLA-)reiche Öle Tonalin TG80 Clarinol	EFSA 2010d, 2010e
Novel-Food-Verordnung (Art. 1, Abs. 2d)	
DHA-(Docosahexaensäure-)reiches Öl aus der Mikroalge *Schizochytrium* sp.	EU 2003a
DHA-(Docosahexaensäure-)reiches Öl aus der Mikroalge *Ukenia* sp.	EU 2009a
arachidonsäurereiches Öl aus *Mortierella alpina*	EFSA 2008g
Glucane Chitinglucan aus *Aspergillus niger* Lentinan aus *Lentinula edodes* (Shiitake-Pilz)	EFSA 2010a, 2010b
Novel-Food-Verordnung (Art. 1, Abs. 2e)	
Erzeugnisse aus *Morinda citrifolia* L. (Noni): Tahitian-Noni-Saft Püree und Konzentrat aus Früchten von *Morinda citrifolia* Blätter	EFSA 2006, 2008h, 2009d; SCF 2002d
Mit Phytosterolen/-stanolen angereicherte Lebensmittel: gelbe Streichfette Fruchtgetränke auf Milchbasis Joghurt- und käseartige Erzeugnisse Sojagetränke Milch- und joghurtartige Erzeugnisse Reisgetränke Roggenbrot	SCF 2000b, 2002a, 2002b, 2003a, 2003b, 2003c
Chiasamen (*Salvia hispanica* L.) Proteinkonzentrat aus Alfalfa	EFSA 2009b, 2009c
Sardinenpeptide (*Sardinops sagax*)	EFSA 2010c
ω-3-Fettsäure-reiches Krillöl (*Euphausia superba*)	EU 2009b
Novel-Food-Verordnung (Art. 1, Abs. 2f)	
Maiskeimöl mit hohem Anteil an unverseifbaren Bestandteilen Rapsöl mit hohem Anteil an unverseifbaren Bestandteilen	EFSA 2005b, 2005c

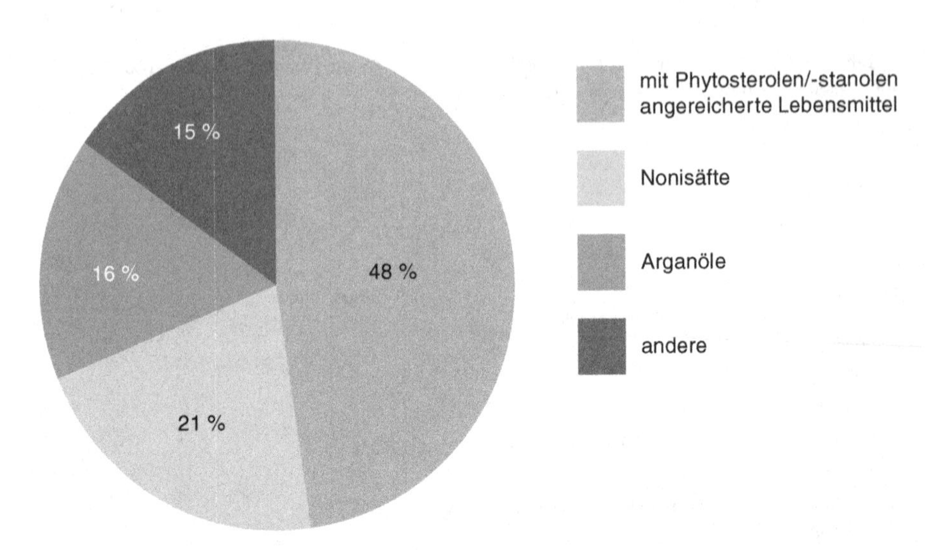

Abb. 22.2 Prozentuale Häufigkeit der nach Artikel 5 der Novel-Food-Verordnung notifizierten Lebensmittelgruppen

Notifizierungsverfahren

Für neuartige Lebensmittel und Lebensmittelzutaten der in Tab. 22.2 aufgeführten Kategorien d) und e), die bestehenden Lebensmitteln und Lebensmittelzutaten »im Wesentlichen gleichwertig« sind, ist ein vereinfachtes Notifizierungsverfahren möglich. Die wesentliche Gleichwertigkeit (die »substanzielle Äquivalenz«) hinsichtlich Zusammensetzung, Nährwert, Stoffwechsel, Verwendungszweck und Gehalt an unerwünschten Stoffen kann durch den Antragsteller nach den verfügbaren und allgemein anerkannten wissenschaftlichen Befunden oder aufgrund einer Stellungnahme der Lebensmittelprüfstelle eines Mitgliedsstaates belegt werden. In diesem Fall unterrichtet der Antragsteller die Kommission über das Inverkehrbringen. Die Kommission übermittelt den Mitgliedsstaaten innerhalb von 60 Tagen eine Kopie der Mitteilung sowie auf Anfrage die entsprechenden Unterlagen. Abb. 22.2 zeigt die prozentuale Häufigkeit der entsprechend diesem Notifizierungsverfahren in der EU in den Verkehr gebrachten neuartigen Lebensmittel; mit Phytosterolen/-stanolen angereicherte Lebensmittel stellen die weitaus größte Gruppe dar.

Eine Auflistung der gemäß Artikel 5 der Novel-Food-Verordnung erfolgten Notifizierungen ist auf der Homepage des BfR verfügbar (http://www.bfr.bund.de/cm/343/notifizierungen-neuartiger-lebensmittel-gemaess-artikel-5-der-verordnung-eg-258-97.pdf).

22.1.2 Mithilfe gentechnischer Verfahren hergestellte Lebensmittel

Die in Artikel 1, Absatz 2, der Novel-Food-Verordnung aufgeführten Gruppen a) Lebensmittel und Lebensmittelzutaten, die genetisch veränderte Organismen im Sinne der Richtlinie 90/220/EWG (EU 1990, EU 2001) enthalten oder aus solchen bestehen (z. B. Joghurt mit gentechnisch veränderten Lebendkulturen) sowie b) Lebensmittel und Lebensmittelzutaten, die aus genetisch veränderten Organismen hergestellt wurden, solche jedoch nicht enthalten (z. B. aus gentechnisch verändertem Raps gewonnenes Öl), gehören mittlerweile nicht mehr zum Geltungsbereich dieser Verordnung. Sie werden durch die ab 18. April 2004 anwendbare Verordnung (EG) Nr. 1829/2003 über genetisch veränderte Lebensmittel und Futtermittel (EU 2003b) und die Verordnung (EG) Nr. 1830/2003 über die Rückverfolgbarkeit und Kennzeichnung von genetisch veränderten Organismen und über die Rückverfolgbarkeit von aus genetisch veränderten Organismen hergestellten Lebensmitteln und Futtermitteln (EU 2003c) geregelt.

Ein Beispiel für ein mittels gentechnischer Verfahren gewonnenes Lebensmittel mit gesundheitlichem Mehrwert ist der »Golden Rice«. Dieser Reis ist durch Gene, die mittels DNA-Rekombinationstechnologie in das Reisgenom eingeführt wurden, in der Lage, β-Carotin zu synthetisieren (Ye et al. 2000). Dadurch soll der Golden Rice dazu beitragen, in Ländern, in denen Reis ein Grundnahrungsmittel darstellt, den täglichen Bedarf an β-Carotin zu decken und insbesondere bei Kindern das Auftreten von Mangelerkrankungen zu reduzieren.

Die auf der Ebene der Grundlagenforschung bereits erzielten Ergebnisse zur Modifizierung ölhaltiger Pflanzen hinsichtlich der Fettsäurespektren (Kettenlänge, Sättigungsgrad, Positionen der Doppelbindungen) deuten ein weiteres Feld an, auf dem zukünftig durch gentechnische Veränderungen funktionelle Lebensmittel hergestellt werden könnten (Kuo und Gardner 2002).

22.1.3 Angereicherte Lebensmittel

Bei angereicherten Lebensmitteln wurden herkömmlichen Lebensmitteln wie Joghurts oder Säften bestimmte (Nähr-)Stoffe wie Vitamine oder Mineralstoffe zugesetzt. Diese Anreicherung ist in der Verordnung (EG) Nr. 1925/2006 des Europäischen Parlaments und des Rates vom 20. Dezember 2006 über den Zusatz von Vitaminen und Mineralstoffen sowie bestimmten anderen Stoffen zu Lebensmitteln (EU 2006b) geregelt. Nach Maßgabe dieser Verordnung dürfen Lebensmitteln nur die in Anhang I aufgeführten Vitamine und/oder Mineralstoffe in den in Anhang II aufgeführten Formen zugesetzt werden.

22.1.4 Nahrungsergänzungsmittel

Nach der Verordnung über Nahrungsergänzungsmittel (NemV 2004) ist ein Nahrungsergänzungsmittel ein Lebensmittel, das:

- dazu bestimmt ist, die allgemeine Ernährung zu ergänzen,
- ein Konzentrat von Nährstoffen oder sonstigen Stoffen mit ernährungsspezifischer oder physiologischer Wirkung allein oder in Zusammensetzung darstellt und
- in dosierter Form, insbesondere in Form von Kapseln, Pastillen, Tabletten, Pillen und anderen ähnlichen Darreichungsformen, Pulverbeuteln, Flüssigampullen, Flaschen mit Tropfeinsätzen und ähnlichen Darreichungsformen von Flüssigkeiten und Pulvern zur Aufnahme in abgemessenen kleinen Mengen, in den Verkehr gebracht wird.

In Deutschland besteht für Nahrungsergänzungsmittel eine Anzeigepflicht. Bei der Herstellung eines Nahrungsergänzungsmittels dürfen nur die in der Anlage der Verordnung aufgeführten Vitamin- und Mineralstoffverbindungen verwendet werden. Es besteht die Möglichkeit, beim Bundesamt für Verbraucherschutz und Lebensmittelsicherheit (BVL) eine Ausnahmegenehmigung nach § 68 LFGB bzw. eine Allgemeinverfügung nach § 54 LFGB zu beantragen, wenn

Nahrungsergänzungsmittel von den in der Bundesrepublik Deutschland geltenden Vorschriften abweichen.

22.1.5 Diätetische Lebensmittel

Diätetische Lebensmittel sind Erzeugnisse, die dazu bestimmt sind, einen besonderen Ernährungszweck zu erfüllen, indem sie die Zufuhr bestimmter Nährstoffe oder anderer diätetisch oder ernährungsphysiologisch wirkender Stoffe steigern oder verringern. Ein diätetisches Lebensmittel muss dazu beitragen, besonderen Ernährungserfordernissen aufgrund von Umständen wie Krankheit, Mangelerscheinungen oder Überempfindlichkeit gegenüber bestimmten Lebensmitteln gerecht zu werden. Zusammensetzung, Herstellung sowie Kennzeichnung diätetischer Lebensmittel werden durch die Verordnung über diätetische Lebensmittel geregelt (Diät-VO 2010).

22.2 Sicherheitsbewertung

22.2.1 Prinzipien

Das Risiko lässt sich wissenschaftlich definieren als Produkt aus den beiden Termen Gefahr und Eintrittswahrscheinlichkeit. Die Lebensmittelrahmenverordnung (EU 2002) definiert Gefahr bei Lebensmitteln als biologisches, chemisches oder physikalisches Agens oder einen Zustand eines Lebensmittels, der eine Gesundheitsbeeinträchtigung verursachen kann. Die Eintrittswahrscheinlichkeit dieses Schadens wird bestimmt durch die Exposition des Verbrauchers, d. h. bei Lebensmitteln durch die Verzehrmengen.

Die Risikoanalyse stellt einen Prozess aus den drei miteinander verbundenen Einzelschritten Risikobewertung, Risikomanagement und Risikokommunikation dar. Wie in ◘ Abb. 22.3 dargestellt, umfasst die Risikobewertung die Stufen Gefahrenidentifizierung, Gefahrenbeschreibung, Expositionsabschätzung und Risikobeschreibung. Nach der Identifizierung der möglichen Gefährdung erfolgt zum einen deren qualitative und quantitative Charakterisierung. In Fütterungsstudien mit Tieren wird die niedrigste Dosis ermittelt, bei der keine adversen Effekte zu beobachten sind (*no observed adverse effect level*, NOAEL). Aus dieser kann unter Anwendung von Sicherheitsfaktoren (in der Regel in der Größenordnung 100) eine für den Menschen als sicher angesehene Aufnahmemenge (*acceptable daily intake*, ADI) abgeleitet werden. Auf der anderen Seite wird aus dem Vorkommen der Substanz in bestimmten Lebensmitteln und den Mengen, in denen diese Lebensmittel verzehrt werden, die Exposition des Verbrauchers abgeschätzt. Nach Vergleich beider Datensätze lässt sich das Risiko durch die sich ergebende Sicherheitsspanne (*margin of safety*) beschreiben.

Der in ◘ Abb. 22.3 skizzierte Prozess der Risikobewertung erfolgt auf der Grundlage technisch-wissenschaftlicher Daten und unterscheidet sich damit deutlich von dem sich anschließenden Schritt des Risikomanagements. Das Risikomanagement ist gekennzeichnet durch ein Abwägen strategischer Alternativen in Konsultation mit den Beteiligten, gegebenenfalls gekoppelt mit geeigneten Präventions- und Kontrollmöglichkeiten (EU 2002). Die resultierende Festlegung von Verwendungsbedingungen, die Ableitung von Höchstmengen oder die Beschränkung des Einsatzes von Substanzen auf bestimmte Lebensmittelkategorien, wie sie sich letztendlich im Verordnungstext wiederfinden, werden

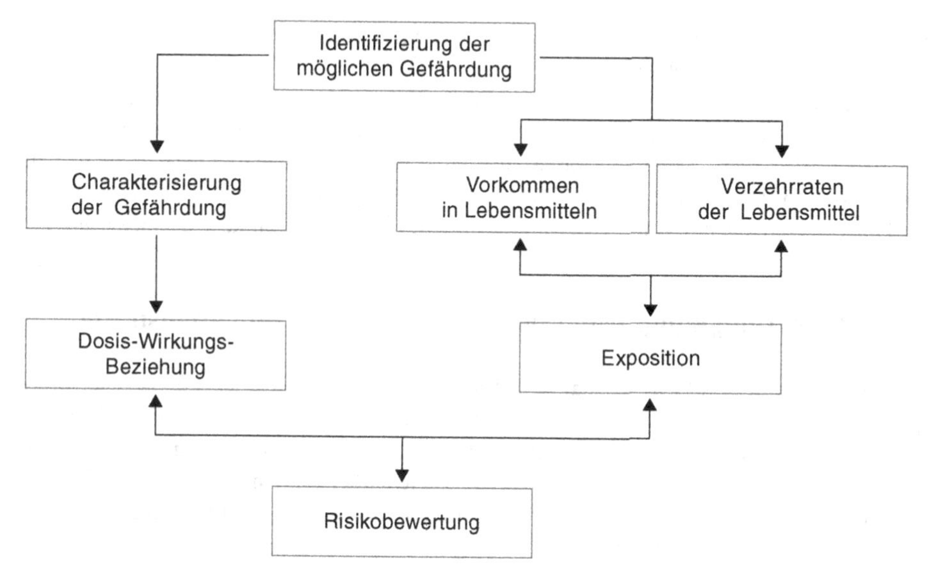

Abb. 22.3 Grundzüge der Risikobewertung.

nicht nur durch wissenschaftliche Kriterien sondern andere, z. B. sozio-ökonomische Aspekte, determiniert.

Risikobewertung und Risikomanagement wurden in der EU institutionell getrennt. Die Europäische Behörde für Lebensmittelsicherheit (European Food Safety Authority, EFSA) ist für die Risikobewertung zuständig; das Risikomanagement erfolgt durch die EU-Kommission in Zusammenarbeit mit dem EU-Parlament und den Regierungen der Mitgliedsstaaten. In der Bundesrepublik Deutschland obliegen die entsprechenden Aufgaben dem Bundesinstitut für Risikobewertung (BfR) sowie dem Bundesamt für Verbraucherschutz und Lebensmittelsicherheit (BVL) bzw. dem Bundesministerium für Ernährung, Landwirtschaft und Verbraucherschutz.

22.2.2 Bewertung von Einzelsubstanzen

Hinsichtlich der Kriterien für die Risikobewertung von Einzelsubstanzen wie Lebensmittelzusatzstoffen wurden von verschiedenen internationalen Expertengremien, z. B. vom Joint FAO/WHO Expert Committee on Food Additives (JECFA; WHO 1987), von der Food and Drug Administration (FDA 1982) und dem Wissenschaftlichen Lebensmittelausschuss der Europäischen Kommission (Scientific Committee on Food, SCF; SCF 2001) bzw. der EFSA (EFSA 2009f) Empfehlungen erarbeitet. Nach den SCF/EFSA-Empfehlungen sollen die biologischen und toxikologischen Daten folgende Kerngebiete abdecken:

- Metabolismus/Toxikokinetik
- subchronische Toxizität
- Genotoxizität
- chronische Toxizität und Cancerogenität
- Reproduktions- und Entwicklungstoxizität

Im Einzelfall können weitere Untersuchungen wie eine Prüfung auf Immunotoxizität, Allergenität oder Neurotoxizität, erforderlich sein.

Die beschriebenen Prinzipien bilden auch die Grundlage für die Ableitung der tolerierbaren höchsten täglichen Zufuhrmengen (*tolerable upper intake levels*) für Vitamine und Mineralstoffe, wie sie vom SCF (SCF 2000a) und anderen internationalen Expertengremien entwickelt wurden (DVFA 2006). Daraus können dann unter Berücksichtigung des Tagesverzehrs die Höchstmengen in einzelnen Lebensmittel errechnet werden (Domke et al. 2004a, 2004b).

22.2.3 Bewertung komplexer Mischungen bzw. ganzer Lebensmittel

Für die Bewertung von Einzelsubstanzen ist die in ▪ Abb. 22.3 beschriebene Vorgehensweise geeignet. Bei Fütterungsstudien mit ganzen Lebensmitteln stößt die Methodik jedoch aufgrund des resultierenden nutritiven Ungleichgewichtes an Grenzen, die eine Interpretation der Daten und damit die experimentelle Ableitung ausreichender Sicherheitsspannen erschweren. Derzeit werden Richtlinien zur Durchführung von 90-Tage-Fütterungsstudien mit ganzen Lebensmitteln/Futtermitteln diskutiert (EFSA 2011a).

Neuartige Lebensmittel

Das SCF hat Empfehlungen zu den wissenschaftlichen Aspekten der Informationen abgegeben, die für eine Befürwortung von Anträgen für das Inverkehrbringen neuartiger Lebensmittel und Lebensmittelzutaten erforderlich sind (SCF 1997).

Das SCF teilte die neuartigen Lebensmittel und Lebensmittelzutaten im Sinne von Artikel 1 der Novel-Food-Verordnung (siehe auch ▪ Abschnitt 22.1.1) in folgende Gruppen ein: 1) reine Chemikalien oder einfache Mischungen, 2) komplexe neuartige Lebensmittel und 3) Lebensmittel, die nach einem neuen Verfahren hergestellt wurden. Für jede dieser Gruppen wurde festgelegt, zu welchen der aufgeführten Aspekte der Antragsteller entsprechende Informationen vorlegen muss. Die Informationsfelder für die Sicherheitsbewertung neuartiger Lebensmittel sind (SCF 1997):

- Spezifikation des Lebensmittels
- Auswirkungen des für das Lebensmittel verwendeten Herstellungsverfahrens
- frühere Erfahrungen mit dem als Quelle des Lebensmittels verwendeten Organismus
- voraussichtlicher Verzehr/Nutzung des Lebensmittels
- frühere Exposition des Menschen gegenüber dem Lebensmittel oder einer Quelle
- ernährungsphysiologische Informationen über das Lebensmittel
- mikrobiologische Informationen über das Lebensmittel
- toxikologische Informationen über das Lebensmittel

Spezifikationen Grundbausteine der Spezifikationen sind in der Regel analytische Parameter zu den Hauptkomponenten (z. B. Fett, Eiweiß oder Kohlenhydrate) des Lebensmittels oder der Lebensmittelzutat. Mithilfe dieser Parameter sollen sie Informationen zu wertgebenden Inhaltsstoffen liefern und insbesondere natürlich vorkommende toxikologisch relevante Inhaltsstoffe (z. B. Glykoalkaloide) oder ernährungsphysiologisch erwünschte (z. B. Vitamine) oder unerwünschte (z. B. *trans*-Fettsäuren) Komponenten erfassen. Die Spezifikation sollte auch potenzielle Rückstände, die auf den Produktionsprozess zurückgehen (z. B. Schwermetalle oder Lösungsmittel) berücksichtigen, und sicherstellen, dass das zur Sicherheitsbewertung eingesetzte Lebensmittel repräsentativ für das kommerziell hergestellte Produkt ist. Die analytischen Daten müssen mit validierten Methoden in akkreditierten Labors gewonnen worden sein.

Herstellungsverfahren Das Prinzip des Herstellungsverfahrens sowie die technischen Parameter, die den Schlüsselschritten des Verfahrens zugrunde liegen, müssen beschrieben werden. Potenzielle Auswirkungen der Herstellungs- bzw. Verarbeitungsschritte auf toxikologisch oder ernährungsphysiologisch relevante Inhaltsstoffe des neuartigen Lebensmittels müssen berücksichtigt werden. Die Implementierung von Kontrollsystemen (z. B. HACCP) sowie die Reproduzierbarkeit des Prozesses müssen belegt werden.

Eine Schlüsselposition nimmt die Bewertung des Produktionsprozesses von Lebensmitteln ein, die mithilfe bisher unüblicher Verfahren hergestellt werden. Für neuartige Verfahren wie z. B. Hochdruckbehandlung (SKLM 2004), Hochspannungsimpulsbehandlung (Knorr et al. 2008) oder Nanotechnologie (EFSA 2011b) wurden nationale und internationale Empfehlungen zur Sicherheitsbewertung erarbeitet.

Quelle für das neuartige Lebensmittel/Exposition außerhalb der EU In vielen Fällen bestehen Erfahrungen mit dem als Quelle für das neuartige Lebensmittel oder die neuartige Lebensmittelzutat verwendeten Organismus (z. B. einer Pflanze oder einem Mikroorganismus). Darüber hinaus existieren oft auch Daten zum Verzehr des zwar in der EU als neuartig geltenden, in anderen Kulturkreisen jedoch traditionell verzehrten Lebensmittels.

Im Zuge der geplanten Novellierung der Novel-Food-Verordnung wird derzeit diskutiert, dieser sogenannten *history of safe use* bei Lebensmitteln, die aus Drittländern in die EU eingeführt werden sollen, ein größeres Gewicht zu verleihen (Engel et al. 2011).

Voraussichtlicher Verzehr Die Abschätzung von Aufnahmemengen durch den Verbraucher stellt einen der Grundpfeiler der Risikobewertung dar (■ Abschnitt 22.2.1). Expositionsabschätzungen dürfen dabei nicht nur auf den Durchschnittsverbraucher beschränkt bleiben, sondern müssen insbesondere auch den vorhersehbaren Verzehr durch Kinder, Schwangere, ältere Menschen sowie Personen mit spezifischen Risiken berücksichtigen.

Ernährungsphysiologische Informationen Im Mittelpunkt der Bewertungen steht die Anforderung nach Artikel 3 der Novel-Food-Verordnung, die besagt, dass sich neuartige Lebensmittel und Lebensmittelzutaten von Lebensmitteln und Lebensmittelzutaten, die sie ersetzen sollen, nicht so stark unterscheiden dürfen, dass ihr normaler Verzehr Ernährungsmängel für den Verbraucher mit sich bringt. Ausgehend von der Nährstoffzusammensetzung und der biologischen Wirksamkeit der Nährstoffe in dem betreffenden Erzeugnis müssen unter Berücksichtigung des voraussichtlichen Verzehrs die potenziellen Auswirkungen auf den Ernährungsstatus sowohl von Individuen als auch der Gesamtbevölkerung ermittelt werden. Für funktionelle Lebensmittel, die sich *per definitionem* in ernährungsphysiologischer Sicht von ihren traditionell hergestellten Gegenstücken unterscheiden, werden diese Aspekte in vielen Fällen im Rahmen von Studien zur Wirksamkeit überprüft.

Mikrobiologische Informationen Neuartige Lebensmittel und neuartige Lebensmittelzutaten müssen grundsätzlich denselben Hygienevorschriften entsprechen wie traditionelle Erzeugnisse. Besondere Anforderungen, z. B. hinsichtlich unerwünschter mikrobieller Stoffwechselprodukte, sind bei Lebensmitteln oder Lebensmittelzutaten, die aus Mikroorganismen bestehen oder aus solchen isoliert werden, zu berücksichtigen. Einen weiteren Sonderfall stellen die in funktionellen Lebensmitteln eingesetzten probiotischen Mikroorganismen dar.

Mittels gentechnischer Verfahren hergestellte Lebensmittel

Von der EFSA wurden Richtlinien zur Sicherheitsbewertung von Lebensmitteln und Futtermitteln erarbeitet, die aus gentechnisch veränderten Pflanzen (EFSA 2004) bzw. gentechnisch veränderten Mikroorganismen (EFSA 2011c) bestehen oder aus diesen gewonnen werden.

Pflanzliche Zubereitungen (*Botanicals*)

Prinzipien der Sicherheitsbewertung von Pflanzenextrakten und pflanzlichen Zubereitungen, die als Lebensmittel verwendet werden, wurden von internationalen Expertengruppen erarbeitet (Schilter et al. 2003). Sie fanden Eingang in die Richtlinien der EFSA zur Sicherheitsbewertung von Pflanzen und pflanzlichen Zubereitungen, die als Inhaltsstoffe von Nahrungsergänzungsmitteln zum Einsatz kommen (EFSA 2009a).

22.3 Fallstudien

22.3.1 Mit Phytosterolen/-stanolen angereicherte Lebensmittel

Mit Phytosterylestern angereicherte Margarine war eines der ersten funktionellen Lebensmittel, das nach den Vorgaben der Novel-Food-Verordnung hinsichtlich seiner Sicherheit bewertet (SCF 2000b) und in der EU zugelassen wurde (EU 2000). Als Quellen für die Phytosterole wurden Öle aus Soja, Sonnenblume, Mais oder Raps eingesetzt, die eine lange Geschichte als Lebensmittel aufweisen. Die Phytosterole können als Nebenprodukte der Fettraffination gewonnen werden. Sie werden in den im Zuge der physikalischen Entsäuerung bzw. der Desodorierung entstehenden Wasserdampffraktionen angereichert und aus diesen nach Hydrolyse/Umesterung mittels fraktionierter Destillation oder Kristallisierung isoliert. Die Sterole werden durch 1) Veresterungen mit Fettsäuren, 2) Umesterungen mit Fettsäuremethylestern oder 3) Umesterungen mit pflanzlichen Ölen (z. B. Sonnenblumenöl) zu den entsprechenden Fettsäureestern umgesetzt.

Die Phytosterylester wurden der Margarine in Mengen bis zu 20 % (entsprechend 12 % freie Sterole) zugesetzt. Ein täglicher Verzehr von 20 bis 30 g Margarine resultiert in einer Aufnahme von 1,6 bis 2,4 g Phytosterolen pro Tag (das ist etwa acht- bis zwölfmal mehr, als durch die übliche Aufnahme traditioneller Produkte erreicht wird) und einer durchschnittlichen Reduktion des LDL-Cholesterolspiegels im Plasma um 8 bis 10 %. Gleichzeitig wurde jedoch auch eine Verringerung der Konzentration an β-Carotin im Blutplasma um 20 % beobachtet.

Die mit Phytosterolen und den entsprechenden Phytosterylestermischungen durchgeführten toxikologischen Untersuchungen umfassten Studien zum Metabolismus/Toxikokinetik, zur subchronischen Toxizität (13-Wochen-Fütterungsstudie an Ratten), Genotoxizität, Reproduktionstoxikologie, östrogenen Wirkung und auch Humanstudien.

Das SCF erachtete den Einsatz von Phytosterylestern in Margarine in Mengen, die bis zu 8 % freien Phytosterolen entsprechen, als sicher. Die beobachtete Beeinflussung des β-Carotinspiegels im Blutplasma sollte jedoch dem Verbraucher zusammen mit einer Empfehlung zum regelmäßigen Konsum von Obst und Gemüse kommuniziert werden. Außerdem erhielt der Antragsteller die Auflage, eine Post-Marketing-Studie durchzuführen, um Daten über den tatsächlichen Verzehr der angereicherten Margarine und zu Effekten wie die Reduktion des β-Carotinspiegels zu gewinnen (SCF 2002b).

Es deutete sich schnell an, dass sowohl das Spektrum an Lebensmitteln, die mit Phytosterylestern angereichert werden sollten, als auch die Quellen und die Vielfalt der eingesetzten Phytosterole stark zunehmen würden. In einer generellen Stellungnahme wurde darauf hingewiesen, dass Aufnahmemengen pflanzlicher Sterole, die über 1 bis 3 g pro Tag hinausgehen, vermieden werden sollten (SCF 2002a).

Neben pflanzlichen Ölen stellt Holz eine weitere wichtige Quelle für Sterole und Stanole dar. Aus Coniferenholz wird im Zuge des Zellstoffaufschlusses unter alkalischen Bedingungen Tallseife gewonnen, aus der man durch Ansäuern Tallöl (20 bis 65 % Harzsäuren, 15 bis 55 % Fettsäuren, 5 bis 30 % Unverseifbares, darunter Sterole) erhält. Aus dem nach Destillation erhaltenen Rückstand (*tall pitch*) werden durch Extraktion und Fraktionierung Sterole/Stanole gewonnen. Das SCF hat für das Sterolprofil folgende Spezifikation festgelegt: β-Sitosterol ≤80 %, Campesterol ≤40 %, Stigmasterol ≤30 %, Sitostanol ≤15 %, Brassicasterol ≤3 % und andere ≤3 % (SCF 2003c).

Mittlerweile ist ein breites Spektrum an Lebensmitteln, die mit Phytosteryl- und Phytostanylestern angereichert sind (z. B. Fruchtgetränke auf Milchbasis, joghurt- und käseartige Erzeugnisse, Sojagetränke, Reisgetränke, Roggenbrot), hinsichtlich der Sicherheit bewertet (SCF 2000b, 2002a, 2002b, 2003a, 2003b, 2003c) und in der EU zugelassen worden (EU 2004a, 2004b, 2004c, 2004d, 2006a). Um dem Phänomen der Aufnahme von Phytosterolen und -stanolen über eine Vielzahl angereicherter Produkte zu begegnen, wurde die Kennzeichnung solcher Erzeugnisse in einer Verordnung explizit geregelt (EU 2004e). Offensichtlich wird die auf den Produkten gelieferte Information jedoch nur von wenigen Verbrauchern verstanden und umgesetzt (EFSA 2008a; Niemann et al. 2007).

Auf der Grundlage von toxikologischen Studien an Ratten (90-Tage-Studien, Zwei-Generationen-Studien zur Reproduktionstoxizität, Tests auf östrogene Wirkung), *in vitro*- und *in vivo*-Tests auf Genotoxizität mit einer Reihe von Phytosterolen, Phytostanolen und deren Estern und einigen placebokontrollierten Doppelblindstudien leitete das JECFA einen ADI-Wert von 0 bis 40 mg pro kg Körpergewicht ab (Schneider et al. 2009).

22.3.2 Produkte aus Nonifrüchten (*Morinda citrifolia* L.)

Nonisaft

Tahitian Nonisaft, gewonnen aus den Früchten von *Morinda citrifolia* L., war das erste neuartige Lebensmittel, für das eine Sicherheitsbewertung im Rahmen des Verfahrens zur Genehmigung des Inverkehrbringens nach Artikel 4 der Novel-Food-Verordnung durchgeführt wurde (SCF 2002b). Das nach Entfernen von Schale und Samen aus dem Fruchtfleisch erhaltene Püree wird mit ca. 10 % anderen Fruchtsaftkonzentraten vermischt und anschließend pasteurisiert (87,7 °C; 3 s). Der Saft entspricht hinsichtlich des Gehalts an Makronährstoffen, Vitaminen und Mineralstoffen der Zusammensetzung anderer Fruchtsäfte. Besonderer Wert wurde auf die Untersuchung von Anthrachinonen gelegt. Vertreter dieser Substanzklasse kommen in den Wurzeln von Rubiaceae vor, zu denen *Morinda citrifolia* L. gehört. Die beiden als genotoxisch bekannten Anthrachinone Lucidin und Rubiadin waren in dem Saft nicht nachweisbar (Nachweisgrenze: 10 μg pro kg).

In der polynesischen Volksmedizin werden praktisch alle Pflanzenteile von *Morinda citrifolia* L. verwendet. Die Früchte sollen sowohl in roher als auch in gekochter Form von der indigenen Bevölkerung in Polynesien und Australien verzehrt worden sein, wenn auch aufgrund ihres wenig attraktiven Geschmacks und Geruchs nur zu Zeiten von Hungersnöten. Zum Zeitpunkt der Antragstellung wurden in den USA über einen Zeitraum von vier Monaten durchschnittlich 300.000 Liter pro Monat verkauft. Die vom Antragsteller empfohlene Verzehrmenge lag bei 30 ml pro Tag. Aufgrund von Zahlen aus den USA kauften ca. 74 % der Menschen vier Liter pro Monat (das entspricht einem Verzehr von 133 ml pro Tag), ca. 2 % kauften 16 Liter pro Monat (das entspricht einem Verzehr von 533 ml pro Tag).

In einer 13-Wochen-Fütterungsstudie an Ratten (Verabreichung von 0,4, 4 und 8 ml Tahitian Nonisaft pro kg Körpergewicht pro Tag) wurde die höchste Dosis als NOAEL ermittelt. In einer analogen Studie, in der bis zu vierfach konzentrierter Saft verabreicht wurde, lag der NOAEL ebenfalls bei der höchsten Dosis von 80 ml Tahitian Nonisaft pro kg Körpergewicht pro Tag. Das SCF erachtete es als nicht angebracht, auf diese, mit dem ganzen Lebensmittel durchgeführten Fütterungsstudien einen Sicherheitsfaktor von 100 anzuwenden und einen ADI abzuleiten. Die Verabreichung oraler Dosen äquivalent zu 80 ml pro kg Körpergewicht pro Tag über einen Zeitraum von 13 Wochen zeigte keine Anzeichen toxischer Wirkung an Ratten. Dies bedeutet eine erhebliche Sicherheitsspanne im Vergleich zu der vom Antragsteller empfohlenen Verzehrmenge (30 ml pro Tag; das entspricht bei einem 60 kg schweren Erwachsenen 0,5 ml pro kg Körpergewicht). Für Verbraucher mit hohem Konsum (z. B. bis zu 600 ml Saft pro Tag; das entspricht 10 ml Saft pro kg Körpergewicht pro Tag) wäre die Sicherheitsspanne zwar geringer, jedoch immer noch in der Größenordnung, wie man sie von anderen ganzen Lebensmitteln kennt. In Anbetracht 1) des Fehlens adverser Effekte hinsichtlich subakuter und subchronischer Toxizität, Genotoxizität und Allergenität in Labortieren sowie 2) des Inverkehrbringens von Tahitian Nonisaft in einer Vielzahl von Ländern über mehrere Jahre, betrachtete das SCF die Verwendung von Tahitian Nonisaft in den beobachteten Verzehrmengen als akzeptabel. Das SCF betonte jedoch auch, dass diese Schlussfolgerung keine Bestätigung der für *Morinda citrifolia*-Produkte beworbenen gesundheitsfördernden Wirkungen bedeutet (SCF 2002d). In der Folge dieser ursprünglichen Sicherheitsbewertung von Tahitian Nonisaft wurden mittlerweile in der EU mehr als 50 Nonisäfte auf der Grundlage von Notifizierungsverfahren gemäß Artikel 5 der Novel-Food-Verordnung in Verkehr gebracht.

In Fallstudien (Millonig et al. 2005; Stadlbauer et al. 2005; Yuce et al. 2006) wurde ein möglicher Zusammenhang zwischen dem Auftreten adverser Lebereffekte und dem Verzehr von Nonisaft diskutiert. Der Antragsteller legte daraufhin aktualisierte Daten zum Vorkommen von Anthrachinonen, zu Verzehrmengen, zu Informationen über Meldungen adverser Effekte im Zusammengang mit dem Verzehr von Nonisaft, zur Genotoxizität und zu einer Humanstudie mit Tahitian Nonisaft (bis zu 750 ml pro Tag über vier Wochen) vor. Die EFSA kam zu der Schlussfolgerung, dass es vor dem Hintergrund der Daten und angesichts des weltweiten Verzehrs von Nonisaft ohne Berichte über hepatoxische Effekte unwahrscheinlich ist, dass der Verzehr von Nonisaft in den beobachteten Mengen adverse Lebereffekte hervorruft. Für einen kausalen Zusammenhang zwischen der in den Fallstudien beobachteten akuten Heptatitis und dem Verzehr von Nonisaft wurde keine überzeugende Evidenz gesehen (EFSA 2006).

Nonipüree und Konzentrat

Als weitere neuartige Lebensmittelzutaten wurden Püree von Nonifrüchten und daraus hergestelltes Konzentrat hinsichtlich ihrer Sicherheit bewertet (EFSA 2009d). Zur Gewinnung des Konzentrats wird das Püree mit pektinolytischen Enzymen behandelt, um die nachfolgende Trennung von Saft und Pulpe mittels Zentrifugation zu erleichtern. Der Saft wird schließlich in einem Vakuumverdampfer von 6 bis 8 Brix auf 49 bis 51 Brix konzentriert. Die eingesetzten

Verfahren erhöhen zwar den Anteil hydrophilerer Komponenten (Zucker, Mineralstoffe) und reduzieren den Fettanteil im Konzentrat, die Veränderungen wurden jedoch nicht als toxikologisch oder ernährungsphysiologisch relevant betrachtet. Das Konzentrat soll als Zutat in unterschiedlichen Lebensmittelkategorien eingesetzt werden, jeweils in Gehalten, die 30 ml Nonisaft pro Portion entsprechen.

Zeitgleich mit der Bewertung von Püree und Konzentrat aus Nonifrüchten wurden fünf weitere Fallstudien zur möglichen Assoziation zwischen dem Verzehr von Nonisaft und hepatoxischen Effekten veröffentlicht. In den meisten Fällen blieb die Quelle des verwendeten Nonisaftes unklar. Das Expertengremium der EFSA sah die verfügbaren Daten weiterhin nicht als ausreichend an, um einen kausalen Zusammenhang zwischen dem Verzehr von Nonisaft und hepatoxischen Effekten zu belegen. Es kam zu der Schlussfolgerung, dass die Verwendung von *Morinda citrifolia*-Fruchtpüree und -Konzentrat als neuartige Lebensmittelzutaten unter den vorgesehen Bedingungen als sicher für die allgemeine Bevölkerung zu erachten ist, die zunehmende Zahl von Fallstudien jedoch darauf hindeuten könnte, dass bestimmte Individuen eine besondere Sensitivität für hepatoxische Effekte gegenüber Produkten aus Nonifrüchten besitzen (EFSA 2009d).

22.3.3 Modifizierte Fette und Öle

Zur Anreicherung ernährungsphysiologisch erwünschter Komponenten in Fetten und Ölen werden unterschiedliche Strategien eingesetzt: 1) bisher unübliche Verfahren zur Herstellung, 2) strukturelle Veränderungen von Zielkomponenten durch chemisch/enzymatisch katalysierte Prozesse sowie 3) Isolierung von Ölen aus Mikroorganismen oder tierischen Quellen.

Öle, die reich an unverseifbaren Anteilen sind

Maiskeimöl und Rapsöl, die einen hohen Anteil unverseifbarer Bestandteile enthalten (EFSA 2005b, 2005c), werden durch Konzentrierung der gewünschten Komponenten mittels Moleculardestillation (fraktionierte Hochvakuumdestillation bei 200 bis 300 °C) gewonnen. Bei Maiskeimöl führt der Prozess zu einer Erhöhung des Anteils der unverseifbaren Fraktion von 1,2 g pro 100 g auf 10 g pro 100 g (einschließlich 7 g pro 100 g Sterole und 2 g pro 100 g Gesamt-Tocopherole), bei gleichzeitiger Abnahme des Triacylglycerinanteils von 98,8 g pro 100 g auf 90 g pro 1000 g (EFSA 2005b).

Die für die Öle vorgelegten toxikologischen Daten stammen aus Studien zur akuten Toxizität und aus Ames-Tests zur Prüfung auf mutagene Aktivität. Die Bewertung der Öle beruht im Wesentlichen auf dem Vergleich ihrer Zusammensetzungen mit den zu ihrer Gewinnung eingesetzten Ausgangsölen, d. h. raffinierten Maiskeim- und Rapsölen.

Abgesehen von der beabsichtigten Erhöhung des unverseifbaren Anteils werden die Öle als äquivalent zu ihren Ausgangsquellen betrachtet. Der Hochvakuumdestillationsschritt führt jedoch auch zur Anreicherung lipophiler Kontaminanten wie polyzyklischen aromatischen Kohlenwasserstoffen. Deren Gehalt lässt sich durch eine zusätz (liche Behandlung mit Aktivkohle reduzieren; im Rahmen der Qualitätskontrolle müssen die Konzentrationen dieser Komponenten im Endprodukt überprüft werden.

Öle, die reich an konjugierter Linolsäure sind

Durch chemisch induzierte Isomerisierung wurden ausgehend von Safloröl Öle entwickelt, die reich an konjugierter Linolsäure (CLA) sind (EFSA 2010d, 2010e). Das Produkt Tonalin TG80

(EFSA 2010e) besteht zu ungefähr 80 % aus den beiden Isomeren *c*9,*t*11- und *t*10,*c*12-Linolsäure im Verhältnis 1:1. Die Herstellung erfolgt durch folgende Reaktionssequenz: 1) Umesterung von Safloröl mit Ethanol, 2) Isomerisierung (Konjugation) der gebildeten Fettsäureethylester in Anwesenheit eines alkalischen Katalysators, 3) Hydrolyse der Ethylester und Isolierung der CLA aus der Mischung mittels Destillation und 4) lipasekatalysierte Rückveresterung der CLA mit Glycerin.

Tonalin TG80 soll nach Angaben des Antragstellers als funktionelle Zutat u. a. in Milch-, Joghurt- und Fruchterzeugnissen eingesetzt werden. Die Zielgruppe sind Erwachsene; die empfohlene Aufnahmemenge beträgt 3,5 g CLA pro Tag. Die durchschnittliche Aufnahmemenge über Lebensmittel mit natürlich vorkommender CLA wird in der EU auf ungefähr 0,3 g pro Tag geschätzt. Eine Anreicherung würde daher zu einer etwa zwölffach höheren Aufnahme von CLA führen. Berücksichtigt man die Tatsache, dass die natürlich vorkommenden CLA zu ungefähr 90 % aus dem *c*9,*t*11-Isomer bestehen, ergeben sich bei einer Anreicherung von Lebensmitteln mit einer 1:1-Mischung unterschiedliche Erhöhungen der Aufnahmemengen für die beiden Isomere: ungefähr sechsfach höher für das *c*9,*t*11-Isomer und ungefähr 58-fach für das *t*10,*c*12-Isomer.

Die vom Antragsteller eingereichten Daten aus Tierstudien ergaben keine Hinweise auf Risiken bezüglich Genotoxizität, Reproduktionstoxizität, Cancerogenität und Allergenität. Zusätzlich wurden Daten zu Auswirkungen der CLA auf Parameter des Lipidmetabolismus, Lipidakkumulation in der Leber, Entzündungsmarker, Insulinsensitivität und Glucosemetabolismus vorgelegt. *In vitro*-Daten deuten darauf hin, dass das *t*10,*c*12-Isomer an der Regulation der Fettsäuresynthese beteiligt ist und die Insulinempfindlichkeit in reifen menschlichen Adipocyten beeinflusst. Dieses Isomer wird auch als verantwortlich für unerwünschte Effekte der CLA auf Fett- und Glucosemetabolismus in Mäusen erachtet. Die Effekte der CLA auf Insulinresistenz und Marker für kardiovaskuläre Risiken scheinen jedoch speziesabhängig zu sein. Daher wurden bei der Sicherheitsbewertung hauptsächlich die Daten aus Humanstudien berücksichtigt. Die Verabreichung eines 1:1-Gemisches der CLA-Isomere hatte keinen Einfluss auf die Insulinsensitivität, die Kontrolle des Blutglucosespiegels oder Leberfunktionen unter den vorgeschlagenen Verwendungsbedingungen von bis zu sechs Monaten. Potenzielle Auswirkungen eines Verzehrs von CLA auf Insulinsensitivität und Lebersteatose über diesen Zeitraum hinaus wurden in Humanstudien nicht adäquat untersucht. Für Typ-II-Diabetiker konnte auf der Grundlage der vorhandenen Daten die Sicherheit des Verzehrs einer 1:1-Mischung der CLA-Isomere unter den vorgeschlagenen Bedingungen nicht belegt werden.

Die Sicherheit des Produktes wurde daher lediglich für Verzehrmengen, die einer CLA-Aufnahme von 3,5 g pro Tag entsprechen, und bis zu einer Dauer von sechs Monaten etabliert. Die Sicherheit einer Verwendung über einen längeren Zeitraum und einer Aufnahme durch Typ-II-Diabetiker konnte nicht belegt werden. Vergleichbare Schlussfolgerungen ergaben sich aus der Bewertung des Produktes Clarinol (EFSA 2010d).

Öle, die reich an Arachidonsäure sind

Durch eine mit dem Pilz *Mortierella alpina* durchgeführte Fermentation lässt sich ein Öl (SUN-TGA40S) gewinnen, dessen Triacylglycerine zu mehr als 40 % Arachidonsäure als Fettsäurekomponente enthalten. Das Öl soll zusammen mit Docosahexaensäure Säuglingsnahrung für Frühgeborene zugesetzt werden, sodass der Gehalt an diesen Fettsäuren dem der Muttermilch entspricht (EFSA 2008g). *Mortierella alpina* ist kein Humanpathogen; die Bildung von Mycotoxinen durch diesen Schimmelpilz wurde bisher ebenfalls nicht beschrieben. Der Nachweis, dass keine Mycotoxine im Öl enthalten sind, war dennoch ein wesentlicher Aspekt der im Rahmen der Sicherheitsbewertung durchgeführten analytischen Charakterisierung des fermentativ erhaltenen Öls zur Erstellung der Spezifikation und ist auch Teil der vom Produzenten durchgeführten Qualitätskontrollen.

Das pilzliche Öl zeigte keine genotoxische Aktivität. Für den Produktionsorganismus *Mortierella alpina* gibt es keine Hinweise auf allergenes Potenzial. Als Fermentationsrohstoffe werden Sojamehl und Sojaöl eingesetzt. Untersuchungen mittels ELISA zeigten, dass in der zur Ölgewinnung eingesetzten Biomasse der Trypsininhibitor aus Sojabohnen, ein bekanntes Sojaallergen, nicht nachweisbar war. Die zur Isolierung des Öls aus der Biomasse eingesetzten Aufarbeitungsverfahren sowie die analog zur Raffination pflanzlicher Öle nachfolgend eingesetzten Schritte führen dazu, dass im Endprodukt der Proteingehalt unterhalb der Nachweisgrenze der eingesetzten Methodik (1 mg kg^{-1}) liegt.

In zwei subchronischen Fütterungsstudien mit Ratten, eine davon mit einer *in utero*-Expositionsphase, führte die Verabreichung von SUN-TGA40S nicht zu toxikologisch relevanten Effekten. Beobachtete Veränderungen in hämatologischen und klinisch-chemischen Parametern wurden, auch aufgrund des Fehlens histopathologischer Veränderungen, als physiologische Anpassung des Organismus an die hohe Aufnahme von Fetten mit hohem Gehalt an ungesättigten Fettsäuren betrachtet.

Auch unter Berücksichtigung der verfügbaren klinischen Studien wird das aus *Mortierella alpina* gewonnene Öl als sichere Quelle für Arachidonsäure, die Säuglingsanfangs- und -folgenahrung zugesetzt wird, betrachtet (EFSA 2008g).

Öle, die reich an ω-3-Fettsäuren sind

DHA-(Docosahexaensäure-)reiche Öle aus Mikroalgen Basierend auf 1) einem Antrag nach Artikel 4 der Novel-Food-Verordnung, 2) einer Erstprüfung der eingereichten Unterlagen durch die zuständige Behörde im Vereinigten Königreich, 3) der Berücksichtigung von Kommentaren und Einwänden durch andere Mitgliedsstaaten und 4) Änderungen hinsichtlich der Spezifikation und der vorgesehen Anwendungen durch den Antragssteller beschloss die EU-Kommission, das Inverkehrbringen DHA-(Docosahexaensäure-)reichen Öls aus der Mikroalge *Schizochytrium* sp. als neuartige Lebensmittelzutat zu genehmigen (EU 2003a). Der Einsatz des DHA-reichen Öls wurde auf bestimmte Lebensmittelgruppen beschränkt und es wurden Höchstmengen festgelegt, um sicherzustellen, dass der voraussichtliche Gesamtverzehr durch einen Verbraucher unter 1,5 g pro Tag bleibt.

Ein weiterer Produzent brachte ein DHA-reiches Öl aus der Mikroalge *Ulkenia* sp. auf der Grundlage einer Notifizierung nach Artikel 5 der Novel-Food-Verordnung auf den Markt. Nach einem Antrag auf Ausweitung der Verwendungsmöglichkeiten erfolgte auf der Grundlage einer nationalen Erstprüfung und der Einwände von Mitgliedsstaaten eine Entscheidung der EU-Kommission. Darin wird das DHA-reiche Öl aus *Ulkenia* sp. als sicher betrachtet, jedoch Limitierungen hinsichtlich der Anwendungsgruppen (Backwaren, Müsliriegel und nichtalkoholische Getränke) und der Höchstgehalte an DHA (bis maximal 200 mg pro 100 g in Backwaren) festgelegt (EU 2009a). Das BfR hat in einer Stellungnahme ebenfalls die Datenlage zusammengefasst, nach der bei der Anreicherung von Lebensmitteln mit ω-3-Fettsäuren Höchstmengen festgesetzt werden sollten (BfR 2009).

Lipidextrakt aus Krill (*Euphausia superba*) Die neuartige Lebensmittelzutat wird durch Extraktion von *Euphausia superba* (antarktischer Krill) mittels Aceton gewonnen. Eiweiß und Krillmaterial werden durch Filtration abgetrennt und das Lösungsmittel sowie Wasser verdampft. Hauptmerkmale des erhaltenen Öls sind der niedrige Gehalt an Triacylglycerinen (ungefähr

37 %) und der hohe Gehalt an Phospholipiden (38 bis 50 g pro 100 g). Darüber hinaus zeichnet sich das Öl durch einen hohen Gehalt an Eiscosapentaensäure (EPA; C20:5; n–3; 15 bis 19 g pro 100 g) und Docosahexaensäure (DHA; C22:6; n–3; 7 bis 16 g pro 100 g) aus. Diese ω-3-Fettsäuren sind überwiegend in Phospholipiden enthalten.

Basierend auf der Sicherheitsbewertung durch die EFSA (2009e) wurde der Lipidextrakt als neuartige Lebensmittelzutat unter Beschränkung auf bestimmte Lebensmittelgruppen und Festlegung von Höchstmengen für die Summe aus DHA und EPA zugelassen (EU 2009b).

22.3.4 Carotinoide

Am Beispiel von Carotinoiden werden die vielfältigen Aspekte, die es bei der Sicherheitsbewertung zu berücksichtigen gilt, deutlich. Die Wirkstoffe können auf der einen Seite aus einer Reihe von Quellen gewonnen werden. Darüber hinaus muss der Tatsache Rechnung getragen werden, dass die Aufnahme dieser Verbindungen durch das natürliche Vorkommen in Früchten und Gemüse, durch die Verwendung als natürliche Farbstoffe und durch den Verzehr angereicherter Lebensmittel bestimmt wird. So wurden Sicherheitsbewertungen für Lycopin durchgeführt: 1) für synthetisches Lycopin (EFSA 2008e), 2) für ein lycopinhaltiges Oleoresin, das durch Extraktion mittels Ethylacetat aus der Pulpe reifer Tomaten gewonnen wurde (EFSA 2008d), 3) für in kaltem Wasser dispergierbares Lycopin, gewonnen aus dem Pilz *Blakeslea trispora* (EFSA 2008c), und 4) für eine α-Tocopherol-haltige Ölsuspension von Lycopin aus *Blakeslea trispora* (EFSA 2005a). Für Zeaxanthin wurde synthetisches Material, das zur Verwendung in Nahrungsergänzungsmitteln vorgesehen ist, bewertet (EFSA 2008b); Lutein stammte aus getrockneten Blütenblättern von *Tagetes erecta* (EFSA 2008f).

Literatur

BfR (2009) Für die Anreicherung von Lebensmitteln mit Omega-3-Fettsäuren empfiehlt das BfR die Festsetzung von Höchstmengen. Bundesinstitut für Risikobewertung vom 26.05.2009. http://www.bfr.bund.de/de/a-z_index/omega_3_fettsaeuren-8135.html#fragment-2 (letzter Zugriff: 24.04.2012)

Diät-VO (2010) Verordnung über diätetische Lebensmittel (Diätverordnung) i.d.F. vom 1. Oktober 2010. http://www.gesetze-im-internet.de/bundesrecht/di_tv/gesamt.pdf (letzter Zugriff: 24.04.2012)

Domke A et al. (2004a) Verwendung von Vitaminen in Lebensmitteln. Toxikologische und ernährungsphysiologische Aspekte (Teil I). BfR-Wissenschaft, Berlin

Domke A et al. (2004b) Verwendung von Vitaminen in Lebensmitteln. Toxikologische und ernährungsphysiologische Aspekte (Teil II). BfR-Wissenschaft, Berlin

DVFA (2006) Danish Veterinary and Food Administration: Safe upper intake levels for vitamins and minerals. http://ec.europa.eu/food/food/labellingnutrition/supplements/documents/denmark_annex2.pdf (letzter Zugriff: 24.04.2012)

EFSA (2004) Guidance document of the scientific panel on genetically modified organisms for the risk assessment of genetically modified plants and derived foods and feed. *EFSA Journal* 99:1–94

EFSA (2005a) Opinion of the scientific panel on dietetic products, nutrition and allergies on a request from the commission related to an application on the use of α-tocopherol-containing oil suspension from *Blakeslea trispora* as a novel food ingredient. *EFSA Journal* 212:1–29

EFSA (2005b) Opinion of the scientific panel on dietetic products, nutrition and allergies on a request from the commission related to maize-germ oil high in unsaponifiable matter as a novel food ingredient. *EFSA Journal* 303:1–11

EFSA (2005c) Opinion of the scientific panel on dietetic products, nutrition and allergies on a request from the commission related to rapeseed oil high in unsaponifiable matter as a novel food ingredient. *EFSA Journal* 303:1–11

EFSA (2006) Opinion on a request from the commission related to the safety of noni juice (juice of the fruits of *Morinda citrifolia*). *EFSA Journal* 379:1–12

EFSA (2008a) Consumption of foods and beverages with added plant sterols in the European Union. *EFSA Journal* 133:1–21

EFSA (2008b) Opinion of the safety of »synthetic zeaxanthin as an ingredient in food supplements«. Scientific opinion of the panel on dietetic products, nutrition and allergies. *EFSA Journal* 728:1–27

EFSA (2008c) Safety of »lycopene cold water dispersible products from *Blakeslea trispora*«. Scientific opinion of the panel on dietetic products, nutrition and allergies. *EFSA Journal* 893:1–15

EFSA (2008d) Safety of Lycopene oleoresin from tomatoes. Scientific opinion of the panel on dietetic products, nutrition and allergies. *EFSA Journal* 675:1–22

EFSA (2008e) Safety of synthetic lycopene. Scientific opinion of the panel on dietetic products, nutrition and allergies. *EFSA Journal* 676:1–25

EFSA (2008f) Safety, bioavailability and suitability of lutein for the particular nutritional use by infants and young children. Scientific opinion of the panel on dietetic products, nutrition and allergies. *EFSA Journal* 823:1–24

EFSA (2008g) Scientific opinion of the panel on dietetic products, nutrition and allergies on a request from the European Commission on the safety of »fungal oil from *Mortierella alpina*«. *EFSA Journal* 770:1–15

EFSA (2008h) Scientific opinion of the panel on dietetic products, nutrition and allergies on a request from the European Commission on the safety of leaves from *Morinda citrifolia* L. *EFSA Journal* 769:1–17

EFSA (2009a) Guidance on safety assessment of botanicals and botanical preparations intended for use as ingredients in food supplements. *EFSA Journal* 7:1249

EFSA (2009b) Opinion on the safety of »alfalfa protein concentrate« as food. *EFSA Journal* 997:1–19

EFSA (2009c) Opinion on the safety of »Chia seeds (*Salvia hispanica*L.) and ground whole Chia seeds« as a food ingredient. *EFSA Journal* 996:1–26

EFSA (2009d) Opinion on the safety of Tahitian Noni® »*Morinda citrifolia* (noni) fruit puree and concentrate« as a novel food ingredient. *EFSA Journal* 998:1–16

EFSA (2009e) Scientific opinion of the panel on dietetic products nutrition and allergies on a request from the European Commission on the safety of »lipid extract from *Euphausia superba*« as food ingredient. *EFSA Journal* 938:1–7

EFSA (2009f) Scientific statement of the panel on food additives and nutrient sources added to food on data requirements for the evaluation of food additives applications following a request from the European Commission. *EFSA Journal* 1188:1–7

EFSA (2010a) Panel on dietetic products, nutrition and allergies (NDA); scientific opinion on the safety of »chitin-glucan« as a novel food ingredient. *EFSA Journal* 938:1–17

EFSA (2010b) Panel on dietetic products, nutrition and allergies (NDA); scientific opinion on the safety of »*Lentinus edodes* extract« (Lentinex®) as a novel food ingredient. *EFSA Journal* 8:1685

EFSA (2010c) Panel on dietetic products, nutrition and allergies (NDA); scientific opinion on the safety of »sardine peptide product«. *EFSA Journal* 8:1684

EFSA (2010d) Scientific opinion on the safety of »conjugated linoleic acid (CLA)-rich oil« (Clarinol®) as novel food ingredient. *EFSA Journal* 8:1601

EFSA (2010e) Scientific opinion on the safety of »conjugated linoleic acid (CLA)-rich oil« (Tonalin® TG 80) as novel food ingredient. *EFSA Journal* 8:1600

EFSA (2011a) Draft for public consultation – scientific opinion EFSA guidance on repeated-dose 90-day oral toxicity study on whole food/feed in rodents. *EFSA Journal* 9:2438

EFSA (2011b) Guidance on risk assessment concerning potential risks arising from applications of nanoscience and nanotechnologies to food and feed. *EFSA Journal* 9:2140

EFSA (2011c) Guidance on the risk assessment of genetically modified microorganisms and their products intended for food and feed use. *EFSA Journal* 9:2193

Engel KH et al. (2011) The role of the concept of »history of safe use« in the safety assessment of novel foods and novel food ingredients. Opinion of the Senate Commission on Food Safety (SKLM) of the German Research Foundation (DFG). *Mol Nutr Food Res* 55:957–963

EU (1990) Richtlinie 90/220/EWG des Rates vom 23. April 1990 über die absichtliche Freisetzung genetisch veränderter Organismen in die Umwelt. http://www.umwelt-online.de/recht/eu/90_94/90_220a.htm (letzter Zugriff: 30.04.2012)

EU (1997) Verordnung (EG) Nr. 258/97 des Europäischen Parlaments und des Rates vom 27. Januar 1997 über neuartige Lebensmittel und neuartige Lebensmittelzutaten. http://eur-lex.europa.eu/LexUriServ/LexUriServ.do?uri=OJ:L:1997:043:0001:0006:DE:PDF (letzter Zugriff: 30.04.2012)

EU (1999) Richtlinie 1999/21/EG der Kommission vom 25. März 1999 über diätetische Lebensmittel für besondere medizinische Zwecke. http://eur-lex.europa.eu/LexUriServ/LexUriServ.do?uri=OJ:L:1999:091:0029:0036:DE:PDF (letzter Zugriff: 30.04.2012) (letzter Zugriff: 30.04.2012)

EU (2000) Entscheidung der Kommission vom 24. Juli 2000 über die Genehmigung des Inverkehrbringens von »gelben Streichfetten mit Phytosterinesterzusatz« als neuartige Lebensmittel oder neuartige Lebensmittelzutaten gemäß der Verordnung (EG) Nr. 258/97 des Europäischen Parlaments und des Rates. http://www.bfr.bund.de/cm/343/phytosterolester_unilever.pdf (letzter Zugriff: 30.04.2012)

EU (2001) Richtlinie 2001/18/EG des Europäischen Parlaments und des Rates vom 12. März 2001 über die absichtliche Freisetzung genetisch veränderter Organismen in die Umwelt und zur Aufhebung der Richtlinie 90/220/EWG des Rates. http://www.bfr.bund.de/cm/343/richtlinie_2001_18_eg_ueber_die_absichtliche_freisetzung.pdf (letzter Zugriff: 30.04.2012)

EU (2002) Verordnung (EG) Nr. 178/2002 des Europäischen Parlaments und des Rates vom 28. Januar 2002 zur Festlegung des allgemeinen Grundsätze und Anforderungen des Lebensmittelrechts, zur Errichtung der Europäischen Behörde für Lebensmittelsicherheit und zur Festlegung von Verfahren zur Lebensmittelsicherheit. http://eur-lex.europa.eu/LexUriServ/LexUriServ.do?uri=OJ:L:2000:200:0059:0060:DE:PDF (letzter Zugriff: 30.04.2012)

EU (2003a) Entscheidung der Kommission vom 5. Juni 2003 zur Genehmigung des Inverkehrbringens von DHA(Docosahexaensäure)-reichem Öl der Mikroalge *Schizochytrium* sp. als neuartige Lebensmittelzutat im Sinne der Verordnung (EG) Nr. 258/97 des Europäischen Parlaments und des Rates. http://eur-lex.europa.eu/LexUriServ/LexUriServ.do?uri=OJ:L:2003:144:0013:0014:DE:PDF (letzter Zugriff: 30.04.2012)

EU (2003b) Verordnung (EG) Nr. 1829/2003 des Europäischen Parlaments und des Rates vom 22. September 2003 über genetisch veränderte Lebensmittel und Futtermittel. http://www.bfr.bund.de/cm/343/verordnung_eg_1829_ueber_genetisch_veraenderte_lebensmittel_und_futtermittel.pdf (letzter Zugriff: 30.04.2012)

EU (2003c) Verordnung (EG) Nr. 1830/2003 des Europäischen Parlaments und des Rates vom 22. September 2003 über die Rückverfolgbarkeit und Kennzeichnung von genetisch veränderten Organismen und über die Rückverfolgbarkeit von aus genetisch veränderten Organismen hergestellten Lebensmitteln und Futtermitteln sowie zur Änderung der Richtlinie 2001/18/EG. http://www.bfr.bund.de/cm/343/verordnung_eg_1830_2003_ueber_die_rueckverfolgbarkeit_und_kennzeichnung_von_genetisch_veraenderten_organismen.pdf (letzter Zugriff: 30.04.2012)

EU (2004a) Entscheidung der Kommission vom 12. November 2004 zur Genehmigung des Inverkehrbringens von Getränken auf Milchbasis, denen Phytosterine/Phytostanole als neuartige Lebensmittel oder neuartige Lebensmittelzutaten im Sinne der Verordnung (EG) Nr. 258/97 des Europäischen Parlaments und des Rates zugesetzt wurden. http://eur-lex.europa.eu/LexUriServ/LexUriServ.do?uri=OJ:L:2004:366:0014:0016:DE:PDF (letzter Zugriff: 30.04.2012)

EU (2004b) Entscheidung der Kommission vom 31. März 2004 zur Genehmigung des Inverkehrbringens von gelben Streichfetten, Fruchtgetränken auf Milchbasis, joghurtartigen Erzeugnissen und käseartigen Erzeugnissen mit Phytosterin-/Phytostanolzusatz als neuartige Lebensmittel oder neuartige Lebensmittelzutaten gemäß der Verordnung (EG) Nr. 258/97 des Europäischen Parlaments und des Rates. http://eur-lex.europa.eu/LexUriServ/LexUriServ.do?uri=OJ:L:2004:105:0049:0051:DE:PDF (letzter Zugriff: 30.04.2012)

EU (2004c) Entscheidung der Kommission vom 31. März 2004 zur Genehmigung des Inverkehrbringens von gelben Streichfetten, Salatsoßen, milchartigen Erzeugnissen und fermentierten milchartigen Erzeugnissen, Sojagetränken und käseartigen Erzeugnissen mit Phytosterin-/Phytostanolzusatz als neuartige Lebensmittel oder neuartige Lebensmittelzutaten gemäß der Verordnung (EG) Nr. 258/97 des Europäischen Parlaments und des Rates. http://eur-lex.europa.eu/LexUriServ/LexUriServ.do?uri=OJ:L:2004:105:0040:0042:DE:PDF (letzter Zugriff: 30.04.2012)

EU (2004d) Entscheidung der Kommission vom 31. März 2004 zur Genehmigung des Inverkehrbringens von milchartigen Erzeugnissen und joghurtartigen Erzeugnissen mit Phytosterinesterzusatz als neuartige Lebensmittel oder neuartige Lebensmittelzutaten gemäß der Verordnung (EG) Nr. 258/97 des Europäischen Parlaments und des Rates. http://www.bfr.bund.de/cm/343/milch_und_joghurtartige_erzeugnisse_phytosterinesterzusatz.pdf (letzter Zugriff: 30.04.2012)

EU (2004e) Verordnung (EG) Nr. 608/2004 der Kommission vom 31. März 2004 über die Etikettierung von Lebensmitten und Lebensmittelzutaten mit Phytosterin-, Phytosterinester, Phytostanol- und/oder Phytostanolesterzusatz. http://eur-lex.europa.eu/LexUriServ/LexUriServ.do?uri=OJ:L:2004:097:0044:0045:DE:PDF (letzter Zugriff: 30.04.2012)

EU (2006a) Entscheidung der Kommission vom 24. Januar 2006 zur Genehmigung des Inverkehrbringens von Roggenbrot mit Phytosterin-/Phytostanolzusatz als neuartige Lebensmittel oder neuartige Lebensmittelzutaten gemäß der Verordnung (EG) Nr. 258/97 des Europäischen Parlaments und des Rates. http://eur-lex.europa.eu/LexUriServ/LexUriServ.do?uri=OJ:L:2006:031:0018:0020:DE:PDF (letzter Zugriff: 30.04.2012)

EU (2006b) Verordnung (EG) Nr. 1925/2006 des Europäischen Parlaments und des Rates vom 20. Dezember 2006 über den Zusatz von Vitaminen und Mineralstoffen sowie bestimmten anderen Stoffen zu Lebensmitteln. http://eur-lex.europa.eu/LexUriServ/LexUriServ.do?uri=OJ:L:2006:404:0026:0038:DE:PDF (letzter Zugriff: 30.04.2012)

EU (2007) Verordnung (EG) Nr. 1924/2006 des Europäischen Parlaments und des Rates vom 20. Dezember 2006 über nährwert- und gesundheitsbezogene Angaben über Lebensmittel. http://eur-lex.europa.eu/LexUriServ/LexUriServ.do?uri=OJ:L:2007:012:0003:0018:DE:PDF (letzter Zugriff: 30.04.2012)

EU (2009a) Entscheidung der Kommission vom 21.Oktober 2009 über die Erweiterung der Anwendungen von Algenöl aus der Mikroalge *Ulkenia sp.*als neuartige Lebensmittelzutat im Sinne der Verordnung (EG) Nr. 258/97 des Europäischen Parlaments und des Rates. http://eur-lex.europa.eu/LexUriServ/LexUriServ.do?uri=OJ:L:2009:278:0054:0055:DE:PDF (letzter Zugriff: 30.04.2012)

EU (2009b) Entscheidung der Kommission vom 12. Oktober 2009 zur Genehmigung des Inverkehrbringens eines Lipidextrakts aus antarktischem Krill *Euphausia superba* als neuartige Lebensmittelzuatat gemäß der Verordnung (EG) Nr. 258/97 des Europäischen Parlaments und des Rates. http://eur-lex.europa.eu/LexUriServ/LexUriServ.do?uri=OJ:L:2009:268:0033:0034:DE:PDF (letzter Zugriff: 30.04.2012)

FDA (1982) Toxicological principles for the safety assessment of direct food additives and color additives used in food. FDA, Washington, DC

Knorr D et al. (2008) Statement on the treatment of food using a pulsed electric field. Opinion of the Senate Commission on Food Safety (SKLM) of the German Research Foundation (DFG). *Mol Nutr Food Res* 52:1539–1542

Kuo TM, Gardner HW (2002) Lipid Biotechnology. Marcel Dekker, New York

LFGB (2009) Lebensmittel-, Bedarfsgegenstände- und Futtermittelgesetzbuch (Lebensmittel und Futtermittelgesetzbuch – LFGB) i.d.F. vom 24.7.2009 http://www.gesetze-im-internet.de/bundesrecht/lfgb/gesamt.pdf (letzter Zugriff: 30.04.2012)

Millonig G et al. (2005) Herbal hepatotoxicity: acute hepatitis caused by a Noni preparation (Morinda citrifolia). *Eur J Gastroenterol Hepatol* 17:445–447

NemV (2004) Nahrungsergänzungsmittelverordnung (NemV) vom 24.Mai 2004 (BGBl Teil I S 1011) i.d.F. vom 13.12.2011. http://www.gesetze-im-internet.de/bundesrecht/nemv/gesamt.pdf (letzter Zugriff: 30.04.2012)

Niemann B et al. (2007) Lebensmittel mit Pflanzensterinzusatz in der Wahrnehmung der Verbraucher. BfR-Wissenschaft, Berlin

SCF (1997) Commission recommendation of 29 July 1997 concerning the scientific aspects and the presentation of information necessary to support applications for placing on the market of novel foods and novel food ingredients and the preparation of initial assessment reports under regulation (EC) no 256/97 of the European Union and of the Council. http://eur-lex.europa.eu/LexUriServ/LexUriServ.do?uri=OJ:L:1997:253:0001:0036:EN:PDF (letzter Zugriff: 30.04.2012)

SCF (2000a) Guidelines of the Scientific Committee on Food for the development of tolerable upper intake levels for vitamins and minerals. Adopted on 19 October 2000 http://ec.europa.eu/food/fs/sc/scf/out80a_en.pdf (letzter Zugriff: 30.04.2012)

SCF (2000b) Opinion of the Scientific Committee on Food on a request for the safety assessment of the use of phytosterol esters in yellow fat spreads. Expressed on 6 April 2000 http://ec.europa.eu/food/fs/sc/scf/out56_en.pdf (letzter Zugriff: 30.04.2012)

SCF (2001) Guidance on submissions for food additive evaluations by the Scientific Committee on Food. Expressed on 11 July 2001 http://ec.europa.eu/food/fs/sc/scf/out98_en.pdf (letzter Zugriff: 30.04.2012)

SCF (2002a) General view of the Scientific Committee on Food on the long-term effects of the intake of elevated levels of phytosterols from multiple dietary sources, with particular attention to the effects on ß-carotene. Expressed on 26 September 2002 http://ec.europa.eu/food/fs/sc/scf/out143_en.pdf (letzter Zugriff: 30.04.2012)

SCF (2002b) Opinion of the Scientific Committee on Food on a report on post launch monitoring of »yellow fat spreads with added phytosterol esters«. Expressed on 26 September 2002 http://ec.europa.eu/food/fs/sc/scf/out144_en.pdf (letzter Zugriff: 30.04.2012)

SCF (2002c) Opinion of the Scientific Committee on Food on a request for the safety assessment of salatrims for use as reduced calorie fats alternative as novel food ingredients. Expressed on 13 December 2001 http://ec.europa.eu/food/fs/sc/scf/out117_en.pdf (letzter Zugriff: 30.04.2012)

SCF (2002d) Opinion of the Scientific Committee on Food on tahitian Noni juice. Expressed on 4 December 2002 http://www.noni-pei.ru/ec.pdf (letzter Zugriff: 30.04.2012)

SCF (2003a) Opinion of the Scientific Committee on Food on an application from ADM for approval of plant sterol-enriched foods. Expressed on 4 April 2003 http://ec.europa.eu/food/fs/sc/scf/out192_en.pdf (letzter Zugriff: 30.04.2012)

SCF (2003b) Opinion of the Scientific Committee on Food on an application from Multibene for approval of plant sterol-enriched foods. Expressed on 4 April 2003 http://ec.europa.eu/food/fs/sc/scf/out191_en.pdf (letzter Zugriff: 30.04.2012)

SCF (2003c) Opinion of the Scientific Committee on Food on applications for approval of a variety of plant sterol-enriched foods. Expressed on 5 March 2003 http://ec.europa.eu/food/fs/sc/scf/out174_en.pdf (letzter Zugriff: 30.04.2012)

Schilter B et al. (2003) Guidance for the safety assessment of botanicals and botanical preparations for use in food and food supplements. *Food Chem Toxicol* 41:1625–1649

Schneider K et al. (2009) Phytosterols, phytostanols and their esters. *WHO Food Additives Series* 60:117–164

SKLM (2004) Sicherheitsbewertung des Hochdruck-Verfahrens. DFG-Senatskommission zur Beurteilung der gesundheitlichen Unbedenklichkeit von Lebensmitteln. http://www.dfg.de/download/pdf/dfg_im_profil/reden_stellungnahmen/2004/sklm_hochdruck_2004.pdf (letzter Zugriff: 30.04.2012)

Stadlbauer V et al. (2005) Hepatotoxicity of NONI juice: report of two cases. *World J Gastroenterol* 11:4758–4760

WHO (1987) Principles for the safety assessment of food additives and contaminants in foods. http://www.inchem.org/documents/ehc/ehc/ehc70.htm (letzter Zugriff: 30.04.2012)

Ye X et al. (2000) Engineering the provitamin A (beta-carotene) biosynthetic pathway into (carotenoid-free) rice endosperm. *Science* 287:303–305

Yuce B et al. (2006) Hepatitis induced by Noni juice from Morinda citrifolia: a rare cause of hepatotoxicity or the tip of the iceberg? *Digestion* 73:167–170

Lebensmittel-basierte Prävention

Lebensmittelbasierte Prävention

Heiner Boeing

23.1 Einleitung

Lebensmittel spielten in der Vergangenheit in der Ernährungsforschung nur eine untergeordnete Rolle, da sie ein komplexes Gemisch aus vielen bioaktiven Substanzen darstellen und sich in dieser Form der experimentellen Forschung entziehen. Die Ernährungsforschung hat bislang Substanzgemische bevorzugt, deren Zusammenstellung und Eigenschaften genau benannt waren. Deren biologische Eigenschaften und Effekte auf die Physiologie wurden in den experimentellen Ansätzen studiert.

Mit zunehmender Leistungsfähigkeit der zur Verfügung stehenden Methoden zur Bestimmung von Substanzen in Lebensmitteln und Humanproben ist eine umfassende Forschung zur Biofunktionalität von Lebensmitteln in greifbare Nähe gerückt. Ansätze dazu gibt es seit Langem, doch befassten sie sich hauptsächlich mit den bioaktiven Pflanzenstoffen. Mit der Erforschung der Biofunktionalität von Lebensmitteln wird das gegenwärtige Wissen, das sich hauptsächlich auf die Nährstoffe bezieht, wesentlich erweitert.

Die gewonnenen Erkenntnisse stellen an sich bereits wertvolle Information dar; sie müssen aber auch in die richtige Lebensmittelauswahl umgesetzt werden. Da der Normalbürger im Allgemeinen nicht über ein solches spezifisches Wissen über Lebensmittel verfügt, sind die Fachgesellschaften gefragt, die Erkenntnisse in Ernährungsempfehlungen umzusetzen und diese entsprechend in einer professionellen Ernährungsberatung zu kommunizieren.

Das Ziel von lebensmittelbasierten Ernährungsempfehlungen ist es, das komplexe biologisch orientierte Wissen über die Ernährung für den Normalbürger verständlich aufzubereiten und ihn hinsichtlich einer günstigen Lebensmittelauswahl zu beraten. Ein wesentliches Ziel derartiger Empfehlungen ist der Anspruch, ein Auswahlkonzept für die gesamte Ernährung vorzulegen, statt einzelne Lebensmittel herauszugreifen und sie ohne Kontext in gute und schlechte Lebensmittel einzuteilen.

Lebensmittelbasierte Ernährungsempfehlungen orientieren sich naturgemäß an der gesamten Breite der vorhandenen Instrumente und an Ansätzen von Ernährungsempfehlungen, darunter die Referenzwerte für die Nährstoffzufuhr, allgemeinen Ernährungsregeln wie den zehn Regeln der Deutschen Gesellschaft für Ernährung oder auch Angaben von Nährstoffgehalten auf Lebensmittelverpackungen. In Zukunft könnten diese Empfehlungen auch durch Angaben zur Biofunktionalität von Lebensmitteln ergänzt werden. Es ist jedoch ein weiter Weg, das Wissen über die biofunktionellen Eigenschaften eines Lebensmittels in ein Konzept wie das der lebensmittelbasierten Ernährungsempfehlungen zu integrieren. Die wissenschaftliche Aufarbeitung von lebensmittelbasierten Ernährungsempfehlungen im Sinne von Biofunktionalität ist daher eine langfristige Aufgabe.

23.2 Definitionen und Hintergrund

Es ist nicht einfach, lebensmittelbasierte Ernährungsempfehlungen allgemeingültig zu definieren, da viele Organisationen einschließlich internationaler und supranationaler Institutionen den Begriff verwenden. Der Begriff kommt ursprünglich aus dem Englischen und wird als *food based dietary guidelines* (FBDG) bezeichnet. Er wird hier mit »lebensmittelbasierte Ernährungsempfehlungen« frei übersetzt. Bei den FBDGs handelt es sich um ein umfassendes Konzept zur Entwicklung und Umsetzung von Ernährungsaufklärung.

23.2.1 Ad hoc-Definition

Laut Definition umfassen die lebensmittelbasierten Ernährungsempfehlungen unterschiedliche Konzepte (siehe Kasten). Das wesentliche Merkmal der Empfehlungen ist der Fokus auf die Lebensmittel und die für die Bevölkerung bzw. bestimmte Untergruppen empfohlene Menge. Damit orientieren sich die Ernährungsempfehlungen nahe an der Ernährungspraxis der Bevölkerung und an dem Verständnis des Normalbürgers von der Nahrungsaufnahme. Aus wissenschaftlicher und kommunikativer Sicht stellen die lebensmittelbasierten Ernährungsempfehlungen hoch komplexe Gebilde dar.

Ad hoc-Definition von FBDGs
Lebensmittelbasierte Ernährungsempfehlungen sollen der Bevölkerung bei der Auswahl von Lebensmitteln helfen. Die Empfehlungen reflektieren die Prinzipien der nationalen Ernährungspolitik und setzen wissenschaftliche Erkenntnisse einer gesunden und risikoarmen Ernährung in eine auf Lebensmittel ausgerichtete Ernährungserziehung um.

23.2.2 Internationale Entwicklung

Die Entwicklung des Konzepts der FBDGs kann bis in die 1990er-Jahre zurückverfolgt werden, obwohl auch einige Vorläuferstudien zu Lebensmittelempfehlungen existieren. Entscheidende Schritte wurden von dem US Department of Agriculture in Zusammenhang mit neuen Ernährungsempfehlungen zu Beginn der 1990er-Jahre unternommen. Im Jahre 1992 wurde für die Umsetzung der Empfehlungen das Konzept der Nahrungspyramide (*food guide pyramid*) veröffentlicht (Shaw et al. 1998). Eine andere Quelle nennt als Geburtsstunde der FBDGs die Internationalen Konferenz für Ernährung bei der Food and Agriculture Organization (FAO) der Vereinten Nationen 1992 in Rom, auf der ein Welternährungsplan vorgestellt wurde. Nachfolgend wurde von der FAO/WHO auch die Initiative für die konzeptionelle Entwicklung von FBDGs übernommen. Man organisierte z. B. 1995 ein Konsultationstreffen mit Experten. Der dabei erstellte technische Bericht wurde 1998 als WHO-Dokument herausgegeben (WHO 1998). Im Rahmen des FAO/WHO-Konsultationsprozesses wurde dabei mit dem Verständnis der FBDGs als eine Form der Ernährungserziehung für Individuen gearbeitet. Mithilfe von internationalen Organisationen wie FAO und WHO ist schon in vielen Regionen, z. B. der Karibik oder in Asien die Entwicklung von FBDGs vorangetrieben worden.

23.2.3 Initiativen der europäischen Ernährungsindustrie

Das wissenschaftliche Institut der europäischen Lebensmittelindustrie (ILSI) hat zum Ende der 1990er-Jahre mehrere Arbeitstreffen zu FBDGs durchgeführt. Die einzelnen Vorträge eines Arbeitstreffens von 1998 in Dublin sind als Supplement im *British Journal of Nutrition* erschienen (Anonymos 1999). Bemerkenswert an den Schlussfolgerungen der Arbeitsgruppe war der Hinweis, dass bei der Ausarbeitung von FBDGs neben der wissenschaftlichen Evidenz zur Krankheitsprävention auch die Ernährungspraxis in den verschiedenen europäischen Ländern eine Rolle spielen und die Referenzwerte für Nährstoffe als Maßstab herangezogen werden sollen. Die Aktivitäten des ILSI gegen Ende des letzten Jahrtausends wurden mit Unterstützung der FAO 2004 mit einem Workshop abgeschlossen, auf dem der Status der FBDG-Entwicklung in einigen europäischen Ländern zusammengestellt und diskutiert wurde.

Heute hat das EUFIC (European Food Information Council) die Federführung bei der Meinungsbildung der europäischen Ernährungsindustrie bezüglich der FBDGs übernommen. EUFIC gehört wie ILSI zu den von der Lebensmittelindustrie gegründeten, gemeinnützigen Organisationen. Das EUFIC führt mit finanzieller Unterstützung der Europäischen Kommission wissenschaftliche Projekte durch und stellt Medien, Gesundheits- und Ernährungsfachleuten, Erziehern und meinungsbildenden Einrichtungen wissenschaftlich fundierte Informationen über Nahrungsmittelsicherheit und -qualität sowie Gesundheit und Ernährung auf eine für Konsumenten verständliche Weise zur Verfügung. Auf der EUFIC-Webseite findet sich eine Beschreibung des Konzepts der FBDGs und der Stand von FBDGs in Europa mit einer Vielzahl von Beispielen (http://www.eufic.org/article/en/expid/food-based-dietary-guidelines-in-europe/).

23.2.4 Initiativen der Europäischen Kommission

Die europäische Kommission fördert die konzeptionelle Entwicklung der FBDGs seit Langem, unter anderem durch die finanzielle Unterstützung von Forschungsvorhaben. So wurde z. B. im Rahmen des EURODIET-Projektes eine Arbeitsgruppe von Experten zu FBDGs begründet, die in einem Sonderheft der Zeitschrift *Public Health Nutrition* über ihre Arbeitsergebnisse berichtete (Gibney und Sandstrom 2001). Zudem hat die Europäische Kommission die European Food Safety Authority (EFSA) eingerichtet, die wiederum eine Expertengruppe beauftragt hat, ein Dokument zu FBDGs vorzulegen. Die Arbeitsgruppe beschreibt FBDGs in ihrer Stellungnahme wie folgt: Lebensmittelbasierte Ernährungsempfehlungen stellen wissenschaftlich basierte Politikempfehlungen für eine gesunde Ernährung dar. Sie sollen zuallererst der Information und Erziehung der Konsumenten dienen und als solche der Region oder dem Land angepasst, kulturell angemessen und praktikabel bei ihrer Einführung sein. Darüber hinaus sollen sie konsistent, leicht verständlich und einfach zu merken sein (EFSA 2010).

23.2.5 Wissenschaft

Kontinuierliche Beiträge von einzelnen wissenschaftlichen Arbeitsgruppen an Universitätsinstituten oder außeruniversitären Forschungseinrichtungen sind mit Ausnahme der Arbeitsgruppen um Mike Gibney und Albert Flynn in Irland nicht zu finden. Die irischen Forscher haben die nationalen Ernährungserhebungen mit unterschiedlichen Ansätzen ausgewertet, um die Entwicklung von FBDGs voranzubringen. Kenntlich gemacht wurden diese Artikel mit der Verwendung der Bezeichnung *food based dietary guidelines* im Titel der jeweiligen Publikation.

23.3 Gesamtrahmen von lebensmittelbasierten Ernährungsempfehlungen

Ein wesentliches Merkmal der FBDGs ist die enge Verzahnung mit der nationalen und internationalen Ernährungspolitik. Für Europa gibt es die Besonderheit, dass Teile der nationalen Aufgaben einschließlich der Rahmenbedingungen hinsichtlich Erzeugung und Handel von

Lebensmitteln wie auch Verbraucherschutz und Risikobewertung an die Europäische Union abgegeben wurden.

23.3.1 Ernährungspolitik weltweit

Die Organisationen WHO und FAO besitzen ein internationales, durch die UNO abgesichertes Mandat für die Ernährungspolitik. Im Welternährungsplan von 1992 wurde festgehalten, dass alle Menschen ein Anrecht auf Information über angemessene Ernährung und gesunden Lebensstil haben. Somit ist die Entwicklung globaler Strategien gegen die wichtigsten Ernährungsprobleme wie Übergewicht und Unterernährung einschließlich der dabei zu nutzenden Kommunikationsformen ein internationales Thema, an dem sich die Regierungen der einzelnen Länder beteiligen müssen (WHO 2004). Für Europa spielt das Regionalbüro der WHO in Kopenhagen eine wichtige Rolle, da diese Organisation den Stand der ernährungspolitischen Planungen in den europäischen Ländern regelmäßig abfragt und dokumentiert (Trubswasser und Branca 2009). Damit wird indirekt ein gewisser Druck erzeugt, dass langfristig in allen Ländern Instrumente zur Verfügung stehen, die eine Umsetzung der internationalen Ziele ermöglichen.

23.3.2 Ernährungspolitik der Europäischen Union

Die EU wurde über mehrere Rechtsakte in die Lage versetzt, für bestimmte Tätigkeitsbereiche, zu denen auch die Ernährung zählt, die Federführung zu übernehmen. Die Beschreibung der aktuell bearbeiteten Tätigkeitsfelder finden sich auf http://ec.europa.eu/health-eu/my_lifestyle/nutrition/index_de.htm. Demnach zählen die Förderung einer qualitätsorientierten Landwirtschaft und die Verbesserung der Konkurrenzsituation der europäischen Ernährungsindustrie zu primären Aufgaben der EU (»*from farm to fork*«). Das integrierte EU-Konzept zur Lebensmittelsicherheit umfasst kohärente Maßnahmen auf den Gebieten der Lebensmittelsicherheit, der Tiergesundheit sowie des Tier- und Pflanzenschutzes, zusammen mit einer wirksamen Überwachung und gleichzeitiger Sicherstellung der reibungslosen Funktion des Binnenmarkts. Für die lebensmittelbasierten Ernährungsempfehlungen sind zwei Initiativen der EU von Bedeutung, da sie auf eine verbraucherorientierte Ernährungspolitik mit gesundheitlichen Zielsetzungen abzielen.

Weißbuch der EU-Kommission über die Strategie zu Gesundheitsfragen

Das Weißbuch der Kommission steht im Zusammenhang mit der Beobachtung einer Ausbreitung von Übergewicht und Adipositas und hat sich zum Ziel gesetzt, in Europa zur Senkung der Risiken beizutragen, die mit ungesunder Ernährung und Bewegungsmangel in Verbindung gebracht werden.

Im Rahmen der Strategie zu Gesundheitsfragen wurde ein hochrangiges Gremium von Regierungsvertretern aus allen Mitgliedsstaaten ins Leben gerufen, das für einen Austausch von Wissen und bewährten Verfahren sorgt und für die Koordinierung nationaler Initiativen auf Gebieten wie der Zusammensetzung von Lebensmitteln zuständig ist.

Die EU-Plattform für Ernährung, Bewegung und Gesundheit bietet ein Forum für Akteure auf europäischer Ebene, die dazu beitragen möchten, die im Zusammenhang mit Übergewicht und Adipositas beobachteten Entwicklungen einzudämmen und ihnen entgegenzuwirken.

Gefördert wird dieser Ansatz durch die Finanzierung eines Programms für öffentliche Gesundheit, das eine Reihe von Initiativen unterstützt, die sich mit dem Thema Ernährung und Bewegung befassen.

Einrichtung der Europäischen Behörde für Lebensmittelsicherheit (EFSA)

Die EFSA wurde 2002 im Angesicht der Lebensmittelkrisen eingerichtet, um als unabhängige Einrichtung der Europäischen Kommission zu den Themen Risikokommunikation und Abschätzung der Risiken in der Lebensmittelkette von der Erzeugung bis zum Verbraucher wissenschaftlich zu beraten. Die primäre Aufgabe der EFSA ist die Einrichtung und Gewährleistung eines wissensbasierten Risikomanagements für Lebensmittel in der Europäischen Union.

23.3.3 Nationale Ernährungspolitik

Das Bundesministerium für Ernährung, Landwirtschaft und Verbraucherschutz (BMELV) ist in Deutschland zuständig für die Ernährungspolitik und die Ernährungsaufklärung. Für den Vollzug der Gesetze zum Verbraucherschutz sind allerdings die 16 Bundesländer verantwortlich, sodass es in Deutschland keine zentrale Aufsichtsbehörde in diesem Bereich gibt. Mit dem Vollzug der Gesetze sind die finanziellen Spielräume der meisten Bundesländer erschöpft. Regionale Programme finden sich aber z. B. in Bayern und Baden-Württemberg.

Bundes- und Landesministerien

Der Bundesminister für Ernährung vertritt gleichzeitig die Landwirtschaft und den Verbraucherschutz und leitet das BMELV. Die verbraucherpolitischen Berichte, die zu Beginn einer Legislaturperiode vorgelegt werden, gelten als politische Dokumente von beabsichtigten Maßnahmen im Rahmen der nationalen Ernährungspolitik. Im Zentrum der Ernährungspolitik steht seit 2008 die Frage, wie sich die Zahl der Menschen, die an Übergewicht, Fehlernährung und ernährungsmitbedingten Krankheiten leiden, verringern lässt. Maßnahmen und Projekte richten sich insbesondere an die unterschiedlichen Altersgruppen wie Kinder und Jugendliche sowie Senioren in ihren jeweiligen Lebenswelten. Das Bundesministerium nennt in seinem verbraucherpolitischen Bericht zwei Maßnahmen, die sich mit Lebensmitteln und deren Auswahl beschäftigen.

Aktionsplan Ernährung und Bewegung Die Bundesministerien für Ernährung, Landwirtschaft und Verbraucherschutz und für Gesundheit führen gemeinsam den nationalen Aktionsplan zur Prävention von Fehlernährung, Bewegungsmangel, Übergewicht und damit zusammenhängenden Krankheiten »In Form – Deutschlands Initiative für gesunde Ernährung und mehr Bewegung« durch. Dieser Aktionsplan soll das Ernährungs- und Bewegungsverhalten verbessern und damit insbesondere das Übergewicht bei Kindern und Erwachsenen bekämpfen. Er besteht im Wesentlichen aus der Förderung von Initialmaßnahmen, die bestehende Initiativen bündeln und neue Strukturen schaffen, und einer Medienkampagne, um die Ziele des Aktionsplans zu kommunizieren.

Erhebungen zum Ernährungsverhalten Die Durchführung von repräsentativen Ernährungserhebungen gilt als eine sehr bedeutende Initiative der Bundesregierung zur Förderung einer nationalen Ernährungspolitik. Auf Veranlassung des BMELV wurde das dem Ministerium zugeordnete Max-Rubner-Institut in Karlsruhe beauftragt, eine neue nationale Verzehrsstudie durchzuführen. Die Erhebung für diese Studie erfolgte in den Jahren 2005/2006 und umfasste ca. 20.000 Personen. Die Ergebnisse sind teilweise im Internet als Forschungsberichte verfügbar (www.was-esse-ich.de). Diese Verzehrsstudie wird in Zukunft Teil eines Ernährungsmonitorings sein, das pro Jahr Daten von ca. 2000 Personen erheben wird.

Deutsche Gesellschaft für Ernährung e.V. (DGE)

Die DGE wurde 1953 mit dem Ziel gegründet, die ernährungswissenschaftliche Forschung ideal zu unterstützen, über neue Erkenntnisse und Entwicklungen auf dem Ernährungsgebiet zu informieren und diese durch Publikationen und Veranstaltungen verfügbar zu machen. Die DGE arbeitet bundesweit und gibt z. B. den Ernährungsbericht und die Referenzwerte für die Nährstoffzufuhr heraus. Die DGE beschäftigt sich auch mit der Entwicklung von FBDGs und hat mit dem Ernährungskreis (▣ Abb. 23.1) eine bereits etablierte nationale Kommunikationsform für den empfohlenen Lebensmittelverzehr geschaffen. Die DGE hat zudem eine Arbeitsgruppe eingerichtet, die die bestehenden Konzepte für FBDGs untersucht und dabei ist, ein tragfähiges und wissenschaftlich fundiertes Konzept von lebensmittelbasierten Ernährungsempfehlungen für Deutschland zu entwickeln.

23.4 Wissenschaftliche Konzepte für lebensmittelbasierte Ernährungsempfehlungen

Bei der Etablierung und Promotion von lebensmittelbasierten Präventionskonzepten greift man auf unterschiedliche wissenschaftliche Konzepte zurück. Nicht alle diese Konzepte finden sich in den jeweiligen Vorschlägen wieder, die zu den lebensmittelbasierten Ernährungsempfehlungen formuliert werden. Es ist jedoch das langfristige Ziel der Entwicklung von lebensmittelbasierten Ernährungsempfehlungen, verschiedene wissenschaftliche Konzepte zu einem Konzept der lebensmittelbasierten Ernährungsempfehlungen zusammenzufassen und dieses in ein verständliches und leicht kommunizierbares Programm umzusetzen.

23.4.1 Kontrolle der Energiezufuhr

Eines der wichtigsten Ernährungsprobleme zurzeit ist die nahezu unbegrenzte Verfügbarkeit von Nahrungsenergie für die große Mehrheit der Bevölkerung. Eine der Konsequenzen ist Übergewicht, das als Fettsucht eine überragende Rolle bei der Entstehung von chronischen Krankheiten spielt.

Übergewicht entsteht, wenn mehr Nahrungsenergie aufgenommen wird als der Körper verbraucht. Der Energieverbrauch eines Menschen hängt von der Körpermasse und Körperzusammensetzung ab, von der Bewegung dieser Masse (körperliche Aktivität), der Thermodynamik des Stoffwechsels durch die unterschiedlichen Makronährstoffe und der individuellen Fähigkeit, den Stoffwechsel dem Energiebedarf anzupassen bzw. durch Mikrobewegungen Energie zu verbrauchen. Trotz der vielen eben genannten Einflussfaktoren haben Stoffwechselkammeruntersuchungen gezeigt, dass sich der Energiebedarf des Menschen grob aus dem Grundumsatz, der sich aus Körpermasse, Körpergröße, Geschlecht und Alter ergibt, und einem Aktivitätskoeffizienten (bezogen auf den Grundumsatz), der von dem Ausmaß der körperlichen Aktivität bestimmt wird, berechnen lässt. Durch die Erhebung dieser wesentlichen Bezugsgrößen des Energieverbrauchs und der Abschätzung des Energieverbrauchs mittels der entsprechenden mathematischen Gleichungen ergibt sich ein Richtwert für die Menge an Nahrungsenergie, die aufgenommen werden sollte. Individuell ist eine positive Energiebilanz am Anstieg der Körpermasse leicht festzustellen, sodass einer Gewichtszunahme entweder durch verstärkte körperliche Aktivität oder verminderte Energieaufnahme gegengesteuert werden kann.

Der Energieverbrauch ist daher eine wichtige Größe für die lebensmittelbasierten Ernährungsempfehlungen. Bisher wurde die Frage des Energieaufnahme bei Lebensmittelempfehlungen so gelöst, dass die Lebensmittelempfehlungen auf einen bestimmen Energiebedarf, getrennt nach Männern und Frauen, normiert wurden. Eine solche Normierung kann dazu führen, dass Personen, die in ihrem Energiebedarf von den Normwerten abweichen, eine falsche Empfehlung für ihren Lebensmittelverzehr erhalten. So macht man den unterschiedlichen Energiebedarf von Individuen und die Normierung der Lebensmittelempfehlungen auf einen Standardbedarf mittlerweile für die Entwicklung des Übergewichts in den USA verantwortlich (Goldberg et al. 2004). Heute nimmt daher die Frage des Energiebedarfs einen bedeutsamen Raum in der Weiterentwicklung der lebensmittelbasierten Empfehlungen ein.

Ein erhebliches Problem stellt die Tatsache dar, dass die bisher verwendeten Erhebungsmethoden zur Ernährung auf einer Selbstauskunft beruhen, bei der erfahrungsgemäß eine zu geringe Menge an konsumierten Lebensmitteln angegeben wird. Daher besteht eine Diskrepanz zwischen den Normwerten des Energiebedarfs und den gemessenen Mengen konsumierter Lebensmittel bzw. deren Energie in einer Altersgruppe. Es gibt Hinweise darauf, dass die Erfassung einer zu geringen Menge eines Lebensmittels selektiv erfolgt und sich in Abhängigkeit vom Instrument auf bestimmte Lebensmittelgruppen auswirkt (Becker et al. 1999). Dazu kommt noch die soziale Erwünschtheit, die bei der Erhebung einzelner Lebensmittel auftreten kann. Die Untererfassung kann z. B. den Beitrag eines Lebensmittels zur Nährstoffversorgung beeinflussen und damit falsche Schlussfolgerungen nach sich ziehen.

Die drängende Problematik einer Begrenzung der Energieaufnahme macht es notwendig, die Energiebilanz verstärkt in die Entwicklung von lebensmittelbasierten Ernährungsempfehlungen aufzunehmen. Eine der ersten Konsequenzen ist die Angabe der Nährstoffdichte. Derzeitig beruht eine Empfehlung, die wiederum auf einen Normbedarf an Energie zurückgeht, in der Regel noch auf der absoluten Nährstoffaufnahme. Mit der Angabe von Nährstoffdichten wird sichergestellt, dass der Energiebedarf einer Person nicht unabhängig von seinem Nährstoffbedarf gesehen wird.

23.4.2 Optimierung der Nährstoffversorgung

Ein wichtiges Ziel der lebensmittelbasierten Ernährungsempfehlung ist, die Empfehlungen für die Nährstoffzufuhr zu erreichen. Bei den Empfehlungen für die Nährstoffzufuhr stehen zunächst die essenziellen Nährstoffe im Zentrum der Überlegungen. Leider gibt es davon einige (je nach Definition 40 bis 42), die sich alle dadurch auszeichnen, dass wir eine Mindestmenge davon aufnehmen müssen. Nur zum Teil lassen sich für alle essenziellen Nährstoffe die Lebensmittelquellen berechnen. Häufig nehmen wir essenzielle Nährstoffe zusammen mit anderen Leitsubstanzen auf. Ein Beispiel sind Fette und Eiweiße, die die essenziellen Fett- und Aminosäuren enthalten.

Es ist eine Frage der Optimierung, mit einer zu bestimmenden Auswahl von Lebensmitteln und unter Berücksichtigung des Energiebedarfs den Bedarf an möglichst vielen Nährstoffen zu decken. Für diese Optimierung können die Nährstoffe zusätzlich gewichtet werden, um deren Wertigkeit in Bezug auf Krankheitsrelevanz auszudrücken, und man kann davon ausgehen, dass in Zukunft komplexe statistische Methoden wie die lineare Programmierung (Ferguson 2004) angewendet werden.

In das Konzept der Nährstoffversorgung spielen auch Überlegungen hinein, kommerzielle Lebensmittel hinsichtlich ihres Beitrags zur Nährstoffversorgung zu kennzeichnen. Ein wichtiger Baustein dafür sind die Nährwertangaben, die als Grundinformation auf den Verpackungen aufgedruckt sind. Weiterhin wird diskutiert, ob diese Angaben nicht direkt bewertet werden sollen, z. B. mit der Vergabe von Ampelkennzeichen. Durch eine weitergehende Kennzeichnung kommerzieller Lebensmittel – die Erstellung von Lebensmittelprofilen – ließen sich lebensmittelbasierte Ernährungsempfehlungen auf der Ebene des Lebensmittelerwerbs verfeinern.

23.4.3 Risikoreduktion durch den Verzehr von Lebensmitteln

Eines der Ziele von FBDGs ist die Reduktion des Erkrankungsrisikos. Dazu bedarf es der Kenntnis, welche der Lebensmittel bzw. Lebensmittelgruppen das Risiko für die wesentlichen chronischen Erkrankungen, die das Krankheitsgeschehen in einer Gesellschaft prägen, beeinflussen. Untersuchungen dazu basieren im Allgemeinen auf groß angelegten, epidemiologischen Beobachtungs- und Interventionsstudien, in denen der Verzehr des Lebensmittels oder größerer Lebensmittelgruppen mit dem Erkrankungsrisiko assoziiert wird. Ein wichtiges Kriterium, ob diese Assoziationen kausal sind, ist ein hoher Härtegrad der Evidenz. Dieser kann nur dann erreicht werden, wenn genügend Studien zu diesem Thema durchgeführt wurden und die Ergebnisse konsistent sind (Brönstrup 2011). Die Überprüfung des Wissens zu den risikobeeinflussenden Eigenschaften des Lebensmittelverzehrs bedarf der systematischen Aufarbeitung der vorhandenen Daten und der Festlegung des Härtegrades durch eine dazu legitimierte Gruppe.

Die Zuordnung einer Risikoreduktion durch den Verzehr eines Lebensmittels bzw. dessen Vermeidung ist nur dann sinnvoll, wenn das Lebensmittel gegenüber anderen Lebensmitteln spezifische Charakteristika besitzt und diese Charakteristika in der Pathogenese der Erkrankung eine Rolle spielen. Daher sind das biologische Wissen über Lebensmittel und dessen Untersuchung in epidemiologischen Studien hinsichtlich der Erkrankungsrisiken eng miteinander verzahnt.

23.4.4 Lebensmittelmuster

Lebensmittelmuster sind eng mit den FBDGs verbunden, da sich die Entwicklung von FBDGs an den lokalen Ernährungsgewohnheiten orientiert und die Gesamtheit der Ernährung betrachten soll. Lebensmittelmuster beschreiben die Kombination eines Lebensmittels bzw. von Lebensmittelgruppen mit Individuen bzw. Gruppen. In dem Sinne stellen FBDGs eine bestimmte Form der Kombinationen von Lebensmitteln dar, die als optimal für die Nährstoffversorgung angesehen wird und mit einem geringen Erkrankungsrisiko verbunden ist. Mittels verschiedener methodischer Ansätze einschließlich der Anwendung exploratorischer statistischer Methoden sollte daher im Vorfeld der Entwicklung von FBDGs untersucht werden, welche Kombinationen von Lebensmitteln in der Bevölkerung unter Berücksichtigung von Untergruppen vorherrschen.

23.4.5 Zeitliche Aufnahme

Ebenso wie die Kombination von Lebensmitteln gehört die genaue Kenntnis der zeitlichen Verteilung der Lebensmittelaufnahme über die Woche oder den Tag zu den notwendigen Basisinformationen, auf deren Grundlage FBDGs entwickelt werden sollten. Ein wichtiger Aspekt ist dabei auch der Verzehr von Lebensmitteln zu Hause und außer Haus. Der auswärtige Verzehr geht gewöhnlich mit anderen Lebensmittelkombinationen einher als der Konsum zu Hause.

23.5 Beispiele für die Entwicklung von lebensmittelbasierten Präventionskonzepten

Das Konzept und die Entwicklung von lebensmittelbasierten Ernährungsempfehlungen lassen sich an einigen Beispielen illustrieren. Sie beschreiben den derzeitigen Stand der Entwicklung von FBDGs und die vorgeschlagenen bzw. durchgeführten Schritte. Die Beispiele stammen von den Institutionen, die heute wesentlich an der Konzeptentwicklung von FBDGs arbeiten, wie den internationalen Organisationen und der EFSA.

Beim FAO/WHO-Ansatz wird besonders deutlich, dass die Entwicklung von FBDGs einen starken ernährungspolitischen Hintergrund besitzen kann. Bei einer solchen Ausgangslage ist die Ernährungswissenschaft nur einer der Akteure; die Einbindung von anderen ernährungspolitisch relevanten Gruppen und der besondere Schwerpunkt auf die Verständlichkeit der Botschaften zeichnen den Ansatz aus. Eine solche Ausrichtung illustriert, dass sich die Forschung zur Biofunktionalität von Lebensmitteln nur langfristig auf die Formulierung von lebensmittelbasierten Ernährungsempfehlungen auswirken kann. Im Vergleich zum FAO/WHO-Ansatz hat die Arbeitsgruppe der EFSA, die für die Europäische Union die Meinungsbildung zu FBDGs entworfen hat, einen stärkeren Bezug zur Ernährungswissenschaft.

23.5.1 FBDGs für die Karibik: Umsetzung des FAO/WHO-Konzepts

Die internationalen Organisationen FAO und WHO haben insbesondere die Beteiligung aller ernährungspolitischen Akteure im Auge, wenn sie an die Realisierung von FBDGs in einem Land denken. Der FAO/WHO-Ansatz wurde z. B. bei der Entwicklung von FBDGs für vier Länder in der Karibik (St. Vincent, Grenada, Saint Lucia, Domenica) umgesetzt. In diesen Ländern wurde ab dem Jahr 2000 ein starker Anstieg der Adipositas bei Kindern und Erwachsenen beobachtet (Albert et al. 2007). Die Ministerien dieser Länder initiierten mithilfe der FAO die Entwicklung von Anschauungsmaterialien zur Aufklärung über die Ernährung, die auf dem Konzept der FBDGs aufbauten. Der Entwicklungsprozess der FBDGs ist in einem Dokument festgehalten (FAO 2007) und wurde auch in der Fachliteratur publiziert (Albert et al. 2007).

Die FBDGs wurden für jedes der karibischen Länder einzeln entwickelt, wodurch sich ihre Botschaften und auch die grafische Umsetzung unterscheiden. Nachfolgend ist der Prozess, der zu der Entwicklung der FBDGs geführt hat, in seinen Schritten dargestellt.

Prozess der Entwicklung von lebensmittelbasierten Ernährungsempfehlungen (nach FAO 2007 und Albert et al. 2007)

1. Planung und Organisation des Vorhabens
   - Sensitivierung der Schlüsselorganisationen
   - multisektorale Planungskomitees
   - Bildung von Arbeitsgruppen
2. Charakterisierung der Zielgruppen
   - Situationsanalyse der Risikofaktoren und Ernährungsprobleme
3. Formulierung der Ziele für die FBDGs
4. Vorbereitung der technischen Empfehlungen
5. Prüfung der Machbarkeit der Empfehlungen und grafische Umsetzung des Ernährungsführers
6. Fertigstellung der FBDGs
7. Validierung der FBDGs
8. Korrektur und Adjustierung der FBDGs
   - Zielgruppendiskussion
9. Implementierung der FBDGs
10. Evaluierung der FBDGs

23.5.2 Lebensmittelbasierte Ernährungsempfehlungen für die Europäische Union

Für Deutschland ist die Konzeptentwicklung hinsichtlich lebensmittelbasierter Ernährungsempfehlungen auf europäischer Ebene ein wichtiger Hinweisgeber für das nationale Vorgehen. Im Rahmen der Überprüfung der Referenzwerte für Makronutrienten und andere Nährstoffe hat die EFSA, die dazu von der Kommission der Europäischen Union 2009 beauftragt wurde, auch eine Meinungsbildung zu den lebensmittelbasierten Ernährungsempfehlungen erarbeitet. Zunächst wurde ein Rohentwurf der FBDGs online publiziert, der für Kommentare geöffnet wurde. Insbesondere die Akteure, die von den EFSA-Entscheidungen betroffen sind, wie Lebensmittelindustrie, Lebensmittelerzeuger, Lebensmittelhandel und Verbraucherverbände, wurden aufgefordert, sich zu dem Rohentwurf zu äußern. Die Endfassung wurde 2010 als 42-seitiger Artikel publiziert (EFSA 2010) und steht auch als PDF-Dokument auf der EFSA-Webseite zur Verfügung. Die Ausgangsüberlegungen der EFSA zu den FBDGs wurden entscheidend durch den Ansatz geprägt, die Nährstoffzufuhr durch eine ausgewogene Lebensmittelauswahl zu optimieren. Aber auch die Absenkung des Erkrankungsrisikos war Gegenstand der Überlegungen. Eine wesentliche Grundüberzeugung der EFSA-Arbeitsgruppe bestand darin, dass FBDGs national entwickelt werden sollten und derzeitig keine Voraussetzungen für die Formulierung von FBDGs bestehen, die für die gesamte Europäische Union gelten. Ein Grund hierfür sei die Berücksichtigung der nationalen Ernährungsgewohnheiten mit den jeweiligen Erkrankungsrisiken. Für die Entwicklung von nationalen lebensmittelbasierten Ernährungsempfehlungen schlägt die Arbeitsgruppe ein mehrstufiges Verfahren vor, das nachfolgend näher beschrieben wird.

Leitlinien für lebensmittelbasierte Empfehlungen (EFSA 2010)

Identifizierung der Ernährungs-Krankheits-Beziehungen: Evidenz der Ernährungs-Krankheits-Beziehungen ist durch Übersichtsarbeiten verfügbar, die regelmäßig von nationalen und internationalen Agenturen durchgeführt werden.

1. Identifizierung von länderspezifischen Ernährungs-Krankheits-Beziehungen: Spezifische ernährungsbezogene Gesundheitsmuster, Krankheiten und Sterblichkeitsraten sollten bearbeitet werden, um Ernährungsprobleme mit Gesundheitsrelevanz zu identifizieren und zu priorisieren.
2. Identifizierung von Nutrienten mit gesundheitspolitischer Bedeutung: Nährstoffimbalanzen in der Bevölkerung sollten durch den Vergleich von Daten aus Ernährungserhebungen mit Referenzwerten und durch Nutzung von anthropometrischen und verfügbaren biochemischen Indikatoren des Ernährungsstatus identifiziert werden.
3. Identifizierung von Lebensmitteln mit Bedeutung für die lebensmittelbasierten Empfehlungen: Lebensmittelgruppen als Quellen von Nährstoffen mit gesundheitswissenschaftlicher Bedeutung und Einzellebensmittel, deren Aufnahme das Erreichen oder Nichterreichen von Nährstoffempfehlungen in Gruppen erklärt, sollen aus beobachteten Mustern der Nahrungsaufnahme identifiziert werden. Der Verzehr von Lebensmittelgruppen mit etablierten Beziehungen zur Gesundheit (z. B. Gemüse und Obst) sollten auch bestimmt werden.
4. Identifizierung von Lebensmittelmustern: Lebensmittelmuster in der Bevölkerung, die konsistent mit dem Erreichen der Nährstoffempfehlungen sind, sollten identifiziert werden. Zusätzlich ist es wichtig, die Populationscharakteristika eines jeden Musters zu kennen. Vorschläge für die lebensmittelbasierten Empfehlungen sollten unter Berücksichtigung der spezifischen Bedürfnisse der Bevölkerungsgruppen erfolgen.
5. Testung und Optimierung der lebensmittelbasierten Empfehlungen: Die Kohärenz und die Effektivität der lebensmittelbasierten Empfehlungen zur Erreichung der Nährstoffempfehlungen sollten mit der Modellierung der Lebensmittel- und Nährstoffdaten bestätigt und die Empfehlungen entsprechend angepasst werden.
6. Grafische Darstellung der lebensmittelbasierten Empfehlungen: Die Ernährungsempfehlungen können grafisch umgesetzt werden, um die Kommunikation mit dem Verbraucher zu erleichtern.

23.6 Konzepte zur Kommunikation von lebensmittelbasierten Ernährungsempfehlungen

Ein wesentlicher Aspekt der lebensmittelbasierten Ernährungsempfehlungen ist deren Kommunikation und Umsetzung in der Bevölkerung. Die wissenschaftlich basierten Aussagen zur optimalen Auswahl von Lebensmitteln sollen mittels einfacher und anschaulicher Materialien kommuniziert werden. Eine erste Phase der systematischen Evaluierung von Kommunikationsstrategien von FBDGs erfolgte zu Beginn der 1990er-Jahre. Bisher herrschten Ernährungskreise vor, doch nun wurden neue Formen der Kommunikation wie Ernährungspyramiden untersucht. Interessanterweise wurden in dieser Phase unterschiedliche Lösungen präferiert. Während sich die Wissenschaftlergruppe des US Department of Agriculture (USDA) aufgrund von Konsumentenstudien für die Pyramide als optimale Kommunikationsform aussprach, kamen z. B. Hunt et al. (1995) aus England aufgrund ausführlicher Studien zu dem Schluss, dass

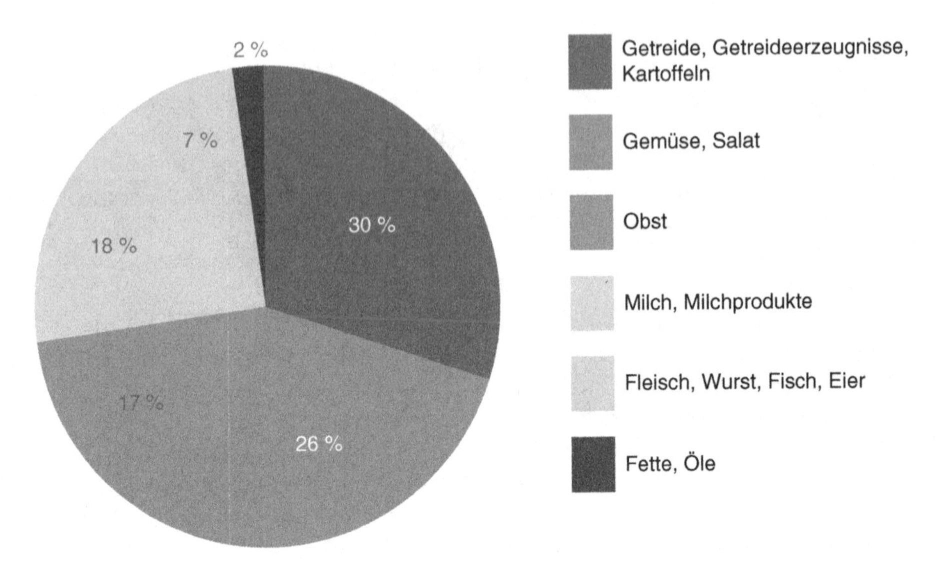

Abb. 23.1 Ernährungskreis der Deutschen Gesellschaft für Ernährung e.V. und die Anteile der einzelnen Lebensmittelgruppen an der Gesamtlebensmittelmenge (ohne Getränke).

der Ernährungskreis mit Einteilung nach Lebensmittelgruppen die beste Form der Kommunikation darstellt. Diese Phase des Experimentierens und des Verfolgens von unterschiedlichen Lösungen bei der Darstellung des empfohlenen Lebensmittelverzehrs wurde 2011 durch den Wechsel des USDA hin zur Darstellung eines Tellers mit den entsprechenden Lebensmitteln (*my plate*) beendet. Damit präferieren heute zwar fast alle Fachgesellschaften die Darstellung der Lebensmittelgruppen in Kreisform, doch auch in der jetzigen Phase ist man weiter auf der Suche nach der optimalen Form der Kommunikation von FBDGs.

23.6.1 Ernährungskreise

Die DGE bedient sich seit 1956 zur Kommunikation empfohlener Lebensmittel eines Ernährungskreises. Dieser Kreis wurde immer wieder den wissenschaftlichen Erkenntnissen angepasst und das Konzept für den aktuellen Ernährungskreis, das im Zuge der Veröffentlichung der neuen D-A-CH-Referenzwerte entwickelt wurde, wurde 2004 erstmals der Öffentlichkeit präsentiert (Abb. 23.1). Der Ernährungskreis enthält ausschließlich empfohlene Lebensmittel. Die Auswahl wurde mithilfe von Beispielrechnungen mit dem Ziel optimiert, die Aufnahme der erforderlichen Menge an Nährstoffen unter Berücksichtigung der Energiezufuhr sicherzustellen.

Der Ernährungskreis der DGE wurde 2005 durch die dreidimensionale Pyramide ergänzt, die auf dem Ernährungskreis basiert (Abschnitt 23.6.2).

Die grafische Umsetzung von lebensmittelbasierten Ernährungsempfehlungen in Form eines Ernährungskreises, die in den 1990er-Jahren im Vereinigtem Königreich im Rahmen des *balance of good health*-Konzepts erfolgte, wurde als wesentliche Kommunikationsform als gelungen bewertet (Hunt et al. 1995, 2007). Der Ernährungskreis für die empfohlene Lebensmittelauswahl ist auch in Portugal, den Niederlanden, Schweden, Spanien und Finnland die

Kommunikationsform der Wahl. Und auch das USDA hat sich im Jahre 2011 vom Pyramidenkonzept verabschiedet.

23.6.2 Lebensmittelpyramiden

Die Idee, die FBDGs als Pyramide dargestellt zu kommunizieren, basiert auf den Bestrebungen des USDA, den Ernährungsführer (*nutrition guide*) von 1990 praktisch umzusetzen. Der Ausgestaltung dieser Lebensmittelpyramide (*food guide pyramid*) gingen ausführliche Überlegungen voraus, die in einer Publikation des USDA zusammengefasst sind (Welsh et al. 1993). Der Grund, das Pyramidenkonzept zu bevorzugen, lag in der innovativen Darstellungsform und dem Schwerpunkt auf die Darstellung von Lebensmittelgruppen, deren Verzehr eingeschränkt sein sollte, im Vergleich zu Gruppen, deren Konsum nicht limitiert war (Moderation und Proportionalität).

Die Lebensmittelpyramide der USDA hatte tatsächlich den vorausgesagten Neuigkeitswert und das Konzept von Moderation und Proportionalität konnte für Fachkräfte gut kommuniziert werden. Nach Erscheinen der Pyramide gab es aber die erste Kritik. Walter Willett von der School of Public Health der Harvard University wies zum Beispiel darauf hin, dass die Krankheitsprävention gegenüber der optimalen Nährstoffversorgung vernachlässigt wird, und präsentierte eine eigene Pyramide, die *healthy eating pyramid*, die auf Kohortenstudien basierte, welche von der Harvard University durchgeführt worden waren (Willett 1998). Auch andere Wissenschaftler setzten die Erkenntnisse, die sie aus ihren Forschungen zogen, in Ernährungspyramiden um, wie z. B. die Atkins-Pyramide oder die *low carb*-Pyramide von D. Ludwig. Ebenso nutzt die Ernährungsindustrie eine Ernährungspyramide als Kommunikationsform für ihre Ernährungsaufklärung.

Nach der Publikation der Ernährungspyramide durch das USDA und aufgrund der sorgfältigen Planung durch wissenschaftliche Konzepte und Untersuchungen begannen nun auch andere Länder, das Pyramidenkonzept in ihre Kommunikationsstrategien zu übernehmen. Zum Beispiel hat in Deutschland der AID-Infodienst e.V. eine Lebensmittelpyramide entwickelt, die bis heute in den Medien Anwendung findet. Zudem haben sich zahlreiche europäische Länder für die Pyramide als die wesentliche Kommunikationsform für die Lebensmittelempfehlungen entschieden, darunter Irland, die Schweiz, Belgien, Österreich und Griechenland.

Nach Etablierung der Ernährungspyramide und der Marke »*food guide pyramid*« fiel es dem USDA schwer, bei der Neufassung von lebensmittelbasierten Ernährungsempfehlungen im Jahre 2005 auf die Pyramide als Kommunikationsform zu verzichten. Eine Abkehr von der Pyramide in der seit 1995 genutzten Form mit ihren Lebensmittelgruppen war aber notwendig, da Studien ergeben hatten, dass die Konsumenten die Botschaft, die sich hinter der Platzierung der Lebensmittel innerhalb der Pyramide verbirgt – die an der Pyramidenspitze sollten maßvoll konsumiert werden, der Verzehr von Lebensmitteln am Pyramidenboden wird dagegen empfohlen –, nicht verstanden haben (Britten et al. 2006). Bei der Umsetzung der neuen Nährstoffempfehlungen von 2005 wurde zwar die Pyramidenform beibehalten, die Platzierung von Lebensmitteln innerhalb der Pyramide nach ihrer Wichtigkeit gab man aber auf. Das *my pyramid*-Konzept legt großen Wert auf die Beschreibung der Lebensmittelgruppen und ihrer empfohlenen Mengen. Weiterhin wurde die Zahl der empfohlenen Mengen in Bezug zum individuellen Energiebedarf gesetzt. Mittels eines interaktiven Webtools konnte sich der Verbraucher seine individuellen Mengen aufgrund seines Energiebedarfs berechnen lassen. Damit entfiel die Notwendigkeit, für alle Personen gültige Beispielsmengen abzubilden. Das

Pyramidenkonzept als Kommunikationswerkzeug wurde von dem USDA im Jahre 2011 aufgegeben und durch das *my plate*-Konzept ersetzt.

23.7 Indices der Ernährungsqualität

Zur wissenschaftlichen Bewertung der Ernährungsqualität wurden Indices entwickelt, die die konsumierten Lebensmittel und aufgenommenen Nährstoffe unter bestimmten Aspekten bewerten und diese Bewertungen als Summenindex zusammenfassen. Diese HEI (*healthy eating indices*) wurden nicht primär für die Kommunikation mit dem Verbraucher entwickelt, sondern sind wissenschaftliche Instrumente, um die Ernährung von Individuen in ihrer Gesamtheit numerisch zu bewerten.

Die wesentlichen Anwendungsfelder der HEI sind Untersuchungen, die die Indices mit dem Erkrankungsrisiko in Beziehung setzen. Mit diesen Untersuchungen soll geprüft werden, ob die Ernährungsqualität in ihrer Gesamtheit zur Reduktion des Erkrankungsrisikos beiträgt.

23.7.1 *Healthy eating index* der USA von 1995 und 2005

Der HEI von 1995 bewertet mit einer bis 100 Punkte reichenden Skala zehn Aspekte der individuellen Ernährung. Im Zentrum stehen fünf Empfehlungen der USDA-Lebensmittelpyramide, wobei der Verzehr der einzelnen Lebensmittel in Abhängigkeit vom Energiebedarf mit jeweils bis maximal zehn Punkten bewertet wird (Kennedy et al. 1995). Darüber hinaus gibt es noch bis zu zehn Punkte für vier Nährstoffrelationen und einen Variationsindex, die nachfolgend aufgeführt sind. Insgesamt können 100 Punkte erreicht werden.

Komponenten des *healthy eating index* der USDA 1995 (nach Kennedy et al. 1995)

- 1 bis 5 geben Auskunft über die Abweichung einer Person von den Portionsempfehlungen der USDA-Lebensmittelpyramide für die fünf Hauptlebensmittelgruppen: Getreide (Brot, Getreide, Reis und Nudeln), Gemüse, Obst, Milch (Milch, Joghurt und Käse) und Fleisch (Fleisch, Geflügelfleisch, Fisch, Bohnen, Eier und Nüsse)
- 6 bewertet die Fettaufnahme als Anteil der Energieaufnahme durch Lebensmittel
- 7 bewertet den Anteil an gesättigtem Fett als Anteil der Energieaufnahme durch Lebensmittel
- 8 bewertet die Cholesterolaufnahme
- 9 bewertet die Natriumaufnahme
- 10 bewertet die Variation der Ernährung

In den epidemiologischen Untersuchungen in Verbindung mit dem HEI von 1995 konnte bei einem hohen Punktwert nur ein verhältnismäßig geringer Einfluss auf das Erkrankungsrisiko festgestellt werden.

Nach der Veröffentlichung der Ernährungsempfehlungen im Jahre 2005 wurde der HEI von einer interinstitutionellen Arbeitsgruppe neu konzipiert, um die Veränderungen seit 1995 zu berücksichtigen (Guenther et al., 2008). Eine wichtige Neuerung war z. B. die Vergabe von Punktwerten in Abhängigkeit von der Nährstoffdichte der aufgenommenen Lebensmittel. Bei

Tab. 23.1 *Healthy eating index* (HEI) 2005 – Komponenten und Standards für die Bewertung

Komponente	maximale Punkte	Standard für maximale Punktzahl	Standard für Punktzahl 0
Obst (einschließlich 100%iger Saft)	5	≥0,8 Tassenäquivalente pro 1000 kcal	kein Obst
ganzes Obst (ohne Saft)	5	≥0,4 Tassenäquivalente pro 1000 kcal	keine ganze Frucht
Gemüse	5	≥1,1 Tassenäquivalente pro 1000 kcal	kein Gemüse
dunkelgrünes und gelbrotes Gemüse und Hülsenfrüchte	5	≥0,4 Tassenäquivalente pro 1000 kcal	kein dunkelgrünes und gelbrotes Gemüse und keine Hülsenfrüchte
Getreide	5	≥3,0 Unzen (ca. 90 g) pro 1000 kcal	kein Getreide
Vollkorngetreide	5	≥1,5 Unzen (ca. 45 g) pro 1000 kcal	kein Vollkorngetreide
Milch	10	≥1,3 Tassenäquivalente pro 1000 kcal	keine Milch
Fleisch und Bohnen	10	≥2,5 Unzen (ca. 75 g) pro 1000 kcal	kein Fleisch oder Bohnen
Öl	10	≥12 g pro 1000 kcal	kein Öl
gesättigtes Fett	10	≤7 % der Energie	≥15 % der Energie
Natrium	10	≤0,7 g pro 1000 kcal	≥ 2,0 g pro 1000 kcal
Kalorien aus Fetten, alkoholischen Getränken und zugesetztem Zucker	20	≤ 20 % der Energie	≥50 % der Energie

drei Lebensmittelgruppen wird nicht nur der Verzehr einer Lebensmittelgruppe berücksichtigt, sondern es wird auch bewertet, welche Lebensmittel im Einzelnen konsumiert werden. Im Gegenzug wird jeweils die höchstmögliche Punktzahl von 10 auf 5 abgesenkt. Weiterhin gibt es Punkte für die frei verfügbare Energie, die als Energiedifferenz zwischen dem Energiebedarf und der Energiemenge definiert ist, welche durch die empfohlenen Lebensmittel abgedeckt wird. Diese Energiemenge kann durch Kuchen, Schokolade und andere energiereiche Lebensmittel abgedeckt werden. Zwanzig Punkte werden vergeben, wenn dieser Anteil unter 20 % des Energiebedarfs liegt und 0 Punkte, wenn er einen Anteil von 50 % überschreitet (Tab. 23.1).

23.7.2 Für Deutschland gültige *healthy eating indices*

In Deutschland hat die Abteilung Epidemiologie des Deutschen Instituts für Ernährungsforschung begonnen, Kommunikationsformen der lebensmittelbasierten Prävention mittels eines Index zu bewerten und mit dem Risiko für chronische Erkrankungen in Beziehung zu setzen.

Die Algorithmen zur Berechnung des jeweiligen *healthy eating index* sind an das USDA-Konzept angelehnt (von Ruesten et al. 2009). Das Punkteschema orientierte sich jedoch alleinig an dem jeweils empfohlenen Lebensmittelverzehr und berücksichtigte keine Nährstoffe oder Nährstoffrelationen. In der EPIC-Potsdam-Studie wurde der Zusammenhang zwischen dem Erkrankungsrisiko und den jeweiligen erreichten Punktzahlen für einen Lebensmittelkonsum gemäß den Empfehlungen der AID-Pyramide und des DGE-Ernährungskreises untersucht. Die Studie ergab, dass bei einer an dem DGE-Ernährungskreis orientierten Ernährung das Risiko für chronische Erkrankungen geringer ist, als bei einer Ernährung, die den Empfehlungen nicht folgt (von Ruesten et al. 2011).

23.7.3 Mittelmeerernährungsindex

Eine weltweit diskutierte Ernährungsform stellt die Ernährung in Mittelmeeranrainerstaaten dar. Seit den epochalen Arbeiten von Ancel Keys in den 1970er-Jahren gehört die sogenannte Kretaernährung zu den Ernährungsformen, die beispielhaft mit einem geringen Erkrankungsrisiko, insbesondere Herz-Kreislauf-Erkrankungen einhergeht. Die spezifischen Formen der Kretaernährung wie ein Verzehr von relativ großen Mengen an Olivenöl und geringen Mengen an Milchprodukten wurde als die dominierende Ernährungsform des gesamten Mittelmeerraumes angesehen. Daher wird heute von der Mittelmeerernährung gesprochen. Die wesentlichen Prinzipien der Mittelmeerernährung wurden ursprünglich in acht Aspekte unterteilt und ein Punktesystem (Aspekt eingehalten=1 Punkt, Aspekt nicht eingehalten=0 Punkte) entwickelt (Trichopoulou et al. 1995). Der Konsum von frischem Fisch kam relativ bald als neuntes Kriterium hinzu (siehe unten). Mithilfe des ermittelten Punktwertes lässt sich eine Aussage darüber treffen, inwieweit eine Person der Mittelmeerernährung folgt.

Kriterien zur Ermittlung des Mittelmeerernährungsindex (nach Trichopoulou et al. 1995)

- reichlicher Verzehr von Hülsenfrüchten
- reichlicher Verzehr von Gemüse
- reichlicher Verzehr von Obst
- reichlicher Verzehr von frischem Fisch
- reichlicher Verzehr von Cerealien
- geringer Verzehr von Fleisch und Fleischwaren
- geringer Verzehr von Milch und Milchprodukten
- hoher Quotient von einfach-ungesättigten (Olivenöl) zu gesättigten Fettsäuren
- moderater Konsum von Alkohol

Der ursprüngliche Mittelmeerernährungsindex wurde in einzelnen Aspekten wie dem Fettsäureverhältnis modifiziert und ergänzt. Ebenso gibt es Mittelmeerernährungsindices, die ein komplizierteres Punkteschema als die 0- und 1-Bewertung anwenden.

Wie auch bei den anderen Indices wird mit dem Mittelmeerernährungsindex überprüft, ob das Einhalten der Mittelmeerernährung gesundheitliche Vorteile bringt und mit einem reduzierten Erkrankungsrisiko verbunden ist. Die Literatur dazu ist mittlerweile sehr umfangreich, ohne dass klar ersichtlich wird, ob die in den Mittelmeerländern vorherrschende spezifische Kombination von Ernährungsgewohnheiten wesentliche Gesundheitsvorteile bringt oder ob sich einzelne Gesichtspunkte herausgreifen lassen.

Literatur

Albert JL et al. (2007) Developing food-based dietary guidelines to promote healthy diets and lifestyles in the Eastern Caribbean. *J Nutr Educ Behav* 39:343–350
Anonymous (1999) Forword. *Br J Nutr* 81 Suppl 2:S29
Becker W et al. (1999) Energy under-reporting in Swedish and Irish dietary surveys: implications for food-based dietary guidelines. *Br J Nutr* 81 Suppl 2:S127–S131
Britten P et al. (2006) Consumer research for development of educational messages for the MyPyramid Food Guidance System. *J Nutr Educ Behav* 38:S108–S123
Brönstrup A (2011) Methodische Vorgehensweise bei der Erstellung der DGE-Leitlinie »Kohlenhydratzufuhr und Prävention ausgewählter ernährungsmitbedingter Krankheiten". DGE-Leitlinien zur Prävention ernährungsmitbedingter Krankheiten. Deutsche Gesellschaft für Ernährung, Bonn
EFSA (2010) Panel on dietetic products, nutrition, and allergies (NDA). Scientific opinion on establishing food-based dietary guidelines commission. *EFSA Journal* 8:1460–1502
FAO (2007) Developing food-based dietary guidelines. A manual from the english-speaking caribbean. Food and Agriculture Organization, Rom. http://www.fao.org/docrep/010/ai800e/ai800e00.HTM
Ferguson LE (2004) Food-based dietary guidelines can be developed and tested using linear programming analysis. *J Nutr* 134:951–957
Gibney M, Sandstrom B (2001) Working party 2: final report. a framework for food-based dietary guidelines in the European Union. *Public Health Nutr* 4:293–305
Goldberg JP et al. (2004) The obesity crisis: don't blame it on the pyramid. *J Am Diet Assoc* 104:1141–1147
Guenther PM et al. (2008) Development of the Healthy Eating Index-2005. *J Am Diet Assoc* 108;1896–1901
Hunt P et al. (1995) The format for the national food guide: performance and preference studies. *J Hum Nutr Diet* 8:335–351
Hunt P et al. (2007) The format for the national food guide: performance and preference studies. *J Hum Nutr Diet* 20:210–226
Kennedy ET et al. (1995) The healthy eating index: design and applications. *J Am Diet Assoc* 95:1103–1108
Shaw A et al. (1998) Using the food guide pyramid: a resource for nutrition educators. U.S. Department of Agriculture Food, Nutrition, and Consumer Services Center For Nutrition Policy and Promotion. Broschüre (http://www.nal.usda.gov/fnic/Fpyr/guide.pdf (Zugriff am 04.06.2012)
Trichopoulou A et al. (1995) Diet and overall survival in elderly people. *BMJ* 311:1457–1460
Trubswasser U, Branca F (2009) Nutrition policy is taking shape in Europe. *Public Health Nutr* 12: 295–306
von Ruesten A et al. (2011) Beeinflusst die Einhaltung der Empfehlungen des DGE-Ernährungskreises das Risiko für chronische Erkrankungen? *Ernährungsumschau* 5:242–248
von Ruesten et al. (2009) Die Bewertung der Lebensmittel mittels eines „Healthy Eating Index" (HEI-EPIC). *Ernährungsumschau* 56, 450–456
Welsh SO et al. (1993) USDA's food guide: background and development. Miscellaneous Publication No.1514. US Department of Agriculture Human Nutrition Information Service
Willett WC (1998) The dietary pyramid: does the foundation need repair? *Am J Clin Nutr* 68:218–219
WHO (1998) Preparation and use of food-based dietary Guidelines. WHO Technical Report Series No. 880. World Health Organization, Genf
WHO (2004) Global strategy on diet, physical activity and health. World Health Assembly Resolution 57.17. World Health Organization, Genf

Stichwortverzeichnis

A

D

G

J

K

L

M

N

O

P

Q

R

S

T

U

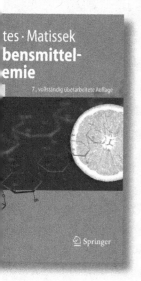

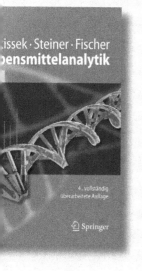

Printed in the United States
By Bookmasters